U0324726

怀孕分娩育儿

百科

全彩真人图解孕产育儿百科全书

韩国尔爱刻印 编著　　袁炜 译

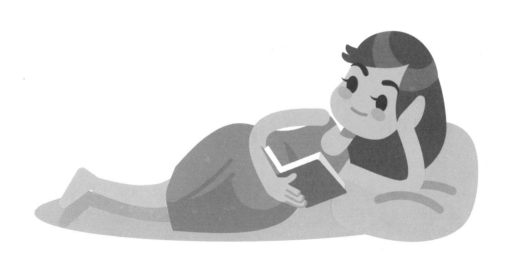

江苏凤凰科学技术出版社

图书在版编目（CIP）数据

怀孕分娩育儿百科 / 韩国尔爱刻印编著；袁炜译
. -- 南京：江苏凤凰科学技术出版社，2020.2
ISBN 978-7-5537-6608-9

Ⅰ . ①怀… Ⅱ . ①韩… ②袁… Ⅲ . ①妊娠期 – 妇幼
保健 – 基本知识②分娩 – 基本知识③婴幼儿 – 哺育 – 基本
知识 Ⅳ . ①R715.3②R714.3③R174

中国版本图书馆CIP数据核字(2019)第213778号

임 신 출 산 육 아 백 과 (EVERYTHING ABOUT PREGNANCY, CHILDBIRTHAND PARENTING)
Copyright @ 2015 by RH Korea Co.,Ltd.
All rights reserved.
Simplifed Chinese Copynight 2020 by PHOENIXHANZHANG PUBLISHING AND MEDIATIANJIN)
CO.,LTD
Siplified Chinese language edition is arranged with RH Korea Co, Ltd.
through Eric Yang Ageney

江苏省版权局著作权合同登记 图字：10-2019-186 号

怀孕分娩育儿百科

编　　　著	韩国尔爱刻印	
译　　　者	袁　炜	
责 任 编 辑	樊　明　　陈　艺	
责 任 监 制	方　晨	

出 版 发 行	江苏凤凰科学技术出版社
出版社地址	南京市湖南路 1 号 A 楼，邮编：210009
出版社网址	http://www.pspress.cn
印　　　刷	天津旭丰源印刷有限公司

开　　　本	718mm × 1000mm　1/16
印　　　张	30.5
版　　　次	2020 年 2 月第 1 版
印　　　次	2020 年 2 月第 1 次印刷

标 准 书 号	ISBN 978-7-5537-6608-9
定　　　价	68.00 元

图书如有印装质量问题，可随时向我社出版科调换。

目录

 Part 01 怀孕的基本常识

Chapter 1　孕前准备——怀孕必备基础知识

Chapter 2　我怀孕了

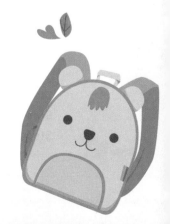

Part
02 怀孕期间，身体变化

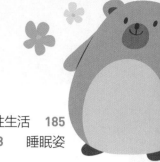

Chapter 4　怀孕期间要注意的疾病

Chapter 5　运动与生活准则

Part
03 分娩

Chapter 1　分娩前的准备

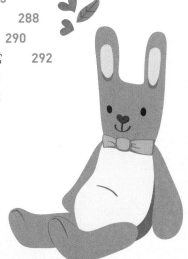

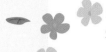

Part 04 育儿

Chapter 2　照顾宝宝的基础知识

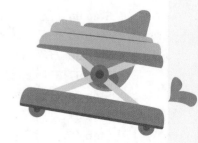

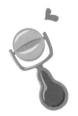

Chapter 6　家庭医生

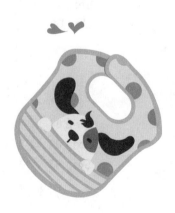

怀胎十月——妈妈与宝宝的身体变化图

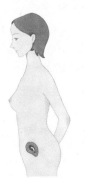 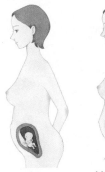 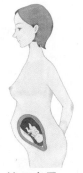 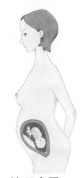

	第一个月	第二个月	第三个月	第四个月	第五个月
妈妈	恶心、呕吐、尿频、子宫体增大	妊娠反应加剧，子宫宽度增加	妊娠反应减弱、头晕、子宫开始从骨盆向腹部移动	子宫位于肚脐下方1厘米	子宫位于肚脐处
宝宝	身体长度大约1.25毫米	两腿开始分化，形成耳朵和眼皮，从头到臀部的长度达14～20毫米	形成手指甲，内生殖器开始发育	打嗝，从头部到臀部的长度达11.5厘米	感觉器官开始发育，体重达260克

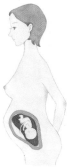 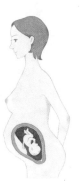 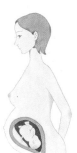 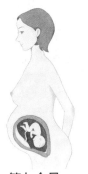 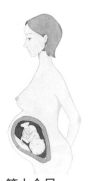

	第六个月	第七个月	第八个月	第九个月	第十个月
妈妈	子宫位于肚脐上方4～5厘米，会出现小腿痉挛、牙龈出血等现象	形成初乳，子宫高度达28厘米	消化不良，子宫高度达32厘米	胎动频率降低	阵痛，分娩
宝宝	肺部内血管开始发育，对声音很敏感，体重达500克	脑组织发育完全，体重达1千克	体重达1.8千克	体重达2.75千克，身高达46厘米	体重达3.4千克，身高达50厘米以上

怀胎十月——妈妈与宝宝的身体变化表

时期	妈妈	宝宝
孕 5 周	恶心、呕吐、尿频、子宫体增大	形成脑、脊椎，心脏开始跳动，身体长度达 1.25 毫米
孕 6 周	头痛、便秘	脑部开始发育，从头部到臀部的长度达 2 ~ 4 毫米
孕 7 周	尿频	形成心脏，从头部到臀部的长度达 4 ~ 5 毫米
孕 8 周	妊娠反应加剧、子宫宽度增加	两腿开始分化，形成耳朵和眼皮，从头部到臀部的长度达 14 ~ 20 毫米
孕 9 周	皮肤开始出现问题，乳房开始增大	开始分化出手指和脚趾，从头部到臀部的长度达 22 ~ 30 毫米
孕 10 周	出现心理负担和忧郁倾向	形成生殖器，从头部到臀部的长度达 30 ~ 40 毫米
孕 11 周	代谢加快	发育加快，外生殖器开始发育
孕 12 周	妊娠反应减弱、头晕、子宫开始从骨盆向腹部移动	手指甲逐渐形成，内生殖器开始发育
孕 13 周	出现妊娠纹，甚至会出现静脉曲张	脸部发育完全，对声音产生反应，从头部到臀部的长度达 65 ~ 78 毫米
孕 14 周	妊娠反应消失，食欲增加	从头部到臀部的长度达 80 ~ 99 毫米
孕 15 周	胎盘发育完全，开始分泌乳汁	形成眉毛和头发，从头部到臀部的长度达 93 ~ 103 毫米
孕 16 周	子宫位于肚脐下方 3 ~ 5 厘米	打嗝，从头部到臀部的长度达 11.5 厘米
孕 17 周	流鼻血、牙龈出血、体重增加 3 ~ 4 千克	听觉器官开始发育，从头部到臀部的长度达 12 厘米
孕 18 周	开始出现胎动现象，体重增加 4.5 ~ 5.5 千克	心脏运动变得活跃，体重达到 150 克
孕 19 周	子宫位于肚脐下方 1 厘米	脑部快速发育，体重达 200 克
孕 20 周	子宫位于肚脐处	感觉器官开始发育，体重达 260 克
孕 21 周	水肿、出现静脉曲张，体重增加 5 ~ 6 千克	消化器官开始发育，胎脂分泌增加，体重达 300 克
孕 22 周	贫血	骨骼、关节开始发育，体重达 350 克
孕 23 周	皮肤瘙痒，情绪波动大	身体和脸部发育均衡，体重达 450 克
孕 24 周	子宫位于肚脐上方 4 ~ 5 厘米，小腿痉挛、牙龈出血	肺部内血管开始发育，对声音敏感，体重达 500 克
孕 25 周	子宫变成圆球形，出现妊娠纹	体重达 700 克

时期	妈妈	宝宝
孕 26 周	体重增加 7 ~ 9 千克	眼部神经开始活动，开始呼吸，体重达 900 克
孕 27 周	胎动加剧，子宫高度达 27 厘米	视觉和听觉形成，体重达 0.9 ~ 1 千克
孕 28 周	形成初乳，子宫高度达 28 厘米	脑组织发育完全，体重达 1 千克
孕 29 周	子宫不规则收缩，体重增加 8.5 ~ 10 千克	能够感觉到光，体重达 1.25 千克
孕 30 周	呼吸不畅，胃部灼热	头部增大，体重达 1.35 千克
孕 31 周	体重增加 10 千克	肺部、消化器官发育完全，体重达 1.6 千克
孕 32 周	消化不良，子宫高度达 32 厘米	体重达 1.8 千克
孕 33 周	尿频，体重增加 10 ~ 12 千克	开始呼吸，体重达 2 千克
孕 34 周	下坠感（感觉到胎儿下降）	体重达 2.3 千克
孕 35 周	子宫高度达 35 厘米，体重增加 11 ~ 13 千克	皮肤呈现粉红色，体重达 2.5 千克，身高达 45 厘米
孕 36 周	胎动频率降低	体重达 2.75 千克，身高达 46 厘米
孕 37 周	子宫不规则收缩，黏液分泌增多	形成免疫力，体重达 2.9 千克，身高达 47 厘米
孕 38 周	出现假阵痛	体重达 3 千克
孕 39 周	阴道出现分泌物，子宫高度达 36 ~ 40 厘米	出现胎粪，体重达 3.2 ~ 3.4 千克，身高达 50 厘米
孕 40 周	阵痛，分娩	体重达 3.4 千克，身高达 50 厘米以上

时期	检查项目
怀孕 10 周以内	产前检测，宫颈癌检测
怀孕 11 ~ 13 周	NT（胎儿颈后透明带）检测，综合检测，早孕期唐筛
怀孕 16 ~ 18 周	中孕期唐筛，羊水检测（必要时）
怀孕 20 ~ 24 周	中期超声波检测
怀孕 24 ~ 28 周	妊娠糖尿病检测，贫血检测
怀孕 36 周以后	胎动检测

超声波下，宝宝身体的变化

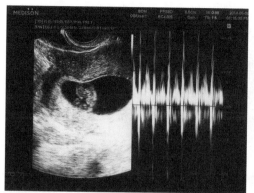

▲ 怀孕 8 周　心脏跳动照片

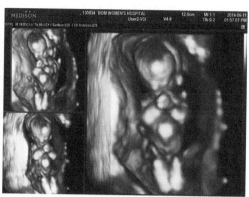

▲ 怀孕 12 周　立体超声波照片（全身）

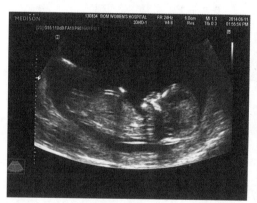

▲ 怀孕 12 周　头和身体照

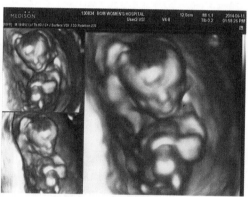

▲ 怀孕 12 周　立体超声波照片（脸部）

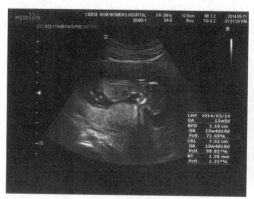

▲ 怀孕 13 周　头和身体的照片

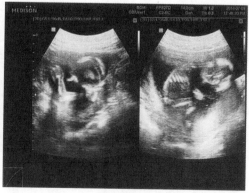

▲ 怀孕 16 周　头和手臂的照片以及身体和手脚的照片

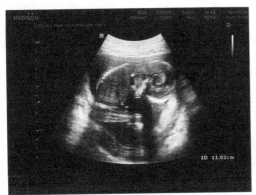

▲怀孕 16 周　头、身体、腿的照片

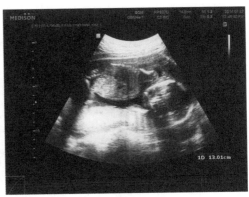

▲怀孕 19 周　头和身体的照片

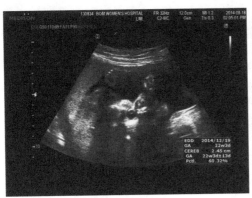

▲ 怀孕 22 周　脸部照片（侧脸）

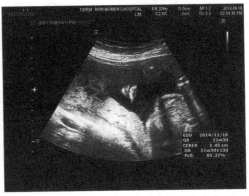

▲怀孕 22 周　嘴唇照片（确定是否患有兔唇。结果正常）

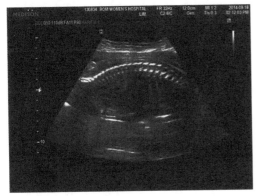

▲ 怀孕 22 周　脊椎照片

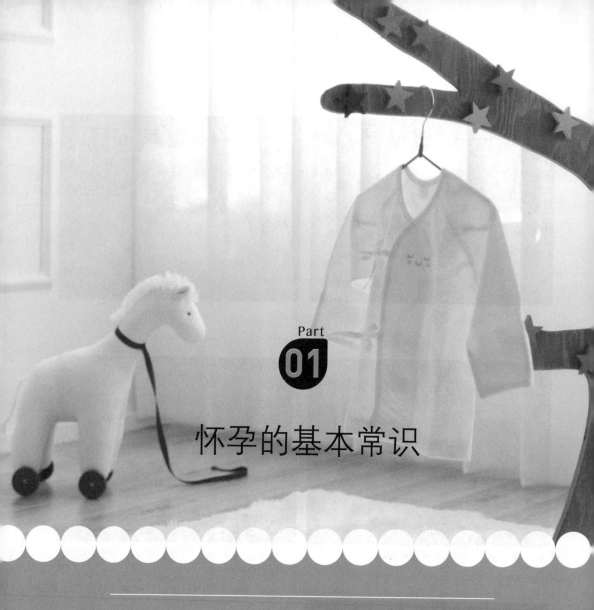

怀孕的基本常识

怀孕是一件伟大而神奇的事情。怀孕有什么症状？宝宝如何成长？究竟选择正常受孕还是试管婴儿？准爸爸准妈妈应该做些什么？相信很多人在这些问题上或多或少都有一些疑问。为了解开大家的疑惑，这章将介绍怀孕必备知识以及如何培育健康又聪明的宝宝，让每个想要宝宝的人心想事成。此外，这一章还准备了特殊内容，介绍如何成为准爸爸以及有关预防流产的必备知识，让每个准爸爸与准妈妈掌握更多常用的孕产知识。

Chapter 1

孕前准备——怀孕必备基础知识

Step 01 神秘的怀孕过程

　　一个精子与卵子邂逅结合后，会产生一个新的生命体，这是非常神奇的过程。想要孕育一个健康的胎儿，不仅需要健康的精子和卵子，同时还要保证孕育的各个过程都能够正常进行。下面让我们一起来了解这个神秘的过程吧。

不得不说的卵子和精子来源故事

　　女性一出生，体内就携带着 200 万个左右的卵子。卵子的数目随着发育不断减少。在孕育期间，两边卵巢中只剩下几万个卵子。女性一生中通过排卵排出的卵子大约有 500 个。在两边的卵巢中生成、排出一个卵子大约以 28 天为一个周期。卵子在输卵管中的生存时间为 18 ~ 24 小时，这期间如果没有和精子邂逅并结合，就会和子宫内膜一同随着月经排出体外。

　　精子是从男性青春期开始，在男性生殖器睾丸中产生的。精子经由阴茎通过射精的方式排出体外，依靠长长的尾巴划动到达输卵管，与卵子邂逅结合。一次射精排出精液约 3 毫升，却包含 2 亿多个精子，其中大约 100 万个会存活下来，一起到达卵子所在的地方。排出的精子一般可以存活 2 ~ 3 天。

排卵

　　月经初期，卵泡开始发育，产生一个成熟的卵泡。大约 2 周后，卵泡表面的卵巢组织变薄并破裂，把里面的卵子排出，这就是排卵。通过排卵，卵巢中产生的卵子到达输卵管的底部，随着输卵管的收缩运动被输送到子宫。

受精

　　通过射精到达女性体内的精子，借助精子尾巴的划动在输卵管中向上游动，其中速度最快、最健康的一个精子和卵子结合。精子从射精到抵达输卵管需要 2 ~ 3 小时。当一个精子和卵子结合后，卵子表面就会形成一个具有一定厚度的膜来阻止其他精子的进入，宣告其他精子的竞争失败。排卵后的卵子可以存活 18 ~ 24 小时，精子在射精后可以存活 48 ~ 72 小时。因此，受精可以是刚到达输卵管的卵子与寻爱而来的精子相结合，也可以是与先到达输卵管静候爱人的精子相结合。

着床

受精卵不断地生长、分裂，经过输卵管，进入子宫，这就是着床。从受精到着床大约需要1周时间。开始，受精卵分裂成两个一样的细胞，之后分裂成4个、8个、16个，不断地分裂。经过卵裂和胚泡两个阶段。在胚泡期会形成胎儿成长所必需的胎盘、脐带、羊水和羊膜。经过细胞分裂后的受精卵在子宫内漂浮几天，最后附着在子宫内膜上。受精卵到达子宫内膜后就和内膜表面融合，之后慢慢进入其中，这就是着床。

排卵和受精过程

· 胚泡囊形成：受精卵经过卵裂过程不断分裂后，就会形成胚泡囊。

· 着床：受精后7天，胚泡囊附着到子宫内膜上。

· 第一次分裂：受精卵分裂成2个一样的细胞。

· 第二次分裂：2个细胞各自分裂，形成4个相同的细胞。

· 第三次分裂：4个细胞分裂成8个细胞。

| 受精、着床的过程

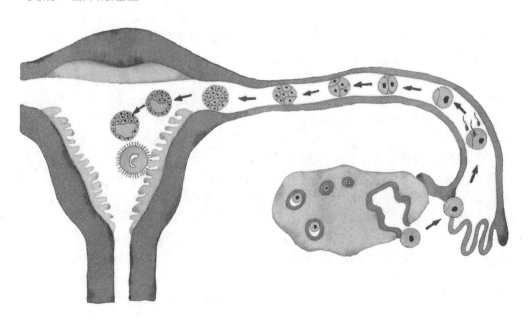

计划受孕，应该这么做

计划受孕是夫妻双方在事前对怀孕和生育进行过商议的基础上，制定怀孕计划的一种受孕方式。想要培育一个健康聪明的宝宝，计划受孕是最明智的选择。下面我们来看一下，计划怀孕前所要注意的几个事项以及怀孕前准妈妈要注意的健康问题。

计划受孕是什么

想要怀个健康宝宝，制定怀孕计划非常有必要。当准爸妈的健康状况、心理情况、经济水平以及周围环境都满足一定要求时，才能实现健康的怀孕和生育。因此，准爸妈要做好备孕工作，留出三个月的时间进行准备。

备孕一开始，准妈妈应尽量避免接触对身体有害的物质，保持饮食均衡和适量运动，确保生活规律。准妈妈健康了，才能生出健康宝宝。采用过避孕措施的，身体需要3个月，才能恢复到健康状态，所以准爸妈一定要注意哦！

Point 1 适孕年龄：20 ~ 29 岁
随着结婚年龄不断推迟，工作和育儿问题导致很多家庭选择了晚育。很多女性选择30 岁之后怀孕，也有不少女性选择在 40 岁以后要小孩。从医学角度来说，最适合怀孕的年龄还是 20 多岁。在这个年龄怀孕，可以避免很多生育过程中可能出现的问题，也能保证生出健康宝宝。一般 35 岁之后，女性体内的卵子开始衰老。随着年龄的增长，女性只能排出衰老的卵子，这样一来，产妇各种疾病的发病率将会提高。

Point 2 保证夫妻双方身体健康
胎儿的健康取决于卵子和精子的健康程度。饮食均衡、适量运动，同时避免摄入酒、香烟、咖啡等对身体有害的物质，这样不仅可以保证自身健康，还能为宝宝提供良好的生长环境，让宝宝更健康。

准爸爸过度吸烟喝酒，难以生成健康

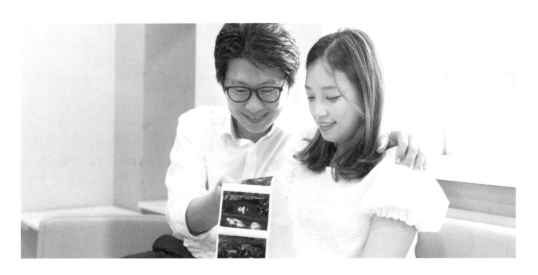

精子。一旦准备怀孕，准爸爸与准妈妈应该戒烟戒酒，同时通过适当的运动来保持身体健康。另外，对于女性而言，肥胖会提高不孕的概率。即使怀孕了，也容易出现很多问题。因此，准妈妈平时要注意保持身材，避免过度肥胖。

Point 3 服用叶酸

叶酸是一种维生素，又称为维生素 B_9 或维生素 M，是生成红细胞的必需成分，也是宝宝生长过程中一种必需的营养成分。服用适量的叶酸可以在一定程度上预防宝宝出现神经缺陷症（无脑儿、脊椎裂）、先天性心脏病、口唇裂以及流产（怀孕 20 周以内胎儿死亡）等问题。专家建议，所有准备怀孕的女性在怀孕 3 个月前每天应该服用 400 微克的叶酸。如果之前有过神经缺陷畸形儿分娩经历的，或者家族有类似经历的，以及平时饮酒频率高、服用抗癫痫药物、有 2 型糖尿病、重度肥胖的女性在医生指导下每日应当服用 400 微克叶酸。（此剂量必须咨询专家，经建议后再选择服用。）

菠菜、艾草、西蓝花、芦笋、卷心菜等绿色蔬菜以及紫菜、海白菜、海带、黄豆、绿豆、豌豆、菜豆、糙米、鹌鹑蛋、奶酪中都含有大量叶酸。准妈妈通过正常饮食也可以摄取足量的叶酸。另外，最新的研究结果显示，叶酸对精子的质量和卵子的数目都有积极的影响，建议准爸爸也服用。

Point 4 保持稳定的经济状况

经济状况是怀孕和生育过程中一个不可忽视的因素。生宝宝和养宝宝都需要很大的费用。怀孕过程中不仅需要承担治疗费，同时也要承担住院费、分娩费用以及分娩后的育儿等多项费用。因此，为了给宝宝提供安全稳定的成长环境，准爸爸与准妈妈需要有一定的经济基础。

当然，因为经济状况推迟怀孕也会出现各种问题。但是，若有可能，希望各位准爸妈做好经济方面的准备，为怀孕和生育提供稳定的经济基础。

Point 5 考虑育儿最适合的环境

在怀孕之前也要考虑自身的状况和周边的环境。健康的怀孕和生育与产妇的身体、精神健康息息相关。如果家里有人患病了或者出现变故了，或者近期有重要家事等，都会加重产妇的负担。因此要选择合适的怀孕环境。

Point 6 若计划怀孕，请在 2～3 个月前终止避孕措施

怀孕前三个月，请禁止使用口服避孕药和子宫内部的避孕措施。使用避孕套没有什么问题，且至少要在怀孕前一个月，停止使用避孕器具，令月经恢复正常。若有可能，等身体恢复健康后再怀孕。

Point 7 确定生理期和排卵日

计划受孕时需要确定生理期，预估排卵期。排卵日一般是生理期向前推 14 天。因此怀孕时间可以选定在生理期前 12～16 天。此外，排卵期间阴道里一般会排出蛋清样透明的分泌物，有的人小腹会出现排卵疼痛等症状。

Point 8 咨询专家

倘若希望自己能生个健康宝宝，怀孕前一定要做健康检测。运用超声波检测方法确定子宫和卵巢是否出现异常，是否患有影响宝宝的感染性疾病，确定是否患有荨麻疹或者水痘，必要时可以接种疫苗。在了解自身病史和怀孕相关问题的前提下，再制订怀孕计划。特别是患有慢性疾病的情况下，应先咨询专家，充分了解怀孕的危险性，等确定疾病情况之后再选定怀孕时间。

孕前所需治疗疾病

情况一 心脏病

怀孕过程中，为了确保胎儿的生长发育，母体的血液量会增加50%，因此会增加准妈妈心脏的负担。准妈妈如果患有心脏疾病，易出现早产、死胎的情况。若病情更加严重，可能会导致产妇死亡。在怀孕前，最好咨询专家确定是否可以怀孕。如果已经怀孕，应该保证充足的休息和睡眠，接受详细的诊断。

情况二 高血压

高血压会给准妈妈和宝宝带来危险。虽然这并不表示不能怀孕，但是一旦出现状况，准妈妈可能会患上妊娠期高血压，进而导致血压不断上升，在生育之后危险性会不断提高。准妈妈如果患有高血压，从怀孕初期开始就要保证充足的休息、摄取均衡的营养、保证适量的运动。在怀孕期间，要按照医生的叮嘱接受高血压治疗，在采取食疗法的同时服用药物治疗。

情况三 低血压

血压多在怀孕中期降低，在怀孕后又会升高且恢复正常。除了妊娠期高血压这种特殊情况之外，怀孕期间一般都会出现低血压的症状。之前就患有低血压的女性要格外注意。怀孕期间如果突然起立或者长久站立会头晕，因此准妈妈在此期间要避免剧烈运动、保证充足的休息。

情况四 糖尿病

糖尿病是影响怀孕较严重的一种疾病。准妈妈患有糖尿病，怀孕期间患妊娠期高血压的概率是正常人的4倍。另外，宝宝会发育过度，使得分娩时产道受损，分娩变得困难，因此需要进行剖宫产。在怀孕期间可出现出血、羊水过多的情况，导致流产、死胎、畸形儿的出现概率增大。不过，孕前接受正确的治疗，且怀孕期间遵循医生的叮嘱，仍然可以顺利生产，因此不需要过分担心。若家中有人患有糖尿病或者疑似患有糖尿病，一定要在怀孕前接受糖尿病检查。

情况五 慢性肾炎

急性肾炎痊愈后，不会给怀孕造成什么影响。若孕妇患有慢性肾炎，易在怀孕过程引起妊娠期高血压，一定要多多注意。如果患有妊娠期高血压，不但会影响胎儿的发育，也会使得准妈妈患上各种并发症。

如果患有慢性肾炎，准妈妈应尽量避免怀孕。即使此病痊愈，也要在一段时间内接受血压检测和小便检测。待病情好转稳定，咨询专家之后再制定怀孕计划。

情况六 肝炎

如果产妇的肝脏出现了问题，妊娠期高血压的发病率会升高。在患有肝炎的情况下，应尽量避免怀孕，待治疗结束后，再制定怀孕计划。

乙型肝炎患者在怀孕期间不会对胎儿造成影响，但是在分娩和哺乳期间容易传染给宝宝。因此，在宝宝出生后应该马上接种疫苗。

情况七 子宫肌瘤

如果患有子宫肌瘤，月经量会增加，经期延长，出现不规则的阴道出血。

在患有子宫肌瘤的情况下怀孕，怀孕初期会出现腹痛和出血等症状；怀孕中期之后，子宫肌瘤变大，腹痛的危险性增加。在子宫内膜附近出现肌瘤的话，会影响怀孕，提高流产的概率。因此，在怀孕前要去妇科利用超声波经阴道探测，确定肌瘤的大小。必要时，接受肌瘤剔除手术。

高龄受孕，应该这样做

现在人们越来越关注高龄受孕。这不仅是因为结婚年龄越来越大，初次受孕年龄变大，也是因为再婚和晚育的家庭逐渐增多。下面将介绍高龄生、孕需要注意的问题、实现高龄生育需要遵守的生活习惯，以及安全生育所要注意的事项。

什么是高龄受孕

医学上以分娩为时间点，孕妇的年龄高于35岁就属于高龄产妇。由于女性社会活动逐渐增多，晚婚现象逐渐变多，超过适孕年龄的产妇呈现不断增加的趋势。晚育也是高龄产妇增多的一个原因。

围绕高龄产妇的问题就是高龄生育给宝宝和产妇带来的不利影响。和年轻产妇相比，高龄产妇各种疾病的发病率高2～10倍。当然，也不要过于担心高龄受孕。虽然在年轻、健康的时候生育是最合适的，但高龄准妈妈也可以通过科学的生育计划和规范的产前管理来有效保证自己和宝宝的健康，也能和年轻的妈妈一样用心抚养孩子。

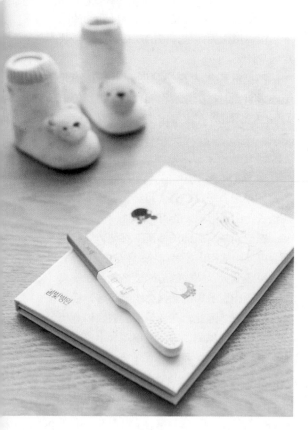

高龄受孕有什么问题

怀孕期间患病概率高

越是年龄大的孕妇，怀孕期间各种疾病的患病率越高。如高龄产妇糖尿病的发病率是25～29岁准妈妈的3倍。如果出现糖尿病症状，准妈妈在怀孕期间的高血糖危害会影响到宝宝，导致巨大儿、早产儿的出生概率增高。

初期自然流产率高

高龄产妇流产主要发生在怀孕初期，由染色体异常导致流产的情况非常多。特别是高龄生育时，初期的流产率高达20%。因此，当得知怀孕后，就应该及时前往医院进行产前检查。

妊娠期高血压的患病率高

与20多岁的产妇相比，40多岁的产妇生育畸形儿的发病率高达7～8倍。先天畸形儿的出生和产妇年龄有着密切的关系，经常出现的疾病就是唐氏综合征。1000名 20 岁产妇中有 1 名会出现唐氏综合征，100 ~ 200 名 35 岁之后的产妇中会出现 1 名，超过 40 岁，40 名中就会出现 1 名，发病率非常高。

早产率高、自然分娩困难

高龄产妇和 20 岁的产妇相比，早产的可能性非常高。由于母体年龄大，子宫内环境不断恶化，胎儿无法在子宫内继续存活，需要排出体外。另外，高龄产妇的子宫颈部不是很柔软，生产速度慢，分娩时间长，剖宫产的概率非常高。分娩后，大多会有大量出血，伴随着出现许多问题。

产后恢复慢

事实证明，产后问题是任何年龄的产妇都会经历的。产妇的年龄越大，产后出现的问题越多，恢复所需要的时间越长。

新生儿并发症多

母亲的健康状况，特别是子宫的健康状况越好，出生的胎儿越健康。但是，超过 35 岁，子宫的健康状况不断变差，同时无法给胎儿提供足够的营养，因此，胎儿的免疫力较低，疾病的发病率增高。

高龄生育规划

在情况允许下尽快怀孕

即便结婚年龄已经偏大，由于工作原因，结婚后推迟怀孕的人很多。如果夫妇决定要生孩子，就应尽快怀孕。女性的身体随着时间流逝不断变老，这直接关系到宝宝的健康，建议结婚后立即制定怀孕计划。

怀孕前做健康检查

高龄受孕之所以危险是因为怀孕女性的身体出现异常的概率非常高。如果身体健康，就无须担心年龄大。一旦制定怀孕计划，夫妇双方都要去做健康检查。保证夫妇双方身体健康是保证孩子健康的最好方法。

怀孕前服用叶酸

怀孕前 3 个月，准妈妈每天服用 400 微克的叶酸，可以预防胎儿神经管畸形。

慢性疾病治愈后再怀孕

准妈妈若平时患有高血压或糖尿病，高龄生育会伴随多种危险。因此，如患有慢性疾病，一定要等病情控制满意后再怀孕，这才是安全的做法。

高龄产妇须做产前畸形儿检查

绒毛膜绒毛检查

怀孕后 10 ~ 13 周，通过超声波确定胎儿和胎盘的位置。医生会用细长的注射针提取一些胎盘组织，检查染色体是否出现异常。这比怀孕期间进行的羊水检查更能够快速得到结果。

羊水检查

怀孕 15 ~ 20 周，通过超声波定位后，医生用长的注射针刺入腹部提取一些羊水，之后培养羊水细胞，分析染色体核的形态。由于培养需要 2 周时间，因此要等一段时间才能得到结果。最近，随着技术发展，唐氏综合征、爱德华式综合征等频发染色体异常可以在检查后 2 ~ 3 天内得出结果。

产妇血液内胎儿 DNA 检查

根据最近实行的检查，提取怀孕 10 周后产妇血液内的胎儿 DNA，可以检测出唐氏综合征、爱德华式综合征、13- 三体综合征等染色体异常。虽然检查费用高，但是可以在初期检测出结果。

超声波检查

在怀孕初期（11 ~ 14 周），利用超声波检测胎儿颈后透明带。宝宝的颈后透明带达到 3 毫米以上，随着厚度增加，爱德华式综合征等染色体异常和心脏畸形的患病率增高。另外，利用高清晰度精密超声波，可以检测怀孕 19 周后胎儿的畸形程度。那些通过血清检测无法检测出的先天性心脏病、肾异常、无脑儿、脊柱畸形、兔唇、六指、骨骼畸形等小的畸形可以通过这种方法检测出来。

生育风险应对方法

产前管理彻底、全面

得知怀孕后，准妈妈要立即做好产前登记和定期的产前检查。接受产前检查，可以通过几项专门的检测确定产妇和胎儿是否出现异常。另外，针对高龄产妇的几项检测最好一起检查。如果出现异常状况，遵照医嘱是最明智的选择。

摆脱难产痛苦

一般高龄分娩会出现难产情况。分娩时，宝宝通过的产道分为由骨盆和骨骼构成的硬产道以及由子宫颈部、阴道、软组织构成的软产道。高龄产妇的软产道一般不够柔软，宝宝经过所需时间较长。因此，高龄产妇剖宫产的概率是正常产妇的 2 倍。

另外，造成这个的原因并不仅仅是年龄。高血压、糖尿病以及各种并发症都是造成这个现象的主要原因。所以，不要因为年龄大就害怕难产。和年龄相比，个人身体状况是造成难产的主要因素。因此，充分做好生育准备是最好的方法。

保证饮食健康、常运动

母亲健康，孩子也会健康，生育也会很顺利。各种并发症和难产总会在一些产妇身上发生，但是这些情况是否发生以及发生的程度取决于怀孕期间产妇对身体和心理的管理程度。通过均衡的营养摄入和适量的运动，保持足够体力的话，正常分娩也是可能的，与年龄没有很大的关系。

听取经验丰富的医生的意见

对怀孕和生育越是有疑问，越应该向经验丰富的医生和具有先进设备的医院寻求帮助。通过和医生沟通，确定最佳分娩方法。最好选择拥有应急设施的医院，防止意外发生。

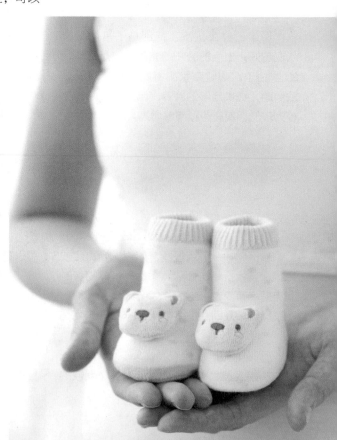

Step 04 不孕的诊断和治疗

随着公共环境污染、生活压力增大、高龄生育等问题的不断加剧，饱受不孕困扰的夫妇越来越多。据统计结果显示，十对夫妇中就有一两对夫妇饱受不孕的困扰。不孕的原因是什么？又有哪些有效治疗方法？下面让我们一起来了解一下治疗方法。

难孕是什么

一年中双方（35 岁以上的情况为 6 个月）保持正常的夫妻性生活，未采取任何避孕措施，仍未怀孕，此情况属于难孕，过去经常使用"不孕"这个词，指的是不能怀孕。而"难孕"这个词的意思是怀孕困难，即可以怀孕但是比较困难。从医学角度讲，接受正规的治疗后，70% ~ 80% 的难孕患者最后都可以怀孕，并不是严格上的不孕。15% ~ 20% 的夫妻都会遇到难孕问题，这是一个很常见的问题，不必过于焦虑。据最新发表的资料显示，难孕的发病率正在不断提高，主要原因有以下几点。

1. 结婚年龄偏大。

2. 女性社会活动增加与育儿的负担重，导致晚育情况增多。

3. 饮食习惯和环境改变，导致女性排卵出现障碍、男性精子出现异常的概率增大。

女性难孕的原因，看这里

1. 排卵异常与不规则排卵所导致的难孕占女性难孕的 40%。它可以细分为由于卵巢功能偏低导致的排卵障碍和由于激素不均衡导致的排卵异常。其中，后者出现的频率更高，大多数情况下还伴随着多囊性卵巢综合征。因此，除了要调理排卵周期之外，也要进行长期、系统性的身体调理。

2. 输卵管、腹腔内部出现异常。输卵管堵塞、功能下降，子宫内膜综合征、腹腔手术导致腹腔内粘连等都是主要的原因。与过去相比，虽然这种情况出现的频率降低了，但仍是导致难孕的主要原因之一。

3. 宫颈异常、宫颈黏液异常、抗精子抗体等也是导致难孕的原因。

4. 免疫系统出现异常。期间出现那些不明原因的难孕情况大多数都是由于免疫功能出现异常所导致的。最近，这个领域备受关注，相关治疗方法正在研究之中。

男性难育的原因，看这里

世界卫生组织（WHO）于 2010 年降低了精液检测中有关精子数目、活动性、形状等几乎所有项目的指标。这主要由饮食习惯和环境变化导致的。比如性欲减退、勃起困难、射精障碍等问题，都会令夫妻性生活变得困难，同时出现精子数目减少的少精症、精子活动性降低的精子无力症以及没有精子的无精症等问题。男性出现难育，接受治疗是最基本的方法，由于精子的形成是一个复杂的过程，掌握发病原因比较困难。因此，有时必须得采取人工授精或者试管婴儿的方法来制造小生命。

难孕的诊断

排卵检测

采取排卵检测来确定女性身体是否能正常生成卵子。由于饮食和生活习惯的改变，排卵异常所导致的难孕情况呈不断上升趋势。排卵检测方法有多种，其中方便且最有效的方法就是利用超声波检测排卵前后卵泡的状况。一般以 28 ～ 30 天为一个生理期的女性，从生理期第一天到第 12 ～ 14 天中可以观察到卵泡的成长。通过观察卵泡的大小、成长速度、子宫状态等信息，可以预估排卵日。也可以采取药剂排卵诊断法、体液观测法、体温测定法、排卵激素测定法等方法。在科技发达的社会，过去许多难以掌控的事件如今都可以被人们掌控，预估排卵日也变得很简单。但凡事都会出现一定的误差，因此这只能作为一种辅助方法。

输卵管及腹腔积液检测

此方法可以检测卵子是否能顺利进入输卵管。输卵管末端可以吸入那些从卵巢中排出而不能移动的卵子。输卵管是卵子和精子的爱巢，它们正是在这儿结合的。同时输卵管具有将形成的受精卵送入子宫的功能。因此，输卵管是一个非常重要的器官。如果输卵管被堵塞或者周围存在黏液，都会导致难孕。由于无法利用超声波观测输卵管，因此想要确定输卵管是否通畅、功能是否正常需要采取其他方法。最近开发出了采用特殊造影剂，即使不利用 X 射线，利用超声波也能确定输卵管是否通畅的方法，它被称为输卵管超声波。如果输卵管出现堵塞，造影剂在进入子宫的过程中会引起肚子酸痛，痛只是临时性的，不需要担心。这两种方法都需要在生理期结束后，且在排卵期开始前进行，一般在生理期开始后 7 ～ 10 天内。

精液检测

这种方法可以检测精子是否正常生成以及精子是否能顺利被排出。精液检测是一种通过自慰方法获得精液，进而确定精液量、精子数目、精子活动性以及精子形状的方法。与女性需要根据生理间断性进行检测不同，精液检测更加简单，只需要在检测前 2 ～ 4 天禁欲，此外没有特别需要注意的事项。但每一次精液检测的结果都会出现较大的差异，因此不能根据一次检测异常就妄自下结论，需要多次检测。倘若多次检测结果都出现异常，需要做进一步的检测，如激素检测等。一旦确定是无精症，需要检查睾丸组织，确定睾丸内部是否能生成精子。

宫颈黏液及性交后检测

宫颈黏液检测可以检测精子是否能顺利进入子宫。宫颈内分泌的体液越临近排卵期，其排出量越多，越有利于精子进入子宫，且令精子心甘情愿地留在子宫内。分泌物呈现蛋清样，当感受到分泌物增多时，自己就可以推测出适合怀孕的时期。

性交后检测是临近排卵期时，夫妻性生活后 4 ～ 6 小时，在医院提取体液，通过显微镜观测精子活动性的检测方法。其目的是确定精子和体液间的相互作用。这种方法一直以来用于难孕检测，但其有效性一直被质疑，重要性不断降低。

血液激素检测

这种方法可以检测体内激素是否异常。为了检测调节怀孕、排卵、生理周期的脑垂体激素和雌性激素是否出现异常，做这项检查是必需的。即使激素正常未出现相关症状，生理也很规律，但也建议准父母们接受激素检测。通过生理期开始后 2 ～ 3 天的血液检测，可以确定调节卵巢机能的激素是否正常。为了避免反复抽血，尽量保证血液检测和激素检测在同一天进行。下面按照生理期，给大家整理了一些需要接受的检测项目。

检测顺序如下图：

怀孕的过程

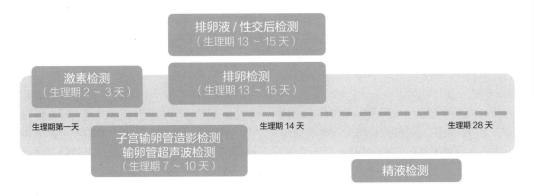

治疗

诱导排卵

通过服用排卵药或者注射排卵针，可以帮助女性顺利排卵。一般适用于不规律排卵和无法排卵的女性。也可以为排卵没有问题的女性提高受孕概率。

人工授精

人工授精是在女性排卵日，将经过特殊处理的丈夫精子注射到子宫内的手术。详细来说，进入子宫内的精子在输卵管遇见了卵子，与它结合着床，这个过程都与自然受精相同，其实称这个过程为人工授精是不准确的。由于长久以来就使用这个名称，它已经成为一个手术的代称无法改变。

人工授精适用于以下几种情况

1. 精液检测中，精子的数目、活动性、形状与标准相距太大。人工授精可以最大化减少精子的损失，提高受孕概率。如果情况更加严重，需要采取试管婴儿方法受孕。

2. 性交后检测结果不理想。比如宫颈液不足或者存在抗精子抗体，这是导致难孕的一个主要原因。而人工授精可以令精液不用经过宫颈部位，直接进入子宫。

3. 原因不明的难孕。在不清楚难孕原因时，可以采取人工授精帮助夫妇提高受孕概率。

4. 自然受孕困难。因身体或者心理原因导致夫妻生活不正常时可以使用人工授精。

试管婴儿是什么

试管婴儿手术的准确医学术语叫体外受精。自然受孕都是在女性体内完成受精、着床等一系列过程。将原本在输卵管中进行的受孕过程挪到体外实现，这就是试管婴儿手术。这个技术最初是用于因输卵管堵塞无法受孕的夫妇。现在已经广泛用于男性难育、子宫内膜炎、卵巢功能降低以及人工授精反复失败的夫妇。

难孕与不孕——难以说出口的原因

1. 女性两侧输卵管堵塞，男性患有严重的不育症状都需要采取试管婴儿的方式才能顺利怀孕。

2. 女性年龄偏大，因手术或其他原因造成卵巢功能下降，子宫内膜炎造成盆腔积液，长期不孕。

3. 多次尝试自然受孕或者人工授精失败者，可以考虑采取试管婴儿的方式。尽管在实施试管婴儿手术的过程中可以获得有关卵子、受精卵、胚胎的一些信息，但也不一定能分析出不孕的原因。

4. 夫妇存在染色体异常、遗传疾病的情况，可以在着床前进行遗传检测，挑选健康的胚胎进行试管婴儿手术。

治疗

十多年前，试管婴儿手术还是一项会给患者带来身体、心理以及经济重负的手术，很多人都没有能力承受这项手术。患者需要每天前往医院注射激素，两三天就要接受一次血液检测。在提取卵子、胚胎移植过程中，患者都需要接受住院治疗，整个手术需要花费大量金钱。现在，由于辅助生殖技术的持续发展，使得试管婴儿手术变得更加便捷有效。

1. 激素注射。注射次数较少的低刺激试管婴儿技术和无注射的自然周期试管婴儿技术都已实现。夫妇可以在家自己完成，不需要每天去医院。

2. 临床经验的积累，可以避免不必要的血液检测，最大限度降低因反复取血给患者带来的烦躁与不安。

3. 培养技术的发展，可以延长体外受精卵的培养时间（最少2天，最多5天）。不用腹腔镜就可以完成受精卵移植手术，提高了受孕概率。

4. 试管婴儿手术的成功率高达40%左右。即使减少胚胎数目，也能保证较高的成功率。同时可以通过单一胚胎移植手术，减少双胞胎出生概率。

过程

激素注射与排卵超声波检测

为培育多个卵泡，排卵注射一般在生理期开始后7～10天内进行。据注射的周期和方法不同，可以分为长期、短期等多种方式。随着注射量增加，排出的卵泡也在相应增加。如果用量过大，可能会引起卵巢过度刺激综合征，因此需要多加注意。

轻度卵巢刺激（Mild IVF）

采取低浓度注射方式，减少由于过量注射促排卵针所带来的副作用。根据患者的实际状况进行调整，可以在很大程度上减少患者负担，提高怀孕概率，被称为亲患者型试管婴儿技术。因此，逐渐受到人们的关注。

自然周期（Natural Cycle IVF）

这是一种不需要注射促排卵针的方法。主要适用于多囊性卵巢综合征患者以及严重的卵巢低反应患者。另外，由于自身健康问题无法接受高浓度激素注射的情况，夫妇也可以考虑采取自然周期试管婴儿手术。

1. 提取卵子

利用排卵超声波检测，当观察到卵子成长到一定大小后，通过注射药剂，加速卵子成长。这种注射方式是通过刺激已经成长到一定大小的卵子，促进其发育，提前诱导排卵过程。在卵泡破裂前，吸入卵泡液，提取卵子。利用阴道超声波技术，确定卵泡的大小和位置后，再用细小的探针进行提取，该过程需要花费10～20分钟。可以在实施手术部位进行麻醉或者睡眠麻醉，来减少患者痛苦。

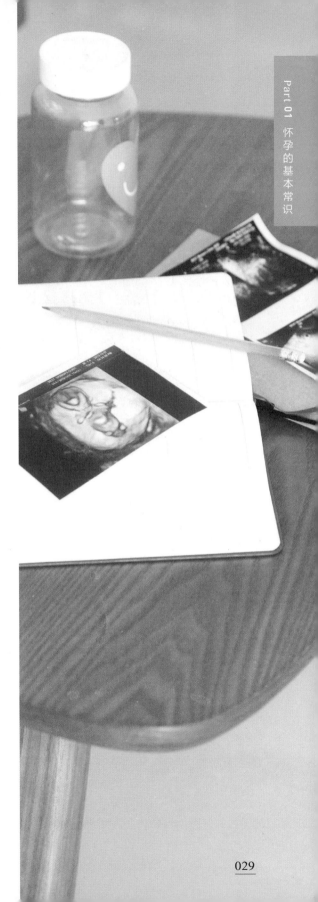

2.受精和培养

提取出来的卵子和精子，必须要在具有与女性体内相同环境的培养室中发生受精行为。这个过程与自然受精相同。如果男性患有严重的不育症或者是原因不明的不育症，可以采用显微注射诱导受精行为发生。拣选受精后的胚胎，在培养室中观测 2 ~ 5 天。依据胚胎的发育速度和形状挑选合适的进行移植。

3.移植胚胎

根据受精卵的数目以及发育状态不同，移植日期也有所差异，一般在 2 ~ 5 天。利用细小的插管，将选定的胚胎经由宫颈注入子宫内部。过去会一次性注入 4 ~ 5 个胚胎，而现在一般注入 1 ~ 3 个胚胎，大大降低了双胞胎的出生概率。

Q&A

试管婴儿

试管婴儿手术可以看成是借用精子和卵子生育宝宝的方法。一般无精症患者或者无排卵症患者可以使用这种方法。但大部分情况是将自身的卵子和精子，通过更加科学的受精过程后，再移植到子宫内。

Q 试管婴儿是什么？

A 试管婴儿并不是将婴儿在试管里培育几个月，只是受精后 2 ~ 3 天在试管中培育，之后移植到妈妈体内。因此，试管婴儿的另一个名称叫体外受精或者胚胎移植。

Q 什么情况下可以采取试管婴儿手术？

A 女性因输卵管问题导致不孕可以采取试管婴儿手术。男性精子数目较少或者精子活动性较低的情况下也可以采取试管婴儿手术。除此之外，患有子宫内膜炎、免疫性不孕症、不明原因的不孕以及人工授精失败者都可以采用试管婴儿手术实现受孕，获得宝宝。

Q 如果接受试管婴儿手术，应该什么时候去医院？

A 试管婴儿手术实施时间是由月经期决定的。因此，想要接受这项手术的患者可以在月经期前往医院，这样就可以在当月或者下个月接受手术了。

Q 试管婴儿手术是怎样进行的？

A **Step 01** 每天接受注射卵泡培养液，促进排卵。根据卵泡大小和激素浓度确定提取卵子的日期。这个过程需要花费 7 ~ 10 天。

Step 02 在提取卵子的那天，也要提取准爸爸的精液。准爸爸需要在手术前 3 天开始禁欲。提取卵子 2 ~ 3 小时后再提取精液，之后拣选活动性最强的精子。

Step 03 让精子和卵子在试管中发生受精，大约 17 个小时，利用显微镜确定是否形成受精卵。受精过程中只有一个精子会进入卵子，其余精子全部死掉，之后将受精卵转入新的培养液进行培养。

Step 04 之后的 2 ~ 3 天，受精卵在试管中发生分裂，依次分裂成 2 个、4 个、8 个。在分裂成 4 个细胞和分裂成 8 个细胞期间，应将受精卵移植到子宫内。

Q 通过什么方法移植受精卵？

A 受精卵移植可以经由宫颈注入子宫，也可以使用长的探针直接注入子宫内，或者直接注入子宫内膜上。若受精卵正常发育，提取卵子后的 48 ~ 72 小时就可以进行受精卵移植，该过程不需要麻醉即可实现。移植时需要在 3 ~ 4 小时内，保持稳定的姿势，移植后两天内需要减少活动量。之后，受精卵脱离卵壳，与子宫内膜表层融合，完成着床。

Q 什么情况下可以将精子直接注入卵子内？

A 精子数目偏少、因先天性原因导致输精管出现问题、因炎症或者感染导致无精症、输精管修复失败以及卵子卵壳过厚而无法受精的情况下可以将精子直接注入卵子内。

Q 试管婴儿手术和输卵管受精有什么区别？

A 输卵管受精是在输卵管正常的情况进行的，而试管婴儿手术是在输卵管堵塞或者没有输卵管的情况下进行的。实施输卵管受精时需要接受腹腔镜手术，而实施试管婴儿时则不需要。另外，输卵管是否受精无法判断，但是试管婴儿手术就能直接确定。

Q 有不使用促排卵剂的试管婴儿手术吗？

A 通过各种辅助生殖技术可以在不使用促排卵剂的情况下实现试管婴儿。没有诱导排卵过程可以避免繁杂的注射，减轻经济负担，简化手术过程。同时也可以降低因促排卵剂所导致的卵巢过度刺激综合征的发病率。

Q 什么情况可以采取自然周期试管婴儿手术？

A 月经正常但不孕的女性，可以在每次排卵时提取卵子，在体外进行受精。

选择合适的医院

　　从确定怀孕到生育的十个月期间，为了保证产妇和胎儿的健康，选择一所合适的医院是非常重要的。大多数产妇都会选择在确定怀孕的那家医院，直到生产为止。事实上，从一开始，产妇就要为自己与肚子里的宝宝选择适合的医院。下面我们看看如何选择适合自己的医院以及这些医院的特点。

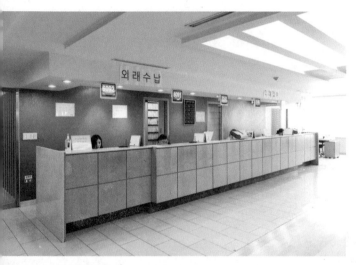

准妈妈如何选医院

Check 1　离家最近

　　从确定怀孕到生育的这段时间，需要多次前往医院。且每个月都要到医院接受定期检查，到最后一个月甚至每个星期都要去一次医院，另外一旦发生紧急情况也要去医院处理。因此，最好选择离家近的医院。特别是为了预防突然的分娩，一定要确保交通顺畅。倘若产妇还在上班，请在生育前休假，前往离工作单位近的医院，以后再转入分娩医院。

Check 2　选择合适的产前医院

　　有些人选择临近的小医院接受定期检查，而生育却在具有完善设施的妇产专业医院。如果条件允许，最好在接受定期检查的医院进行分娩。转院时，可以将自己的资料记录和诊断结果，交给转入医院。一旦产妇出现危急情况，而综合医院与专业医院距离较远，会增加生产危险。

Check 3　选择能够提供理想分娩条件的医院

　　如果产妇希望实施特别的分娩方式，建议一开始就为自己选择有这种分娩方式的医院。另外，利用网络资源，挑选自然分娩率较高的医院。仔细参考多项条件后，再决定分娩医院。

Check 4　选择信誉度高的医院

　　在选择医院时，要参考医院环境、医生和护士的亲切度以及医院周围环境。在怀孕期间，医院如果不能有效缓解产妇的不安，会加重产妇的思想负担。一定要选择自己完全可以信任的医院。

Check 5　其他条件

　　可以的话，提前了解医院的设施情况。最受欢迎的家庭分娩室是否充足、病房的清洁度是否满意、医院的设施是否完善、卫生情况是否良好。

各种医院的特点

小医院（小诊所）

小医院一般规模较小，可以照顾到患者的个人要求、费用低，可以选择离家近的。另外，和综合医院相比，患者数目较少，患者可以接受详细的诊断，也可以详细解答患者的疑惑。在小医院里，可以与医生或者护士保持良好的关系，促进生育顺利进行。但是，每个小医院的设施以及治疗方法存在较大的差异，有些医院不能进行分娩手术，所以事前一定要确认清楚。特别是和综合医院相比，小医院一般设施不完善，一旦出现紧急情况需要转到大医院时就比较困难。

妇产专业医院

妇产专业医院一般信誉度较高，孕妇可以放心选择。大部分医院除了配备有产科、妇科以外，还有内科、小儿科等相关必需的诊疗科室，能迅速地应对突发情况。因此，不管是患有妊娠期高血压或者糖尿病的产妇，还是高龄产妇，大多会选择此类型医院，一些需要进行不孕检测、畸形儿检测的产妇也偏好这种医院。医院具备多种针对产妇的科室，也可以接受拉玛泽呼吸法和胎教课程指导。一般专业医院规模较大，与小医院相比，从定期检查到分娩以及住院期间无法获得比较仔细的照顾。虽然一些专业医院也和小医院那样配有主治医生，但也存在经常更换医生的情况，需要提前注意。

综合医院

大学医院等一些综合医院的最大优点是其具备产科、妇科、儿科、外科、内科等多种科室。因此，无论发生什么样的并发症或者宝宝出现什么疾病都可以得到快速的治疗。由于这种医院具备完善的设施，相比怀孕生育正常的产妇，更适合具有病史的产妇或者高龄产妇等一些危险性较高的产妇。另外，宝宝出生后，就可以在儿科登记，宝宝的健康调理可以放心地托付给医院。

但是这种医院一般患者比较多，等待时间较长，诊断时间较短，孕妇易出现烦躁情绪。治疗费用或者生育费用比小医院要高。除此之外，主治医生需要照顾多个患者，无法顾及每个人的状态。

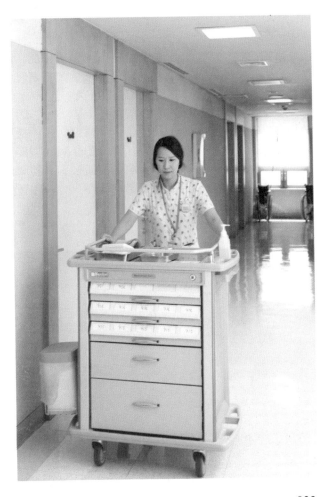

怀孕前检测及接种疫苗

产妇的健康和胎儿的健康密切相关。为了保证怀孕期间不出现什么异常、保证胎儿的健康，必须在怀孕前接受健康检测。下面我们来看看，为了生育健康的宝宝，怀孕前所需接种的疫苗以及接受哪些类型的检测。

怀孕前的检测事项

是否具有荨麻疹、水痘的抗体

荨麻疹和水痘是病毒性疾病，若在怀孕期间第一次患有这种疾病，会导致胎儿畸形。体内没有抗体，可以通过接种抗体的方法，避免生产畸形儿。工作中经常接触幼儿或者学龄前儿童，感染病毒的概率会提高，产前一定要检测妈妈体内是否存在抗体。

肝炎检测

乙型肝炎病毒携带者，怀孕期间会将乙型肝炎传染给胎儿，这样宝宝患有慢性肝炎的概率高达90%。它会通过妈妈的血液或者分泌物传染给宝宝。因此，产前要检测体内是否存在乙型肝炎抗体。若没有，可以通过接种获得。乙型肝炎病毒携带者需要特别注意自己的健康。孕妇如果在怀孕期间得了肝炎，孕妇的死亡率会增高。因此，建议孕妇同时接种甲型肝炎疫苗。

甲状腺功能检测

甲状腺功能是否正常直接影响怀孕初期的流产概率、胎儿健康、怀孕期间并发症的发病率以及胎儿先天性异常等多种并发症的发病率，因此怀孕前一定要接受检测。

贫血检测

女性若平时有贫血症状或者怀孕前在减肥，怀孕后会铁含量不足，引发多种问题。因此，怀孕前应接受贫血检测，根据医嘱进行调理。

妇科检测

检测阴道、宫颈、子宫、卵巢是否正常，也要接受宫颈癌筛查、淋病检测、衣原体感染检测、真菌检测等多种检测项目。由于性交存在传染可能性，准爸爸也需要进行相应的检测。

接种类型	接种次数	备注
荨麻疹、麻疹、腮腺炎	1次	接种后3个月内采取避孕后，再怀孕
水痘	2次（第一次接种后1～2个月进行第二次接种）	接种后3个月内采取避孕后，再怀孕
乙型肝炎	3次（0、1、6个月）	接种后可以尝试受孕
甲型肝炎	2次（第一次接种后6～12个月后进行第二次接种）	接种后可以尝试受孕
破伤风、白喉、百日咳	1次	接种后可以尝试受孕
宫颈癌	3次 加卫苗（0、2、6个月） 卉妍康疫苗（0、1、6个月）	接种后6个月内采取避孕后，再怀孕

流产后的健康调理

流产后的身体调理

流产后流血和下腹部疼痛现象需要经过一周才能消除。为了保证身心健康，这段时间尽量避免劳累。若出现出血、发热、腹痛等症状应及时前往医院。另外，流产后立即洗澡会提高各种疾病的发病率，建议在出血症状减少后 4 ~ 5 天再洗澡。特别注意不要使用冷水沐浴，2 ~ 3 天后可以用热水简单地擦拭身体。在这段时间，一定要摄取均衡的营养。建议均衡地食用高蛋白食物、水果、蔬菜类食物，保证摄取充足的铁和维生素。

刮宫手术后的身体调理

稽留流产等自然流产后，一旦出现子宫内残留物无法自然排出的情况时，需要接受刮宫手术。手术后，要服用抗生素和消炎药，避免感染引起的炎症。手术后子宫收缩、子宫内膜再生，这期间自然止血需要大约一周的时间。在这段时间内会排出混有血的分泌物，属于正常现象，无须担心。若恢复正常后，一旦出现异常的出血、腹痛、发热等症状，请尽快就医。另外，在下次月经前，尽量避免去澡堂或游泳馆，采取简单的淋浴方式清洗身体即可。在一个月内，不要进行性生活。一般在手术后 1 ~ 2 个月内会出现月经，如果两个月以上仍未出现月经，请及时就医。

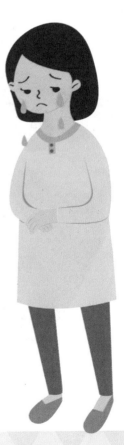

Chapter 2

我怀孕了

Step
01 怀孕的征兆

　　计划怀孕的夫妇可以通过日常生活中细小的变化察觉出是否怀孕了。但有时也需要经过较长的时间才能察觉是否已怀孕。每个人怀孕的征兆都是不同的，且征兆出现时期也有差异。让我们一起来看看怀孕都有什么征兆吧！

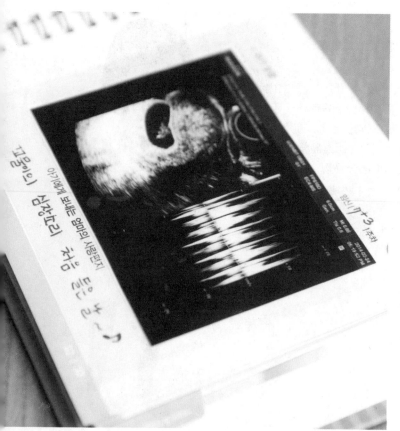

多种怀孕征兆

征兆 1　生理期推迟

　　月经的周期因人而异，环境的改变会导致月经提前或者推后。但大部分情况下，月经一旦出现推迟现象，可以看作怀孕的征兆。

征兆 2　体温上升、身体乏力

　　怀孕了，其体温会上升，身体会出现类似感冒的乏力症状。这种现象一般出现在怀孕初期。身体乏力会使孕妇易于疲劳，睡眠时间增长。这是为了保护孕妇身体，受黄体激素影响而出现的正常现象。

征兆 3 恶心、消化不良

女性一旦怀孕了，即使睡眠时间很长，身体也会倍感疲惫，食欲下降，出现呕吐现象。这时需要检测是否是因为患有胃炎或者胃溃疡，不要擅自服用药物或者接受 X 线检测。

征兆 4 乳房增大、出现疼痛感

女性一怀孕，乳腺开始变化，乳头变得敏感、颜色变深。同时乳房变大、变硬，出现轻微的疼痛。

征兆 5 小便频繁

怀孕会令身体分泌绒毛膜促性腺激素，使得血液聚集在骨盆周围。这些聚集的血液不断刺激膀胱，导致小便频繁。同时，子宫变大，不断压迫膀胱，在怀孕初期，小便频繁现象经常发生。

征兆 6 阴道分泌物增多

怀孕期间，受激素的影响，新陈代谢会加快，导致阴道分泌物增多，却不会出现异味和瘙痒，分泌物呈黏稠状乳白色。如果阴道周围出现瘙痒或者分泌物出现异味，可能患有细菌性阴道炎或者一般性阴道炎，建议尽快接受治疗。倘若怀孕期间出现阴道炎，可能会诱发流产。

征兆 7 出现妊娠症状

妊娠症状一般在怀孕 2 个月后出现，大约在怀孕 10 周最为严重，在怀孕 14 周后慢慢消失。同时会伴随呕吐、食欲突然下降等症状，平时喜欢的食物也会突然很讨厌。

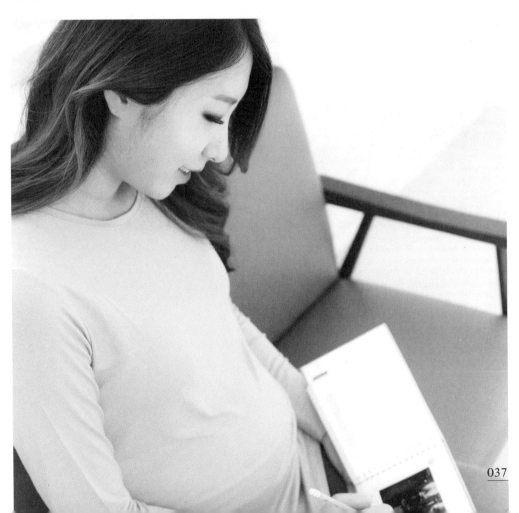

基础体温法

女性可以利用基础体温法推测自己的排卵日。女性的基础体温以排卵日为界限，分为低温期和高温期。尝试每天早晨起床前测量体温，推测自己的排卵日，为生育健康的宝宝做好准备吧。

基础体温是什么

指经过充足睡眠，起床前，不做任何活动时身体的温度。经过 6 ~ 8 小时的睡眠，在早晨起床前可以利用体温计测量当日的基础体温。

制作基础体温表

基础体温表是一份观测每日体温连续变化的图表，因此在月经期至少要连续测量一周以上的体温变化数据。通过观测基础体温表，发现大部分的健康女性都会呈现出低温期和高温期交替变化的特性。

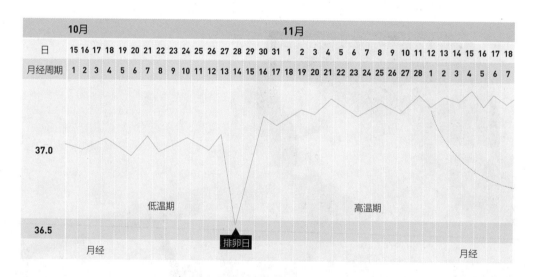

基础温度表观测法

上面的这张表是月经周期 28 天的女性在 10 月和 11 月的基础体温表。标记出从月经开始第一天的基础温度，并将这些点连接起来。低温期持续 14 天，排卵开始后进入高温期。同样持续 14 天。如果没有怀孕，基础体温会下降；怀孕了的话，月经停止，高温期持续到怀孕后 4 个月。如果一直处在低温期，可能会出现无排卵现象，建议尽快就医治疗。

Step 03

预产期

一旦确定怀孕，就可以采用多种方法计算出预产期。尽管每个人存在差异，但平均怀孕时间一般为 280 天，也就是大约 40 周。以预产期为基准，向前推 3 周以及向后推 2 周的 5 周时间之内分娩都属于正常分娩。

预产期是什么

怀孕期间需要计算精子和卵子的受精日期，以及从受精卵着床到胎儿出生的时间。由于测定受精日期和着床日期比较困难，因此一般将怀孕前月经的第一天看作怀孕第一天。预产期一般是从最后一次月经的第一天往后推 281 天。实际上，怀孕的前 1 ~ 2 周，并没有真正怀孕，宝宝存活在妈妈体内的时间大约是 266 天。

即使推算出了预产期，也不能将它看作是真正的分娩日期。对于初次怀孕的妈妈，实际的分娩日一般会晚于预定分娩日期；而有过怀孕经历的妈妈实际分娩日一般会早于预产期。实际按照预产期分娩的妈妈只有 4% ~ 6%，在预产期前后 14 天内分娩，属于正常现象。

计算预产期的方法

方法 1 以怀孕前最后一次月经的开始日为基准计算法

预产期一般以怀孕前最后一次月经的开始日为基准进行计算。从受精到分娩大约需要 266 天。受精一般在月经开始后 2 周内完成，因此预定分娩日可以认为是怀孕前最后一次月经开始日往后推 280 天。因此，计算公式是以月经开始日期为基准，在月份上减

3（小于等于 3 的情况下加 9），天数上加 7，之后所得的日期就是预产期。

> **·最后一次月经出现在 4 ~ 12 月的情况。**
>
> （A−3）月（B+7）日
>
> 例：最后一次月经的开始日期是 6 月 3 日，那么第二年的 3 月 10 日就是预产期。
>
> **·最后一次月经出现在 1 ~ 3 月的情况。**
>
> （A+9）月（B+7）日
>
> 例：最后一次月经的开始日期是 2 月 19 日的话，那么同年 11 月 26 日就是预产期。

方法 2 基础体温曲线法

通过绘制基础体温曲线，可以预测自己的排卵日和预产期。曲线上低温期的最后一天为排卵日，这一天往后推 38 周（266 天）就是预产期。由于排卵日不一定就是怀孕日，因此与医院推算出的日期是存在差异的。

方法 3 超声波测量法

在不清楚最后月经日期或者月经周期不规律的情况下，可以利用超声波法推测预产期。利用超声波测量宝宝头部到臀部的长度，推算出怀孕月数。但是怀孕 12 周后，宝宝个体的发育状况不一致，通过这种方法推算的日期会存在一周的误差。

280天的生命旅行

宝宝在妈妈肚子里长什么样子呢？在怀孕初期，通过超声波可以看到宝宝还是一个小点。随着一天一天的过去，小点点渐渐发生变化，逐渐形成一个人形。让我们来通过胎内照片见证这个神秘的过程，也来学习用超声波照片观测宝宝的方法吧。

一些超声波用语

G.S.（Gestational Sac）

妊娠囊可以用于确定是否怀孕，一般在怀孕 5 周后可以观测到。

G.A.（Gestational Age）

孕龄，推测怀孕周数。W 代表周，D 代表天。11W3D 就表示宝宝存活 11 周 3 天了。

EDC（Estimated Date of Confin-ement）=EDD（Expected Date of Delivery）

指预产期。

CRL（Crown Lump Length）

指宝宝从头部到臀部的长度。其受怀孕初期影响较少，可以准确测定怀孕周数。在怀孕前 12 周内，可以通过这个数值，测定怀孕周数，推算出预定分娩日。

BPD（Biparietal Diameter）

指宝宝头部左右最长距离。怀孕 12 周后，可以作为推算怀孕周数和计算预产期的基准。根据每周的平均长度，可以推算宝宝的体重，观测宝宝的发育状况。

HC（Head Circumference）

指宝宝头周长。用于测定宝宝的生长发育状况。相对 BPD，这个更常用。

AC（Abdominal Circumference）

指宝宝肚子周长。怀孕中期后，可以测定宝宝的发育状况和体重。如果肚子周长小于周数，就要注意肚子里的宝宝是否是低体重儿；如果数值和头周长出现较大差异，可能会导致肩胛难产。

APTD（Anteriorposterior Fetal Thigh Diameter）

胎儿大腿的前后厚度。能知道怀孕中期

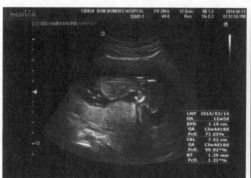

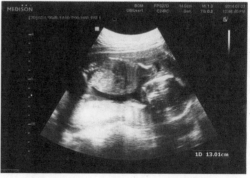

以后胎儿的生长发育状况。

FTA（Fetal Trunk Area）

指宝宝腹部面积。宝宝肚脐位置所截椭圆形断面的面积，作为测定宝宝体重的基准。

FL（Femur Length）

指大腿内侧长度。大腿内侧是宝宝身体上最初的部位，通过 FL 和 BPD 数值不仅可以测量宝宝的体重，也可以推算出宝宝的生长速度。

EFW（Estimated Fetal Weight）

指通过 BPD、AC、FL 数值测出宝宝的平均体重。误差虽然不大，但会因各种因素产生偏差。

FHR（Fetal Heart Rate）

指宝宝心率。怀孕 6 周的数值一般为 100 次 / 分钟，以后不断增加，在怀孕 9 周后，数值维持在 140 次 / 分钟左右。

NT（Nuchal Translucency）

指宝宝颈部透明带。在超声波检测中，测量怀孕 11 ~ 14 周，宝宝颈部透明带的厚度，可以确定染色体、心脏是否出现异常。

图 1　7 周的宝宝

被羊膜包围的宝宝。头部迅速发育，渐渐出现人脸形状。身体分化出手和脚。手脚前段出现分裂，之后发育成手指和脚趾。

图 2　9 周的宝宝

照片中能看到宝宝大大的头和扁平的鼻子。鼻子仍未发育完全，而鼻孔已经出现。

图 3　12 周的宝宝

身体呈透明状，可以看到内脏器官。图片上方一圈圈的是卵黄囊。卵黄囊为宝宝提供营养。怀孕 12 周后，可以明显地看到宝宝的眼睛、鼻子和嘴巴，但不具备相应的功能。至少要经过 25 周，宝宝才能眨眼。

图 4　20 周的宝宝

宝宝的侧面。眼耳口鼻发育成形，手指甲和脚趾甲也开始形成。在孕 20 周左右，妈妈可以感觉到宝宝的活动。

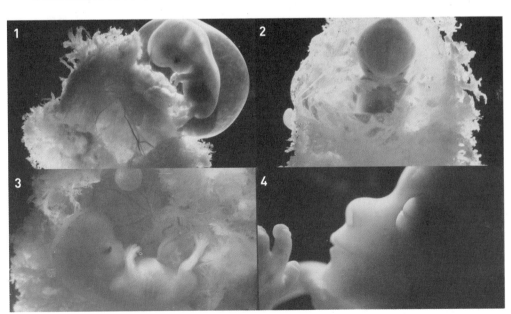

诊断和检测

从制定怀孕计划到分娩，每个阶段都需要接受相应的检测。这些措施都是为了确保妈妈和宝宝的健康、应对突发问题、保证生个健康的宝宝。一起来看看，我们需要接受什么样的检测，为什么需要接受这些检测？

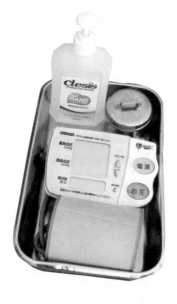

怀孕期间的诊断

怀孕初期6～8周，准妈妈最好去医院接受一次诊断和检测。可以了解受精卵是否在子宫内着床，也可以测定胎儿的大小，推算预产期。想要生一个健康的宝宝，建议准妈妈在怀孕28周以前每个月检测一次，孕28～36周每2周检测一次，孕36周以后，每周检测一次。

怀孕检测方法大公开

小便检测

孕激素在着床后开始生成，之后迅速增多。通常情况下，通过小便检测可以确定是否怀孕，一旦怀孕，检测纸上会出现两条线。受精后3周即可知道是否怀孕。

超声波检测

怀孕5周后，准妈妈可以利用超声波检测确定卵囊是否存在。正常情况下，怀孕35天后，就能检测出卵囊；怀孕6周后可以观测到胎儿的心率；怀孕8周后可以采用超声波技术准确推算出怀孕周数和预产期。怀孕初期，相比腹部超声波检测，阴道超声波检测结果会更加准确，可以快速地观测出胎儿和子宫的形状。即使先前采用小便检测，结果显示为阳性，采用超声波检测有可能会看不到孕囊，如果没有出血、腹痛症状，待数天后，便能观测到孕囊。也可以通过孕激素浓度检测技术检测激素的浓度是否增加，来确定怀的宝宝是否健康。

怀孕期间检测

贫血检测

女性怀孕后，其体内血液量会增多。由于怀孕期间需要给宝宝提供铁，即使妈妈身体健康，在怀孕期间也会出现贫血症状。贫血不仅会影响妈妈的健康，也会影响宝宝的发育，需要格外注意。怀孕期间大概需要1000毫克的铁，其中300毫克供给宝宝和胎盘，500毫克用于妈妈增加体内的血液量，剩余200毫克用于身体的排泄。怀孕的中孕期、中晚孕期阶段，血液总量急速增加，需要大量的铁，到怀孕中晚孕期阶段，妈妈身体对铁的需求逐渐增多。

肝炎检测

肝炎检测最好在怀孕前进行。如果未能在怀孕前接受检测，怀孕后一定要检测妈妈体内是否含有抗体。一旦怀孕后感染肝炎或者成为乙型肝炎病毒携带者，分娩后，一定要给宝宝注射免疫球蛋白或者疫苗。

荨麻疹检测

荨麻疹是由病毒感染引发的疾病，因其症状和感冒相似，很容易被人们忽视。怀孕前患有荨麻疹并不会出现大问题，但是怀孕初期患有荨麻疹，会增加宝宝患听力障碍、白内障、心脏病、发育不良等先天性疾病的概率。怀孕前检测妈妈体内是否含有抗体，一旦发现没有，需要马上接种疫苗。建议接种疫苗 3 个月后，再选择怀孕。

梅毒检测

准妈妈患有梅毒，怀孕 5 ~ 6 个月后，容易出现流产、死胎，同时会给准妈妈自身带来一定的危险。没有流产，肚子里的宝宝成为低能儿、聋哑、发育不良等先天性残障儿的概率要高。为了生出健康宝宝，准妈妈有义务在怀孕前或者怀孕 14 周内接受梅毒检测。通过普通的检测就能确定是否感染梅毒，经过治疗后再孕，则不会给肚子里的宝宝造成影响。

血型检测和 Rh 因子检测

提前检测孕妇血型，如果孕妇是 Rh 阴性，在怀孕 28 周左右注射免疫球蛋白可以预防准妈妈和宝宝出现并发症。

宫颈癌检测

提取宫颈部位的细胞，可以检测宫颈的健康状况。接受检查之后，准妈妈可能会有出血症状。

糖尿病检测

在怀孕 24 ~ 28 周，将 50 克糖融于水中，服用后，再检测体内糖分。如果体内糖分过高，再喝下溶有 100 克糖的水，接受进一步检测。如果体内出现糖代谢能力失常，准妈妈生出巨大儿的概率较大，并容易诱发各种并发症。因此准妈妈需要接受食疗，调节血糖含量。倘若食疗调节无效，需要注射胰岛素。

先天性畸形与染色体异常胎儿怎么诊断

100 名新生儿中大约会出现 3 名畸形儿。为了预防畸形儿的出生，进行产前检查是必需的。综合筛选检测无法百分百地检测出唐氏综合征，建议唐氏综合征患病率较高的孕妇进行羊水检测，以了解宝宝的健康状况。

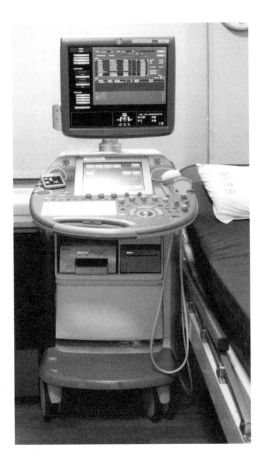

NT 超声波检测

这是一种在怀孕 11 ~ 13 周，检测宝宝颈后透明带厚度的方法。宝宝的脖颈透明带厚度随着怀孕周数而不同，其标准值也存在差异，如果厚度超过 3 毫米，宝宝患有心脏病或者出现染色体异常的概率增大。在接受血液检测之后，应马上进行绒毛膜检测或者羊水检测。

唐氏筛查

检测分两次，分别在孕 12 周和孕 16 周。检测之后可以区分为高危和低危。如果产妇属于高危险群，之后需要接受羊水检测。

唐氏筛查对宝宝不会产生影响，且价格低廉、准确度可以达到 94%。其他检测结果即使正常，肚子里的宝宝也可能会出现唐氏综合征等染色体异常疾病。唐氏筛查能帮助准妈妈确定宝宝是否存在唐氏综合征、爱德华式综合征、开放性神经管缺损、腹壁缺损等先天性畸形疾病。除此之外，大部分宝宝的畸形症状可以利用精密超声波进行筛查。

| 怀孕期间需要接受的产前畸形检测

NT 超声波检测 + 第一次血液检测	第二次血液检测	精密超声波检测
怀孕 11 ~ 13 周	怀孕 16 ~ 17 周	怀孕 20 ~ 21 周

精密超声波检测

这项检测用来确定宝宝是否存在外貌畸形或者内脏畸形，一般在怀孕 20 ~ 21 周进行。此期间内，肚子里的宝宝大部分内脏已经发育成形，子宫内空间较大，可以清楚地观看到宝宝的基本状况。在这段时间之后，宝宝会出现握拳或者身体蜷缩的现象，这会影响观测的结果。从而导致无法准确判断宝宝是否患有轻微的畸形或者染色体异常，也无法检测怀孕中后期或分娩后宝宝是否会出现心脏畸形、肛门闭锁、口唇裂等症状。

羊水检测

先用超声波定位后，用细小的探针伸入妈妈的腹壁，提取一定量的羊水，之后检测染色体的数目以及结构是否出现异常。用这种方法检测染色体异常，准确率高达 99.9%，且检测范围广。但是此项检查价格较高，会给宝宝造成一定的危险（流产 / 死亡率达 1/300）。因此，建议在宝宝出现畸形概率较高的情况时再采用这种方法。

宝宝容易出现畸形，都是妈妈的错？

1. 妈妈年龄在 35 岁以上。
2. 准妈妈之前怀过染色体异常的宝宝。
3. 之前出现过畸形儿或者死胎现象。
4. 患有糖尿病，或者在排卵、怀孕期间接触过放射线或有毒化学物质。
5. NT 检测或者唐氏筛查检测结果为高危险群，NIPT 检测结果为阳性的情况。

NIPT

通过分析妈妈血液内宝宝的 DNA 结构，来检测是否出现唐氏综合征、爱德华式综合征、13- 三体综合征等染色体数目异常以及是否存在特纳式综合征、克式综合征等染色体异常疾病。这项检测一般在怀孕 12 周后进行，不会对宝宝造成影响，与综合筛选检测相比，准确率高达 99%。偶尔也会出现在宝宝未得唐氏综合征的情况下，检测结果呈阳性，不过这种概率只有 1%，非常低。其检测费用较高，一旦结果出现异常，孕妇需要接受羊水检测。

NIPT 可以检测出上述的三种染色体异常与性染色体异常。事实上，大部分宝宝畸形症状需要在怀孕 16 周接受血液检测（AFP）和精密超声波检测才能知晓。

脆性 X 染色体综合征

它是继唐氏综合征之后，频繁导致胎儿智力低下的遗传性性染色体缺陷疾病，会引起宝宝智力低下、发育迟缓、自闭倾向、学习能力及处理问题能力下降、情感障碍等多种临床疾病。主要是由 X 染色体阴性遗传因子导致，男性的发病率是 1/4000，女性的发病率是 1/8000。即使健康的妈妈也有 1/259 的概率生出智力低下的宝宝。此种情况可以在怀孕前或者怀孕期间的任何时候，通过血液检测方法，确定妈妈是否携带该隐性基因。一旦检测确定为隐性基因携带者，需要立即进行特殊羊水检测来确定宝宝是否患有脆性 X 染色体综合征。由于此项检测需要耗费 8 周的时间，因此建议准妈妈在怀孕初期就接受血液检测。特别是家族中有相关病史的，更应多加注意。

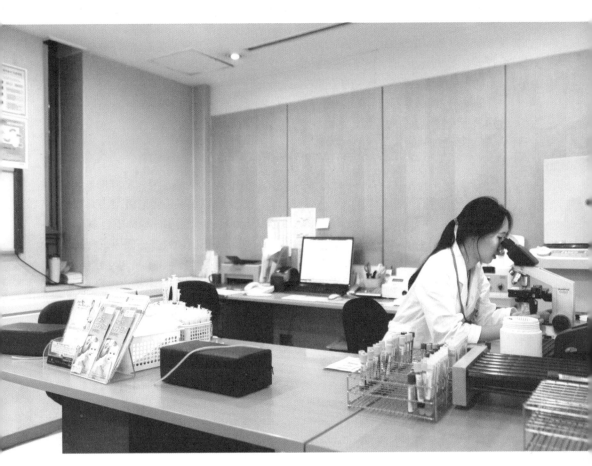

我怀双胞胎了

身怀双胞胎是一件令人惊喜的事情，是不是除了惊喜就没有烦恼呢？事实上，怀两个宝宝肯定比只怀一个宝宝要辛苦。这种辛苦也是一种幸福，一定要在怀孕期间好好调理自己的身体。如何让这种辛苦变成未来的惊喜？一起来看看孕育双胞胎事项与所需遵守的生活准则吧。

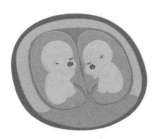

双胞胎从天而降，注意接收

双胞胎妈妈和普通妈妈相比，子宫会更大、预产期会提前。怀孕 30 周之后，其患妊娠期高血压、早期阵痛等并发症的概率更高。由于子宫内有两个宝宝，发育速度会明显变快。一般分娩日会在怀孕 37 ~ 38 周，而双胞胎妈妈的分娩日往往会提前 2 ~ 3 周，因此准妈妈需要提前做好准备。由于两个宝宝挤在狭窄的子宫内，发育会受到限制，提前分娩的可能性非常高，而且分娩后宝宝的体重相对较轻，这类现象在怀孕 28 周后更加明显。

怀双胞胎的准妈妈则需要摄取 600 克钙。同时还得均衡摄取蛋白质以及碳水化合物。为了预防贫血，也要注意摄取一定量的铁。建议准妈妈从怀孕初期开始在医生指导下服用含有叶酸和铁的维生素片。

> • 叶酸　1 毫克以上，饭后一天一片。
> • 含铁营养剂　孕 16 周后摄入 60 ~ 100 毫克，饭间服用，一天两片。
> • 孕妇维生素　一天两片。
> • 钙、镁　孕 24 周后摄入，饭后服用，一天一片。
> • ω-3　从怀孕中期到分娩，一天 500 ~ 1000 毫克。

双胞胎妈妈的营养和健康问题

保证充足的休息

由于双胞胎妈妈体内有两个宝宝，因此更加容易疲劳，准妈妈要尽量维持安定的躺姿，保证充足的休息。建议准妈妈早睡和降低工作量。在怀孕 20 周之后减少运动量，在怀孕 30 周之后保持平和的心态。

摄取双倍的营养

怀有双胞胎的妈妈是否需要摄取双倍的营养呢？答案是必然的。一般，怀有一个宝宝的准妈妈需要比平常多摄取 300 克钙，而

注意体重管理，甩掉肥婆形象

双胞胎妈妈一般会增重 15.9 ~ 20.4 千克，与怀一个宝宝相比，体重会多出 4.5 千克。如果体重增加过多，需要进行剖宫产。50% 的双胞胎妈妈会在孕 37 周进行分娩，与分娩一个宝宝的妈妈相比，产后体重会增加更多。

接受定期检测，留意早产

怀有双胞胎的妈妈身体需要承受更大的负担，其患有妊娠期高血压和早产的概率较大，因此准妈妈需要接受定期检查。通过定期检查来确定宝宝的发育状况和了解准妈妈身体是否出现异常，提前做好预防。

怀胎十月，准爸爸如何表现爱

Plan 1 怀孕初期

与妻子谈心

都说怀孕的女人容易阴晴不定，这时就需家中"小太阳"准爸爸救场。准爸爸要努力消除怀孕妻子的不安，减轻妻子的负担。最好的方法就是常与妻子谈心。比如，晚饭后，与妻子一同谈天说地，畅想未来的美好，或者与妻子一起阅读孕产知识，为培育肚里的宝宝做好准备。

帮助妻子保持健康的生活规律

女人怀孕后，身体会出现变化，特别容易烦躁。爱家的准爸爸要想办法帮助妻子稳定情绪。准爸爸要减少晚归、外宿的频率，避免邀请陌生客人来家做客。

主动做家务

怀孕初期的流产概率非常高，准妈妈一定要得到好的休息，也不能像之前一样操劳做家务。因此这段时间，叠被子、搬重物以及需要长久站立的家务可以交给准爸爸。准爸爸积极帮忙做家务，不仅能令妻子幸福，这份幸福也能传递给宝宝。

与妻子一起描绘宝宝未来的样子

妻子的肚子不明显或者还未感觉到胎动，准爸爸是很难有怀孕的实感的。尽管如此，准爸爸也不要忘记宝宝在准妈妈的肚子里一天天地长大哦，和妻子一起描绘即将出生宝宝的样子，规划规划宝宝的未来吧。

留意妻子的营养状况

妻子在怀孕初期，很容易因妊娠、疲劳、压力大而没有食欲。宝宝健康成长需要充足的营养，而充足的营养得靠妈妈供给，因此准妈妈若有想要吃的东西，准爸爸应尽全力满足与准备好。尽量与妻子一起吃早餐和晚饭，用最长情的陪伴告诉她你的爱。

Plan 2 怀孕中期

开始胎教

到怀孕中期，宝宝的大脑已经发育完全，可以感受到妈妈的情绪。若妈妈快乐，宝宝也会跟着快乐；妈妈不开心，宝宝也会跟着不开心。因此准爸爸要努力让妻子情绪稳定，拥有一个愉快的心情。平时可以抚摸妻子的肚子，多与宝宝说说话或者唱唱摇篮曲。

带妻子郊游

怀孕中期，妻子适应怀孕状态，宝宝也处于稳定状态，可以试着带妻子去郊游，也可以去参观展览会或者听古典音乐。偶尔外出郊游可以帮助妻子调节心情。不过要避免登山这类危险的外出活动。

帮妻子按摩乳房

怀孕6个月后，乳房为了生成母乳，乳腺开始发育，乳房渐渐膨胀。若在此时给乳房按摩，可以促进乳房血液循环和乳腺发育。想要自己的宝宝喝到足够的母乳，准爸爸一定要亲手帮助妻子按摩哦。建议在沐浴前进行按摩，可以涂上橄榄油或者按摩霜，以减少对乳房的刺激。

陪同妻子做检查

一个月一次的定期检查，准爸爸一定要空出时间和妻子一起去哦。从主治医生那里了解妻子怀孕状况、掌握注意事项，可以更好地帮助妻子。另外，陪同妻子一起去做超声波检测，可以看到照片中宝宝的样子，找到做爸爸的真实感。

Plan 3 怀孕后期

和妻子一起准备出生用品

到怀孕后期，准爸爸准妈妈要为未出世的宝宝准备出生用品了。上班的准爸爸，可以趁周末同妻子一起外出购买宝宝出生用品和宝宝衣服。这可是专属于准爸爸与准妈妈的美好时光。

每天晚上和宝宝说话

随着妻子的肚子不断变大，胎动也越来越强烈，准爸爸可以清晰地感受到宝宝的存在。这时宝宝的听觉器官已经发育完全，可以对爸爸的声音做出反应了。那么准爸爸多和宝宝说说话吧，建议每天空出一点时间与宝宝聊聊。也可以通过和宝宝对话、读童话书、唱歌等方式进行胎教。

轻轻地按摩妻子的身体

妻子挺着大肚子已经很累了，每天晚上准爸爸可以帮妻子捶腿、按摩腰和肩膀，缓解妻子的疲劳。如果妻子对分娩感到恐惧，准爸爸需要帮助妻子树立信心。和妻子一同了解无痛分娩等可以减轻分娩痛苦的方法。

与妻子一起学习分娩呼吸法

虽然分娩的痛苦只有妻子可以体会到，但是准爸爸在一旁帮忙可以很大程度上减轻分娩的痛苦。平时和妻子一起学习拉玛泽呼吸法或分娩呼吸法，能缓解妻子的身体和心理负担。妻子在分娩中想起和准爸爸一起学习呼吸法的画面，可以大大减轻分娩带来的痛苦。

怀孕后期的性生活

怀孕后期，即使轻微的刺激也会导致阵痛。因此，在这段时间应尽量减少性生活次数。另外，建议在分娩前4～6周禁欲。特别是在怀孕十个月的时候，这时阴道特别柔软，一旦有性生活，很容易造成阴道损伤。

准爸爸的胎教

胎教最好夫妻双方同时进行。可以和妻子一起看书、听音乐、散步，或者一起参观展览会、一起去医院接受检查、一起去分娩室等。怀孕前，一定要做好当爸爸的准备；怀孕后，必须要以准爸爸的身份进行胎教。怀孕初期，由于妊娠反应，妻子会感到痛苦，出现乏力，这时准爸爸要细心呵护妻子，帮妻子做一些家务，准备妻子想吃的食物；怀孕中期，和妻子一起进行胎教，购买孕妇装，准备出生用品；怀孕后期，和妻子一起在分娩室学习呼吸法、一起装饰婴儿房、一起拍照片。

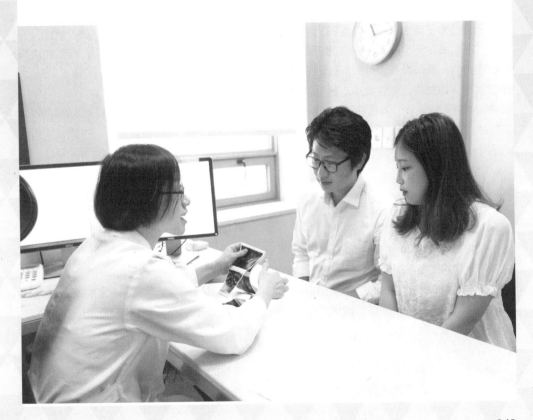

Chapter 3

聪明宝宝的胎教百科

Step 01 胎教大计

怀孕期间进行不同的胎教会引导宝宝朝不同方向发展，因此胎教非常重要。妈妈的思维和行动不仅会影响宝宝的身体与精神发育，也会对宝宝的智力和情感发育产生一定的影响。究竟怎样为亲爱的宝宝制订胎教计划，一起来找答案吧！

胎教是什么

胎教是为了给宝宝提供良性的影响，准爸爸、准妈妈在怀孕期间所采取的思维方式和行为方式。准妈妈需要摄取均衡的营养来保证宝宝头脑发育、身体健康。另外，在怀孕期间可以采取胎谈、美术胎教、音乐胎教、旅行胎教等方式，和宝宝进行交流。

完美的胎教计划

有爸爸参与的胎教更有效

最好的胎教是准爸爸和准妈妈一同参与。和亲爱的丈夫一起散步、听音乐、旅行，不仅让准妈妈有幸福感，也能将这份幸福感传递给宝宝。因此无论多忙，准爸爸每天都要抽点时间和宝宝交流。

怀孕周数不同，胎教方法有别

胎教方式根据宝宝的发育状况也有所差异。准妈妈在怀孕期间，不仅要摄取不同的营养，也需要根据宝宝感觉器官和运动器官的发育状况采取不同的胎教方法。从怀孕开始到分娩，也是最佳胎教时期，准爸爸准妈妈一定不要错过胎教的机会。

适合自己宝宝的胎教，才是最好的

不要盲从大众胎教方法。古典音乐再怎么好，如果妈妈不喜欢听，反而会变成一种折磨，还不如换成一些能让准妈妈愉快的音乐。同样，无论多好的食物，只要不合准妈妈胃口，都是没有用。胎教的关键在于给宝宝传递更多的幸福感和愉悦感。

主题胎教

因准妈妈准爸爸对胎教的热衷，出现了许多类似于用英语和宝宝对话的英语胎教、助宝宝大脑发育的氧气胎教和天才胎教。凡事讲究度，过了一定的度，就会丧失胎教最初的目的。让宝宝感受到家庭的爱才是胎教的核心。

胎教方法大公开

① 胎谈

胎谈是与肚子里的宝宝进行交谈，是最基本的胎教方法，也是胎教的开始。最有效的方法就是让准爸爸准妈妈与宝宝进行爱心交谈，它能促进宝宝大脑的发育。胎谈尽量在自然、平和的环境下进行。倘若妈妈情绪稳定，心态平和，不仅能加强与宝宝的联系，还能让宝宝的情绪保持稳定。

常用方法：温柔抚摸肚子，与宝宝爱心交谈。像上班打卡一样，每天早晨唤宝宝的名字，与宝宝打招呼，告诉宝宝今天要做的事以及妈妈的心情。怀孕后，准妈妈应常保持怀孕的喜悦感与幸福感。另外，与宝宝交流时，要仔细说明讲话内容。

胎谈的方法

读童话故事

边听音乐，边为宝宝读童话故事，与宝宝保持良好交流，促进宝宝听觉器官发育、维持宝宝情绪稳定。如果准妈妈准爸爸爱唱歌，也可以一展歌喉，给宝宝唱歌。事实上，唱歌胎教效果会更好。怀孕 6 周后，宝宝的听觉器官开始发育了，4 个月后大脑发育初步完成，就能听见声音，等到 5 个月之后，几乎能听到所有声音。因此，怀孕 7 个月后，是胎教最有效的时期。

边看宝宝照片，边交谈或冥想

在大脑中想象宝宝的样子，一边看着宝宝照片，一边和他（她）交流，能提高胎教效率。冥想可以帮助准妈妈增强信心、最大化激发宝宝的潜能以及预防怀孕忧郁症。冥想时，身体放松，保持心情舒畅。这种方法不仅能增强与宝宝间的感情，还能为之后的分娩做好准备。

喊宝宝的名字

为了消除与未出世宝宝交谈出现的尴尬感以及增强与宝宝的感情，试着给宝宝取个名字。通过喊宝宝名字和宝宝交流吧。一边抚摸着准妈妈肚子，一边喊着宝宝的名字，轻松开启美好胎教之旅。

让宝宝经常听到爸爸的声音

根据一项研究表明，肚里的宝宝更加喜欢男性低沉的声音。因此，爸爸的胎教也非常重要。爸爸低沉、充满爱心的声音可以促进宝宝大脑发育。建议爸爸多给宝宝读一些好书哦！

② 饮食胎教

准妈妈维持健康的饮食习惯不仅可以保证自己身体健康，也可以促进宝宝健康发育。美味的食物可以给妈妈带来幸福感，健康的饮食习惯可以给妈妈和宝宝都带来健康。孕期不同，宝宝需要的营养也不同，需要根据怀孕周数和妈妈的状态选择合适的食物。但是，饮食胎教还是要顺其自然。要是妈妈不喜欢的话，无论这种食物对宝宝多好，也不要强迫妈妈吃。均衡食用富含营养的食物、保证心情愉悦才是核心。想要辣妈身材，可以管理好自己的体重，根据宝宝的发育状况调整饮食。

饮食胎教的方法

根据怀孕周数调整热量摄入量

准妈妈通过饮食保证摄入足够的热量。一般情况下，怀孕 5 个月之前，每天需要比正常女性多摄入 650 千焦的热量，而怀孕 6 个月后，每天需要多摄入的热量达 1300 千焦。怀孕 3 个月前，准妈妈的体重基本保持不变，若增加最多是 1 ~ 2 千克。怀孕 5 个月后，体重会增加 2 ~ 3 千克。之后，每个

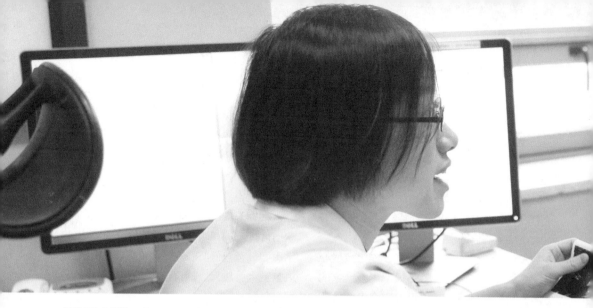

月体重会增加 1.5 ~ 2 千克。到分娩前为止，体重总共会增加 12 ~ 13 千克。准妈妈如果出现严重的妊娠反应，体重会降低，但无须过于担心，保持良好的饮食习惯可以有效地度过这个时期。待怀孕 4 个月之后，会逐渐恢复食欲，体重开始增加。

摄取充足的叶酸

从怀孕 3 个月前开始，准妈妈需要摄入足够的叶酸，预防宝宝出现无脑症、脊柱裂等多种神经管缺陷疾病。特别是在受精后 4 周内，每天需要摄入 400 微克叶酸。如果之前准妈妈患过神经管缺陷疾病，可以在医生指导下每天服用 400 微克叶酸。西蓝花、菠菜等绿色蔬菜以及大豆、绿豆、小麦、水果都含有丰富的叶酸。倘若准妈妈的身体难以吸收或者较少吸收以上食物中的叶酸，可以通过服用叶酸片的方式来摄入。

合理饮食帮你应对严重妊娠反应

妊娠反应严重的准妈妈，建议饮食清淡。别勉强自己只吃某种食物，可以多尝试吃各种食物，找到符合自己口味的。准妈妈可以通过食用加有柠檬或食醋的沙拉以及饼干、水果类食物来缓解妊娠反应。也可以适量补充维生素 B_6。妊娠反应严重，有时也会出现

脱水症，准妈妈需要注意补充水分，再严重一点，甚至需要去医院进行输液治疗。

怀孕 16 周后开始补充铁

即使准妈妈未贫血，怀孕 16 周后仍需要补充铁。为了防止准妈妈体内铁不足，直到分娩前都需要服用补铁药剂。若准妈妈出现贫血症状，更需要加大铁摄取量。鸡蛋黄、牛肉、牡蛎、文蛤、海带、海苔、艾草、菜豆、芝麻、南瓜、蘑菇等食物都含有丰富的铁。

摄取充足的钙

鳗鱼、银鱼等鱼类，牛奶、奶酪等乳制品，萝卜、芹菜等绿色蔬菜，海带、海苔等海藻类，大豆、菜豆等豆类都含有丰富的钙质。由于磷会促进身体钙质排出，需要避免食用可乐、方便面、火腿等加工食品。另外，维生素 D 可以帮助人体吸收钙质，而维生素 D 可以通过日照在人体内自然形成，因此准妈妈每天需要保持一定的日照时间。

ω-3 脂肪酸，促进宝宝大脑发育

ω-3 脂肪酸是一种最近备受关注的营养元素，具有多种功效，不仅能维持妈妈和宝宝的身体健康，还能转变为构成细胞膜的基础元素以及调节人体活动。其中的 DHA

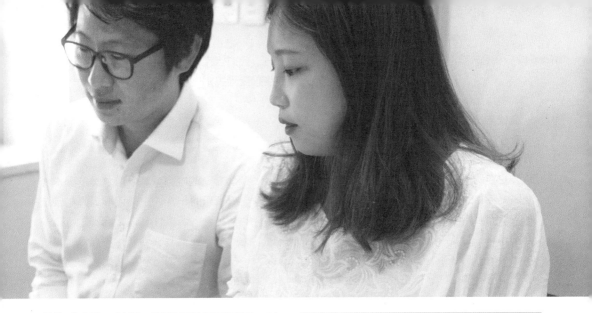

是构成大脑、神经、眼组织的基础元素，对促进婴儿的视觉器官发育和运动器官发育非常重要。而EPA可以减少血液炎症的发生，降低血液黏稠度。在细胞分裂和分化期间，ω-3脂肪酸是宝宝生长发育必不可少的一种物质，既能保障准妈妈血液循环稳定，预防血栓，又能预防怀孕期间的抑郁症和早产。可以通过食用背部呈青色的鱼类以及服用ω-3脂肪酸片的方式来摄取。特别是在怀孕期间出现神经或者血管组织异常生长的情况下，准妈妈更要摄取足够的ω-3脂肪酸。

③ 水果胎教

　　胎儿快速发育期间需要摄入大量的钙、叶酸、铁、维生素C等营养素。而均衡摄入含有这些营养素的食物非水果莫属。水果中含有强壮宝宝骨骼的钙质、促进发育的叶酸、构成血液的铁以及有助于吸收各种营养的维生素。另外水果中的膳食纤维可以预防怀孕期间的便秘和减少妊娠反应。水果虽好，可不要贪吃。过度食用水果，其中多余的糖分会转变成脂肪，让准妈妈发胖。产后想瘦，晚上最好不要食用含糖量较高的水果。

对准妈妈有益的水果

· **猕猴桃** 富含维生素C、果胶、钾、钙，以及蛋白质分解酶。饭后食用促进消化。

· **梨** 富含水分及膳食纤维，促进排便，预防便秘；降低血压，促进钠的排泄，预防妊娠期高血压。

· **橘子** 因其酸味，备受准妈妈欢迎。它所产生酸味的柠檬酸可以减轻妊娠反应。同时富含维生素C，能提高免疫力，预防感冒。

· **苹果** 预防妊娠便秘。若妊娠反应严重，食用削皮苹果也能得到缓解。

· **西瓜** 对于无法服药的准妈妈而言，食用西瓜能提高其疾病抵抗力。由于西瓜90%以上都是水分，可以促进准妈妈体内废物排泄。

④ 音乐胎教

　　优雅的音乐能舒缓准妈妈的情绪与呼吸，让其保持心情舒畅，能缓解怀孕期间的妊娠反应和分娩时的痛苦以及降低下腹部疼痛。此外，优雅的音乐还能促进宝宝大脑发育，维持宝宝情绪稳定。待宝宝出生后，让宝宝听胎教时的音乐可以促进宝宝睡眠。

音乐胎教的方法

听优美的音乐

谈到胎教音乐，一般人会选择古典音乐或者健康音乐。当然，一些慢节奏、有规律、舒缓的音乐同样适用于胎教。选何种音乐胎教最主要的还是取决于妈妈是否喜欢。如果准妈妈不喜欢古典音乐，却强迫其听古典音乐，反而会增加准妈妈的负担。可以听一些电影音乐、歌谣等准妈妈自己喜欢的音乐。相比快节奏的音乐，慢节奏、舒缓的音乐更能稳定宝宝的情绪、促进其大脑发育、提高判断力。另外，鸟鸣声、水声、风声等自然声音可以与宝宝的脑波产生共鸣，促进其大脑发育。

亲自给宝宝唱歌

准妈妈的声音可以给宝宝带来安全感和喜悦感，而唱歌时准妈妈的呼吸可以给宝宝提供新鲜空气。准妈妈的声音才是宝宝最好的旋律，因此无须担心自己的歌唱得不好听。

宝宝出生后，继续让其听音乐

宝宝出生后，也要继续给宝宝听胎教时的音乐。给宝宝听胎教时的音乐或者和妈妈心跳频率相似的音乐，对其可以起到很好的安静之效。

⑤ 美术胎教

准妈妈眼中所看到的事物，也会传递给宝宝。为了提高肚子里的宝宝的审美能力，怀孕后的妈妈要看美丽的事物。通过欣赏美丽画作或者雕刻，给宝宝良性的刺激，促进大脑以及各种感觉器官发育，这就是美术胎教。怀孕4周后，宝宝的视网膜开始形成，4个月后宝宝就能感觉到光线。孕7个月后，宝宝的眼睛就能接收到视觉皮层上传来的信号，此时宝宝能感受到外部的明暗变化，间接感受到妈妈的视觉信息。

美术胎教的方法

欣赏美术作品

指观看一些电影或者雕像之类的美术作品，与听音乐时一样，它能让准妈妈与宝宝保持心情平静。若条件允许，准妈妈可以多逛逛美术馆或展览会；若条件不允许，也可以看一些图画集，或者利用网络看一些美丽的画作或照片。

欣赏照片或自然风光

美术胎教并不一定非得要看画作，准妈妈也可以选择一些喜欢的照片看，到附近的公园散步，欣赏美丽的自然风光，也是一种不错的方式。此外，在家里贴满可爱宝宝的照片或者一些美丽画作，也能培养宝宝的艺术天分。

画画

虽然欣赏美丽的照片就能达到一定的胎教之效，但是准妈妈亲自画画或者上色，其胎教的效果会更好。并不是要准妈妈画一些伟大的作品，只需要准妈妈保持平静心态画画就行。如果妈妈画画水平不是很高，可以画一些简单的花草、蝴蝶，关键是要保持心情平静。画完画后，可以和宝宝说说为什么要画这幅画，效果会更好。

写日记、做针织

准妈妈在活动中的手部动作以及接收到的视觉刺激和心情，都能传递给宝宝很多良性的刺激。怀孕期间可以帮未出生的宝宝织袜子或者记录怀孕期间和宝宝的对话。

⑥ 旅行胎教

旅行胎教能让准妈妈心情放松，提前感受家庭新成员的到来。由于旅游地点、住所、饮食都是专门为准妈妈制定的，这个过程能给准妈妈带来更多的幸福感和安全感。一旦准妈妈感受到旅行中的幸福，宝宝也会跟着幸福。世界那么大，应该去看看。旅行胎教有助于缓解怀孕期间的焦虑。近距离接触大自然，让准妈妈精神健康、活力充沛，也可以与准爸爸交流。此外，旅行还能帮助缓解妊娠反应所带来的痛苦。

旅行胎教的方法

以准妈妈的感受为主

旅行胎教地点最好选择准妈妈喜欢的地方。旅行计划也要尽量考虑准妈妈的身体变化状况，为准妈妈安排便捷的交通和健康的饮食。如果长途旅行，尽量控制乘坐交通工具的时间，最好不要超过 5 个小时，让准妈妈保持充足的休息。怀孕期间虽然可以出国旅行，但是要避免在怀孕初期和怀孕后期这两个阶段出行。在出国旅行前，提前了解当地的气候、医疗环境以及当地的地方病。

详细了解旅行目的地的信息

尽量保障准妈妈在旅行期间不出意外，同时要了解附近医院位置，应对突发情况。另外，也要提前了解符合准妈妈口味的餐厅位置。

选择合适的交通工具

乘坐汽车，一天最多不要超过 5 个小时。为了避免压迫子宫和宝宝，安全带应该系在胸和肚子之间。如果此时准妈妈的肚子已经很大，应该尽量坐在后座，并且在肚子上盖上缓冲毯。乘坐飞机，时间最好也不要超过 5 个小时。一个小时做一次伸展运动或者步行一会儿，可以有效预防血栓。特别是患有下肢静脉曲张或者下肢不便的准妈妈，更要经常活动，促进血液循环。

旅行前先咨询医生

旅行对准妈妈有益，但旅行前得先咨询医生。一般在怀孕头 3 个月或者分娩前一个月，不建议准妈妈去旅行。特别是在怀孕初期，这段时间宝宝还处于不稳定状态。而在分娩前一个月期间，准妈妈身体随时都有可能出现阵痛、出血、早产、腹痛等现象，因此尽量避免离家较远，这样才能保障准妈妈在突发情况时得到及时的治疗。最适合旅行胎教的时间是怀孕 16 ~ 32 周。

注意旅行地的饮食

品尝当地的美食是旅行的一件趣事。但需要注意准妈妈是否因改变饮食习惯而出现腹泻等症状。建议吃煮熟的食物，避免暴食，经常补充水分。

到国外旅行时，带上检查记录

为了应对旅行期间可能发生的意外，建议带上英文版的检查记录。另外，旅行社不同，所需要准备的手续也不一样，需要提前准备好。特别是国外旅行社，需要准备 28 周前的英文检查记录。同时不要忘记准备应急药，需要事先咨询医生，哪些药是对宝宝安全的。

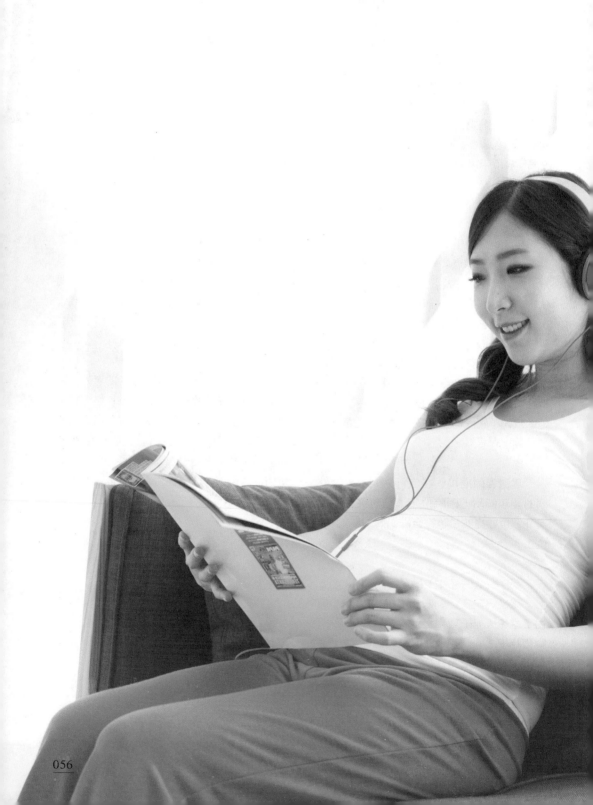

Step 02 孕1～12周末，怀孕初期的胎教

胎教方法需要根据宝宝的发育状况和准妈妈的身体变化状况来制定。怀孕，就是一段为宝宝提供稳定舒适的胎内环境和保障宝宝顺利出生的漫长旅程。这个美好又神秘的过程，需要做些什么以及要注意哪些事项呢？

怀孕初期，胎教注意事项

停止不良爱好

一旦确定怀孕，准妈妈、准爸爸应该立即为宝宝准备健康的生长环境。自觉地停止喝酒、喝咖啡，保持健康的生活规律。同时，多了解怀孕期间宝宝需要什么营养。

多吃新鲜水果，减少妊娠反应，控制体重

怀孕5～6周后，准妈妈开始出现妊娠反应，这段时间应多吃一些水果、蔬菜等清淡的食物，避免食用辛辣食物。酸性食物和清淡的食物可以减少妊娠反应，服用维生素 B_6 也能缓解妊娠反应。怀孕初期，准妈妈的体重可能不会增加，若妊娠反应严重会出现体重下降。 如果怀孕初期，准妈妈的体重增加过快，会提高妊娠期高血压或糖尿病的发病率。

避免洗桑拿，减少性生活

如果准妈妈长期在高温下，会影响宝宝发育，因此应尽量避免长时间桑拿。另外，在怀孕期间虽然可以进行性生活，但是这样会增大怀孕初期流产的概率，应尽量避免。同时不要给准妈妈的肚子施加大的压力。

怀孕 2 个月的胎教

冥想胎教，让心情平静宁和

怀孕初期，由于宝宝的出现，准妈妈会开心。但是妊娠反应和对未来的恐惧，都会让准妈妈烦恼。这段时间，准妈妈可以坐在椅子上，紧闭双目开始冥想，能帮助保持心理平静。也可以喝一些花草茶，早晨喝一些罗汉果茶可以让心情愉快，晚上喝一些菊花茶有助于放松心情。

写怀孕日记

一般在怀孕 2 个月后，准妈妈可以实实在在地感受到自己怀孕了。从这时开始，准妈妈会出现很多微妙的感觉，之后回想一下，这是多么美好的时光。那么，从这时起就开始写怀孕日记吧。每天记录当日的心情、身体变化以及对未来的规划，度过一段美妙的怀孕时光。

吃一些有益于宝宝大脑发育的食物

怀孕 2 个月后，宝宝的大脑细胞开始活跃，这时建议吃一些对宝宝大脑发育有益的食物。大脑神经细胞和脑细胞的发育需要生成毛细血管，而维生素 E 具有促进细胞发育、减少细胞损伤、增加毛细血管的作用，因此要摄入充足的维生素 E。糙米、豆类、芝麻、芦笋、菠菜、葵花籽、金枪鱼、鱿鱼、虾子

都富含维生素 E。同时也要吃一些肝脏、牡蛎、青花鱼、海螺等促进血红蛋白生成的食物，促进血液生成。

适合怀孕初期听的音乐	
睡觉前后	莫扎特《摇篮曲》/ 舒伯特《摇篮曲》《野玫瑰》/ 舒曼《梦幻曲》/ 巴达捷芙斯卡《少女的祈祷》
早上起床时	柴可夫斯基《如歌的行板》/ 巴赫《G 弦上的咏叹调》/ 舒伯特《山崖上的牧羊人》/ 约翰·施特劳斯《蓝色多瑙河圆舞曲》/ 维瓦尔第《四季》之"春"
吃饭时	莫扎特《D 大调回旋曲》/ 巴赫《波兰舞曲》/ 克莱斯勒《爱的喜悦》
休息时	舒伯特《小夜曲》/ 巴赫《回旋曲》/ 黄虎威《欢乐的牧童》
做家务时	帕格尼尼《小行板》/ 舒伯特《大地行军曲》/ 门德尔松《结婚进行曲》/ 比才《斗牛士进行曲》/ 乔纳森《杜鹃圆舞曲》/ 柴可夫斯基《天鹅湖》/ 肖邦《小狗圆舞曲》/ 拉威尔《鹅妈妈组曲》/ 德彪西《儿童乐园》
跳舞时	德沃夏克《幽默曲》/ 勃拉姆斯《匈牙利舞曲》第五号 / 莫扎特《小步舞曲》/ 约翰·施特劳斯《春之声圆舞曲》

怀孕 3 个月的胎教

散步和看书

怀孕 3 个月后，妊娠反应减轻，准妈妈的生活开始变得轻松起来。此时胎盘仍处于不稳定状态，需要避免剧烈运动。切忌提重物，也不要快速上楼梯。在家里做一些简单的伸展运动或者外出散步，能有效帮助准妈妈调节心情。另外，看书可以帮助准妈妈保持稳定的情绪。

开始音乐胎教

此时的宝宝虽然无法听到，但其对声音和震动会产生反应，也能感受到妈妈所听的音乐。最合适的胎教音乐就是与妈妈心脏跳动频率相似的巴洛克音乐。除音乐外，水声、鸟鸣声、风声等自然的声音也能保持准妈妈身体和心理的平静。

怀孕初期，有效的冥想胎教法

· 我现在真漂亮！

· 舒适地躺在床上，肚子里的宝宝一天天长大，我心情愉悦。

· 只要宝宝健康，改变生活方式也没有问题。

· 我怀孕了，真是太幸福了！

· 现在的内心平静如水，我会适应身体出现的所有变化，为了宝宝，我会好好休息。怀孕期间，感谢家人的照顾，我要拼尽全力令肚子里的宝宝健康成长。

· 怀孕和生育是一件非常愉快的事情，我确信我是个幸福的女人。

Step 03 孕13～27周末，怀孕中期的胎教

怀孕中期是怀孕期间最平稳、安定的时期。妊娠反应减少、胎盘发育完全、自然流产概率降低。这时肚子明显变大，出现胎动，是时候进一步加强胎教了。下面将介绍多种和宝宝交流的胎教方法。

怀孕中期，胎教注意事项

留意身体健康

此时的子宫不断变大、支撑子宫的韧带也被不断拉长，腹部和腹股沟部位会感觉到疼痛。建议准妈妈穿一些宽松、舒适的衣服，可以练练产妇瑜伽。如果出现疑似腿部水肿或者下肢静脉曲张，可以稍微抬高大腿、保持充分休息或者做一些按摩。

健康饮食、控制体重

此时妊娠反应基本消失、食欲渐渐恢复，恢复健康饮食，促进宝宝发育。为防止体重大幅增加，准妈妈应该均衡摄取一定量的热量，同时做一些简单的运动。体重一个月增加 1.5 千克属于正常现象，增加 2 千克以上需要格外注意。

注意补铁

从怀孕 16 周前后开始，准妈妈就要注意补铁了。有贫血症状或者怀双胞胎的妈妈，需要加大补铁药剂的服用量。注意，别在空腹时服用，且不得与其他药剂混合服用，因为钙和镁会阻止铁的吸收。服用含铁药剂期间，大便会呈现乌黑色，也有可能出现便秘。

怀孕 4 个月的胎教方法

保持健康的兴趣爱好

此时宝宝处于稳定期，准妈妈可以学习一些平时喜欢的画画、乐器、毛笔字等。如果准妈妈希望肚子里的宝宝在某方面具备天赋，可以通过学习这些帮助宝宝学习。在学习过程中，也能稳定准妈妈的情绪，提高其注意力，有助于宝宝的发育。

图片胎教

准妈妈经常参观美术馆和博物馆有益于宝宝的发育。准妈妈所看到的一张张画作，都可以在宝宝的大脑中留下美丽的印记。不要带有负担，放松心情去参观美术展览吧。仔细观看一幅幅画作的颜色和质感，胎教的效果会更好哦。

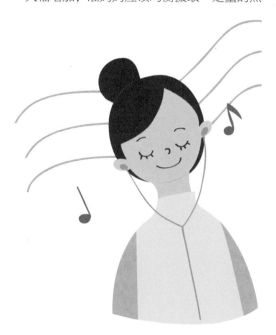

怀孕 5 个月的胎教方法

可以开始胎谈了

怀孕 5 个月后，肚里的宝宝开始调皮，准妈妈也能感受到微弱的胎动了。胎动瞬间，准妈妈能感受到从皮肤传来宝宝的爱抚。此期间宝宝的情绪会得到快速发展，能对外部声音产生反应，胎谈绝对没问题。让宝宝感受准妈妈的声音吧。宝宝持续听到准妈妈的声音，也能对其产生记忆，之后有助于安抚宝宝情绪。散步时，准妈妈跟宝宝说说所看到的花、树木和鸟，让宝宝在子宫里就能看到这花花世界。

适量的运动，促进宝宝大脑发育

此期间宝宝的肌肉和神经已经发育，手脚可以进行轻微的活动。如果准妈妈保持适量的运动，相当于加大宝宝的活动量，促进宝宝大脑发育。准妈妈的运动可有些轻微变化，宝宝就能接受到多种刺激。因此，在散步的同时，进行其他的伸展活动，效果会更好。

怀孕 6 个月的胎教方法

养养花草，促进宝宝情绪情感发育

怀孕 6 个月后，胎动变得更加剧烈，宝宝能感受到准妈妈的感情和思想。这时尝试养一些外形漂亮、气味芳香的花草吧。浇水、除草，在全心全意呵护花草的过程中，准妈妈的爱心能传递给宝宝，让宝宝生出来后更加聪明、富有爱心。

合理饮食促进宝宝大脑发育

在怀孕中期也要继续食用对宝宝大脑发育有益的食物。特别要吃鱼类，因为鱼类含有的 DHA 是脑细胞发育和肌肉发育必不可少的营养。此外，鱼类还含有丰富的蛋白质、钙以及多种促进血液循环的营养成分，所以怀孕期间一定要适量多吃鱼哦！

怀孕 7 个月的胎教方法

让宝宝听到准爸爸、准妈妈的歌声

此时宝宝的听觉器官已经完全形成，能区分准爸爸和准妈妈的声音。准妈妈与准爸爸要多尝试与宝宝说话，多给宝宝唱歌。准爸爸可以一边抚摸着准妈妈的肚子，一边用明亮的声音来稳定宝宝情绪，加深与宝宝之间的情感交流。

呼吸新鲜空气，练习腹式呼吸

肚子一天天地变大，会给准妈妈身体和心理带来更大的负担，这个时期的准妈妈也容易疲惫、抑郁。多外出散步，呼吸新鲜空气；多与宝宝说话，也可以坐在公园椅子上冥想，能有效帮助准妈妈调整心情。休息时，注意保持舒适姿势，多练习腹式呼吸。准妈妈练习腹式呼吸，也是在给宝宝提供充足的氧气，促进宝宝大脑发育。

怀孕中期的有效冥想法

· 胎动带给我的喜悦，令我每天心态平和，能轻松与宝宝交流。

· 即使怀孕了，我也能保持心情平静。

· 慢慢地，我开始与肚子里的他（她）和谐相处。

· 好像他（她）能明白我。

· 我爱我身体的变化，也为此而自豪。

· 我一直是幸福的，也能很好地照顾他（她）。

· 但愿他（她）能在肚子里健康成长。

Step 04　孕29～40周末，怀孕后期的胎教

怀孕后期，准妈妈的身体容易疲劳，也无法全心全意胎教。为了宝宝能健康成长、聪明伶俐，胎教是不能马虎的，一定要坚持。一起来了解胎教，了解育儿的不易吧。下面将为准妈妈介绍几种怀孕后期胎教方法。

怀孕后期胎教注意事项

延长胎谈时间

怀孕后期，宝宝的听觉器官发育更完善，能对更多的声音产生反应。在此期间，准妈妈、准爸爸应多与宝宝说话，带着满满的爱心，或者听着优美的音乐，对宝宝诉说对音乐的感受。此外，还可以给宝宝读读有趣的童话故事。

准爸爸的陪伴是最长情的告白

准爸爸对宝宝进行的胎谈，能有效提高宝宝的想象力。怀孕后期，准爸爸的胎谈时间越长，效果越好。当然与准妈妈一起进行，效果会锦上添花。准妈妈多参加一些胎教讲座，能有效降低准妈妈对分娩的恐惧感。陪同准妈妈一起参观美术馆、展览会，能快速提升全家人的幸福感。

避免剧烈运动

此时的子宫变得很大，准妈妈体重增重许多，过量运动会给身体造成损伤。最好适当地在家附近散步或者做一些简单的伸展运动。连睡觉也得注意，趴着或者平躺会压迫子宫静脉，影响血液循环。建议准妈妈在两腿之间垫一个枕头，侧躺而睡。

怀孕 8 个月

为宝宝读童话

准爸爸与准妈妈一起，用富有爱心的语气为宝宝读童话，能有效增进与宝宝之间的关系。双方都要保持心情愉快。

听有节奏感的音乐

怀孕后期，宝宝的脑部结构和脑细胞活动性与新生儿没有什么差别。这个时候可以适当地给宝宝听一些富有节奏感的音乐，促进其大脑发育。挑选与宝宝大脑电波频率相似的节奏音乐，效果会更棒。

怀孕 9 个月

听自然的声音

此时的宝宝不仅能听见肚子里的声音，也能感受外面的声音。溪水流动声和鸟叫声是宝宝最喜欢的自然声音。准妈妈趁周末去附近的公园或游泳池走走，让宝宝多听听这些声音。外出散步呼吸新鲜空气，也能让准妈妈和宝宝心情愉快。

冥想让心情更平静

怀孕后期，宝宝的情感会变得丰富，他（她）会根据妈妈散发的信息产生不同的情绪，这时准妈妈要努力让自己的情绪平和，

可以多回忆之前与宝宝的美好交流。

怀孕 10 个月

练习分娩呼吸法

越临近分娩，肚子的紧绷感越强烈，心情也会跟着紧张，仿佛整个身体都在为分娩做准备。紧张和不安情绪时常出现。趁着这时，准爸爸与准妈妈可以一起了解分娩全过程和练习分娩呼吸法，帮助准妈妈顺利分娩。准爸爸的陪伴与安抚是最好的关爱。准爸爸要多帮准妈妈按摩四肢，令准妈妈心情放松。

适合怀孕后期的冥想法

·我很幸运能成为这个可爱宝宝的妈妈。宝宝顺利出生，是我一生中最快乐的事情。

·他（她）即将成为我人生中的最爱之一。现在，我感觉到世界充满爱。

·感谢上天的眷顾，我即将成为一位幸福的妈妈。我愿把我最好的爱给予宝宝。是爱让我勇往直前，不再害怕。

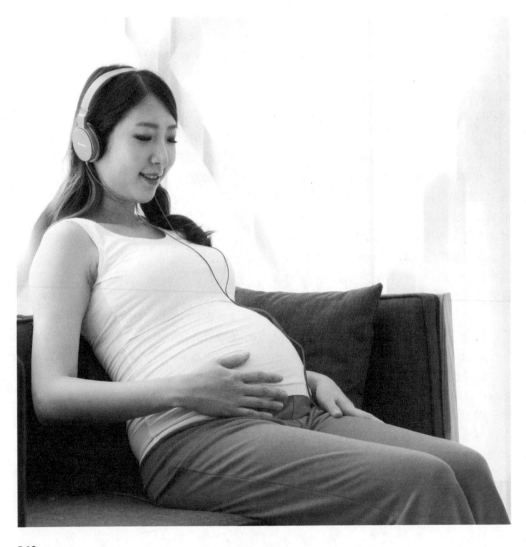

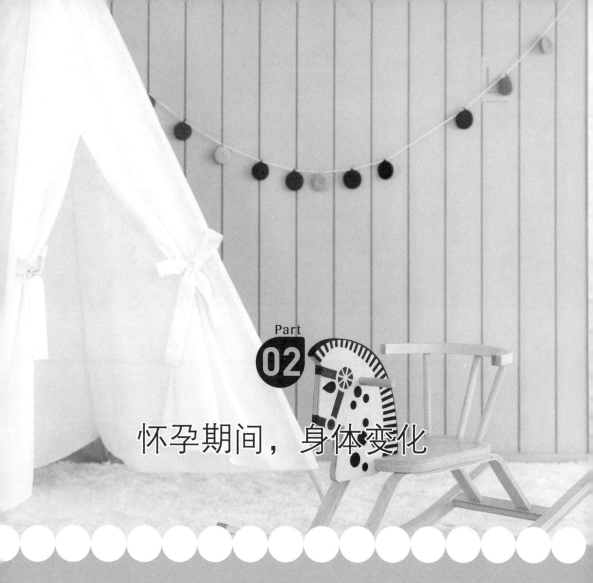

Part

02

怀孕期间，身体变化

怀孕期间，准妈妈除了能感受到宝宝在肚子里一天天长大，身体也会发生很多变化。从怀孕初期到后期，准妈妈由于担心宝宝是否健康成长以及初次怀孕给身体和精神带来的变化，容易变得敏感。担心只会徒增烦恼，现在我们就来详细了解怀孕40周内身体会出现什么变化以及宝宝的成长过程，消除烦恼吧。本章节依据怀孕初期、中期、后期的顺序，为大家详细讲解相关知识以及注意事项。

Chapter 1

怀孕 40 周计划
怀孕初期

怀孕初期是指怀孕 1～11 周，这是一段对妈妈和宝宝都非常重要的时期。尽管真正怀孕会推迟 4 周左右，但是一旦怀上，宝宝就会在肚子里开始成长。从这时起，准妈妈需要保持身体健康。来看看孕 1～11 周宝宝成长的过程和注意事项吧。

Step 01 怀孕1～2周，做好准备

这段时间还没有正式怀孕，准妈妈的身体未出现变化。子宫差不多跟拳头一样大，成熟的卵子在输卵管里等待着精子，还未受精。

宝宝的生长发育

妈妈健康，宝宝才会更健康

想要生个健康的宝宝，准爸妈需要行动起来。怀孕期总共会经历 40 周，一般情况下，我们将产生新卵子那段时间视为怀孕第 1 周。怀孕不是从卵子和精子结合开始算起的，而是以产生可以受孕的卵子或精子为起点。因此，计划怀孕的夫妇需要在最后一次月经开始时检测是否可以怀孕，为怀孕做好身体和心理的准备。宝宝健康与否在于精子与卵子是否健康。

准妈妈的身体变化

子宫内膜开始变厚，准备排卵

未怀孕，子宫跟拳头一样大，身体基本上不会有变化。月经结束后，子宫内膜开始变厚，开始排卵。一到排卵日，成熟的卵子从卵巢中排出，在输卵管中停留 12～24 小时，耐心地等待着精子的到来。这个过程每个月都会有一次，备孕的女性可以好好把握时机。

确定排卵日

准备怀孕的女性平时最好保持有规律、健康的生活习惯，为怀孕做好准备。

适量地运动、保持生活规律

结婚后，准爸妈要做好随时怀孕的心理准备。若已经做好了详细的怀孕计划则另当别论。只要保持规律的生活习惯，就算突然怀孕，也能有效预防怀孕初期的各种危险。想要分娩顺利，准妈妈应该通过适量运动和饮食均衡来保持正常的体重。

怀孕前的 3 个月开始戒烟

吸烟有害健康，而且吸烟对准妈妈和宝宝的危害更大，因此怀孕期间一定要戒烟。烟含有尼古丁、二氧化碳、氰化氢、焦油等多种有害物质，如果准妈妈吸烟，这些有害物质会影响宝宝的健康。如果情况严重，会

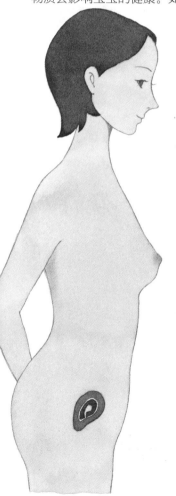

导致出现低体重儿、畸形儿，甚至导致宝宝死亡。怀孕期间，准妈妈不仅要戒烟，也要避免吸二手烟，尽量不去吸烟场所。另外，准妈妈一旦计划怀孕，建议在 3 个月前就开始戒烟。

准妈妈饮酒会导致宝宝畸形

酒会影响宝宝的健康。饮酒会增加流产概率，造成早产或畸形儿。准妈妈饮酒给宝宝带来的疾病被称为胎儿酒精综合征，会导致多种并发症。如果宝宝患有胎儿酒精综合征，成长发育会变得迟缓，甚至停止，还会出现低体重儿、小脑症或者出现人中扁平、上嘴唇较薄等脸部异常，也会出现运动神经衰弱、肌肉无力、颤抖症。另外，还会出现认知障碍、智力障碍，长大后会出现运动障碍等问题。为了宝宝的健康，备孕女性、准妈妈以及哺乳的妈妈应当禁止饮酒，同时准爸爸也需要避免过量的饮酒。

注意服用药物

怀孕初期，准妈妈乱服药物，会提高畸形儿的出生概率。因此，计划怀孕的女性不能随便服用消炎药或感冒药。怀孕症状一般会在 4 ~ 5 周后出现，若去看医生，一定要告诉医生自己准备怀孕了。

计算怀孕周数

按月计算怀孕时间，怀孕一般分为初期、中期、后期。在医院，通常都按周数来检测准妈妈和宝宝的身体状况。怀孕一般为 40 周，其中最初的 1 ~ 2 周未真正怀孕，到第 3 周才受精和着床，即怀孕 5 周，受精是在 3 周前发生的。按这个基准，怀孕初期是 1 ~ 13 周，怀孕中期是 14 ~ 27 周，怀孕后期是 28 ~ 40 周。每个阶段，准妈妈都应去检测身体的变化和健康状况。

确定排卵日

备孕，先得知道排卵日。知道排卵日后，准爸妈再进行性生活可以大大提高怀孕概率。

· **自然周期法**

对于月经周期稳定的女性，可以通过月经周期推算出排卵日。排卵日一般在下一次月经开始前14天，即排卵后未怀孕，在14天后会出现月经。排卵后的卵子生存时间不会超过24小时，而精子也不能在子宫里存活4天以上。因此，排卵日前后4天是可孕时间。

· **基础体温法**

从月经到排卵是低温期，排卵后进入高温期。低温期和高温期的分界日就是排卵日。以通过测量每天体温推算出的排卵日为基准，往前5天到往后2天都是可孕时间。

· **体液观测法**

通过观测宫颈排出体液的状态可以推算出排卵日。卵巢一开始排卵，子宫口流出的体液会增多，这时起被认为是可孕时间。开始分泌体液的时候，人会有一种湿湿的感觉，等逐渐临近排卵日，体液会变清、变多，最后呈现鸡蛋清样的透明状，之后再变黏稠、干燥。体液从澄清变成黏稠，可以拉长到5厘米以上，基本上可以确定是排卵日。

· **排卵痛**

是一种排卵时下腹部出现的微弱的疼痛。也有些女性在卵子从卵巢排出时会感受到剧烈的疼痛。感受到排卵痛就是排卵的信号，这天就是自己的排卵日。

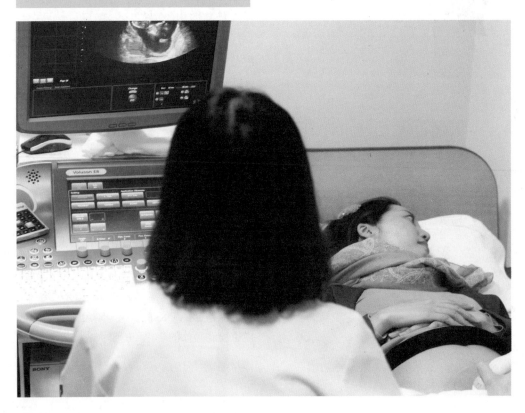

怀孕3周，受精卵细胞分裂

准妈妈的身体变化：实际上精子和卵子已经结合，达到了受精状态，但准妈妈难以察觉。

宝宝身体的变化：怀孕 3 周末的胎儿（胚芽）体积很小。

宝宝生命的形成

在输卵管中形成受精卵

进入女性身体中的数亿精子中只有 1 个精子脱颖而出成为冠军，与卵子结合并受精。此时的受精卵呈一种肌肉状化的圆盘模样，被胚叶包围着，这是一种温暖的包围。它誓死守护着那个呈圆盘样的受精卵，或许这就是胚叶的宿命。

受精卵到达子宫后，开始分裂

受精卵经由输卵管缓慢移向子宫时，细胞开始分裂，且以 2 个、4 个、8 个的数量分裂，到达子宫时已经分裂出 16 个细胞，直到第五次分裂变成 64 个之后，细胞开始乖乖地长大。受精卵受精后的 4 ~ 5 天到达子宫，不会立刻着床，需要"玩耍"三天左右，在子宫里自由漂浮，为着床做准备。此时，为了让受精卵着床，子宫壁变厚变软。

准妈妈身体会发生的变化

持续保持较高的基础体温——请叫我小火炉

如果要绘制成一个基础体温表来看，体温会由低温向高温转变，这就是所谓的排卵期。排卵后，倘若没有怀孕，体温在高温期持续 2 周后转向低温，月经就会来报到。但怀孕了的话，高温期会一直持续 14 周左右。此时准妈妈就会有一种浑身乏力，好似感冒的错觉。唉！小火炉真不好当。

阴道分泌物会增加——了解真相，能更好地爱自己

排卵期，大约有 15% 的怀孕女性经历过下腹部轻微疼痛的排卵性腹痛，且阴道的分泌物也会增加。部分女性在受精卵着床以后，有少量阴道出血症状。

谨慎服用药物提示

怀孕 3 周后，精子和卵子已经受精成功，且受精卵细胞开始分裂。为了肚子里的可爱宝宝，准妈妈需要戒烟戒酒，同时要谨慎服用药物。

受精卵着床时，可能会出现少量出血

许多准妈妈在孕早期都经历过少量阴道出血症状。这事儿说大不大，说小不小，为

了宝宝健康，准妈妈还是需要特别注意。尤其是在孕早期受精卵着床时，会伴随着少量的阴道出血症状，准妈妈可能错以为经期提前，究竟是经间期出血还是月经周期提前，平时一定要养成细心留意身体状况的好习惯。

孕 3～10 周，服用药物注意事项

准妈妈怀孕 3～10 周，随便用药会对胎儿造成不好的影响。此期间是胎儿中枢神经系统和心脏、眼睛、耳朵、四肢等慢慢形成期，最好不让胎儿受到外界物质的干扰。倘若准妈妈在不自知的情况下，服用一两次药物，不必过分担心。尽管某些药物成分能导致胎儿畸形，但其概率非常低。因此，准妈妈发现身体不舒服，一定要向医生坦白实情，接受医生的建议。

X 光片，拍不得

在孕早期，X 光片检查是个大忌。孕早期细胞分裂十分活跃，胎儿身上的器官主要在前 3 个月形成，此时准妈妈身体的细微变化都会影响胎儿成长。尤其是 X 线、Y 射线这样的光量子，以及 α 射线、β 射线这样的离子射线。胎儿被暴露在这些离子射线中会造成畸形，正在经历快速分化过程的未分化原始细胞对这种损伤尤其敏感。放射线对宝宝的影响也根据离子射线的形态、量以及胎儿当时的发育时期等而有所差异。怀孕 4 周以内的准妈妈受到放射线影响的话，流产的可能性非常大。准妈妈尽量不要做 X 线拍片检查，如果不得不拍，也得按照专业指导进行。

避免过量运动——运动需要在对的时间做

不要以为受精和着床过程在体内进行的就万事大吉，怎么折腾怎么来，稍有不慎，这两个过程就会因为外部不安定的环境而陷入危险。已制定怀孕计划的女性，一定要好好休息，尽量减少激烈运动以及过于繁重的家务，给精子与卵子一些时间，让它们安静地好好爱一场。爱得好，健康宝宝才会来报到。

孕期服用药物对胎儿造成的不良影响

· **抗癌药** 接受抗癌治疗的女性若怀孕，自然流产的可能性非常高。就算宝宝坚强地活了下来，出生后也可能出现唇腭裂、新生儿上颚破裂、发育异常、骨骼异常等情况。

· **抗生素** 卡那霉素、四环素、链霉素、妥布霉素、阿米卡霉素、氯霉素、庆大霉素等会引起胎儿畸形。

· **维生素** 过量服用维生素 A 也会诱发胎儿畸形。

· **镇痛剂** 在孕晚期或者长期服用该药对胎儿有害。在孕晚期，准妈妈服用消炎痛会使羊水减少，并对胎儿心脏产生不良影响。

· **助消化药** 大部分的助消化药与制酸药虽然没有很大的副作用，但准妈妈应避免长期服用。

· **安定药** 引起胎儿畸形，如安定、苯巴比妥、锂、丙咪嗪等。

· **雌激素** 对胎儿产生不好的影响，如避孕药、抗痘药等。

· **感冒药** 感冒药中的成分会促进子宫收缩或者引起胎儿畸形。

· **镇静剂／安眠药** 影响胎儿的中枢神经系统，怀孕初期尤其不能服用。

· **肾上腺皮质激素类药物** 长期服用类固醇制剂会诱发胎儿畸形。

怀孕4周，宝宝的神经管开始发育

准妈妈的身体变化：怀孕 4 周后，准妈妈能有一丝类似怀孕的感觉。

宝宝的身体变化：宝宝的头占身体的一半，下半身有着长长的尾巴，像鱼一样，身体长度为 0.36 ~ 1 毫米。

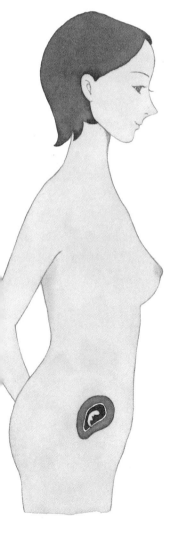

宝宝的生长发育

形成神经管

受精卵着床后 5 天在其外部的中心会生长出控制身体位置的神经管。随着不断发育，神经管会分化成大脑和脊椎，最后会形成中枢神经。另外，也会形成构成心脏、血管、肌肉等器官的组织。

通过绒毛吸收养分

受精卵在着床之后会继续分裂，之后被根状绒毛覆盖，通过这些绒毛，可以吸收子宫内膜上的养分。之后这些绒毛会发育成对宝宝非常重要的胎盘。

形成生殖细胞层

怀孕 4 周后，宝宝会出现头与身体，细胞会分化成外胚叶、中胚叶、内胚叶。这些细胞开始各自发育成为身体的各个器官。最外层的外胚叶会发育成皮肤、毛发、手指甲、脚趾甲、大脑、脊椎、神经；中间的中胚叶会发育成肌肉、骨骼、泌尿系统、生殖器、心脏、血管以及其他器官；最内部的内胚叶会发育成黏膜、肺、肠道以及各种内分泌腺。

准妈妈身体会发生的变化

月经消失，基础体温的高温期持续 14 天以上

这段时间是女性发现自己怀孕的敏感期。若月经迟迟不来、

高温期持续 14 天以上，怀孕的概率很高。一旦怀孕，基础体温在排卵之后会升高，到怀孕 14 周为止一直持续高温状态。这时可以用验孕棒或者去妇产科检测自己是否已经怀孕。

出现反胃、呕吐

怀孕后产生的黄体激素会给准妈妈的身体带来许多变化。根据个人身体状况，黄体激素可舒缓从食道到胃的括约肌，导致准妈妈出现反胃、呕吐、下腹部疼痛以及便秘的症状。

尝试自己检测怀孕

敏感的女性能在怀孕 4 周左右确认自己是否怀孕。之前有规律的月经不再出现，其实就是信号。一般可以在正常月经的一个月后，采用验孕棒等方法检测是否怀孕。

受精 10 天后可以确定是否怀孕

最近很多女性采用验孕棒来检测自己是否怀孕。着床后的受精卵会从绒毛中分泌出 hCG 激素，这种激素被准妈妈血液吸收，经小便排出。因此，只要通过检测小便中是否含有这种激素，即可确定自己是否怀孕。一般在受精 10 天后即可检测出是否怀孕，晨尿检测最准确。若结果呈现阳性，可以前往医院做进一步的检测来确定是否怀孕以及怀孕的周数。

通过怀孕时间推算分娩日

去医院确定怀孕周数，通过周数推算出预定分娩日。怀孕周数以最后一次月经期间为第 1 周，怀孕期间大约是 280 天，共 40 周。初次怀孕预计分娩日一般会晚 1 ~ 2 周，当然也有可能提前，需要做好应急准备。另外，需要提前通知接受定期检查的医院。一旦选择好医院，应该在分娩前一直前往此医院接受定期检查。最好提前确定这家医院是否具备相关设施。

一些医院的常用医学术语

BP	血压
LMP	最后一次月经开始日
hCG	通过胎儿分娩的激素，检测是否怀孕的方法
C-section	剖宫产手术
Edema	水肿（手指、脚、脚腕）
FH	胎儿的心脏
HB/HGB	血红蛋白（贫血指数）
HT	高血压
High risk	过去患有严重疾病，或者怀孕期间危险系数高的孕妇
Primagravida	初产妇
Multigravida	经产妇
EDC	预定分娩日

心理准备

一旦确定怀孕后，要做好怀孕和分娩的心理准备。把家里装饰得明亮、温馨一些，同时购买一些宝宝用品，提升怀孕的真实感。另外准备一些怀孕相关的书籍、胎教日记等物品，为怀孕做好充足准备。

纠正错误的饮食习惯

怀孕期间的饮食习惯不仅会影响宝宝的健康，还会影响宝宝的生长发育。确定怀孕后，就应该积极改正自己错误的饮食习惯。特别要注意保证饮食均衡，避免食用热量高或盐分过高的食物以及快餐食品、碳酸饮料等。另外，在考虑食物营养的同时，也要注意食物的安全性，食用不添加农药的天然食品。

摄入叶酸，预防宝宝出现神经缺陷

叶酸是怀孕初期必不可少的营养成分。在怀孕期间服用叶酸，能有效预防宝宝出现神经缺陷。因此，准妈妈需要从怀孕前就开始服用叶酸。由于叶酸无法在体内停留过久，需要每天服用。水果、豆类、绿色蔬菜、谷物都含有大量的叶酸。一般情况下，只需保持均衡的饮食，就能摄入足量的叶酸。若体内叶酸含量不足，可以多食用一些含叶酸较高的食物，或者服用孕妇专用叶酸。

超声波检测

通过超声波在子宫的反射，能模拟出宝宝的样子，进而观测宝宝的发育状况以及是否出现畸形。与X线不同，即使一天内照射超声波2小时以上，也不会对宝宝产生不利影响。一般在分娩前，准妈妈需要照射3～6次。根据医院不同，有些会在每次定期检查中进行超声波检测，然后根据不同的结果，决定是否进行精密超声波检测。

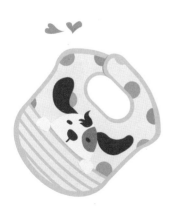

超声波检测种类

· 精密超声波检测

一般在怀孕20周后用来确定宝宝身体是否出现畸形。若宝宝出现畸形概率较高，一定要接受精密超声波检测，即使没有危险，至少要检测一次。

· 四维超声波检测

怀孕3个月的初期畸形儿检测，会测量宝宝后脑部的头皮并在怀孕24周后对宝宝进行更加精细的检测，其目的是为了更好地观测宝宝的健康状况。

· 心脏超声波检测

一般在怀孕20～24周内进行。之前有过畸形儿生育经历的、家族中有过心脏畸形患者的以及一般超声波检测中出现疑似心脏畸形的情况者都需要接受此项检测。

超声波检测方法

超声波检测前要多喝水，不要去小便。如果膀胱处于空的状态，子宫会朝骨盆移动，影响检测结果。在检测开始前，医生会在准妈妈腹部涂抹一些润滑剂。胶状的润滑剂可以促进音波与腹部的接触，使音波的周期更加明显。

超声波检测的确认事项

· 怀孕初期　正常怀孕、多胎怀孕、宫外孕、子宫肌瘤、卵巢囊肿、预定分娩日等。

· 怀孕初期以后　宝宝的发育速度及位置、胎盘状况、羊水量、身体畸形和内脏畸形。

怀孕5周，宝宝大脑和脊椎开始形成

准妈妈的身体变化：恶心、呕吐、尿频等怀孕初期症状渐渐消失；子宫逐渐变化，开始与柠檬一般大。

宝宝的身体变化：身体长度达到1.25毫米，发育迅速。

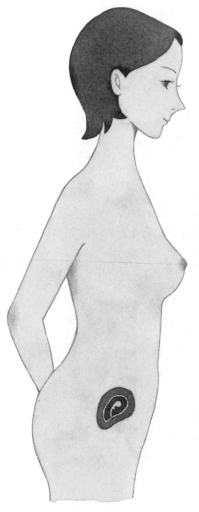

宝宝的生长发育

大脑和脊椎形成

宝宝开始发育头部和身体，呈现一定的轮廓。宝宝背部的深色部分之后会发育成脊椎。从怀孕4周后开始，宝宝的两腿开始出现，直到怀孕5周进一步发育，好似两根幼苗。到时神经管的两侧会形成突起，之后这部分会发育成脊椎、肋骨、肌肉。

出现心跳

此时，尚不具备心脏的外观，只是有两个血管缠绕在一起。通过超声波也无法听到宝宝的心跳，事实上宝宝已经有轻微跳动的心跳迹象。这个"小心脏"就好像痉挛一样反复收缩，输送血液。

准妈妈身体会发生的变化

如患感冒，身体乏力

怀孕初期，就如患感冒一般，身体乏力、头痛……即使不做什么，身体也容易倍感疲劳。这都是黄体激素大量分泌所导致的。这段时间准妈妈需要保持睡眠充足，保持环境干净整洁，保持心情愉快。

反胃、恶心

妊娠反应因人而异。有些人在怀孕期间感觉不到妊娠反应，而有些人妊娠反应剧烈，被其折磨得很痛苦。早晨空腹时，妊娠反应最剧烈，一闻到食物气味，就会出现反胃、恶心。只有找到适合自己的解决方法，才能舒舒服服地度过孕期。

尿频

由于子宫变大，挤压膀胱，导致小便频繁、阴道处乳白色分泌物增多。另外，由于激素的影响，肚子和腰部会变得紧绷，肠道蠕动迟缓，容易出现便秘症状。

乳房变大，乳头出现刺痛

怀孕初期常见的症状就是乳房变大，如同月经前的乳房变大。同时乳头也会变得敏感，甚至出现刺痛现象。另外，乳头颜色变深，可以用肉眼看到乳房底部的血管。

减轻妊娠反应的食疗法

妊娠反应一般在怀孕 4 周后开始，持续一个半月或两个月，到怀孕 4 ~ 5 个月时逐渐消失。妊娠反应因人而异。如一闻到烟味、鱼腥味以及某些食物味道则食欲下降，出现反胃、恶心；也会突然想吃酸的东西或者平时不喜欢的东西。一般在早晨空腹时，妊娠反应最为剧烈，可能会出现一天都不想吃饭的状况。最好根据自己的症状找合适的缓解方法。若情况严重时，建议前往医院处理，避免对宝宝造成影响。

体重增加

一般情况下，准妈妈体重会增加 10 ~ 15 千克。根据怀孕前体重的不同，之后的体重增加量也略有不同。怀孕 12 周后，体重开始增加，到孕 20 ~ 30 周时，体重的增加速度最快，孕 36 周后，体重基本维持不变。体重增加和能否顺利分娩有着直接联系，因此，怀孕期间需要严格控制体重，保持适量的运动。大部分准妈妈为了宝宝能够健康成长，在怀孕后会摄入丰富的营养，这时需要格外注意，防止体重异常增加。怀孕期间摄取营养要重质而不重量。怀孕初期，由于情绪紧张和妊娠反应，体重也许会降低 1 ~ 2 千克或者不变，此时应该多关注自己是否已适应怀孕，而不是一心只关注体重是否增减。

洗芳香浴，保持平和的心情

怀孕期间，新陈代谢比较旺盛，出汗量多，阴道分泌物也会变多。因此，建议准妈妈经常沐浴，保持身体干净、心情愉悦。怀孕期间的沐浴不建议时间过长。另外，在沐浴时使用一些芳香剂，可以很好地调整心情，促进睡眠。

注意事项

· 避免接触可能导致反胃的食物。
· 少食多餐，避免空腹，常备饼干和水果。
· 常饮水，常喝牛奶、汤、果汁或者吃一些新鲜水果，保证水分摄入。
· 症状严重时，吃一些柠檬、食醋等酸性食物。
· 晚上吃些饼干、面包等富含碳水化合物的食物，促进大脑吸收色氨酸，缓解紧张情绪。

怀孕6周，宝宝大脑发育加快

准妈妈的身体变化：子宫进一步变大，体重开始增加，腹部仍未明显鼓起。

宝宝的身体变化：开始出现人形，头部到臀部的长度为 2 ~ 4 毫米。

宝宝的生长发育

开始出现人形

怀孕 6 周后，肚里的宝宝开始呈现人形，已经能看到宝宝的四肢，手的发育比脚快，宝宝的双手呈脚蹼状，脚还是呈尾巴形状。脸部开始出现轮廓，可以看到两个突起的眼睛、两个耳朵的小洞以及嘴巴和鼻子的模样。

大脑发育加快

脊椎发育后，神经管开始关闭，在一端的末梢形成初期的大脑。另外，心脏处的血管开始融合，开始跳动。同时，开始形成肝脏、胰腺、甲状腺、肺等器官。

准妈妈身体会发生的变化

出现胸闷、消化不良

怀孕后，子宫变大，会压迫胃，导致食物的消化速度变慢。因此，胃和十二指肠中的食物残留在食道中，易导致胸闷、消化不良。这种现象随着怀孕周数增加，症状会加重。

出现头痛

怀孕后头痛会加剧。平时没有头痛的准妈妈，怀孕后越容易头痛。怀孕 3 个月后，头痛症状会自然消失。怀孕后出现头痛症状，不要随便服用药物，建议咨询医生寻求解决方法。

出现便秘

怀孕期间，大部分的准妈妈会有便秘的困扰。特别在怀孕初期，由于子宫变大和激素的刺激，很容易出现便秘。另外，准妈妈会出现腹部紧绷，这也是由便秘所导致的症状。

合理膳食

怀孕初期，由于妊娠反应剧烈，造成食欲不佳。这段时间是宝宝大脑发育最重要的时期，准妈妈需要摄入充足的蛋白质。建议准妈妈选择合适的食物，保障营养充足。

准爸爸的积极帮助

怀孕第 2 个月是准妈妈最难熬的时期，这时需要准爸爸的帮忙。准妈妈由于妊娠反应，不能很好地吃饭，一旦有想吃的食物，准爸爸一定要为准妈妈准备好。准妈妈在这段时间要格外注意身体，不能提重物，不能爬上很高的地方，因此，准爸爸需要分担家务，并积极表达爱意，才能有效促进宝宝发育。

写怀孕日记

写怀孕日记是怀孕期间的一种乐趣，能够让准妈妈和准爸爸清晰地了解整个怀孕期间的变化。从调整怀孕心情、胎教方法，以及计划未来，一点一滴记录下来，这样能令准妈妈保持心态平和，有利于顺利分娩。未来，这不仅是怀孕和分娩的回忆，也是送给宝宝最好的出生礼物。

保持营养均衡

妊娠反应依旧如影随形，但为了宝宝的健康成长，准妈妈还是要努力保持营养均衡，特别要注意摄入充足的蛋白质、铁和钙。动物蛋白是构成宝宝血液、肌肉等组织的基础；钙是组成宝宝牙齿、骨骼的重要成分。同时，为了让宝宝在断奶前能获得充分的铁，准妈妈身体里应该储备充足的铁。特别是在怀孕初期，宝宝的大脑发育已完成 80% 以上，这时需要摄入糙米、蔬菜、鱼、海藻等对宝宝大脑发育有益的食物，同时也要多吃豆类、鱿鱼、虾、海带等富含维生素 E 的食物。

多吃纤维类食物，预防便秘

准妈妈应该多吃一些可以促进肠胃蠕动的纤维类食品以及豆类、海藻类等食品来预防便秘。另外，怀孕后不要一直宅在家里，要多到附近散步，保持适量的运动，能有效预防便秘。若便秘严重，建议就医治疗。

多交流，缓解压力

准妈妈心情愉快，宝宝才能安心。怀孕初期，妊娠反应剧烈、准妈妈的心理负担增大，此时，准妈妈更应保持心情愉悦。多与准爸爸以及邻居朋友交流沟通，能有效缓解紧张和不安。特别是常与周围准妈妈交流，不仅能交流经验，还能缓解心理压力。

补充元素	补充来源
维生素 A	乳制品、鸡蛋、鱼类、动物肝脏、橘子、青菜
维生素 B$_1$	谷类、豆类、青菜、猪肉、花生
维生素 B$_2$	谷类、青菜、鸡蛋
维生素 B$_3$	谷类、青菜
维生素 B$_5$	谷类、鸡蛋、豆类、花生、牛油果
维生素 B$_6$	谷类、土豆、蘑菇、牛肉
维生素 B$_{12}$	鸡蛋、牛肉、牡蛎、牛奶
叶酸	青菜、橘子、豆类
维生素 C	柑橘、草莓、甜椒、土豆、西红柿
维生素 D	牛奶、青菜、黄油、蛋黄、阳光
维生素 E	植物油、麦芽、花生、葵花籽、西蓝花
钙	乳制品、鱼类、青菜、豆类
铁	瘦肉、豆类、鸡蛋、菠菜、猪肝
锌	麦芽、花生、洋葱、牡蛎、肉类

怀孕7周，宝宝心脏完全成形

准妈妈的身体变化：从表面上看不出什么异常，但有尿频症状。
宝宝的身体变化：快速发育，头到臀部的长度为 4～5 毫米。

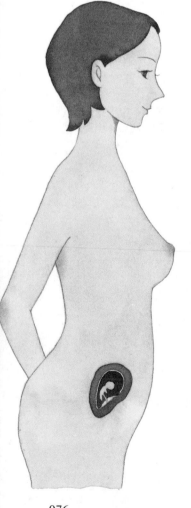

宝宝的生长发育

宝宝脸部轮廓逐渐清晰

脸部轮廓逐渐清晰，宝宝仍呈现浮肿状态，鼻子扁平，却能明显看出像红点一样的眼眶和鼻孔。宝宝身体的其他部位也在发生变化。头部位于脊椎的顶端，尾巴渐渐变短。手臂变长、变宽，能区分开手和脚，也可以看到手掌和肩膀。

心脏完全成形，内部器官快速发育

宝宝身体中的心脏突出，心脏分出左心房和右心房。心跳较快，每分钟 150 次。宝宝的肚子内出现突起，之后发育成肝脏、肺等器官；形成初期的胃和肠道，出现盲肠和胰腺。

准妈妈身体会发生的变化

子宫壁变软、宫颈变厚

怀孕 5 周后，受精卵已经完成着床，子宫壁开始变软。为了保护子宫，宫颈处的黏膜开始变厚。在怀孕期间，这些黏膜会紧紧包裹住宫颈。

尿频、容易出现膀胱炎

由于膀胱位于子宫前面，怀孕后，子宫不断变大，挤压膀胱，导致小便频繁。这种现象会一直持续到怀孕的第 4 个月，直到子宫移动到膀胱上方。另外，在怀孕后期，宝宝的头部会经常刺激膀胱，也会出现尿频。尿频不是大问题，若小便疼痛，就得注意自己是否患有膀胱炎。受子宫的压迫，尿液流动不顺畅，容易造成细菌感染。因此要预防膀胱炎，平时要保持身体卫生，不要憋尿。

预防贫血

怀孕期间需要注意很多问题。在保持充足营养的同时，也要懂得如何预防贫血。

预防贫血的食物

怀孕期间，准妈妈最容易缺铁。铁不足容易引起贫血，进而增加难产危险。一般准妈妈都会服用补铁药剂，但在怀孕初期服用，反而会导致反胃和恶心，因此，建议准妈妈通过合理饮食来摄取足够的铁。猪肝、鸡肝、牛肝等食物含有大量铁，而且人体吸收率高。此外，鱼、贝类、牡蛎，以及豆类、绿色蔬菜、海藻都含有丰富的铁。在吃这些食物的同时服用蛋白质、B族维生素和维生素C都可以有效提高铁的吸收率。

促进宝宝大脑发育的食物

能够促进宝宝大脑发育的食物多为坚果类。摄入核桃、松子、花生、杏仁等坚果类，以及芝麻、南瓜子、葵花籽都能促进宝宝大脑发育。这些食物中富含亚麻酸等不饱和脂肪酸以及充足的蛋白质。

怀孕期间，远离咖啡因

咖啡因是一种可以刺激中枢神经的物质，广泛存在于咖啡、红茶、碳酸饮料、清凉饮料、巧克力以及止痛药、感冒药、兴奋剂等物质中。咖啡因对准妈妈和宝宝百害无一利，摄入过多会影响胎盘、胎儿大脑、中枢神经、心脏、肾脏、肝脏、动脉的健康。根据一项研究结果，一天喝4杯咖啡（600毫克咖啡因）以上，容易导致低体重儿、小脑症、流产、死胎、早产等现象。咖啡因摄入量过多，会导致宝宝呼吸障碍、不眠症、一直持续兴奋等症状。当然，一天一杯咖啡对宝宝不会造成很坏的影响。不止咖啡中含有咖啡因，其他食物也会含有，因此，平时要多多注意，防止摄取过多的咖啡因。

| 不同食物的咖啡因含量

一杯咖啡 （150毫升）	60 ~ 140 毫克
一杯红茶 （150毫升）	30 ~ 65 毫克
巧克力 30 克	25 毫克
一杯清凉饮料 （360毫升）	35 ~ 55 毫克
一粒止痛药	40 毫克
感冒药	25 毫克

怀孕8周，宝宝手脚发育

准妈妈的身体变化：子宫进一步变大，准妈妈的腰线消失，穿衣会出现紧绷感。

宝宝的身体变化：与上周相比，长大 2 倍；头到臀部的长度为 14 ~ 20 毫米。

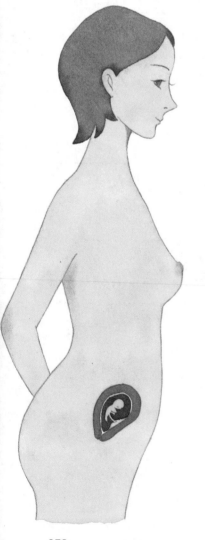

宝宝的生长发育

身体变长，手脚发育

宝宝的脊椎变直，能支撑起身体和头部。双手放在肚子上，膝盖弯曲，好似在游泳。手脚发育，长度变长，出现手指和脚趾。宝宝的皮肤很薄，呈透明状，还能看到里面的血管。

形成耳朵和眼睑

宝宝脖子上方开始发育成耳朵的外围，脸上出现眼睑，能看到宝宝的鼻子与上嘴唇。此时起，睾丸或者卵巢开始发育。

准妈妈身体会发生的变化

子宫变大、体重缓慢增加

怀孕前如鸡蛋般大小的子宫，现在已经有拳头那么大了。从外形来观察，仍然看不出怀孕的迹象。从这时起，准妈妈的体重开始缓慢增加。曾经的水蛇腰摇身一变水桶腰，下腹部有点硬。

妊娠反应加剧

怀孕 2 个月后，妊娠反应进一步加剧。只要一闻到奇怪气味，就会恶心，有时一吃饭就会呕吐。此时的准妈妈对食物非常敏感，应多注意准妈妈的饮食问题，增加其食欲，让其保持营养均衡。

外阴颜色变深，阴道分泌物增多

怀孕后，供给阴道和阴部的血液会增多，导致外阴颜色变深、阴道分泌物增多。平时准妈妈要常换内衣、常洗澡，保持身体干净。如果分泌物的颜色不断变深，可能是有炎症，需要及时就医治疗。

雀斑增多

为了给宝宝提供充足的营养和氧气，准妈妈身体的新陈代谢会加快，排汗增多，出现多种皮肤问题。皮肤会变得干燥、瘙痒或者出现痤疮。同时，脸部容易出现雀斑等色素沉着现象。

定期检查确定胎儿健康状况

怀孕初期流产的概率非常高。一旦出现，建议尽快就医治疗。

容易流产的时期

怀孕初期最容易流产。由于初期的流产和月经一样，常在人毫无察觉时发生。若怀孕初期，出现阴道出血、痉挛或者小腹痛，建议立即前往医院，避免流产。

初期流产主要是宝宝染色体异常

由于宝宝染色体异常导致的流产占绝大多数。准爸爸妈妈染色体即使都正常，受精卵在分裂的过程中，也有可能出现异常，造成自然流产。药物、放射线、病毒也是造成流产的一大原因。

怀孕初期应注意

· **别提重物** 购物、逛街时所购买的重物尽量选择快递，或找他人帮忙。

· **避免长久站立** 长久站立会使腰和肚子受力，压迫子宫；若准妈妈上班，要注意休息。

· **避免穿着过紧** 外出时，穿宽松的衣服；鞋子尽量选择低跟、摩擦力大的。

· **避免剧烈运动** 避免做过于剧烈的运动，以免给肚子造成冲击。

怀孕9周，宝宝眼睑和耳朵明显

准妈妈的身体变化：宝宝不断成长，准妈妈肚子变大；乳房发生了明显的变化。

宝宝的身体变化：尾巴消失，手脚发育完全；头到臀部的长度为22～30毫米。

宝宝的生长发育

手臂变长，出现指纹

怀孕9周后，宝宝的尾巴消失，背部也变直了。手臂逐渐变长，胳膊发育完全，出现手指和指纹。腿部发育成腹股沟、小腿和大腿。肌肉逐渐发育。通过超声波能看到宝宝活动。

眼睑和耳朵变明显

脸部逐渐呈现轮廓，脸部肌肉也渐渐发育。几周前形成的眼睑包裹住眼睛，外耳也变得明显。上嘴唇进一步发育，连接身体和头部的脖子变得更明显，基础轮廓已发育成形。

准妈妈身体发生的变化

大腿紧绷、腰部酸痛

子宫不断变大，准妈妈能明显感觉到全身的变化。下腹部和肋部出现疼痛，大腿变得紧绷，腰部也开始酸痛。虽然不是什么严重症状，如果疼痛伴随着阴道出血，一定要及时就医。另外，当你越在意疼痛，疼痛好似会越厉害，此时更应保持心情愉快。

激素分泌变化，皮肤问题增多

这时准妈妈身体会大量分泌一种孕激素，它就是绒毛膜促性腺激素。若平时在月经期间皮肤问题比较严重的女性，在怀孕后也会出现相同的症状。但也有些女性一怀孕后，皮肤变得更加光滑。人的体质不同，孕激素所造成的影响也不一样。若皮肤问题严重，准妈妈一定要保持身体干净整洁。

乳房变大，能摸到小疙瘩

怀孕的整个过程中，孕妇的乳房一直都在变化。怀孕3个月后，乳房会明显增大，触摸时会有一丝疼痛感，有时甚至还会摸到一些小疙瘩。这都是孕激素造成的，不要担心。

孕9周注意事项

避免去公共澡堂

怀孕期间，感染疾病的概率非常高。公共澡堂大多数都不卫生。另外，长时间在高温、潮湿的澡堂中，会头晕。准妈妈应禁止去汗蒸房等一些高温的场所。怀孕初期，高温会影响宝宝的身体发育，严重时还会导致畸形。在怀孕后，建议在家里进行简单的沐浴，勿做搓澡或者桑拿。

避免接触有害环境

怀孕期间要避免接触有害环境。尽管不能做到 100% 安全，也要尽量避免去那些危险的场所。尤其是充满煤烟味、噪音的地方，以及密闭空间、公共澡堂、电子辐射大的地方。

避免接触电磁辐射

电磁辐射会引起多种健康问题，准妈妈更应该避免接触电磁辐射。用微波炉时不要站在周围，用完后不要马上关闭，等待 2 分钟后再关闭是最安全的。另外，不要使用电热毯、电磁炉等物品，同时减少使用手机的频率。特别要注意，不要在卧室里放置电视机、收音机、录音机、音响等电子产品。如果倍感不便，可以在睡觉前拔掉电源插头。若对电磁辐射过敏或者需要长时间坐在电脑前，建议戴上防辐射的围裙。

准妈妈所需的维生素

维生素是维持妈妈健康、促进宝宝发育必不可少的营养物质。维生素 A、维生素 B_1、维生素 B_2、维生素 C、维生素 D、维生素 E、维生素 K、叶酸都是怀孕期间必需的营养。这些维生素无法通过人体自身合成，必须通过食物来获取。

| 准妈妈必需的维生素

种类	功能	缺乏症	来源
维生素 A	眼部发育、身体发育、提高抵抗力	新生儿佝偻病、夜盲症、免疫力差	绿色蔬菜、动物肝脏、鳗鱼、黄油
维生素 B_1	促进碳水化合物吸收，调节消化和神经功能	脚气病、疲劳、食欲不振、胎儿发育低下、母乳不足	大米、豆类、猪肉、蛋黄、芹菜
维生素 B_2	促进碳水化合物、蛋白质、脂肪吸收，提升肝功能、保护口腔黏膜	胎儿发育不良、口腔炎、皮肤炎、胃功能下降、妊娠期高血压、母乳不足	牛奶、动物肝脏、大米、鳗鱼、绿色蔬菜
维生素 C	强化细胞、牙齿和软骨	败血症、皮下出血、发育不良、免疫力差	水果、青菜
维生素 D	促进钙和锌吸收、骨骼发育	佝偻病、软骨症、骨骼牙齿发育不良	动物肝脏、蛋黄、黄油、鲢鱼、金枪鱼
维生素 E	防止生殖功能下降、胎盘异常、乳液不足	肌肉萎缩、不孕	海带、豆类、植物油
维生素 K	促进血液凝固	出血性疾病	海藻类、西红柿、动物肝脏、豆类
烟酸	提升胃和肠道功能，吸收糖分和蛋白质	胃部疾病、皮肤炎、口腔炎	酵母、动物肝脏、肉类、鱼类、豆类、绿色蔬菜

家里养了宠物，该怎么办

家里的狗和猫会将所携带的寄生虫传播给准妈妈，令其患病。如果准妈妈体内没有弓形虫抗体，怀孕后，一旦感染上这种病，会增加流产概率，也会增加宝宝患脑水肿等先天性畸形的风险。因此，怀孕后，准妈妈在家里避免养新的宠物；如果怀孕前已养宠物，一定要到医院检测自己是否具有该种疾病的抗体。同时要注意接种疫苗，经常洗澡。以防万一，怀孕期间还是尽量避免接触动物。

Step 09 怀孕10周，宝宝生殖器发育

准妈妈的身体变化: 从外表看开始出现明显的变化,其实怀孕负担已变重。

宝宝的身体变化: 进入胎儿期，头到臀部的长度为 30 ～ 40 毫米，体重达 5 克。

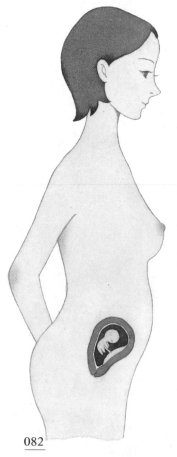

宝宝的生长发育

开始具备胎儿的外观

怀孕 5 ～ 10 周属于胚胎期。10 周后进入胎儿期。在之后的一段时间内，细胞不断分裂，宝宝不断成长，渐渐呈现人形。另外，进入胎儿期后，怀孕初期的先天性畸形发生率会大大降低，准妈妈也稍感轻松。

生殖器开始发育

胎儿通过脐带和胎盘连接在一起，从中吸收养分。这时宝宝的双手已经达到一定长度，能自由收缩手腕。同时有了脚腕，腿部发育完全。此时起，性器官组织快速生长，开始发育成生殖器官。

准妈妈身体会发生的变化

焦虑袭来

怀孕期间，身体不仅会出现巨大变化，心理也会产生很大的波动。尤其是意外怀孕，会给准妈妈带来更大的心理负担。

另外，随着肚子变大，对分娩的恐惧感以及是否能生育出健康宝宝的担忧，会加重准妈妈的心理负担。

准妈妈对准爸爸的感情也会发生变化。看着肚子一天天变大，害怕准爸爸会讨厌自己的模样；夫妻性生活减少，常常胡思乱想。这段时间，准妈妈的神经特别敏感、情绪起伏大，会因为一些小事而发火。大部分准妈妈都会经历这段时期，有些准妈妈因此出现了焦虑症。一定要尽力摆脱这种焦虑症状。准妈妈的情感状态不仅会对自己产生影响，对宝宝也会产生不利影响。焦虑症严重，应及时咨询医生。多与亲朋好友聊天，缓解压力，保持情绪稳定。

接受绒毛膜检测

绒毛膜检测能在怀孕初期确定宝宝是否患有先天性畸形。

孕 10 周注意事项

怀孕期间，请别食用这些食物

怀孕期间，必须保证食用的肉或者鱼完全煮熟。冷冻肉必须要等解冻后，完全煮熟才食用。避免食用低温杀菌牛奶或低温杀菌乳制品以及软化的奶酪。注意不吃那些不新鲜的贝壳类食物。购买香肠、火腿等加工食品时，确认食品是否密封好，开封后要立即食用。另外，为了防止食物中毒，也要注意保管食物。食物用保鲜膜密封后再放入冰箱，定期打扫冰箱，处理掉过期食物。若发现食物质量有变化，请勿食用。

给肚子保温

怀孕 3 个月，快要进入稳定期了。虽然准妈妈的身体依然在发生变化，但是妊娠反应已经缓解，流产的风险也大大降低。怀孕初期，准妈妈的体重和身体不会有很大的变化，多穿一些舒适的衣服。为了保护肚子里的宝宝，要常穿内衣，给肚子保温哦！

绒毛膜检测

它是一种可以检测出宝宝是否患有先天性畸形的方法，一般在孕 10 ~ 13 周进行。这项检测的准确率达 98%，并且耗时短、方便，但也要多加注意，防止给宝宝造成危险。

· **检测原因**

能准确检测出宝宝是否患有唐氏综合征等染色体异常疾病。主要适用于 35 岁以上的准妈妈，以及畸形儿发病率高的或者有家族遗传病的准妈妈。但和羊水检测相比，该检测更容易导致流产。因此，根据个人情况不同，建议事先和医生沟通再决定。

· **检测方法**

检测前需要和医生沟通。详细告诉医生自己是否有过畸形儿生育经历或者家族是否有相关遗传病。检测过程中可能会导致流产，因此准妈妈要慎重考虑。因为绒毛细胞含有大量的遗传信息，通过分析它可以准确判断是否患有染色体异常疾病。检测需要 20 ~ 30 分钟，期间不会出现不适症状。1 ~ 2 周能获得检测结果。若测后出现阴道出血、痉挛，或者阴道分泌物增多，请及时告知医生。

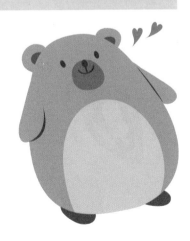

怀孕11周，宝宝快速成长

准妈妈的身体变化：怀孕初期已经熬过去，准妈妈的身体外形逐渐变化，子宫也在变大。

宝宝的身体变化：头到臀部的长度为 44 ~ 60 毫米，体重达 8 克。

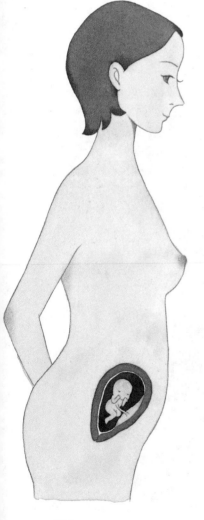

宝宝的生长发育

头部占据全身的一半

从孕 11 周起到孕 20 周，是宝宝快速生长的时期。脊椎神经迅速生长，脊椎明显。另外，头部占据全身的一半。额头突出、脖子伸长、长出下巴，能区分出眼睛、鼻子和嘴巴。

出现外部生殖器

大脑和脊椎中的细胞生长发育迅速，新生成的细胞分布到身体各个部位。肝脏、心脏、肺等器官已经完全形成，拥有初步机能，还能看到手指甲或头发等微小的部分。同时出现了外部生殖器。

准妈妈身体会发生的变化

基础代谢率增加

脑和神经的活动，呼吸时肺的活动，以及为了维持生命的肝、心脏和消化器官的活动都是代谢活动。用于代谢的热量就是代谢量。这时候和怀孕前相比，代谢量会增加50%以上。子宫越大，需要的血液量也就越大。这些多出的血液可以保护妈妈和宝宝，应对突然出血。血液量从怀孕初期就开始增加。随着血液量的增加，人会容易出汗，需要补充足够的水分。

补充足够的水分

怀孕期间，准妈妈要记得多补充水分。水是人体必需的物质，能促进细胞活性化。此外，水可以预防便秘、消除手脚水肿。要摄入足够的水，避免饮用清凉饮料或者含糖量高的饮料。

孕 11 周注意事项

多听听舒缓的音乐

此时的宝宝身体虽然还很小，但各个器官已经能发挥各自的功能。怀孕 3 周后，中枢神经和心脏功能开始活跃。孕 8 周以后，心脏开始跳动，眼睛和耳朵的发育也明显加快。这段时间，宝宝的耳朵快速发育，能感受到准妈妈听到的声音。此时可以多听一些平缓柔和的音乐，对宝宝非常有益。怀孕 16 周后，宝宝能分辨出音乐的旋律和强弱，就能对其开始计划好的音乐胎教了。

摄入足量对宝宝有益的蛋白质和热量

准妈妈已经走过了怀孕初期，在一定程度上已经适应了怀孕。虽然已消除了不安，但为了宝宝的健康成长，准妈妈要做的事变多了，最主要的就是保持营养均衡和身心平和。怀孕期间的热量消耗会增加，需要增加蛋白质和热量的摄入量。蛋白质可以给宝宝提供对胎盘生长有益的氨基酸，需要保证充足的摄入量。在怀孕初期，一般一天摄入 50 克蛋白质。肉类、鱼、鸡蛋、坚果、豆类等都含有丰富的蛋白质。

坚持写怀孕日记

怀孕 3 个月后，准妈妈的身体会出现多样的变化，可以通过写日记将它们详细地记录下来。不仅记录身体的变化，还能多写写对宝宝的感觉以及未来计划，这样能有效帮助妈妈维持身心平静。

怀孕初期，能开车吗

怀孕初期，准妈妈应避免高速开车。开车需要高度的注意力和灵活的判断力，而准妈妈由于怀孕期间激素的作用，导致心里始终处于不安状态，会大大降低注意力，甚至有时会打瞌睡。开车一定系好安全带。在长途开车中保持足够的休息。休息时，将座位推后，伸直双腿，让身体充分放松。另外，为了防止开车途中出现危险，应低速驾驶，尽量避免急转弯与起伏地段。

怀孕初期，能旅行吗

怀孕初期，准妈妈的所有情况都处于不稳定状态，尽量避免远距离旅行。相比一天到晚宅在家，偶尔去郊区游玩散心能呼吸到新鲜空气、有助于调整心情。如果一定要长途旅行，建议每隔 2 小时，起身走动或者到休息室休息。尽量穿宽松衣服，避免穿着紧绷袜，同时准备好充足的水和食物。在旅行前，应该和医生沟通，确定身体是否会出现问题。

注意妊娠反应

妊娠反应的原因

激素影响

妊娠反应的根本原因是胎盘绒毛膜分泌的生殖性腺激素刺激到呕吐神经。从怀孕5~6周到孕11~12周，会大量分泌这种激素，这期间，妊娠反应也是最剧烈的。

心理原因

怀孕后，控制内脏的自主神经会暂时失去感觉，导致出现妊娠反应。这时，调整心情可以缓解症状；相反承受压力会加重反应。如果情绪比较敏感，一旦感觉不开心，食欲就会降低，出现呕吐现象。

身体原因

妊娠反应和准妈妈的体形也有关系。体形偏胖的准妈妈相比正常体形的准妈妈，妊娠反应更加剧烈。另外，胃、肝、心脏功能不好的准妈妈，妊娠反应更剧烈。

中医观点

中医学将准妈出现呕吐、头晕、挑食的症状称之为恶阻。恶阻是由于脾胃功能变弱，身体水分代谢受阻，出现痰淤互结所导致的。

妊娠反应出现的时期

因个人存在差异，大多数人在怀孕4~8周内开始有妊娠反应，平均持续35天；怀孕14周后，症状会消失50%；到怀孕22周，症状消失90%。如果出现葡萄胎，妊娠反应会更加剧烈，而且持续时间更长；在妊娠反应不剧烈时，流产的概率也会升高。由于很难检测妊娠的状况，需要长期检查，以保证宝宝安全。有时营养不良和脱水也会导致妊娠反应剧烈；延长持续时间，需要积极接受治疗。

缓解妊娠反应的生活习惯

保持心情愉悦

出现妊娠反应，心理压力会逐渐增大。因此，准妈妈要放宽心，不要过分在意它，保持心情愉悦。若是一直把注意力放在这方面，反而会加重妊娠反应。

积极调整心情

出现妊娠反应时，主要是心理上的焦虑所带来的痛苦。可以通过改变屋里的装饰或适量的户外散步来有效缓解疼痛。绣十字绣等注意力高度集中的活动，也能令人暂时忘记妊娠反应带来的痛苦。

不要过分注重宝宝营养

出现妊娠反应时，准妈妈最担心的是自己无法摄入足够的营养，来保证宝宝健康成长。其实，准妈妈体内的血液会优先给宝宝输送营养，所以无须太担心。宝宝健康很重要，准妈妈的健康更重要，应适当吃一些符合自己口味的食物。

妊娠反应严重的饮食要点

空腹时，食用一些简单食物

早上起床前，食用一些涂有果酱的面包或饼干，可以喝些绿茶或者热牛奶。

注意补充水分

此时需要补充因呕吐所丧失的水分。多喝一些果汁、汤。

避免食用脂肪多的食物

所需要的热量可以通过米饭或者面包中的碳水化合物来摄取。尽量避免吃一些黄油、奶油、油炸食品等富含脂肪的食物。牡蛎等食物能缓解妊娠反应，牛奶和饼干等食物可以促进睡眠。

少吃多餐

平时建议少吃多餐。有食欲，可以随时吃，不过要少量。多吃一些自己爱吃的美食，不仅能缓解胃的不适，还能引起食欲。硬的固体食物和液体食物，尽量分开吃。

注意饭菜的气味

某些食物的味道能轻易引起准妈妈呕吐，一定要注意饭菜的味道。妊娠反应剧烈时，不要亲自炒菜，可以让朋友或家人帮忙。

预防便秘

早晨空腹时，喝些凉开水或牛奶，

平常注意补充水分。同时多吃蔬菜、海藻、水果等富含膳食纤维的食物。

酸性食物可改善食欲

怀孕时，很多准妈妈会吃酸性食物，因酸味能增加食欲。建议在炒菜时，加入一些食醋或柠檬，例如某些炒面、冷面等酸味食物以及某些水果。

吃一些符合口味的食物

妊娠反应严重时，食量会降低，这时可以多吃一些符合自己口味的食物。一些加工食品、饼干都能降低妊娠反应，增加食欲。如果突然想吃某种食物，可以叫准爸爸或朋友帮忙购买，这都是增加食欲的好方法。

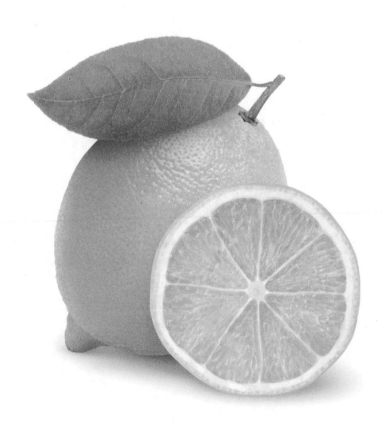

流产的原因和种类

流产是什么

　　流产是指在怀孕 20 周内或者宝宝体重不到 500 毫克时，分娩出宝宝或者宝宝在子宫内死亡，怀孕状态终止的现象。不仅在怀孕 20 周前，甚至在怀孕 6 个月前因流产而分娩出的宝宝，也几乎没有存活概率。

　　其中发生在怀孕 11 周前的称为初期流产，怀孕 12 ~ 20 周的称为中期流产。有 10% ~ 15% 的准妈妈会出现流产现象，大部分出现在怀孕 7 ~ 12 周。初期流产一般是由于宝宝染色体异常，导致怀孕无法继续进行，但是不会对下次怀孕造成影响。

流产的原因

胎儿异常

　　60% 的怀孕初期流产是由于胎儿异常。受精卵根据基因分裂生长，如果携带基因的染色体出现异常，会导致胎儿在成长过程中死亡，出现流产。

染色体异常很容易产生遗传病，这种情况比较少，但是谁都有可能发生。这种由于胎儿异常诱发的流产，无法预防，也不能治疗。

准妈妈身体异常

　　怀孕中期的流产主要是准妈妈身体异常。若患有宫颈内口松弛、子宫肌瘤、黄体激素不足、子宫畸形导致患有阴道炎、子宫颈炎、糖尿病等先天性疾病，子宫内的胎儿是无法正常发育的，在生长过程中就会排出体外。另外，准妈妈或者准爸爸患有先天性染色体异常或者先天性疾病，也会导致流产。

外部因素

　　怀孕初期，由于准妈妈的不注意也会造成流产。在胎盘还未形成前，过于劳累、剧烈运动以及外伤也会导致流产。高龄产妇或者做过多次流产手术者也会提高流产概率。

流产的种类和症状

先兆性流产

它是一种以出血或腹痛等为流产征兆的流产方式。怀孕初期有30%的准妈妈会出现这种症状，并不是所有情况都会真的导致流产，之后也有可能恢复健康。根据症状不同，胎儿的存活率也不一样，应该尽快接受治疗。

胎儿是否存活可以用超声波进行确定。宝宝若有心跳，这是安全的信号；若没有心跳，应该检测包裹宝宝的胎囊。如果通过心跳和胎囊生长确定宝宝仍存活，那是幸运的。若宝宝已经死亡，则需要接受刮宫手术。手术后，准妈妈要保证身体和心理得到充分休息。

自发性流产

自发性流产为子宫口部呈打开状，宝宝和胎盘一部分排出子宫的现象。由于伴随着阴道出血和腹痛，准妈妈能感觉到出血流产现象。出血多少和腹痛程度也因人而异。无论什么情况，准妈妈腹部疼痛或者阴道出血都是宝宝有危险的信号，应该尽快前往医院接受治疗。有时下腹部异常疼痛、羊膜破裂、羊水流出，出现这种情况，意味着准备流产。

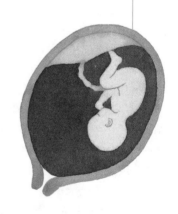

稽留流产
胎儿死亡后一直停留在子宫内，没有出现任何症状。

稽留流产

胎儿死亡后一直停留在子宫内，没有任何症状。准妈妈不知道，流产

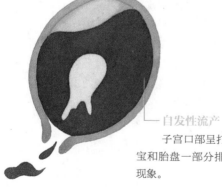

自发性流产
子宫口部呈打开状，宝宝和胎盘一部分排出子宫的现象。

已经发生。一般在定期检测时，用超声波才能确定是否流产。此种流产不会出现阴道出血、腹痛等症状，准妈妈很难察觉，有时就如生理期症状。即使怀孕了，也不会出现怀孕初期的征兆，或者妊娠反应很快会消失，出现这种情况建议尽快治疗。出现稽留流产，准妈妈应该接受刮宫手术，清洗子宫，预防后遗症。

习惯性流产的原因和治疗

出现 3 次以上自然流产的情况被称为习惯性流产。导致习惯性流产的原因有很多。双子宫等子宫畸形、子宫肌瘤、宫颈内口松弛、性腺感染等子宫问题都是主要原因。准爸爸准妈妈中有一方患有染色体异常疾病，会导致宝宝染色体出现异常，也会导致准妈妈反复流产。

此外，之前因流产损伤子宫或者无法分泌孕激素以及感染、饮酒、吸烟、环境污染等因素也会导致习惯性流产。由于子宫问题导致的习惯性流产，可通过手术加以治疗。宫颈内口松弛可以通过宫颈补充手术解决。了解习惯性流产的原因后，接受准确的治疗，之后同样能生育出健康宝宝，准妈妈不要放弃，要坚持治疗。

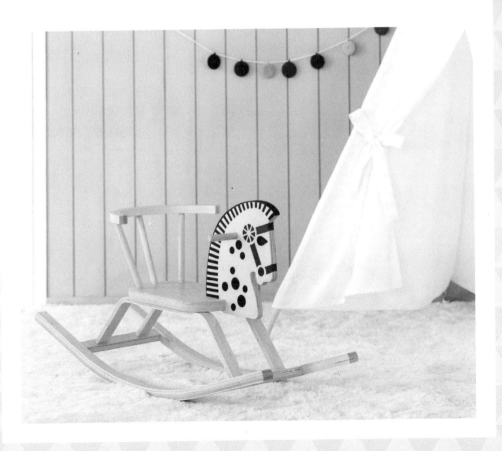

异常怀孕

宫外孕

宫外孕是什么

一般情况下，精子和卵子受精后形成受精卵，受精卵通过输卵管，到达子宫，大约 1 周后在子宫内膜上着床。如果受精卵不在子宫内部，而是在其他部位着床，这就是宫外孕。宫外孕有 90% 以上是受精卵在输卵管内着床，这种情况容易导致输卵管破裂或者流产。

原因

宫外孕一般由于输卵管变窄或者输卵管活动性降低导致。患有慢性输卵管炎或者盆腔出现炎症的女性发生概率较高；流产手术后或者产后出现炎症、盲肠炎、子宫内膜炎等情况导致输卵管周围组织粘连在一起，也会导致宫外孕。另外，患有先天性输卵管畸形或者在子宫内采取避孕措施的女性，出现宫外孕的概率比较高。

症状

受精卵在细长的输卵管内着床，随着胎儿发育，输卵管不断膨胀。怀孕 5 ~ 6 周后，准妈妈的下腹部会出

宫外孕出现的位置

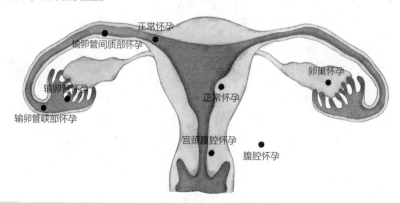

正常怀孕
输卵管间质部怀孕
卵巢怀孕
输卵管怀孕
正常怀孕
输卵管峡部怀孕
宫颈腹腔怀孕
腹腔怀孕

现剧烈疼痛、阴道少量出血。此外，当形成胎盘后，输卵管内壁变脆弱，出现阴道出血症状，之后导致输卵管破裂。输卵管破裂一般发生在怀孕8～12周，一旦输卵管破裂，准妈妈会感到一阵剧痛、脸色苍白、血压急剧下降，严重的会出现休克。

宫外孕在出现腹痛和出血症状前，不会有什么异常症状，一般在流产或者输卵管破裂后才能被发现。由于在怀孕初期会利用超声波检测是否怀孕，这样能在输卵管破裂前，检测出是否是宫外孕。为了确定是否是宫外孕，在医院检查时，如果没能在子宫观测到受精卵，就应该仔细确认是不是由于宫外孕导致这种现象。期间可以进行多次绒毛膜促性腺激素检测或者超声波检测。

治疗

如果输卵管处于怀孕状态，即使输卵管破裂，只要及时治疗，不会给准妈妈带来很大伤害。如果不及时治疗，导致大量出血，会给准妈妈带来巨大的危害。利用超声波确定宫外孕或者腹腔内出血后，要及时止血，切除出血的输卵管。目前可以通过腹腔镜手术进行治疗。另外，及时切除输卵管，另一侧输卵管或者两侧卵巢还在，仍然可以怀孕。

葡萄胎

葡萄胎是什么

指胎盘异常生长，未形成胎儿的现象。胎盘底部的绒毛出现异常，在子宫内形成葡萄状的水泡，之后充满子宫的现象。葡萄胎出现的概率非常低，只有0.5%。如果不及时切除可能会导致癌症。

原因

葡萄胎出现的准确原因仍然不明确。但是，有过怀孕经历的高龄准妈妈和东方女性比较常见。这种情况和宝宝的染色体异常可能有着直接联系。

症状

怀有葡萄胎，从怀孕初期开始，就会产生严重的恶心、呕吐等妊娠症状。怀孕3～4个月后，内裤会很脏，出现暗红色分泌物，下腹部会有一种膨胀感。此外，肚子也会比正常情况要大。怀孕 3 ~ 4 个月，肚子却像怀孕 5 ~ 6 个月一样大。此外，子宫变薄、变软，怀孕 5 ~ 6 个月后，无法听到宝宝的心跳。

出现葡萄胎，受精卵无法继续发育。即使发育成胎儿，在之后也会消失。极少胎儿可以正常发育。

治疗

在怀孕 5 ~ 6 周，可以通过超声波准确检测出是否出现葡萄胎。另外，绒毛膜促性腺激素含量过高，出现葡萄胎的概率会很大。一旦疑似出现葡萄胎，可以通过 2 ~ 3 次刮宫手术，检测相关组织，进行确认。确认后，需要接受刮宫手术。如果术后绒毛膜促性腺激素持续升高，需要服用抗癌药。

治疗葡萄胎最重要的是术后身体调理。手术后，需要每周进行一次血液检测，如果绒毛膜促性腺激素在 3 周内保持稳定，在之后的 6 个月中，每个月需要接受一次血液检测。经过定期检测，绒毛膜促性腺激素含量保

完全葡萄胎
包裹住胎盘的绒毛组织出现异常，呈葡萄状生长，填满子宫内部，吸收掉胎儿。

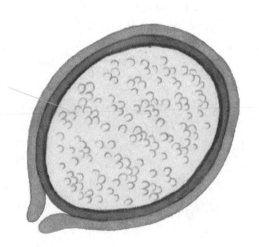

持稳定不再升高，表示身体恢复健康。

　　要注意在检测期间不要再次怀孕。若怀孕，绒毛膜促性腺激素会升高，因此很难确定激素升高的原因，即使确定了，也很难治疗。怀孕中出现过一次葡萄胎，只要接受治疗后，经过一年的避孕调养，再次发病率不会超过 1% ～ 2%。正常怀孕率高达 90%，不用担心不孕。

部分葡萄胎
　　胎儿发育到一定阶段后，与脐带一同消失。

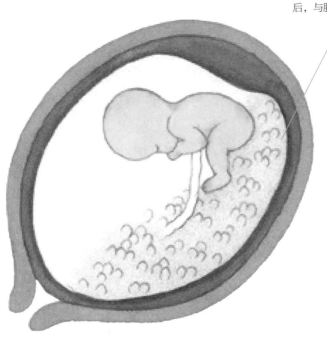

预防畸形儿的方法

畸形儿

畸形儿的出生率约为4%。在100名新生儿中就有4名患有先天性心脏病、肾异常、手脚畸形等疾病。同时有10%的准妈妈会自然流产，也是怀孕初期宝宝的染色体异常，实际畸形儿的出生率更高。出现畸形儿的原因仍然不明。父母患有先天性疾病或者在怀孕期间乱用药物，会提高畸形儿的出生概率。因此，为了预防畸形儿，需要仔细检测各种可能出现畸形儿的因素。建议孕前或怀孕期间接受基因检测和早期畸形儿检测。

出现畸形儿的原因

40%出现畸形儿的原因现在仍然不明确，其中25%是由染色体和基因异常导致的。父母或者兄弟中患有家族性疾病，会导致基因异常；出现染色体异常，会提高自然流产的概率。此外，在怀孕期间，准妈妈患有梅毒、荨麻疹，或者糖尿病、肝炎、酒精中毒症的话，都会提高出现畸形儿的概率。同时，在怀孕初期，准妈妈乱服用药物、接受放射线治疗、吸烟、喝酒等，也会造成畸形儿。

预防畸形儿的方法

制定好怀孕计划

只有准妈妈身心都健康才能保证宝宝健康。因此，要制订好怀孕计划，避免烟、酒、药物等可能导致畸形儿的因素。如果准妈妈患有遗传疾病，在怀孕前应该接受基因检查，再制订详细的怀孕计划。同时孕前接受贫血检测、荨麻疹检测、甲状腺检测、血糖检测，减少对宝宝的影响。

少吸烟饮酒，避免乱服用药物

平时喜欢吸烟、喝酒，生活不规律的准妈妈，在怀孕期间应该尽量改变生活习惯。虽然习惯不是一两天内就能改变的，但为了宝宝与自己的健康，准妈妈应该努力改变。怀孕期间保持健康的生活和良好的心态是最重要的。

接受定期产前检查

怀孕前的健康检查和怀孕期间的定期检查可以在怀孕初期确定胎儿是否出现畸形。尽管现在没有治疗畸形儿的方法，但早诊断，对宝宝和妈妈都十分有益。另外，一些畸形可以在宝宝出生后得到矫正，因此要根据医生的要求，在合适的期间接受相应的检查。对于出现畸形儿概率较高的准妈妈，应该接受更加精确的检查，比如羊水检查、NIPT、深度超声波检查等。

畸形儿的早期检查方法

染色体检查

指提取准妈妈的血液，培养、检查细胞染色体的结构、数目是否出现异常的方法。可以有效检查出习惯性流产和长期不孕，也能诊断出由于性染色体异常导致的流产。有过畸形儿生育经历或习惯性流产的准妈妈一定要接受染色体检查。

风疹抗体检查

通过血液检查，确定是否有风疹抗体。有就无须担心，如果没有就得注意避免和患有风疹的人接触。为了避免在怀孕期间出现问题，怀孕前一定要确认是否有风疹抗体或者在怀孕前接种疫苗。

绒毛膜检查

指在怀孕 10 ~ 13 周，利用超声波确定宝宝和胎盘的位置后，提取、分析胎盘组织的方法。之后利用染色体培养液，分析染色体的结构或者直接进行培养观察。与羊水检查相比，该检测可以在孕初期进行，安全性和准确度也更高。但并不是每个准妈妈都要接受这项检查，有过基因异常宝宝的生育经历或 NT 检查结果异常的准妈妈需要尽快接受检查。

弓形虫抗体检查

弓形虫来源于猫的粪便，准妈妈一旦感染这种弓形虫，会导致宝宝大脑发育异常、视力障碍。家里若养猫，建议准妈妈要接受弓形虫抗体检查，如果没有抗体，应该尽快接种疫苗，或者远离感染环境。

唐氏筛查

这是一种检测畸形儿的方法。一般在怀孕 16 ~ 18 周内进行，通过提取准妈妈的血液，检测血液中 AFP、

hCG、E3、inhibin A 的状况，确定唐氏综合征、爱德华氏综合征、对神经管缺损的发病概率。过程简单，价格低廉，可用于多种畸形检测。对唐氏综合征的准确率达 75%，对神经管缺损准确率达 75%～85%。如果出现异常，可以采用羊水检查等方法进一步检测。对于容易出现染色体异常的准妈妈，建议选择更加准确的检查方法。

羊水检查

羊水检查是在怀孕 15～20 周，经超声波定位后，用细长的探针提取一些羊水，培养、观察其染色体结构的方法。由于是直接检测宝宝的染色体，检查的准确度非常高，可以检测唐氏综合征、爱德华氏综合征以外的染色体或者性染色体异常。这种方法需要花费 2 周时间培养细胞，等待时间比较长，给准妈妈带来较大的心理压力。大部分情况下检查都是安全的，也有可能会对羊水造成危害。

NIPT 检查

这种方法最近才被广泛使用，是在怀孕 12～18 周，检测准妈妈血液内宝宝染色体的方法。这种方法也是直接检测染色体，准确度很高，也能确定染色体是否出现异常。由于是采用准妈妈的血液，和羊水检查相比，准妈妈的心理负担更小，但是费用较高。另外，由于不能确定是否出现神经管缺陷，需要在孕 16 周做 AFP 检查，才能确定神经管是否出现异常。

超声波检查

通过超声波模拟图像，能观察出宝宝是否出现身体畸形以及宝宝的发育状况。另外，可以检测出怀孕周数、宝宝是否存活、多胎怀孕、异常怀孕等问题。特别是在怀孕 11～13 周进行 NT 检查和在孕 20～22 周进行精密超声波检查，能有效确定宝宝是否出现畸形。但是根据仪器的性能、医生的水平、子宫是否畸形以及宝宝自身状况，畸形检测结果会出现较大差异。

脐带血穿刺

在怀孕 20 周以后进行这个检查，经超声波定位后，提取血液来检测是否出现畸形。不仅可以检测染色体，也能全面检测宝宝的身体状况。不过，由于这项检查是直接针对宝宝的，应该尽量选择具备先进仪器和优秀医生的医院。它能检测出红细胞异常、血小板疾病、非免疫学婴儿水肿等疾病。

婴儿先天代谢异常检查

宝宝出生后 4 ~ 6 天，检测宝宝的血液，可以预防宝宝智力低下。苯丙酮尿症、先天性甲状腺功能低下、半乳糖血症是导致宝宝智力低下的主要原因。在婴儿时期，这些疾病若没能得到及时且很好的治疗，会造成宝宝智力低下等症状。因此，在其出生后 1 周之内，可以通过检测宝宝脚后跟处的血液来检测这些疾病。

这些情况下一定要接受基因检查

· 准妈妈年龄超过 35 岁（双胞胎的情况为 32 岁）。

· 有过生育患有唐氏综合征宝宝经历的准妈妈。

· 准妈妈或者准爸爸及其家庭中有染色体异常病史的。

· 生育过患有先天性畸形儿的准妈妈。

· 准妈妈或者准爸爸在产前检查中出现身体异常的。

· 准妈妈和准爸爸或者近亲中有血友病、肌肉萎缩等染色体疾病病史的。

· 一次或多次有习惯性流产的准妈妈。

· 不明原因出现死胎的准妈妈。

· 在不知道怀孕的情况下，乱服用药物或者接受放射线照射的准妈妈。

怀孕初期的各种症状

体重增加、容易打瞌睡

怀孕初期受激素的影响，准妈妈体温会上升到37℃，出现轻微感冒症状；即使不做事，身体也容易疲劳、犯困。这些症状是身体为了适应怀孕而做出的正常反应，到怀孕4个月后自然消失，无须担心。应把它们当作怀孕的征兆，保持心态平和。身体疲劳时，要保障充足的休息，尽量在白天睡30分钟的午觉。如果条件不允许，可以在午饭期间出去散步或者做一些简单的伸展活动，调节心情。

乳房膨胀，出现疼痛

怀孕3～4个月后，乳房和乳头会变大，出现疼痛，这是怀孕初期代表性的征兆，这是由于乳腺发育以及激素分泌导致的现象，和生理期出现的乳房疼痛很相似。根据个人体质不同，乳头

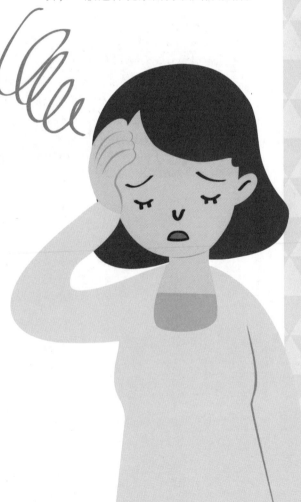

会挺直，出现疼痛。乳房的这种变化是因为产生母乳，虽然因个人有所差异，一般这种现象会持续到分娩前。

乳房疼痛剧烈的情况下，可穿些宽松的衣服或者用冷毛巾敷在乳房上，能有效减轻疼痛。

头痛

怀孕后，若平时患有头痛，头痛可能会好转，也可能会加剧。而平时没有头痛的准妈妈，在怀孕期间也可能会患有头痛。头痛大部分是由分泌的激素导致自主神经不安，降低血压或者是由精神压力造成的。头痛严重时要根据医生的叮嘱服用止痛药，在可以承受的情况下，通过听音乐或者睡觉来缓解症状。

胸闷、焦虑

怀孕初期，准妈妈会因一些小事而焦虑或兴奋，心情跌宕起伏，也会因担心宝宝的健康和流产问题而睡不着觉，这都是由于激素变化所引起的。这个时期不能明显感受到怀孕，更令准妈妈担忧。怀孕 5 个月出现胎动后，症状会得到缓解，无须过分担心，保持好心情最重要。

小便频繁

由于膀胱位于子宫前方，子宫不断变大会压迫膀胱，导致小便频繁。另外，由于激素导致膀胱敏感，也会经常产生尿意。这种症状会在怀孕中期后逐渐缓解；临近分娩时，又会增多。一有尿意，随时小便，不要憋尿。若小便时出现疼痛，应尽快去医院检查是否患有膀胱炎。

阴道分泌物增多

怀孕初期，由于激素和新陈代谢加快的影响，阴道分泌物会增多。如果分泌物呈透明、乳白色、不浑浊，就无须担心。一旦出现瘙痒或者疼痛，准妈妈就得注意是否感染细菌，或患有念珠菌性阴道炎等炎症。因细菌感染出现的炎症，可能会导致早产，甚至会传染给宝宝。

出现异常的征兆

阴道出血

特别要注意怀孕初期的阴道出血症状，大部分的阴道出血都会影响怀孕，无论出现什么样的阴道出血，都应该前往医院接受检查。若血液呈暗红色，可能会导致早期流产。但也不是所有的阴道出血都是危险的。排卵后 10 ~ 14 天，受精卵着床，会出现少量出血，这不会给怀孕造成任何影响。此外，由于子宫处于旺盛的血液循环，子宫颈部糜烂和子宫颈息肉也会引起阴道出血，这不会影响怀孕。仔细留心阴道出血原因，避免发生意外。为了防止病情加重，分娩后要接受及时治疗。

严重的腹痛和阴道出血

腹痛严重并伴随着阴道出血，就得注意是否有宫外孕。受精卵着床，随着受精卵发育，会导致输卵管破裂，血液流入腹部，会导致准妈妈下腹部疼痛、腹腔感染等。如果没有大量出血，由于输卵管破裂，腹部也会剧烈疼痛。此外，在怀孕期间也可由盲肠炎和卵巢炎导致腹痛。一旦出现急性腹痛的话，及时前往医院，查明原因。

呕吐伴随少量阴道出血

如果准妈妈患有葡萄胎，从怀孕初期起会出现严重恶心和呕吐。怀孕3～4个月后，会伴随少量出血。肚子比正常情况要大。怀孕初期出现阴道出血或者下腹部僵硬，流产的概率很高。准妈妈阴道出血越多，宝宝越危险。出血后，准妈妈需要到医院通过超声波检测宝宝的状况，接受合适的治疗。

小便浑浊，小便后疼痛

怀孕后，子宫会影响小便的正常排泄，也容易感染细菌，诱发膀胱炎，出现小便浑浊、小便后疼痛等症状。膀胱炎可能会发展成肾盂肾炎或者出现全身炎症，这种病症会导致宫缩阵痛或者流产，要尽快接受治疗。准妈妈发现疑似膀胱炎的症状，要积极配合医生、接受治疗。同时，要注意卫生，防止复发。

怀孕初期的夫妻性生活

怀孕初期，夫妻性生活该怎么进行

怀孕初期流产风险很高，一定不能进行夫妻性生活吗？下面就来介绍怀孕初期正确进行夫妻性生活的方法，让夫妻双方享受"性福"。

一定得注意高发期

在流产高发期和早产频发时期、怀孕中期以及怀孕后期都能进行夫妻性生活，但怀孕初期所需注意事项较多。对于流产风险较高的准妈妈，在胎儿稳定之前，暂时忍一忍。

怀孕期间宫颈会变柔软、抗冲击能力降低，性生活之后可能会令准妈妈阴道出血，因此要避免剧烈刺激。另外，由于妊娠反应和焦虑，准妈妈性欲降低，准爸爸应该多多理解。等准妈妈身体健康之后，再进行也不迟。

一般在怀孕初期采取正常体位、交叉体位等方式较好，避免女性运动度过强。此外，怀孕期间容易有细菌感染，避免过度的刺激，性生活开始前和结束后应该保持卫生。

| 不应该采取的体位

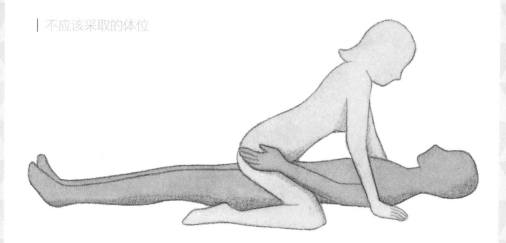

▲ **女上体位**
由于阴茎进入较深，会严重刺激子宫。怀孕初期女性也要避免进行上下运动。

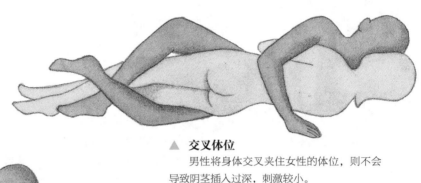

▲ **交叉体位**

男性将身体交叉夹住女性的体位，则不会
导致阴茎插入过深，刺激较小。

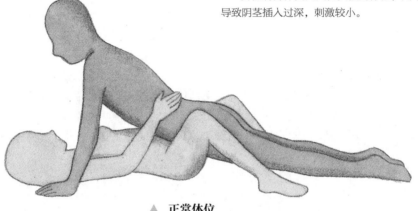

▲ **正常体位**

男性用膝盖和双手支撑地面，则不会压迫
女性的腹部，阴茎插入不会过深。

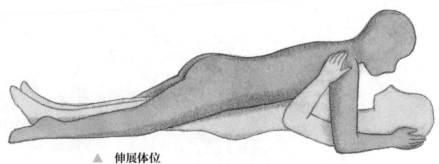

▲ **伸展体位**

这是男性和女性都舒展身体的体位。男性
身体保持笔直，可以减少对女性的刺激。同时，
阴茎插入不深，也能获得极大的满足感。

怀孕初期的注意事项

怀孕期间所需注意事项

有准备、有计划的怀孕与自然分娩是最好的。人生总是充满意外的惊喜。一旦出现意外怀孕，那该怎么办？一起来看下面介绍的应对方法。

情况一 吃药了吗

怀孕期间要特别注意药物的服用。在未知怀孕的情况下，服用了一两次感冒药或者促消化药，也无须担心。但在一些感冒药里含有导致宝宝出现畸形的成分，含量少也会导致宝宝出现畸形，要注意。服用缓解疲劳的药物或者维生素不会对宝宝造成影响。另外，不是经常服用胃药、安眠药、止痛药的话，也不会对宝宝造成太大影响。

但是避免服用精神镇定药等作用于神经的药物，若需要经常服用，应该先咨询医生。

情况二 瘙痒就涂软膏

怀孕初期，很多准妈妈都担心软膏内的成分会被身体吸收。若手部、脖子出现瘙痒，涂一些软膏不会影响健康。如果需要长期使用含有肾上腺皮质激素的软膏，需要提前跟医生沟通。使用眼药或者鼻炎药，不需要过分担心，但也要避免长期使用。

情况三 接受过 X 线照射，该怎么办

放射线会诱发先天性畸形。但是，检查胸部 X 线摄片所接触的 X 线只有万分之一的概率会诱发宝宝畸形，不需要过分担心。同样牙科所使用的 X 线也不会产生太大影响。但为了保险起见，计划怀孕或者怀孕期间的女性应尽量避免接触 X 线。

情况四 该不该烫发

现在还没有确定烫发中的药剂是否会通过头皮被人体吸收，影响宝宝的健康。怀孕期间的准妈妈还是避免接触吧，建议不要烫发或者染发。

情况五 服用避孕药了，该怎么补救

很多准妈妈担心平常吃避孕药会导致受精卵异常。避孕药内所含的激素一进入人体后，大部分会分解，排出体外，不会对宝宝造成太大影响。若在未知怀孕的情况下，持续服用避孕药，是否会造成胎儿异常，目前尚没有明确的说法。

情况六 还能继续喝酒、吸烟吗

怀孕期间，吸烟会提高低体重儿的出生概率，也会增大流产的危险。常喝酒会导致胎儿酒精中毒症，增加畸形儿的出生概率。怀孕前喜欢吸烟、喝酒的准爸爸准妈妈一定要戒烟戒酒。

情况七 看牙医有影响

拔牙会使用麻醉剂和抗生素。怀孕初期一定要注意尽量不要使用各种药物，如果非得要接受治疗，最好选择在怀孕中期以后进行。牙周炎和早期腹痛以及早产有着直接的联系，应该在怀孕前接受治疗。

情况八 怀孕初期患风疹

孕前患风疹，只要治愈了就不会给怀孕带来不利影响。若准妈妈在怀孕16周之前患有风疹，会提高宝宝先天性风疹的发病率，还易导致宝宝出现畸形。怀孕1个月后的患病率为50%，怀孕2个月后为25%，怀孕3个月后为15%。畸形主要的形式有白内障、青光眼、视力障碍、心脏畸形、听力障碍、发育不良等。若怀孕期间患了荨麻疹，一定要及时就医治疗。

情况九 得膀胱炎了，该怎么办

怀孕期间尿道感染的概率非常高，如果不及时治疗，会发展成膀胱炎或肾盂肾炎，导致小腹痛，甚至流产。因此，要服用抗生素治疗。在选择抗生素时一定要选择对宝宝无害的，建议先咨询相关医生再做决定。

情况十 得了肺结核怎么办

患有肺结核的女性若对肺部损伤不严重，依然可以正常分娩。即使准妈妈患有肺结核，也很少会传染给胎儿。但活动性的肺结核可能会在宝宝出生后传染给宝宝。因此，怀孕期间，准妈妈应该服药治疗，且要使用对宝宝无害的药物。

情况十一 食物中毒

食用被细菌污染了的食物，会在1～6小时后出现食物中毒现象，伴随严重的呕吐、腹痛、腹泻、痉挛等

症状。若腹泻严重，则需要通过输液保持充足的水分。若发热严重，应及时治疗，否则会对宝宝造成影响。

情况十二 患有糖尿病怎么办

准妈妈患有糖尿病，会增加流产、胎儿神经管缺损、胎儿心脏畸形、胎儿身体畸形等发生的概率。因此在孕前，准妈妈要调理好血糖，也可以通过食疗控制血糖。为了降低神经管缺损疾病出现的概率，准妈妈要服用大量的叶酸。准妈妈在怀孕期间也要好好调理血糖，一旦血糖没能有效调理，会造成宝宝发育过度，增加难产风险和患肝炎、妊娠期高血压等并发症的发病率。血糖调理好，能有效降低各种危险。

情况十三 接种疫苗

在未知怀孕的情况下，接种宫颈癌疫苗不会给怀孕带来很大的影响，但可能会延迟分娩时间。同样，在怀孕后接种破伤风疫苗也没有关系。但接种脑炎疫苗和风疹疫苗会对宝宝产生影响，需要先咨询医生再做决定。

Chapter 2

怀孕 40 周计划
怀孕中期

怀孕中期是整个孕期最稳定的时期。怀孕初期出现的妊娠反应和心理负担会逐渐消失，流产的风险也不断降低。从这时起，准妈妈的身体开始出现明显的变化，也能感受到胎动。准妈妈只需保持饮食均衡、运动适量，就能保证宝宝的健康。孕期也是开始胎教的合适时期。让我们一起了解一下怀孕中期的种种事情。

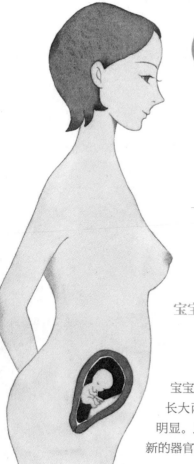

Step 01

怀孕12周，宝宝已经长大2倍

准妈妈的身体变化：准妈妈摸自己肚子时，能感觉到下腹部凸起。

宝宝的身体变化：头到臀部的长度约为 60 毫米；体重达 8 ~ 12 克；利用多普勒效应，能感受到胎儿心跳。

宝宝的生长发育

身体长大两倍

怀孕 10 ~ 12 周，宝宝快速生长，身体长大两倍，脸部轮廓明显。此期间不会形成新的器官，之前所形成的器官在这段时间会逐渐发育完全。肌肉也得到充分发育，宝宝能在羊水里自由活动。

手指、脚趾发育

手指和脚趾渐渐分开。宝宝的全身开始生成毛根。

准妈妈的身体变化

子宫变大、腹部上移

怀孕 12 周后，子宫从骨盆内移到腹部。虽然子宫上移会减少对膀胱的压迫，但是由于支撑子宫的韧带被拉直，或许会出现尿痛现象。摸肚子时会出现异物感。

妊娠反应逐渐减弱

怀孕 12 ~ 14 周后，妊娠反应会慢慢减弱。妊娠反应逐渐消失，需要开始补充营养。

出现眩晕

怀孕期间容易眩晕。突然起身或者变换姿势，会导致脑部供血不足，出现暂时性的眩晕。此外，吃饭间隔过长，导致血糖含量降低，也会引起眩晕。只要眩晕不是由贫血导致的就无须担心。由于眩晕会导致身体失去平衡，因此一定要注意避免剧烈运动。

脖子与脸部出现褐斑

怀孕期间，因准妈妈的身体变化状况不同，会在脖子和脸部出现不规则的褐色斑点。这种现象被称为褐斑或者妊娠斑，是怀孕期间黑色素增多导致的。分娩后，这种现象会渐渐消失。

制订规律的生活计划表

进入怀孕中期，身体和心理状况逐渐稳定下来，需要准妈妈开始制订孕期计划。体重开始增加，人也开始犯懒，要合理分配家务、外出与休息时间。怀孕期间，准妈妈要早睡早起，保持生活规律，令身体更加健康，才有益于分娩。

孕 12 周注意事项

制订一周食谱，写饮食日记

尝试制订一个食谱，写饮食日记。之前由于妊娠反应，准妈妈无法好好地吃饭，但从这时起妊娠反应逐渐减弱，食欲也渐渐恢复。但有的准妈妈想着要补偿自己，想吃就吃，一不小心就会消化不良，营养过剩，体重增加。制订一个科学的食谱很重要，可以保证在不过量饮食的情况下，摄入充足的营养，还可以记录每天的饮食，不仅能保证营养均衡，还可以很好地控制体重。

每天洗个温水澡

随着怀孕时间延长，皮下脂肪增多，排汗量也逐渐变多。若汗腺堵塞，很容易引起皮肤问题，因此准妈妈要经常洗澡。同时，激素分泌出现变化，阴道分泌物增多，要经常保持身体干净，预防阴道炎。建议准妈妈每天用温水洗澡，并勤换洗内衣。

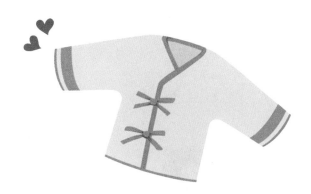

怀孕13周，宝宝脸部已初步成形

准妈妈的身体变化：下腹部变大，体重开始增加；能感觉到子宫向上移动。

宝宝的身体变化：身体组织和器官迅速发育，头到臀部的长度为65～78毫米，体重达13～20克。

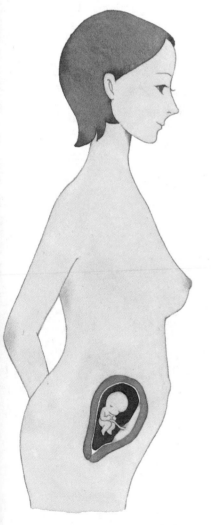

宝宝的生长发育

脸部发育完全

宝宝的脸部此时基本发育完全。之前形成在额头边缘的眼睛开始朝鼻梁移动，耳朵移动到头两侧。眼睑依旧覆盖着眼睛，眼部发育基本完全。

对声音产生反应，身体能活动

能对准妈妈肚子里的声音产生反应了，会时不时地晃动。准妈妈用手指摸肚子，宝宝的手指会动，宝宝的脚趾头会动。宝宝的大脑可以感受到准妈妈身体一些部位的刺激，针对刺激会做出相应的反射活动。

器官移动到合适的位置

宝宝的身体组织和器官迅速发育。脐带状的内脏开始朝宝宝腹部移动。

准妈妈身体会发生的变化

胸部变大、出现静脉曲张

怀孕前，乳房的重量大约是200克，怀孕后会逐渐增大到平时的2～4倍。怀孕中期，乳腺迅速发育，能够感觉到硬物感，偶尔会出现疼痛。皮肤内出现静脉曲张，乳头颜色变深。

身体某些部位明显变大

进入怀孕中期后，肚子仍然没有明显的变化，但臀部、肋部、腹股沟处会明显变大，原先的孕妇服也逐渐不太合身。与初产妇相比，经产妇的变化速度更快。子宫逐渐变大，给腰部造成的负担也不断增大，要注意预防尿痛。

腹部、腹股沟处、臀部出现妊娠纹

怀孕后，腹部、腹股沟处、臀部会出现妊娠纹，一般会在体重突然增加时出现。分娩后逐渐消退，但不会完全消失。不要随意涂抹药膏或者化妆品来消除妊娠纹，如果以上产品含有类固醇，会通过准妈妈的皮肤传递给宝宝，影响宝宝发育。另外，不要用力按摩出现妊娠纹的部位，防止给子宫造成过大的压力。

孕 12 周注意事项

怀孕期间的休息方法

这段时间子宫会慢慢变大，准妈妈躺下睡觉时会出现不适感。睡觉时，可以使用长的软垫子垫放在身体两侧能缓解不适。另外，睡觉前按摩能缓解紧张情绪。

注意活动身体

从怀孕中期起，子宫不断上移，腰痛会越来越严重。特别是长时间保持相同姿势，会给腰部增加负担，导致腰痛。此外，肚子慢慢变大，一到下午大腿会出现水肿。因此，准妈妈要经常活动身体，不要长时间保持一个姿势，睡觉前多按摩大腿可以促进血液循环。

增加铁的摄入量

进入怀孕中期，铁元素不足，容易引起缺铁性贫血。尤其进入怀孕中期后，准妈妈身体内的血红细胞增多，宝宝生长所需的铁变多，准妈妈需要补充足够的铁。由于宝宝生长所需的铁是通过胎盘从准妈妈体内吸收的，为了保证胎盘内含有充足的铁，在饮食中要注意食用含铁元素较高的食物。含铁元素较高的食物有动物肝脏、海藻类、贝壳类和绿色蔬菜。食用这些食物时，也要注意吃一些能促进铁吸收的食物。由于铁的吸收率较低，只能吸收食用量的 10%，因此，同时吃一些富有蛋白质和维生素 C 的食物可以促进铁的吸收。

怀孕14周，宝宝有了性别之分

准妈妈的身体变化：妊娠反应消失，孕妇装穿起来更舒适。

宝宝的身体变化：生殖器逐渐发育，头到臀部的长度为 80 ~ 90 毫米，体重达 25 克。

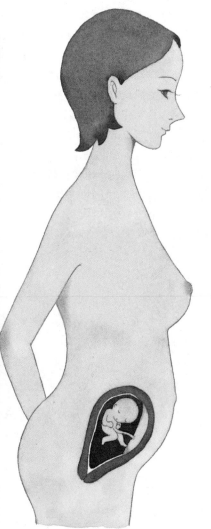

宝宝的生长发育

出现性别之分

生殖器逐渐发育，出现性别之分。男性宝宝出现前列腺，女性宝宝卵巢下移到骨盆处。女性宝宝的卵巢中出现 200 万个原始卵子，这些原始卵子不断减少，到出生时减少到 100 万个。

宝宝身体出现螺旋状的体毛

宝宝的脸部进一步发育，出现颧骨和鼻头。耳朵和眼睛也渐渐移动到应该在的位置。宝宝身体渐渐出现螺旋状的体毛，这些体毛覆盖了宝宝全身，可以保护宝宝的皮肤。

准妈妈身体会发生的变化

妊娠反应消失，食欲恢复

怀孕 14 周后，大部分的妊娠反应都会消失，食欲开始大增。想吃的食物越来越多，甚至饭后也会馋嘴，这时要注意避免摄入过多营养，导致体重异常增加。怀孕期间体重异常增加会导致妊娠期高血压，影响正常分娩。

出现口腔炎症

怀孕后，准妈妈的牙齿和牙龈容易出现炎症。目前没有证据显示宝宝所需的钙会从牙齿获取。但怀孕期间出现蛀牙，会导致牙龈恶化，损伤牙齿。同时激素变化会导致牙龈组织抵抗力变弱，容易诱发各种牙齿炎症；唾液分泌不足也会引发牙龈炎或牙周炎。

孕 14 周注意事项

保持手脚温暖

怀孕期间，由于给宝宝提供营养和氧气，准妈妈的心脏负担会加重，这种现象会一直持续到分娩。此时，要保持手脚的静脉和动脉畅通，降低血压，缓解心脏压力。因此，准妈妈的手脚要经常保持暖暖的。

保持适量运动

此时妊娠反应消失，食欲恢复，体重会逐渐增加。随着体重增加，身体沉重，若活动减少，容易产生疲劳，因此准妈妈要注意调节体重。此期间流产的风险已经降低，能进行一定强度的运动。

避免食用高脂肪、高热量食物

怀孕前肥胖或者怀孕后体重突然增加，从怀孕中期开始就要注意控制体重。这时一定要避免食用高热量、高脂肪的食物。

预防蛀牙

怀孕后，蛀牙会导致牙齿疼痛、牙龈出血等多种问题。治疗前，一定要告知医生自己已怀孕。如果需要长时间神经治疗或者拔牙，一定要和医生沟通。建议产前接受缓解疼痛治疗，待分娩后再正式治疗。

孕期牙齿护理方法

怀孕期间，由于激素分泌出现变化，血压上升，导致牙龈抵抗力下降，经常出血，容易被细菌感染。由于身体容易疲劳，吃完食物后忘记刷牙，所以，一定要注意养成吃完食物就刷牙的习惯。多食用含有维生素 C、维生素 D 以及钙和蛋白质的食物，保持牙龈健康。若症状严重，建议前往牙科接受治疗，避免服用抗生素以及拍 X 线片。

怀孕15周，胎盘发育完全

准妈妈的身体变化：下腹部逐渐鼓起。

宝宝的身体变化：头到臀部的长度为 93 ~ 103 毫米，体重达 50 克。

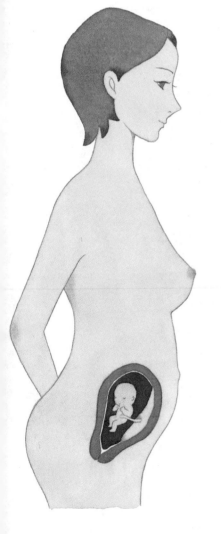

宝宝的生长发育

出现眉毛和头发

宝宝的皮肤很薄，呈现透明状，能看见里面的血管，皮肤整体被体毛所覆盖。开始出现眉毛和头发，毛囊内开始分泌色素。

肌肉可以活动

这时，通过超声波能清楚观测到宝宝面部表情的变化。肌肉逐渐变得发达，宝宝能做出握拳、眨眼、皱眉等动作，有时还会竖起大拇指。

胎盘发育完全

怀孕 15 周后，胎盘发育完全。胎盘能保护宝宝，同时给宝宝提供营养和氧气。胎盘内最大的静脉从母体中输送富有营养和氧气的血液给宝宝，两根小动脉可以排出宝宝体内的废物和二氧化碳。羊水量增多，宝宝能在羊水内自由活动。

准妈妈身体会发生的变化

基础体温保持在低温状态

怀孕后出现的高温期在这时会渐渐转为低温期，一直持续到分娩结束。身体逐渐适应怀孕状态，怀孕初期所出现的乏力、不安、焦躁等症状也开始消失，心情变得舒缓。

腹部和腹股沟出现疼痛

子宫逐渐变大，支撑子宫的韧带慢慢变长，在腹部和腹股沟处会出现疼痛。这是身体为了适应子宫变化而出现的一种暂时性现象，不会对宝宝产生影响，无须担心。腹部疼痛一般出现在突然活动时，因此，准妈妈要保持动作舒缓，注意腹部保温。

分泌乳汁

离分娩虽然还很远，但乳房里已经形成了初乳。生成初乳后，乳头开始分泌出乳汁，乳头表面会沾有内衣上的纤维，洗澡时用温水清洗掉即可。

孕 15 周注意事项

购买孕妇服

尽管这个时期还能穿以前的衣服，但随着肚子一点点变大，爱美的准妈妈得准备漂亮舒适的孕妇装。怀孕 5 个月后，肚子仿佛像吹了气的球，一下子大起来，需要提前准备服装。孕妇装要挑选不会挤压宝宝、穿着舒适的款式。

挑选孕妇服的要领

能调节腰围的短裤、可以保护肚子的衬衣、弹性好的羊毛衫等都是怀孕期间能穿的孕妇服。

建议挑选带有调节腰围皮筋的款式，为了突显个性，可以同时准备好帽子和头巾，根据个人的经济状况来定，不是所有东西都必须购买。也可以借用他人的孕妇服（需要做清洗消毒处理）。

怀孕16周，宝宝骨骼和肌肉变硬

准妈妈的身体变化：下腹部明显变大，子宫位于肚脐下方 3～5 厘米。

宝宝的身体变化：发育成三个头的身长，头到臀部的长度约为 11.5 厘米，体重达 80 克。

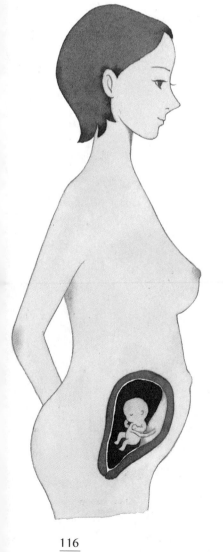

宝宝的生长发育

发育成三个头的身长

头部和鸡蛋一样大，呈现出三个头的身长。皮肤下方开始形成皮下脂肪，身体的肌肉和骨骼逐渐变硬，体毛覆盖宝宝全身。神经细胞的数目和成熟细胞的数目差不多，神经和细胞的连接也基本完成，反射活动逐渐灵活。

出现打嗝

此时，宝宝能感受到阳光。由于呼吸，出现了打嗝现象，但是宝宝的器官内仍是充满液体。

准妈妈身体会发生的变化

下腹部明显增大

体重明显增加。身体适应怀孕后，逐渐恢复力气。从这时起，下腹部明显增大，渐渐形成孕妇体形，周围人都能明显看出。臀部等部位开始存储脂肪，需要注意控制体重。

能感受到第一次胎动

第一次胎动能在怀孕 16～20 周感受到。第一次胎动的具体时间因人而异，宝宝的运动幅度也有不同，这个时期即使无法感知胎动也无须担心。第一次胎动的动静比较小，初次怀孕的准妈妈很有可能会错过。有过怀孕经验或者敏感的准妈妈在感知胎动后，会瞬间产生当妈妈的自豪感。

接受畸形儿检查

畸形儿主要是由于遗传因素和环境因素导致的。为了预防生育出畸形儿，怀孕前要采取健康管理、制订怀孕计划。怀孕16周后需要接受畸形儿检查。若在综合筛选检查后出现异常，需要接受进一步精密的检查。根据准妈妈的健康状态、病史、年龄等，检查方式也有所区别。建议与医生沟通后再接受检查。

怀孕期间，畸形儿检查方法

孕10 ~ 13周	绒毛膜检查
孕15 ~ 20周	羊水检查
孕16 ~ 18周	综合筛选检查（AFP、hCG、E3、inhibin）
孕20 ~ 24周	中期超声波检查

甲胎蛋白检查

这是怀孕16 ~ 18周的一种畸形儿检测方法。宝宝存活在准妈妈体内会生成胎儿蛋白，它可以通过胎盘进入准妈妈的血液中。如果宝宝的脊椎出现孔洞或者子宫壁闭合，甲胎蛋白就会漏出。甲胎蛋白数值过高，会导致宝宝出现脊柱裂和无脑症等疾病。相反，甲胎蛋白数值过低，也会产生问题。染色体异常导致的唐氏综合征和爱德华氏综合征都是由于甲胎蛋白数值过低引起的。但是数值过低也不一定会导致宝宝染色体异常，只是危险相对较高而已。甲胎蛋白检查结果出现异常时，需要接受超声波检查，确定是否出现脊柱裂、无脑症、唐氏综合征等疾病。

唐氏综合征四联筛选方案

该检查方法简单，费用低廉，是多种畸形检查的先行检查手段。检查结果异常，需要接受羊水检查等更加精确的检查。综合筛选检查是提取孕妇的血液，检查血液中AFP、hCG、雌三醇、inhibin的浓度，之后和标准值做对比，如果浓度过低，有可能提示唐氏综合征。通过这种方法，唐氏综合征的诊断率达60% ~ 70%。

综合筛选检查

这种方法通过检测患有唐氏综合征后血液特定物质的浓度变化而进行的，和NT检查一起进行时，诊断率可以达到94%。检查分为第一次检查和第二次检查。在怀孕11 ~ 13周，进行的检查可因怀孕周数血液的正常值有所不同，如果正常值出现异常，出现畸形概率较高的情况下不适于血液检查，应该采用绒毛膜检查或者羊水检查。综合筛选检查能确定是否存在唐氏综合征、爱德华氏综合征、神经管缺损等先天性畸形。

羊水检查

一般在怀孕15 ~ 20周进行，准确率高，被广泛用于遗传病检测。检测方法是先通过超声波定位后，避开胎盘和胎儿提取羊水，之后培养、分析染色体。对染色体异常导致畸形儿的诊断率达99%，常用于唐氏综合征、爱德华氏综合征等染色体异常疾病，以及脊柱裂、无脑症等神经管缺损疾病，母体或胎儿的Rh阴性疾病和早期分娩等100多种遗传疾病检测。一般在唐氏综合征筛选结果出现异常后，进行羊水检查。

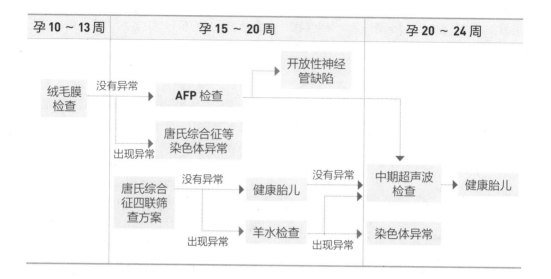

| 孕 10 ～ 13 周 | 孕 15 ～ 20 周 | 孕 20 ～ 24 周 |

绒毛膜检查 ─没有异常→ AFP 检查 ─→ 开放性神经管缺陷

绒毛膜检查 ─出现异常→ 唐氏综合征等染色体异常

唐氏综合征四联筛查方案 ─没有异常→ 健康胎儿 ─没有异常→ 中期超声波检查 ─→ 健康胎儿

唐氏综合征四联筛查方案 ─出现异常→ 羊水检查 ─出现异常→ 染色体异常

中期超声波检查 ─→ 健康胎儿 / 染色体异常

一定要接受畸形儿检查的情况

· 家族中有染色体异常病史或者生育过染色体异常的宝宝。

· 风疹、弓形虫抗体检查中出现异常。

胎儿蛋白质、绒毛生殖性腺激素异常。

· 分娩时准妈妈年龄超过 35 岁。

· 习惯性流产或者出现过不明原因的死胎。

· 超声波检查中胎儿出现异常。

阶段性胎动变化

· 孕 16 ～ 20 周

宝宝位于准妈妈肚脐下方，子宫有足够空间能让宝宝活动。准妈妈能感受到下腹部有轻微的活动。

· 孕 21 ～ 25 周

宝宝上升到准妈妈肚脐上方，能在羊水里自由划动。胎动变多，且明显。宝宝可以对外部声音产生反应。

· 孕 26 ～ 30 周

宝宝在羊水里自由划动，头部变成朝下方。宝宝的腿开始在准妈妈胸部下方踢动，手也开始活动。肌肉发育，宝宝踢腿时，准妈妈会感到疼痛。

· 孕 31 ～ 35 周

30 周过后，宝宝手和脚的活动变剧烈，握拳和踢腿变得频繁。有时准妈妈会从睡眠中突然惊醒。

· 孕 36 ～ 40 周

随着分娩临近，宝宝朝骨盆移动。虽然宝宝一直在活动，但是很难感觉到。

Step 06 怀孕17周，宝宝形成皮下脂肪

准妈妈的身体变化：和怀孕前相比，体重增加 3 ~ 4 千克，从外表能看出明显变化。

宝宝的身体变化：头到臀部长度约为 12 厘米，体重超过 100 克。

宝宝的生长发育

开始出现褐色皮下组织

这个时期最主要的现象就是宝宝的身体开始形成脂肪。脂肪有助于宝宝调节体温和新陈代谢。虽然此时宝宝体内的脂肪量还不是很多，但等到分娩前脂肪会占宝宝体重的 70%。

通过胎盘获得氧气

怀孕 17 周，宝宝的循环系统和泌尿系统渐渐开始活动。宝宝通过胎盘可以获得所需的氧气，通过吸入、排出羊水进行呼吸。同时，宝宝出现把玩脐带的行为。

听觉器官发育

孕 17 ~ 20 周，宝宝的听觉器官大幅度发育。耳内软骨渐渐变硬，开始可以听见声音。除了妈妈的声音、心跳声、消化器官蠕动的声音外，还能够听到外部的声音。另外，神经系统变得发达，开始出现味觉。

准妈妈身体会发生的变化

全身开始积累皮下脂肪

臀部、腹股沟处、手臂等身体部位开始积累皮下脂肪。这期间食欲旺盛，需要格外注意控制体重。一个月增重不要超过 2 千克。

呼吸变得困难

由于子宫变大，胃和肠道上移，饭后会出现胸闷，有时会呼吸困难。此外，子宫和其他器官相比之前需要 2 倍的血液量，心脏跳动也比平时快。

出现流鼻血症状

准妈妈心脏的供血量要比怀孕前增加 40%。这些增加的血液会压迫一些部位的毛细血管，导致流鼻血等症状。

孕 17 周注意事项

注意控制体重

一个月体重增加 2 千克是理想状态，当然也有准妈妈每月增加 3 千克。若体重增加过多，会导致难产、分娩巨大儿、糖尿病、妊娠期高血压等现象发生，需要格外注意。

特别是在怀孕 5 ~ 6 个月，这时处于稳定期，食欲恢复，需要制订详细的计划，每天称一称体重。如果一周增加 0.5 千克，在保证营养均衡的前提下，要减少碳水化合物的摄入量，这是一种有效控制体重的方法。

怀孕期间适合的运动种类

·**游泳** 游泳时水的浮力可以减轻身体的负担，不仅能锻炼肌肉，保障分娩顺利进行，还能活动骨关节，而且不会给膝关节带来伤害。游泳时，可以练习分娩时会用到的呼吸法。平常有游泳习惯的准妈妈，跟医生沟通后，可以在怀孕中期开始游泳。游泳时间不能超过 1 个小时，否则容易给身体造成损伤。

·**水中健身操** 水可以缓解膝关节的冲力，提高运动效果。即使不会游泳的准妈妈也能很快学会。

·**慢走** 怀孕期间最简单的运动方式就是慢走。以运动为目的慢走，得保持正确的姿势和合适的速度。慢走时身体放松，两手自然摆动，持续 30 分钟，直到少量出汗为止。每天慢走 30 ~ 40 分钟就能达到运动效果。

·**体操** 体操能缓解压力，预防肥胖，锻炼肌肉和关节，让分娩更加顺利。最好在专业的孕妇体操教室中进行，也可以在家做做简单的体操动作，同样能起到一定的效果。运动时穿着宽松的衣服，在地上铺一层毯子。一天运动 10 ~ 15 分钟即可。建议在怀孕 5 个月后进行，沐浴后、身体温暖时或者肌肉舒缓时进行更有效果。

怀孕期间应该避免的运动

·**骑自行车** 在上车、下车的过程中，身体容易碰伤，准妈妈要尽量避免。

·**滑冰、滑雪** 冬天滑冰或者滑雪，很容易摔倒。

·**打网球** 打网球运动强度比较大，靠身体旋转发力，全身在运动，身体会变形，容易滑倒，因此准妈妈要避免。你无论孕前多热爱网球，这个时候即使手痒也得忍忍。

常用补铁药剂

·**3 价铁药剂** 一般的 3 价铁药剂无法被胃吸收，但是麦芽糖铁能被细胞吸收，还能提高吸收率，也不会和其他食物或者药物发生反应，可以随时服用。

·**2 价铁药剂** 主要分为磺酸盐、糖酸盐、胡索酸盐。被胃或十二指肠吸收时，会刺激胃黏膜，引起胃消化不良，降低吸收率。

·**铁蛋白** 作为身体内存储铁的成分，吸收率高，不会引起消化不良。但其味道不好，可能会引起呕吐等副作用。容易与其他药物发生反应，建议在空腹下服用。

·**含铁液剂** 一种用牛奶蛋白质包裹的铁的药剂，呈液体状，吸收率高，对胃刺激小。其味道也是不好，会引起呕吐等副作用。与其他药物会发生反应，建议在空腹下服用。

怀孕18周，宝宝心脏跳动变快

准妈妈的身体变化：此时大部分会有胎动现象，体重增加 4.5 ~ 5.5 千克。

宝宝的身体变化：身体长度为 12.5 ~ 14.2 厘米，体重达 150 克。

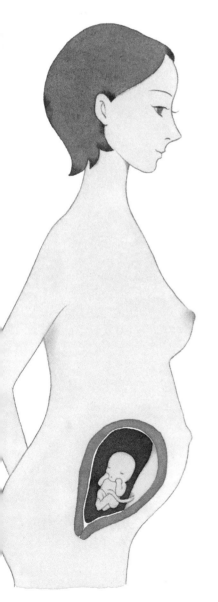

宝宝的生长发育

心脏跳动变快

心脏跳动变快，使用听诊器能听到宝宝的心跳。从这时起，能用超声波检测宝宝是否出现心脏异常。宝宝的软骨也在逐渐变硬。

出现胎动

子宫内的空间较大，宝宝在羊水内开始展开多种活动。对外部刺激变得敏感，有时会踢妈妈的肚子来证实自己的存在。

准妈妈身体会发生的变化

大部分准妈妈可以感知到第一次胎动

怀孕 18 ~ 20 周后，大部分妈妈能感知到宝宝的活动。第一次胎动就好像冒气泡、小鱼游动或者蝴蝶飞动的感觉。准妈妈感知到胎动的时间也因自身身体差异而不同，经产妇比初产妇更早感受到胎动；若孕妇体重增加过多，其胎动的时间也会推后。

直肠受压可能会出现痔疮

大部分准妈妈在怀孕 18 周后，会出现痔疮。宝宝生长的过程中，直肠受到压迫，直肠内静脉水肿严重，就会形成痔疮。若出现痔疮，肛门会变得瘙痒、疼痛，坐下或者解大便时可能会有出血症状。如症状严重，建议就医治疗。

孕 18 周注意事项

少吃甜食和脂肪含量高的食物

脂肪含有大量的热量，但是动物性脂肪内含有构成细胞膜的必需成分，因此准妈妈需要摄入一定量的脂肪，为肚里宝宝提供充足的营养。相比供给宝宝营养，动物性脂肪更容易积累到皮下脂肪，引起肥胖。怀孕中期，为了控制体重，准妈妈要减少脂肪的摄入量，尤其是动物性脂肪，可以多食用植物性脂肪。甜食容易导致肥胖，爱吃甜食的准妈妈不要贪多哦！

服用补铁药剂

为了保障准妈妈血液的增加量，需要摄入足够的铁。准妈妈的体内要储存怀孕期间以及哺乳时宝宝所需的铁。一天铁的摄入量大约为 30 毫克。服用含铁药剂时，服用橙汁等富含维生素 C 的食物能提高铁的吸收率。相反，咖啡、红茶等会阻碍铁的吸收，因此不要一起饮用。

缓解腰痛

从怀孕中期开始，最容易出现的症状是腰痛。想要缓解孕期腰痛，准妈妈需在日常生活中保持正确的生活习惯。比如走路或者站立的时候，身体不要后仰，保持后背挺直。睡觉时，用柔软的垫子垫住身体，侧身睡，减轻腰部压力。同时在下肢弯曲处垫上垫子，能睡得更加舒适。

此外，孕妇装不要太紧，睡觉前用温水沐浴效果会更好。若疼痛严重时，可以用毛巾沾热水擦拭身体。若怀孕期间一直躺着，反而更容易引起腰痛，可以练习孕妇体操或者游泳，锻炼腰部和背部，缓解腰痛，也可以使用背带，支撑腰部来缓解腰痛。

开始胎谈

进入怀孕中期后，宝宝的听力已经得到快速发育，准爸妈可以尝试与宝宝胎谈。胎谈是各种胎教中最简单也是效果较好的方法。宝宝的活动仍然很微弱，从外面抚摸，宝宝依然感受不到。这时敏感的妈妈能感受到一些轻微的活动。若从这时开始胎谈，效果会很明显。例如，准妈妈可以一边抚摸自己的肚子，一边和宝宝说话，准爸爸也可以给肚里宝宝读一些童话。肚子里的宝宝慢慢地会熟悉准爸爸和准妈妈的声音。

怀孕19周，宝宝大脑得到快速发育

准妈妈的身体变化：在肚脐下方1厘米处能感知到子宫，从侧面看肚子明显突出。

宝宝的身体变化：身体长度为12～15厘米，体重达200克。

宝宝的生长发育

大脑得到快速发育

从怀孕4周开始，大脑和脊椎开始发育，到此时已经得到了大幅的发育。连接大脑和肌肉的运动神经也得到发育，宝宝能按照自己的意识活动。通过超声波能看到宝宝踢腿、弯曲、伸手、竖大拇指等动作。

宝宝的表情变丰富

怀孕19周后，宝宝的表情变得丰富起来，能做出皱眉、苦脸等表情，眼珠也可以活动。头发变粗、变多。虽然眼睑依旧覆盖着眼睛，但是视网膜能感受到阳光，会做出眨眼的动作。开始形成眉毛和睫毛。

准妈妈身体会发生的变化

乳房变大、分泌出乳汁

乳腺发育、乳房变大，难以穿上怀孕前的文胸。此时，准妈妈应选用大一点罩杯的文胸，防止挤压乳头，促进乳腺发育。乳房正在生产母乳，乳头会出现流出乳汁的现象。皮肤色素发生变化，乳头颜色变深，会出现疼痛感。肉眼都能看见皮肤表面的静脉。

白带增多

准妈妈阴道处的白色或者带黄色的白带增多。这种现象由阴道周围的皮肤和肌肉内的血液增多导致的。如果分泌物出现异味、颜色变深，可能患有阴道感染，需要注意。建议穿棉质的内衣，减少对阴道的刺激。

孕19周注意事项

注意补钙

这时宝宝的骨头在不断变硬，需要足够的钙质。怀孕期间一天需要1000毫克的钙。乳制品中含有大量的钙质。人体对钙质的吸收率是20%，非常低，乳制品和牛肉、猪肉等动物性蛋白质丰富的食物一同食用，可以提高钙质的吸收率。此外，维生素D不足的话，也会造成钙吸收率降低。尽量避免食用加工食品、快餐食品、红茶、咖啡等。

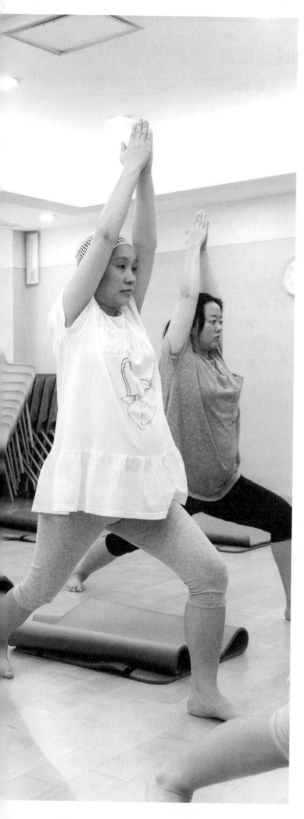

准备孕妇专用内衣

　　肚子和胸部明显增大，各种分泌物也增多，准妈妈需要准备专用内衣。从怀孕到分娩，乳房会上升两个罩杯，腰围会增加23厘米以上，体重会增加10千克左右。因此，考虑到之后体形的变化，要提前准备好衣服哦；爱美的准妈妈可以多准备几套吊带式的孕妇装，穿着方便，既美丽，也保护了肚子。若吊带太紧，会阻碍血液循环，促进静脉曲张发生，所以准妈妈最好根据自己的身材选择合适、舒服的孕妇装。

・准妈妈穿吊带式服装能缓解腹部的皮肤和肌肉的束缚感，有助于产后恢复体形。

・准妈妈穿短裤可以很好地包裹变大的肚子，支撑起腹部。

・棉质的准妈妈内衣不仅手感柔软，吸汗功能也不错。

怀孕20周，宝宝感觉器官迅速发育

准妈妈的身体变化：子宫移动到肚脐上方，从这时起，子宫每过一周增大1厘米。

宝宝的身体变化：身体长度为14～16.2厘米，体重达260克，皮肤形成表皮和真皮。

宝宝的生长发育

皮脂腺中分泌出白色胎脂

宝宝的皮肤形成表皮和真皮，怀孕20周后，宝宝的表皮层分成4层，逐渐变厚。皮肤变得油腻，皮肤表面的皮脂腺中分泌出胎脂。胎脂呈白色油状，能保护羊水内的宝宝；分娩时可以起到润滑油的作用，柔化妈妈的产道。

感觉器官发育

此时是宝宝感觉器官发育的最高峰期，视觉、听觉、味觉、嗅觉等神经细胞迅速发育。这一时期过后，宝宝将具备所有神经细胞，之后神经细胞慢慢变大，变复杂。

准妈妈身体会发生的变化

腹部明显突出

子宫不断挤压腹部，导致腹部异常突出。受腹部的压力，孕妇的肚脐向外突出，肚脐到生殖器的妊娠纹明显。子宫每周会增大1厘米，随着子宫的变大，下腹部也会出现疼痛。

小便频繁

子宫不断变大，压迫肺、胃和心脏，呼吸变得困难，出现消化不良、小便频繁。有时会无意排出小便。可以使用卫生巾，或者做骨盆运动，增强骨盆肌肉。

孕20周注意事项

预防妊娠纹

出现赘肉是怀孕期间的正常现象，通过体重管理和按摩就能预防赘肉。赘肉如果不及时消除，分娩后会留下细长白色的线。出现赘肉的情况因人而异，也没有完全消除赘肉的方法。但是合理控制体重、使用预防赘肉的乳液配合按摩可以在一定程度上预防妊娠纹。

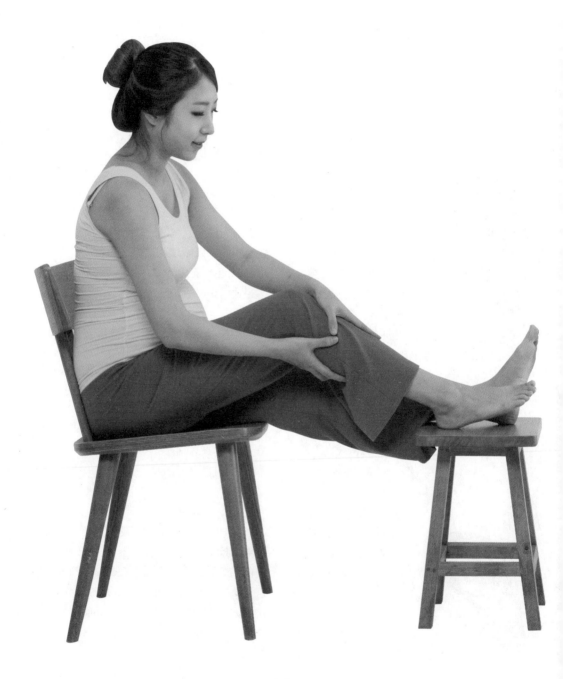

怀孕21周，宝宝的消化器官迅速发育

准妈妈的身体变化：子宫移动到肚脐上方1.27厘米处，体重增加5～6千克。

宝宝的身体变化：身体长度约为18厘米，体重达300克，大小如同一个大香蕉。

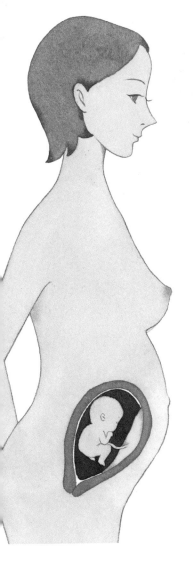

宝宝的生长发育

宝宝的消化器官迅速发育，可以吸收羊水里的水分和糖分。宝宝吸收羊水里的养分，其余的排泄掉。通过这种方式，消化器官得以迅速发育。

保护宝宝皮肤的胎脂分泌增多

随着胎脂分泌量增多，宝宝的身体变得光滑。胎脂能保护羊水内宝宝的皮肤。从孕20周开始，胎脂会堆积在宝宝眉毛上方，柔化眉毛。由于现在皮下脂肪还不多，仍然看到的是发红的皮肤和宝宝身体的肌肉。

准妈妈身体会发生的变化

呼吸困难明显

进入怀孕中期，呼吸变深，稍微活动就会喘气。这是子宫向上移动，压迫肺部所导致的。此外，和怀孕前相比，怀孕后更容易出汗，应避免剧烈运动或者登高，保证充足的休息。

大腿水肿、小腿痉挛

与怀孕前相比，此时体重增加了5～6千克，下半身容易出现疼痛，腰部和背部也会出现疼痛。睡觉前按摩小腿或者疼痛的大腿，能缓解症状。

出现水肿和静脉曲张

由于子宫上移了，下腹部突出异常明显。巨大的子宫会影响血液循环、压迫静脉，出现淤血、水肿、静脉曲张等症状。静脉曲张是指小腿或者腹股沟内侧、外阴部的血管出现瘤样的突起。分娩后，此现象会自然消失。

孕 21 周注意事项

预防静脉曲张

随着准妈妈的肚子逐渐变大，体重会增加，肌肉负担也增大，造成静脉曲张。准妈妈多注意休息，休息好才能预防静脉曲张，一旦出现静脉曲张可通过随时按摩缓解症状。

坚持低热量烹饪法

制定孕妇菜单不仅要注意食物的种类，同时要考虑烹饪方法。含有相同营养，若热量含量不同，相同食物的烹饪法不同，热量的含量也会不同。怀孕期间，准妈妈在保证营养摄入充足的同时，要减少热量的摄入量。

肉类食用方法

肉类是蛋白质的主要来源，吃法不同，热量的摄入量也会出现差别。从种类上看，与牛肉、猪肉相比，鸡肉的热量含量更低。此外，对于相同的肉，应尽量选择瘦肉。如果一定要吃肥肉，可以在炒菜时先去除脂肪。

贝壳类食用方法

虽然大多数贝壳类都是低热量、高蛋白的食物，但是有些也会和肉类一样含有较多的热量。鱼类中鲽鱼、鳕鱼、比目鱼的热量含量较低。鱼的背部含蛋白质较多，腹部含脂肪较多。在烹饪方法上，煮比煎要好，若非吃煎鱼不可，应尽量少放油。

蔬菜类食用方法

蔬菜类热量含量低，不仅含有丰富的维生素、矿物质和膳食纤维，也容易让人产生饱腹感。怀孕期间多吃绿色蔬菜、蘑菇、海藻等有益于身体健康的食物。在做法上，相对炒，做成沙拉更加合适。

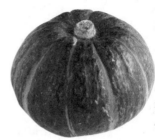

水果类食用方法

水果也是对准妈妈有益的一种食物。注意有些水果含有大量糖分和热量。甜味较重的香蕉、葡萄、菠萝含有较高的热量，而柑橘、西瓜、柚子、草莓、梨含热量较低。准妈妈要慎重选择。

怀孕22周，宝宝的骨骼完全成形

准妈妈的身体变化：肚子突起，身形开始走样，行动不会有大的不便。

宝宝的身体变化：身体长度约为 19 厘米，体重达 350 克，眉毛和睫毛基本成形。

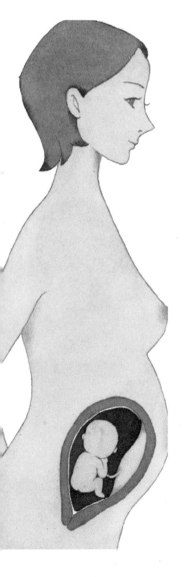

宝宝的生长发育

眼睑和眉毛基本成形

宝宝的眼睑和眉毛基本成形，手指指甲也变长，覆盖手指根部。耳朵基本成形，对外部声音能产生反应，可以听到准妈妈血管内血液流动的声音、胃里消化食物的声音以及子宫外面的声音。

骨骼基本成形，关节快速发育

宝宝的骨骼基本成形。通过四维彩超，可以清晰地看到头盖骨、脊椎、肋骨。关节得到快速发育。宝宝会做抚摸脸、弯腿、搓手、低头等动作。

准妈妈身体会发生的变化

血浆增多，容易贫血

怀孕中期，血液量会大量增加。血液增加会导致血浆的含量增多，而血浆增多，则会稀释准妈妈的血液。血液浓度被称为红细胞比容，这个数值在怀孕期间降低。因此，在怀孕中期，很多准妈妈会出现贫血症状。这时要注意补充铁元素，预防贫血。

身材走样、关节松弛

由于体重增加和子宫变大，身体的重心发生变化，身形开始走样。怀孕后，随着激素的分泌，手指和脚趾等小关节松弛。支撑身体变得困难，建议穿着宽松衣服和跟部较低的鞋子。

孕 22 周注意事项

中期超声波检查

超声波检查是一种怀孕期间最简单、快捷了解宝宝状态的方法。有些医院除了在定期检查时会给准妈妈进行超声波检查之外，需要时也会给准妈妈开出超声波检查。超声波检查能诊断出宝宝生长发育过程中可能出现的多种问题，也不会给准妈妈和宝宝带来伤害，所以，准妈妈一定要定期接受检查。怀孕 20 周后，通过精密超声波检查可以确定宝宝是否出现外形上的畸形。医生通过观察宝宝的身体部位，还能判断宝宝的发育状况、胎盘的位置、羊水量等信息。

母乳的八个好处

- 母乳中含有蛋白质、脂肪、乳糖、维生素、矿物质等宝宝生长发育必需的营养物质。
- 母乳的成分最适合宝宝的身体状况，最容易被宝宝吸收。
- 初乳中含有大量的可以提高免疫力的球蛋白，能保护宝宝、强身健体。
- 母乳中含有大量的能促进宝宝大脑发育的 DHA。
- 母乳可以预防宝宝发生过敏反应。
- 母乳可以有效促进宝宝和妈妈的沟通，稳定宝宝的情绪。
- 随时可以喂宝宝。
- 母乳喂养可以促进子宫收缩和产后身体恢复，有助于自然避孕。

怀孕23周，宝宝的样子基本成形

准妈妈的身体变化：腹部变圆，出现皮肤瘙痒。

宝宝的身体变化：身体长度约为 20 厘米，体重达 450 克，开始存储身体脂肪。

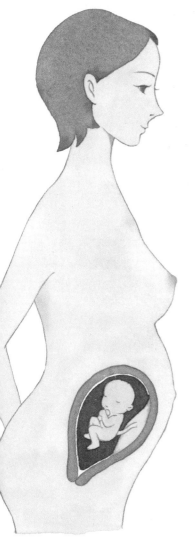

宝宝的生长发育

身体和脸部逐渐变得均衡

虽然脂肪质不多，皮肤还很薄，有起皱现象，但宝宝的模样已基本形成。脸部嘴唇变得明显，眼睛也进一步发育，牙龈中出现牙齿的"幼苗"。怀孕中期形成的牙齿"幼苗"，在宝宝出生后 6 个月开始长成白色的牙齿。此外，为了生成激素，胰腺也开始快速发育。

准妈妈身体会发生的变化

皮肤出现瘙痒

怀孕进行到此阶段，肚子、大腿、胸部皮肤会出现瘙痒。严重时，甚至会出现水泡，形成湿疹。怀孕期间出现的瘙痒是胎盘分泌的激素作用于肝脏导致的。如果瘙痒严重，应该及时治疗。准妈妈平时要常洗澡，保持身体干净。另外，尽量穿无刺激性的面料做的衣服，少吃油腻的食物，多吃富含维生素、矿物质的水果和海藻类食物。

情绪起伏大

肚子不断变大、身体变得迟缓，准妈妈经常出现烦躁和不安。怀孕期间的情绪起伏主要是由激素的变化导致的，也可能是准妈妈身体疲劳、压力过大所引起的。大部分女性在怀孕期间都会经历这种情绪起伏，此时应尽量保持心态平和。

孕 23 周注意事项

掌握调节情绪法

不少准妈妈在怀孕期间对任何事都会小心翼翼，不敢轻易外出或者旅行。若几个月都待在家里，则容易增加自己的心理负担。在危险系数较低的怀孕中期，准妈妈可以尝试寻找适合自己的减压方法。

适合去旅行

此时正是整个怀孕过程中最适合旅行的时间。尽量避开公休日，去人不太多的地方。选择方便的交通工具。若是开车去旅行，不能长时间坐着，要经常停车下去休息。旅行前，最好与医生商量，带好必备物，以防万一。

肚子大小与宝宝大小

进入怀孕中期后，准妈妈的肚子会明显增大。因准妈妈的体形不同，肚子的大小也会不同，子宫的形状、腹肌、宝宝的位置也会影响肚子的大小。虽然肚子的大小和宝宝的大小没有直接联系，但是通过测量子宫的高度，可以预估宝宝的大小及其发育状况。

测量子宫高度

准妈妈在接受定期检查时都会测量子宫的高度。子宫高度是指从耻骨联合到子宫最高处的长度。子宫高度会随着怀孕月数增加而增加。在正常值 2 厘米左右属于正常现象。但是宫高值越大并不一定表示宝宝发育越好。即使宝宝很小，如果羊水较多，宫高也会增加。另外，如一个月后子宫高度没有发生变化，有可能是出现了问题，应及时与医生沟通。在标准值内均匀地增加是最理想的。

怀孕月数	宫高值
4 个月末	12 厘米
5 个月末	15 厘米
6 个月末	21 厘米
7 个月末	24 厘米
8 个月末	27 厘米
9 个月末	30 厘米
10 个月末	33 厘米

参加孕妇课堂

肚子一点点变大，宝宝的活动也渐渐明显，准妈妈对怀孕和分娩的疑惑越来越多。很多城市都开展了以准妈妈为对象的课堂，准妈妈要积极参加哦！从中可以学习到怀孕期间的生活注意事项、多种分娩方法、产后调理以及有关分娩时分泌物的信息。周末和准爸爸一起参加，效果会更好哦！

怀孕24周，宝宝对外部声音更加敏感

准妈妈的身体变化：子宫上移到肚脐上方 4 ~ 5 厘米。

宝宝的身体变化：身体长度约为 21 厘米，体重达 540 克，开始为呼吸做准备。

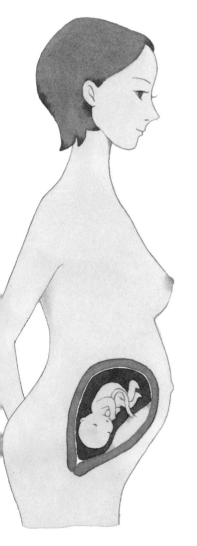

宝宝的生长发育

肺部血管发育

宝宝的体重达到 500 克以上，肺部血管发育，为呼吸做好准备。嘴巴经常吞吐羊水，脐带或者手指在嘴边时，宝宝的头会自动向旁边转动。通过这种方式，宝宝可以练习出生后吃奶的动作。

对外部声音更敏感

现在宝宝对外部的声音更加敏感，这时起，宝宝开始熟悉外面的声音，所以出生后也不会对外部的声音感到惊怕。

准妈妈身体会发生的变化

脚部发麻、抽筋

体重增加，支撑身体的大腿负担加重，腿部肌肉容易疲劳。增大的肚子压迫大腿部静脉，导致腿部发麻、抽筋。这种症状在晚上睡觉时最容易出现，有时因为脚部疼痛，从梦中惊醒。转身或者伸腿的时候，会出现疼痛或者肌肉拉伤的感觉。

刷牙时牙龈会出血

怀孕期间由于激素分泌导致牙龈肿大，刷牙时，很容易引起牙龈出血。因此，准妈妈刷牙不要用力过猛。若怀孕期间不好好护理牙齿，分娩后牙齿的状况会变得更糟糕。除了牙龈出血外，也容易出现鼻塞、流鼻血等症状。

孕 24 周注意事项

做妊娠糖尿病检查

妊娠糖尿病检查是在怀孕期间接受的基本检查之一。怀孕 24 ~ 28 周需要接受葡萄糖耐量检查，检测准妈妈是否患有妊娠糖尿病。妊娠糖尿病是怀孕期间的并发症，发病率为 5% ~ 6%，但是它和普通糖尿病不同，在分娩后会自然消失。怀孕前未患糖尿病，怀孕后也有可能会出现，因此一定要接受检查。若患有妊娠糖尿病，轻者可通过饮食和运动进行调节，情况严重者需要接受药物治疗。

原因

胰腺中分泌的胰岛素将食物分解成能够被细胞吸收的果糖或者葡萄糖。如果怀孕期间胰岛素出现异常，会诱发妊娠糖尿病。虽然葡萄糖是宝宝发育所必需的营养，但是含量过高，会导致宝宝发育过度。宝宝体形过大，会给正常分娩带来困难，增加分娩危险。宝宝也会因此出现黄疸、呼吸疾病等问题。

检测

先给准妈妈喝下一定量的葡萄糖糖水，1 小时后抽取准妈妈的血液，检测血糖含量。如果数值和标准值出现较大偏差，需要做精密的葡萄糖耐量检查。

患妊娠糖尿病概率较高的情况

- 之前怀孕期间患过妊娠糖尿病。
- 分娩过巨大儿。
- 为肥胖女性。
- 为高龄女性。
- 患有高血压。
- 家族中有糖尿病病史。

开始音乐胎教

宝宝的听觉器官基本发育完成，能对外部声音产生反应，准爸妈可以给宝宝做音乐胎教。此时宝宝很喜欢古典音乐和轻音乐，有时宝宝会随着音乐节拍而活动。准妈妈在休息或者做家务时，多放一些柔和的音乐，胎教效果会更好。

怀孕25周，宝宝的皮肤逐渐变得不透明

准妈妈的身体变化：子宫变得异常大，上移到胸骨处。
宝宝的身体变化：身体长度约为 22 厘米，体重达 700 克，大脑细胞快速生长。

宝宝的生长发育

皮肤逐渐变得不透明

和上一周相比，宝宝体重增加了 100 克以上。宝宝的大脑细胞快速生长，个子也慢慢变高，逐渐填满子宫。此时的脂肪质不多；皮肤比较油腻，但是皮肤已经开始发生变化。之前能看见血管的皮肤慢慢变得不透明。宝宝的全身被脂肪覆盖。覆盖全身的毛发，由毛根方向朝斜向生长。

准妈妈身体会发生的变化

腹部、臀部、胸部出现紫色妊娠纹

腹部、臀部、胸部会出现紫色的妊娠纹。这是在皮下脂肪增多的过程中，毛细血管破裂所导致的一种现象。妊娠纹无法用普通乳液、面霜去除。这是怀孕期间出现的典型现象，分娩后会逐渐消失，不需要过分担心。

眼睛变得干燥

眼睛对光线变得敏感，也会变得干燥。这是怀孕期间经常出现的现象，不需要过分担心。如果症状变严重，需要使用人工泪液补充眼睛的水分。

孕 25 周注意事项

怀孕期间皮肤和头发护理

护肤不能因怀孕而停滞。女人即使怀孕了也不能忘记美丽。怀孕期间由于激素的影响，皮肤会变得粗糙，脸部容易出现痤疮和斑点。这些皮肤问题会在宝宝出生后慢慢消失。皮肤粗糙、雀斑等问题在宝宝出生后也不会轻易消失。因此，在怀孕期间要经常洗脸、补充皮肤水分和油脂。此外，怀孕期间色素容易沉着，要避免皮肤直接接触阳光，外出时涂抹防晒霜。另外，怀孕后，头发颜色会变深，数量会变多。平时可以使用护发素，预防头发干枯。

坚持做孕妇体操，预防肥胖

怀孕期间准妈妈不仅要休息好，还要保持适量的运动来预防肥胖。特别是怀孕后期，体重迅速增加，容易出现尿痛等症状，更应坚持运动。坚持孕妇体操和游泳，不仅能预防尿痛，也可以锻炼肌肉，保障顺利分娩。

Step 15 怀孕26周，宝宝肺内肺泡开始发育

准妈妈的身体变化：子宫每周增大1厘米，体重增加了7～9千克。
宝宝的身体变化：身体长度约为23厘米，体重达900克。

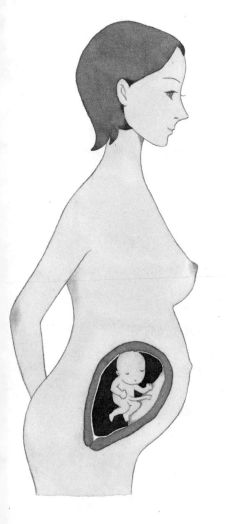

宝宝的生长发育

视神经开始活跃

用手电筒从腹部一端照射到另一端，宝宝的头也会跟着光线移动，这意味着宝宝的视神经已经变得活跃。而皮肤依旧有很多皱纹，且呈现红色。皮下脂肪开始填满皮肤，皮肤变厚、颜色变浅。

开始呼吸

宝宝肺内的肺泡开始发育。从肺泡出现到宝宝8岁为止，肺泡会持续长大。肺泡给宝宝提供所需要的氧气，内部排出二氧化碳的血管呈几何倍数增长。鼻孔也敞开，慢慢地可以活动自己的肌肉，完成自己的呼吸动作。由于肺部内没有空气，还不能实现吸气的功能。

准妈妈身体会发生的变化

肋骨出现疼痛

随着宝宝不断生长，子宫逐渐变大。怀孕近7个月时，增大的子宫推动肋骨上升5厘米。受这种压力，肋骨向外突出，产生疼痛。同时，子宫会压迫胃，造成消化不良，引起反胃现象。另外，子宫肌肉扩张，下腹部也会出现疼痛。

身体重心前移

由于腹部逐渐变大，挺直腰背站立时，身体重心前移，为了维持平衡，准妈妈身体必须后倾。这时腰背部的肌肉给腰部施加压力，也会诱发尿痛。经常保持正确的姿势，多散步或者做一些预防腰痛的孕妇体操能有效缓解身体疼痛。

孕 26 周注意事项

出现噩梦放宽心

在怀孕过程中，很多准妈妈会做噩梦。这是无意识的不安和对分娩的恐惧感所导致的。经常梦到自己在拼命奔跑或者从高处掉下，但不需要过分担心，应保持身心放松。

预防妊娠期高血压

身体还没有适应怀孕而出现的现象就是妊娠期高血压，主要发生在怀孕后期。所以准妈妈从怀孕中期就要开始坚持健康管理。若患有妊娠期高血压，多数情况下会导致宝宝发育不成熟，严重时，还会危及准妈妈的生命。

妊娠期高血压的代表症状就是高血压、蛋白尿、水肿，这些症状在怀孕 20 周后会慢慢出现，或者一次性出现。为了预防妊娠期高血压，要采取多种方法预防疾病。特别是在怀孕中期，要注意饮食均衡、适量运动，有效控制体重。

注意减少食用动物性脂肪

身体的能量来源主要是蛋白质、脂肪和碳水化合物。其中，蛋白质是构成人体的必需营养，一定要保持足够的摄入量；碳水化合物和脂肪可以调节身体的热量。但是动物性脂肪的分子较大，无法通过胎盘传递给宝宝，因此无法给宝宝提供营养，而是聚集到皮下，造成肥胖。炒菜时应尽量使用植物性食用油，避免使用黄油；肉类尽量选择油脂较少的瘦肉。此外，做菜时不要采取炒和煎的方法，最好选择蒸和煮。

避免多食含糖量高的食物

甜食中含有较高的热量，孕妇尽量远离甜食。含糖量较高的水果也少吃。可以食用牛奶、含糖量少的奶酪以及水果。这些食物不仅能满足口欲，还能给宝宝提供充足的蛋白质和钙质。

怀孕27周，胎动变得剧烈

准妈妈的身体变化：子宫上移到肚脐上方约 7 厘米，子宫高度达 27 厘米。

宝宝的身体变化：体重达 900 ～ 1000 克，头到臀部的长度约为 24 厘米，头到脚底的长度约为 30 厘米。

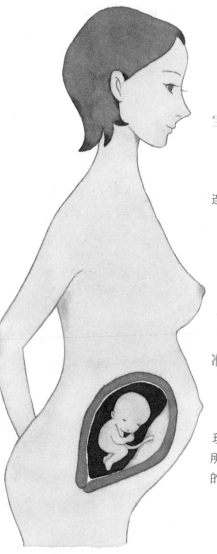

宝宝的生长发育

视觉和听觉得到发育

宝宝的眼睑完全成形，出现眼珠，开始睁开眼睛。此外，连接耳朵的神经网也开始形成，可以对一定的声音产生反应。

能感受准妈妈的情绪

宝宝身体的大部分已经成形，开始出现情绪变化。这时，宝宝能感受到准妈妈的情绪。若准妈妈焦虑，宝宝也会焦虑；若准妈妈高兴，宝宝也会高兴。

准妈妈身体会发生的变化

胎动渐渐剧烈

胎动变得剧烈，这时，宝宝的踢腿更加有力，也会出现由下向上的动作。胎动根据宝宝的状况、次数和程度有所差异，准妈妈不需要过分在意。胎动较弱时，能检测宝宝的心跳，以确定宝宝的健康状态。

血压有少许上升

这段时间血压会少许上升，但不需要过分担心。如果体重突然增加、视线变模糊、手脚水肿，有可能患有妊娠期高血压，需要立即就医治疗。

注意流产原因

怀孕中期的流产大部分是由于准妈妈身体异常导致的。主要由子宫发育不完全、妊娠糖尿病、宫颈内口松弛、甲状腺疾病等引起。其中最主要的原因就是宫颈内口松弛。子宫内的宫颈管连接着宝宝和准妈妈的阴道。这些管道在子宫未收缩时，仍然像分娩时处于打开状态的现象被称为宫颈内口松弛。

宫颈无力者即使未出现疼痛，也易导致流产。若及时接受治疗可以避免流产。有过流产或者早产经历的女性在怀孕 4 个月，要接受宫颈管结扎手术。这种手术很简单，只需要 20 ~ 30 分钟。 怀孕 37 周后能正常分娩。接受手术后也不一定可以保证 100% 不出现流产，准妈妈在分娩前一定要避免劳累。

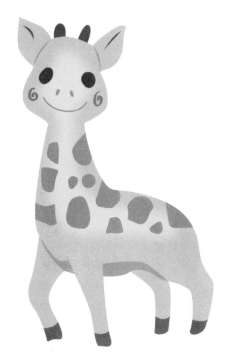

羊水的疑惑

羊水的成分

怀孕初期的羊水是由包裹宝宝的羊膜分泌出的分泌液形成的。这时的羊水类似于生理盐水，呈无色状，温度和体温差不多。怀孕后期，宝宝的小便是羊水的主要成分，混有宝宝的皮肤、胎脂、体毛，羊水变得浑浊。另外，随着宝宝长大，羊水逐渐增多，到怀孕34周，达到最大值为700～800毫升，之后逐渐减少。

羊水的作用

降低外部冲击

包裹住宝宝的皮膜由外到内分为脱落膜、绒毛膜、羊膜。羊膜腔内充满液体，这液体就是羊水。

羊水能降低外部冲击，保护宝宝。羊水的作用就好像垫子，即使肚子受到冲击，也不会影响到宝宝；在宝宝活动时也能起到缓冲作用，减轻准妈妈的疼痛。

促进宝宝发育

羊水是宝宝均衡发育所必需的物质。宝宝在羊水中能使得脚部自由活动。羊水对宝宝的肌肉、骨骼、胃的发育影响巨大，可以促进肺部的发育和成熟，帮助宝宝提前练习呼吸。若羊水不足，会导致宝宝发育不均衡，引起肺部发育障碍。

杀菌、维持体温

羊水能起到杀菌、降低感染风险的作用，同时能维持体温恒定；还能减少宝宝活动时对脐带的压力，防止宝宝扯断脐带，预防胎盘脱落。

分娩时，起润滑作用

分娩时，子宫扩张，羊水流出，有助于宝宝排出体外，起到一定的润滑作用。

羊水过多症

症状

羊水过多症是指羊水过多的现象。羊水过多，医务侦测难以确定宝宝的位置，心跳难以被探测到，准妈妈的腹部不便感加重，准妈妈呼吸变得困难。羊水过多，子宫过大，会压迫重要的静脉，导致腹部、外阴部、大腿出现水肿。患有羊水过多症时，一般会提高早期宫缩阵痛和早期羊水破裂的概率。

原因

患有双胞胎输血综合征、胎儿畸形、遗传疾病、糖尿病，或含有宝宝血红细胞的抗体等情况，以及宝宝受到感染的情况，都会导致羊水过多症，但是有60%的症状原因还不明确。患有羊水过多症者，宝宝出现畸形的概率为15%～20%，也容易出现染色体异常和肌肉障碍。宝宝出现无脑症或者食管堵塞的情况，有一半是由于羊水过多症导致的。如果中枢神经出现问题，宝宝露出的脑膜会吸收液体，导致羊水过多。

治疗

怀孕中期出现的轻微的羊水过多症大部分能痊愈。患有羊水过多症后，即使准妈妈会感到不便，医生还是会建议在出现宫缩阵痛到羊水破裂为止，要接受观察，防止意外发生。如果准妈妈出现呼吸困难、腹痛、行走艰难等症状时，需要住院治疗。在呼吸困难和子宫膨胀严重时，需要排出一部分羊水，降低压力。这时可能会出现胎盘早期分离、羊膜破裂、羊膜感染等并发症，需要多加注意。

羊水过少症

症状

没有羊水或者羊水比正常情况要少的现象称为羊水过少症。羊水过少，肚子看起来比较扁。大部分羊水过少症出现在怀孕的最后2～3周。通过超声波可以测定羊水量。在怀孕初期，羊水过少，会给宝宝带来严重的影响，导致其肌肉和骨骼畸形。在怀孕中期，羊水过少，会导致宝宝泌尿系统出现畸形。特别是在怀孕16～28周出现羊水过少症，将会影响宝宝肺的发育。在怀孕后期出现羊水过少症，宝宝可能会扯断脐带。

原因

导致羊水过少症的原因目前还不清楚。一般是宝宝的尿道堵塞或者心脏畸形导致不生成小便，抑或者是羊膜出现裂缝导致羊水流出。超过预定分娩日，宝宝仍未出生时也会出现这种症状。另外，通过胎盘供给宝宝的血液和营养不足也会导致羊水减少。

治疗

在怀孕后期羊水过少，一般会通过分娩的方法治疗。即使宝宝还没到达分娩时间，只要宝宝出生后能存活或者发育到一定阶段了，就应该通过诱导分娩或者剖宫产的方式，治疗羊水过少症。超过预定分娩日宝宝还未出生，羊水会不断减少，这时也应该通过诱导分娩和剖宫产的方法，使宝宝分娩出来。对于羊水过少的患者，在分娩时宝宝的心跳频率会降低，这时最好选用剖宫产。怀孕中期若出现羊水过少症，其畸形儿的出生率达到15%～25%，因此需要接受精密超声波检查。现在还没有能增加羊水的药物和食物。脱水和过劳会导致羊水减少，因此准妈妈要注意补充水分。

怀孕中期应该知道的多种症状

怀孕中期的多种症状

怀孕中期，准妈妈会出现多种症状。大部分症状在分娩后会自然消失。当然一部分症状会严重，甚至给准妈妈造成不便。下面我们来看看怀孕中期经常出现的症状，学习它的预防和治疗方法。

情况一 腰部疼痛

腰痛程度有轻有重，每个准妈妈在怀孕期间都会经历。怀孕期间出现的腰痛，大多数是子宫变大，压迫骨盆和腰背部导致的。激素变化或者自主神经的作用，也会导致腰痛。准妈妈生活习惯、身高、体重、肌肉状态等因素不同，其腰痛出现的程度也有所差异。保持正确的生活习惯、适量运动，能在一定程度上预防腰痛。平时走路或者就座一定要保持后背挺直。睡觉时保持侧身的姿势能降低腰部负担。经常做孕妇体操或者游泳能有效缓解腰痛。

情况二 手指和手腕发麻、疼痛

进入怀孕中期后，准妈妈的手指和手腕会出现水肿，导致发麻和疼痛。从早晨起床到中午这段时间，症状异常严重，有时疼痛严重到无法握拳和伸直手臂。这是由怀孕期间全身水肿导致的手腕和手指处神经麻痹。这只是暂时现象，分娩后水肿消失，这种症状也会自然消失。适当减少盐分的摄入量，经常锻炼手腕和手指，或者按摩能有效缓解这些疼痛。

情况三 便秘

怀孕期间，准妈妈容易出现便秘。主要是由于黄体激素增加使得胃活动减少以及子宫变大压迫肠道，使肠道蠕动减少所导致的。此外，不当的生活规律、运动不足、偏食也会导致便秘。食用含有丰富膳食纤维的食物是预防便秘的有效方法。早餐一定要吃，早上起来做一些轻微的运动也能预防便秘。另外，空腹时喝一杯牛奶能有效缓解便秘。建议服用乳酸菌，远离通便药。

情况四 出现痔疮

怀孕和分娩期间容易患痔疮。痔疮是子宫变大，压迫血管，导致血液循环不畅引起的，初期表现为大便里混有血液，之后症状渐渐加重，出现脱肛症状。痔疮在接受治疗后，复发的可能性较高，需要提前预防。为避免患有便秘，平常要多运动或按摩，促进下半身血液循环。怀孕期间和医生沟通后可以接受治疗。在家里采取坐浴的方式，能有效缓解症状。大部分情况下，痔疮在分娩后会自然痊愈，在分娩一个月后，再进行检查。

情况五 出现静脉曲张

怀孕期间，膝盖后部、腹股沟内侧、脚踝、外阴部、肛门会出现静脉曲张。主要是子宫变大，压迫大静脉，血液循环不畅，淤积的血液导致静脉扩张所引起的。但是，分娩后会自然消失，无须担心。想要预防静脉曲张，则不要长时间保持一个姿势，休息时稍微把腿抬高，也要控制好体重。

情况六 腹部瘙痒

进入怀孕中期后，胸部和腹部会出现瘙痒，皮肤会变得粗糙。皮肤出现瘙痒的原因目前还不清楚，可以确定的原因之一是胎盘分泌的激素影响肝脏代谢。准妈妈要经常洗澡，保持皮肤干净；多穿棉质的内衣。瘙痒严重到无法忍受时，需要就医治疗。

情况七 头晕

怀孕初期出现的头晕大部分是由血液增加导致的。怀孕后期，子宫变大，影响下半身大静脉血液循环，导致大脑供血不足，也会引起头晕。另外，由缺铁导致的贫血，也会引发头晕。一旦头晕，准妈妈应该开窗通风，躺下休息。如果准妈妈出现缺铁性贫血，应该根据医生的叮嘱服用含铁药剂，或者食用含铁量高的食物。在服用含铁药剂时可能会出现消化不良、便秘等症状，若这种症状严重，无法继续服用含铁药剂，应该及时与医生沟通，改服用液体药剂或者接受注射。

| 常见症状和自我治疗法

症状	自我治疗法
腰痛	让准爸爸帮忙按摩背部下方，穿平底鞋子，避免提重物
便秘	一天喝6～8杯水，多吃新鲜蔬菜和含膳食纤维多的食物，服用乳酸菌
头晕	坐在椅子上，弯腰让头低到两腿中间；平躺时让脚高过头
消化不良	少食多餐
水肿	经常观察脸部、手、脚踝，检测是否出现水肿
体重突然增加	若体重突然增加较多，可能是妊娠期高血压，需要就医治疗
失眠	睡觉前使用薰衣草香的沐浴液沐浴，穿舒适的睡衣，喝牛奶
乳房疼痛	选用孕妇专用文胸；使用橄榄油擦拭变干的乳头
静脉曲张	休息时保持腿部高于头，不要按摩疼痛部位
水积聚	减少食用盐分过高的食物
妊娠纹	使用专门乳霜按摩

怀孕中期出现的异常症状

宫颈内口松弛 ◀

　　子宫由宝宝存在的体部与连接体部和阴道的颈管所组成。这个宫颈管在子宫不扩张时，出现和分娩时一样打开的现象，称为宫颈内口松弛。宫颈内口松弛是导致怀孕中期流产的主要原因，需要早发现，早治疗。

症状

　　宫颈内口松弛是指没有出现早期宫缩阵痛或者羊水流出等异常症状，宫颈管打开的现象。大多数情况下，不会出现分泌物增多、阴道出血等症状，会产生腹部下沉的感觉，但及时治疗后仍然能正常怀孕。

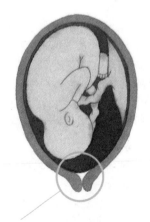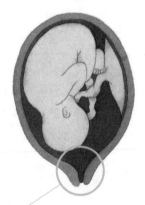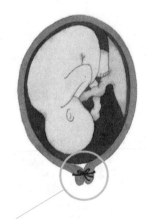

　　正常情况，宫颈管完全闭合，保护包裹住宝宝的羊膜。

　　宫颈管变薄、变松，在宝宝体重的作用下，宫颈管打开，羊膜凸出变大。

　　怀孕 4 个月，做宫颈管结扎手术；怀孕 37 周，进行拆线。

对策

怀孕中期，有过流产或早产经历的准妈妈应该与医生沟通，在怀孕 4 个月时，接受宫颈管结扎手术。手术只需要花费 20 ~ 30 分钟，是相对简单的手术，手术后可以正常怀孕，在怀孕后期需要拆线，拆线后可以正常分娩。但是，在怀孕中期接受了缝合手术也不能放心。到分娩为止，要避免剧烈运动。在没有经验的情况下，接受中期超声波检查时要仔细观测宫颈是否发生收缩。根据情况不同，需要采取缝合来预防早产。

流产

怀孕中期，高血压、糖尿病、妊娠期高血压和肝炎是造成流产或早产的原因。之前怀孕时出现过妊娠期高血压的女性要及时与医生沟通，确定没有高血压或者糖尿病后，再准备怀孕。

症状

在怀孕中期出现的流产，会在怀孕 6 个月以内引起阴道出血和下腹部疼痛。

对策

若准妈妈出现流产症状，首先通过超声波检查，确定宝宝的发育状况。如果检测出宝宝有异常，需要接受诱导分娩以及刮宫手术，终止怀孕。

阴道出血

怀孕中期和怀孕初期相比，阴道出血的概率更低。若出血，一定要检测宝宝和胎盘的状态，避免再次出血。

原因

造成阴道出血的原因有多种，最常见的原因就是宫颈出血。怀孕后，宫颈变脆弱，即使小的刺激也会引起阴道出血。在这种情况下，要停止大多数活动，防止对怀孕造成影响。如果同时出现腹痛，需要确定是不是胎盘脱离。应及时前往医院，找出原因，接受治疗。

对策

准妈妈一旦出现阴道出血一定要前往医院，查明出血原因，接受治疗。宫颈出血或者胎盘出血的情况，只要减少活动，就能好转。但也可能会再次出血。若胎盘早期出现脱离，会影响宝宝和准妈妈的健康，要及时接受治疗。吸烟、遇到交通事故、受到过大的冲击、患有妊娠期高血压，以及羊膜破裂等都会增大阴道出血概率。

在怀孕 28 ~ 37 周中断称为早产。主要根据分娩后宝宝能否生存而区分的。怀孕 24 周后分娩出的宝宝能利用育婴箱存活，被认为是早产。

症状

导致早产的主要原因是早期宫缩阵痛和早期羊膜破裂。早期宫缩阵痛是指子宫扩大，子宫颈部变柔软而打开的现象。由于过量运动或者脱水导致的子宫收缩能通过休息缓解。若 10 分钟内子宫一直保持收缩状态，且强度变高，需要到医院接受治疗。早期羊膜破裂多由突然吸入阴道分泌物导致的，有时会伴随阴道出血。在怀孕中期若阴道分泌物增多以及阴道发炎，则很难分清羊水和阴道分泌物。

对策

若准妈妈出现早期腹痛和早期羊膜破裂的征兆，应该尽快前往医院接受检查。早期腹痛根据状况，只要进行简单的输液治疗就能好转。有时也会使用药物治疗，这些药物在宫颈未完全打开时使用仍有效果，一旦情况严重，就无法治愈，因此要及时去医院。早期羊膜破裂者，需要接受抗生素治疗。如果不使用抗生素，会导致炎症，引起各种并发症，同时诱发提前分娩，必要时需要使用肺成熟促进剂。

预防方法

早产和准妈妈的健康有着直接联系。准妈妈患有糖尿病、高血压、妊娠期高血压等疾病，会导致胎盘无法正常发挥功能，最终提高早产概率。因此，准妈妈要坚持接受定期检查，迅速发现问题，接受治疗。保持睡眠充足、减轻压力、注意身体剧烈动作，避免给腹部造成冲击。腹部出现僵硬感时应立刻停止运动，让身体得到足够的休息。

怀孕中期的性生活

怀孕中期，夫妻的"恩爱"生活怎么办

准妈妈的肚子一天天变大了，若要进行夫妻性生活，会不会给宝宝造成影响呢？要怎样做才不会给宝宝和准妈妈带来伤害呢？下面我们一起来了解。

注意保持干净，避免挤压腹部的动作

怀孕中期胎盘发育完全，进入了安全期，进行夫妻性生活不会有太大影响。但是，由于子宫变大，腹部不断凸出，不应采取一些会挤压腹部的姿势哦！虽然现在处于稳定期，但也要避免性生活次数过多，同时不要采取剧烈的动作。另外，在性生活的过程中，如果胎动剧烈，应该立即停止。怀孕期间夫妻性生活的另一个注意事项就是要保持干净。怀孕期间，准妈妈受伤、受感染的概率很高，为了防止感染，进行性生活时，要保持身体清洁，建议使用安全套以防止细菌进入阴道。

如果性生活后准妈妈出现阴道出血，应该及时就医，检测是否出现异常。特别是存在宫颈内口松弛、胎盘脱离以及早产的风险时，一定要立即停止性生活。

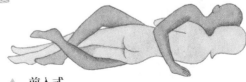

▲ **后背式**

准爸爸在后面支撑住准妈妈的上身，这样准爸爸的体重不会压在准妈妈身上，也能调整阴茎插入深度。

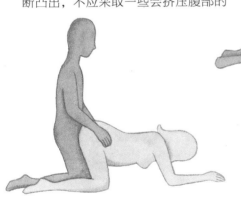

▲ **后入式**

后入式不会给宝宝造成太大影响，准爸爸也能按照自己的需求调节阴茎插入深度和频率，是最适合怀孕中期的方式。这种体位不会损伤阴道和子宫口。在插入时也能抚摸准妈妈乳房，提高满足感。

▲ **前入式**

男女面对面躺着的姿势。深入比较困难，男性会挤压胸部，斜向插入阴道。双方侧躺着，不会挤压准妈妈腹部；插入深度也不深，不会带来太大的影响。

怀孕期间的问题——静脉曲张

怀孕期间的静脉曲张

怀孕期间经常在手脚上出现的静脉曲张，会给准妈妈带来疼痛。情况严重时，站着也会感到疼痛，无法走路。下面来了解一下，如何安全地治疗怀孕期间出现的静脉曲张和它的预防方法。

静脉曲张是什么

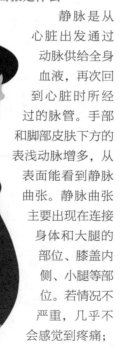

静脉是从心脏出发通过动脉供给全身血液，再次回到心脏时所经过的脉管。手部和脚部皮肤下方的表浅动脉增多，从表面能看到静脉曲张。静脉曲张主要出现在连接身体和大腿的部位、膝盖内侧、小腿等部位。若情况不严重，几乎不会感觉到疼痛；情况严重时，会出现"肉疙瘩"、疼痛、大腿变沉重以及走路困难。

静脉曲张出现的症状和时间

症状因人而异，50% 的准妈妈会出现静脉曲张。与一般人相比，准妈妈的血液量较多，血压较低，血液淤积现象比较严重，更容易出现静脉曲张。一般从怀孕中期开始出现，也有的准妈妈在怀孕 2 ~ 3 个月后出现。

静脉曲张的预防和治疗

想要预防静脉曲张，则不要长时间站立，不要穿紧身衣服和高跟鞋，也不要跷二郎腿。休息时，尽量侧躺，或者把脚平放在椅子上或者垫子上。不要提重物。

若准妈妈已经出现静脉曲张，则穿孕妇专用长筒袜，给外部施加压力，促进血液循环。由下往上按摩出现静脉曲张的部位，能缓解症状。另外，要保持定期休息，防止症状加重。

怀孕期间出现的静脉曲张大部分会在产后消失，建议不要接受手术治疗。下一次怀孕可能会复发，因此要积极预防。

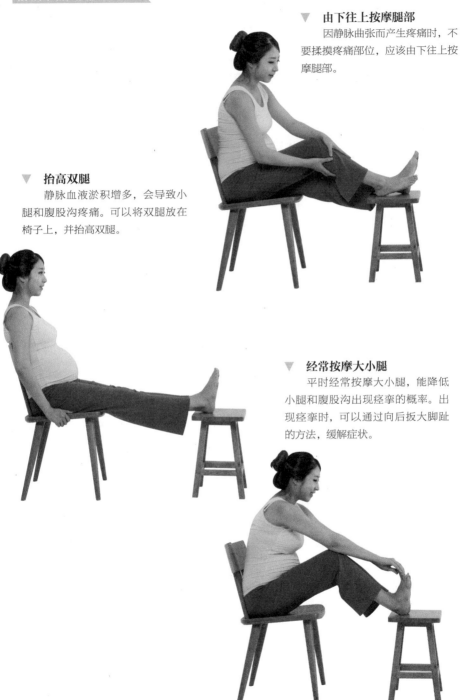

静脉曲张预防方法

▼ 由下往上按摩腿部
因静脉曲张而产生疼痛时，不要揉摸疼痛部位，应该由下往上按摩腿部。

▼ 抬高双腿
静脉血液淤积增多，会导致小腿和腹股沟疼痛。可以将双腿放在椅子上，并抬高双腿。

▼ 经常按摩大小腿
平时经常按摩大小腿，能降低小腿和腹股沟出现痉挛的概率。出现痉挛时，可以通过向后扳大脚趾的方法，缓解症状。

了解肚子的形状

与肚子大小有关的因素

准妈妈的体形

准妈妈的体形不同，肚子的大小也会有所差异。准妈妈属于娇小可爱型，肚子变大和凸出的速度更快。相反，准妈妈较胖，原本肚子就有很多脂肪，即使宝宝不大，肚子看起来也会比一般人大。

肚子的形状

肚子的大小和肚子的形状有关。肚子朝两边舒展，肚子看起来会比较小；而朝前凸出，肚子看起来会比较大。一般偏瘦者的肚子会看起来比较圆。

羊水量

羊水量也会影响肚子的大小。根据准妈妈的体质，羊水量也不同，无论是过多还是过少都容易出现问题。

怀孕次数

有过怀孕经历的准妈妈在怀孕期间身体的变化更快。对于经产妇而言，肚子已经变大过，其身体的变化比较敏感，肚子也会比怀头胎的人要大。

肚子的大小正常吗

大多数准妈妈怀孕后开始关心自己肚子的大小。因准妈妈的体形或者肚子的形状不同，肚子的大小会出现差异。可以定期测量子宫高度，确定是否出现异常。子宫高度是指从耻骨联合到子宫最高处的长度，通过测量子宫的高度，可以推测出宝宝的大小。

正常的子宫高度会随怀孕月数增加而改变，但这个标准值并不适用于所有的情况。即使宝宝发育正常，宝宝的位置、羊水量、准妈妈的脂肪量等多种因素也会导致标准值出现差异。子宫高度和标准值出现正负2厘米差异，表明宝宝是健康成长的。子宫高度不仅由宝宝大小决定，还与宝宝的生长发育速度有关。例如，怀孕7个月，子宫高度为26厘米，怀孕8个月，子宫高度还是26厘米，准妈妈就要担心宝宝的发育速度是否变慢了。肚子的形状和大小都在正常范围内才是最理想的状态。

从肚子大小看异常

出现葡萄胎，肚子看起来很大

葡萄胎是指构成胎盘组织的一部

分，形成葡萄串的水泡，充满整个子宫的一种现象。主要特征就是肚子会比正常情况下看起来大。在初期，葡萄胎通过超声波检查能发现。由于没有其他的明显症状，一旦肚子异常凸出，准妈妈就要及时接受超声波检查。

宝宝死亡，肚子会变小

子宫比正常情况下要小，或者通过超声波多普勒检查没能听到宝宝的心跳，准妈妈需要注意肚内宝宝是否已经死亡。若妊娠反应或者胎动突然消失，就要及时接受检查。

宝宝发育不良，肚子会变小

宝宝的发育出现异常、胎盘功能下降、妊娠反应严重导致营养失调，都会导致肚子变小。这些情况能通过超声波检查检测出来，不要过度担心。

有关肚子的传言

宝宝大，难产危险是不是更大

父母体形较大，宝宝一般也会较大。准妈妈营养过剩会导致宝宝肥胖。若准妈妈患有糖尿病，宝宝也会变得较大。一般情况下，宝宝比较大也无须担心难产问题，主要看骨盆大小和宝宝头部大小是否相符。如果产道能变得与宝宝同大，不会出现难产问题；若骨盆比宝宝的头部要小，准妈妈就可能出现难产的危险。

宝宝体形小，是未成熟儿吗

宝宝较小主要由发育异常所导致，如果不是发育异常导致，准妈妈就得注意自己是否患有妊娠期高血压。要有妊娠期高血压，早产概率比较高，容易出现未成熟儿。宝宝多停留在子宫内一天，也是安全的。需要慎重检测子宫的环境和宝宝的发育状况，选择最合适的时期诱导分娩。

怀双胞胎，肚子比别人大一倍吗

怀双胞胎或者多胞胎者，从怀孕4个月开始，子宫变大的速度会比普通准妈妈快一个月。因此子宫会比怀一个宝宝的准妈妈要大。一旦流产，出现未成熟儿的可能性比较高。正常分娩后，虽然宝宝体重会轻一点，但是不会影响发育。

准妈妈吃得多，宝宝也会变大吗

虽然准妈妈的体重增加与宝宝的体重增加有一定的联系，但不意味着准妈妈吃多少，宝宝就会长多少。原本胎内会自行调节，给宝宝提供所需营养。因此，准妈妈摄取过多营养，也不一定能全部供给宝宝，相比宝宝，准妈妈的体重反而会增加更多。体重增加过多还容易导致妊娠期高血压或糖尿病，最终影响宝宝的发育。

通过肚子形状能判断宝宝性别吗

以前，大部分人通过肚子形状来推测宝宝的性别。据说肚子圆是男孩，肚子尖是女孩。其实肚子的形状和宝宝的性别没有必然联系。

Chapter 3

怀孕 40 周计划
怀孕后期

怀孕后期一般指怀孕 28 ~ 40 周，是准备分娩的重要时期。为了迎接宝宝，应该做些什么？有什么方法可以缓解分娩的恐惧？一起来了解一下。

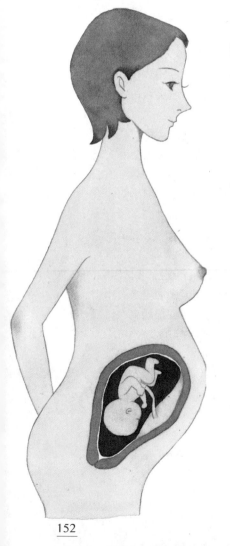

Step 01 怀孕28周，宝宝脑组织发育

准妈妈的身体变化：子宫进一步上升，子宫高度达到 28 厘米。

宝宝的身体变化：身体长度约为 35 厘米，体重达 1 千克。

宝宝的生长发育

脑部变大、脑组织发育

怀孕后期，宝宝占据了子宫大部分空间。这段时间是脑组织发育时期。宝宝的脑部变大，脑组织的数目也增加，形成大脑沟壑。脑细胞和神经循环系统结合，开始有神经活动。宝宝身体也逐渐变得丰满。

有规律地活动

怀孕 28 周后，宝宝开始有规律地活动。睡觉变得有规律，也会搓手、把玩脐带。另外，从这时起，宝宝眼睛可以睁开、闭上，睡觉还会做梦。尽管目前还未完全成熟，由于肺部已经具备一定功能，即使早产，宝宝大多也能存活。

准妈妈身体会发生的变化

出现妊娠纹或变得明显

之前没有出现妊娠纹的准妈妈，在这个时期，从肚脐下方到耻骨处会出现妊娠纹，而有妊娠纹的，在这个时期也会变得明显。

开始形成初乳

进入怀孕后期，初乳在乳房内开始生成。初乳中含有免疫成分以及多种营养，最适合新生儿食用。

手脚水肿、容易疲劳

不仅是肚子变大，手和脚踝等部位也会水肿，人容易疲劳。夜间手脚轻微水肿是怀孕期间的正常现象。早晨脸水肿或者水肿情况持续一天，若时间持续过长容易导致妊娠期高血压，需要及时就医治疗。

孕 28 周注意事项

注意预防水肿

怀孕后期，身体变重，手脚也水肿，各种怀孕后期的疾病慢慢出现。直到分娩前准妈妈都要保持饮食健康、适量运动和充足的休息。

预防水肿的方法

怀孕期间，准妈妈的手腕、脚踝、手臂、腿等部位出现肿大，且按按凹陷处难以恢复则为妊娠水肿。水肿在天气炎热和晚上会加重。预防水肿，一般可以通过穿着宽松衣服和舒适鞋子或者摘下阻碍血液循环的戒指等方法来缓解。那腿部水肿怎么预防？

1 休息时抬高双腿。
2 不要穿紧身衣服。
3 不要长时间站立或者坐着。
4 控制饮水量。
5 穿舒适的平底鞋。
6 避免穿长筒袜。
7 外出时，穿戴好孕妇专用高弹力袜子。
8 坚持适量运动。

减少皮肤刺激

怀孕后期，激素分泌的平衡被打破，皮肤变得敏感。全身可能会变红，出现小疙瘩，有时会因瘙痒导致无法入睡。平时应穿100% 纯棉衣服。漂洗衣物时，要比平时多洗几遍，以减少皂液的刺激。

减少家务活

怀孕后期，肚子变大，身体难以前倾，一些较累的家务最好交给准爸爸做或者请其他家人帮忙。避免清洗浴缸、提重物、擦地等需要弯腰或者对腹部造成压力的家务。熨衣服、端食物等轻体力家务可以做。上下楼梯时，最好有家人搀扶或者扶着栏杆慢慢走。

怀孕29周，宝宝能感觉到光线

准妈妈的身体变化：子宫高度大约增大1厘米，体重增至 8.5 ～ 10 千克。

宝宝的身体变化：身体长度约为 37 厘米，体重达 1.25 千克。

宝宝的生长发育

感觉到外部的光线

怀孕29周后，宝宝的眼睛完全睁开，可以感觉到外部的光线。光线移动，宝宝的头也会跟着转动。包裹着宝宝的体毛渐渐减少，只在肩膀和背部留有一些。出现脂肪层，肌肉逐渐丰满。眉毛和睫毛完全形成，头发和手指甲慢慢变长。

准妈妈身体会发生的变化

子宫每天收缩 4 ～ 5 次

子宫一天内能收缩 4 ～ 5 次。这是一种子宫出现周期性收缩的现象。这时准妈妈最好休息。子宫经常收缩，会造成早产危险，建议准妈妈前往医院接受检查。

肋骨处出现疼痛

怀孕后期，胎动现象渐渐变强烈，能感觉到宝宝的踢腿和扭动。宝宝开始转变姿势，头在下方，脚在上方。这时宝宝若踢腿，会踢到准妈妈的肋骨，导致胸部出现疼痛。

分泌物增多，外阴部瘙痒

准妈妈身体的变化正在一点点为分娩做准备。为了保证分娩顺利，从宫颈排出的分泌物会增多。因此，外阴部会出现接触性感染或者湿疹，导致瘙痒症状。常更换内裤、常洗澡能有效预防瘙痒症。

接受定期检查

怀孕后期，一个月需要接受 2 次定期检查。定期检查会确定宝宝的生长发育状况。详细检查准妈妈的健康情况。预防妊娠期高血压等怀孕后期可能出现的疾病。

每两周一次定期检查

准妈妈的身体变化没有出现问题、宝宝健康成长的话，从怀孕28周起，每两周一次，接受定期检查。怀孕 8 ~ 9 个月都要每两周一次，接受定期检查，到怀孕最后一个月，需要一周接受一次定期检查。定期检查时可以了解自身的状况以及分娩的相关知识。

注意预防感冒

由于怀孕期间不能随便吃药，所以在平时一定要预防感冒。换季或者流感期间，要格外小心，保证充足的睡眠。另外，避免去人多的场所，外出回家，一定要洗手。

减少盐和糖的摄入量

怀孕后期最危险的症状就是妊娠期高血压。预防妊娠期高血压，要降低盐分、水分以及糖分的摄入量，为此需要调整饮食习惯。

预防体重突然增加

怀孕后期，肚子变大、也会出现水肿，要控制好体重。怀孕期间体重增加过多，会导致妊娠期高血压。即使分娩后消了肿，身体也难以恢复。平时要少吃多餐，避免晚上 8 点后进食。

定期检查结果如出现以下症状，该这样处理

· **贫血** 准妈妈出现贫血，要坚持服用补铁药剂。贫血比较严重，服用量应该增加一倍。在服用补铁药剂前后 1 小时内不得饮用绿茶、红茶、咖啡等会影响铁吸收的饮料。同时也要注意调整饮食。另外，多吃肝脏、瘦肉、海藻类（海带、紫菜等）、绿色蔬菜（油菜、菠菜、胡萝卜等）和贝壳类等含铁量较高的食物。

也要多摄入维生素，促进蛋白质和铁的吸收，增加血红蛋白含量。

· **蛋白尿** 出现蛋白尿，首先要维持好身体的稳定。不宜过于劳累、保持充分的休息、促进血液流动。减少盐的摄入量，多吃一些含蛋白质丰富的食物。若摄入过多动物性脂肪会提高胆固醇含量，应该多食用植物性蛋白质。

· **高血压** 高血压最主要的就是调节饮食、保持充足的睡眠。降低盐分、糖分、脂肪的摄入量，多食用富含蛋白质的食物。上午和下午，以左侧身体在下的侧卧姿势躺下休息 30 分钟，有利于缓解高血压。

· **水肿** 准妈妈出现水肿后，每天的盐分摄入量不得超过 6 克。吃面条或者米粉，尽量少喝汤；制作沙拉时不得使用酱油，可以使用柠檬或者食醋，减少盐分。不得喝冷饮，多喝一些温热的绿茶或大麦茶。保持适量运动，促进血液循环，减轻水肿。

· **糖尿病** 若检测出患了糖尿病，要格外注意自己的饮食习惯。食用米饭或者面包不会造成太大的影响，但是一定要禁止吃水果和饼干。同时要注意摄入蛋白质和脂肪。少吃肉，多吃鱼类和豆类。此外，要补充足够的维生素和矿物质。

怀孕30周，男女有别

准妈妈的身体变化：子宫扩大到肋骨处，出现呼吸困难、反胃。

宝宝的身体变化：头到臀部的长度约为 27 厘米，身高约为 38 厘米，体重达 1.35 千克。

宝宝的生长发育

头部变大

大脑迅速发育，头部会相应变大。尽管宝宝还难以自己呼吸和维持体温，但他（她）的身体器官已经具备基本功能。

男女有别

男宝宝的睾丸从肾脏沿着腹股沟朝阴囊移动。女宝宝的阴蒂比较明显，目前阴蒂还在小阴唇的外面，在分娩前几周，阴蒂会进入小阴唇内部。

准妈妈身体会发生的变化

胸闷、反胃

子宫逐渐变大，子宫最高处到达肚脐和心脏的中间处，压迫胃和心脏，导致胃和心脏无法正常发挥功能，引起胸闷和反胃症状。甚至令人食欲不振。

隔膜受压，出现憋气现象

从这时起到 37 ~ 38 周，宝宝会从子宫上方下移到骨盆处，容易出现缺氧。这是子宫变大，压迫横膈膜导致的。站立或者就座，保持身体挺直，能减少横膈膜受到的压迫，缓解症状；睡觉时用垫子垫着肩膀和大腿也能有效缓解。

孕 30 周注意事项

每日三餐改为四五餐

怀孕后期，子宫会压迫胃，导致食欲下降。可以将每日三餐改为四五餐，有间隔地进食。同时改善料理方法，促进消化。煎和炒不利于消化，含的热量也很高，建议采用煮和蒸的方法。

Step 04 怀孕31周，肺和消化器官基本发育完全

准妈妈的身体变化：子宫继续变大、腰痛，总体重增加10千克。

宝宝的身体变化：肺和消化器官基本发育完全，体重增至1.6千克，身高达40厘米。

宝宝的生长发育

肺和消化器官发育完全

宝宝的肺和消化器官基本发育完全，羊水增加0.75毫升。从这时起，宝宝逐渐变大，子宫内的空间变窄，羊水量开始减少。在羊水内，宝宝的肺部开始运动，为呼吸做好准备。通过超声波可以看到膈膜的运动。另外，宝宝吸入羊水，吸收水分后，通过小便排出体外。

能区分明暗

怀孕31周，宝宝可以睁眼闭眼，一定程度上能区分明暗。但宝宝的视力和成人还是有着很大的距离，视野范围只有20 ~ 30厘米。若用灯光照射准妈妈肚子，宝宝会转头，或者用手触摸。

准妈妈身体会发生的变化

腰部和肩部疼痛

怀孕后期，支撑腰部的韧带和肌肉变得松弛，腰部再次出现疼痛。为了支撑肚子，身体和肩部被向下拉，肩部容易出现累积性疲劳，出现疼痛。特别是肩部，还要支撑变大的乳房，越是临近分娩日，肩部的疼痛越严重。

出现尿失禁

打喷嚏或者大声笑时会小便失禁。这是子宫变大，压迫膀胱导致的一种现象，这是怀孕期间的一种正常现象，无须担心。常出现在怀孕30周以后。分娩后会自然消失。情况严重时，可以使用卫生巾。

孕31周注意事项

制订分娩计划

现在要开始准备分娩了。这段时间要仔细检查是否准备好宝宝的出生用品，制订详细的分娩计划。

接受定期检查，预防妊娠期高血压

怀孕后期最应该注意的就是妊娠期高血压。患有妊娠期高血压，会有早产和难产的风险。通过检查是否患有高血压、糖尿病、水肿以及体重是否突然增加，能有效预防妊娠期高血压。因此，要定期接受检查，保持生活规律。

制订详细的分娩计划

怀孕后期，考虑到存在早产的风险以及预定分娩日可能发生变化，应该提前制订分娩计划。仔细检查准妈妈的健康状况，了解是否能采用怀孕初期制订的分娩方法，如果需要改变，应该选择什么分娩方法。因自然分娩和剖宫产的费用不同，不同病房所需经费不同，因此准爸爸与准妈妈要仔细考虑好经济因素。

购买宝宝出生用品、布置婴儿房

一般在怀孕7~8个月开始购买出生用品。在准妈妈肚子不是非常大时，可以提前准备出生用品。建议先列好详细的购物清单，再外出购买，以减少不必要的外出。

购买出生用品，以购买新生儿所必需的物品为主，其余的物品可以等宝宝出生后再慢慢购置。建议询问身边有经验的朋友，再制订购买清单。

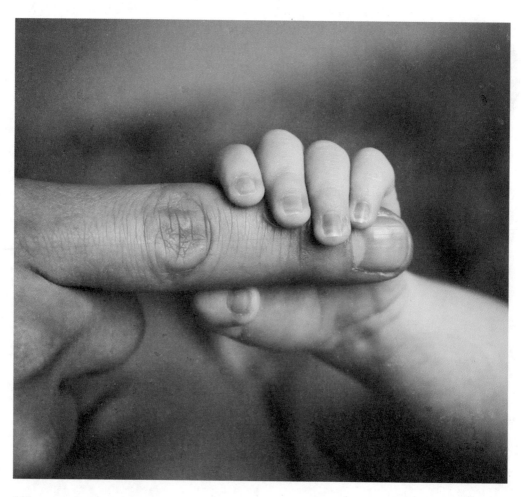

Step 05 怀孕32周，宝宝的动作变缓

准妈妈的身体变化：体重快速增加；子宫高度达到 32 厘米。
宝宝的身体变化：身高达 42 厘米；体重大约 1.8 千克。

宝宝的生长发育

宝宝的动作变缓
之前活跃的宝宝，在怀孕 32 周后，动作明显变缓。这并不意味着宝宝出现了什么问题，只是因为子宫内空间变窄，活动范围缩小引起的。宝宝转身的动作大大减少，取而代之的是头部左右转动等轻微动作。

具备新生儿的基本外貌
头部和手脚渐渐形成正常的比例，具备新生儿的基本外貌。另外，皮下脂肪继续增多，身体变得丰满，器官进一步发育。

准妈妈身体会发生的变化

体重快速增加
怀孕 28 周之后，体重的增加量将达到宝宝体重的三分之一，甚至一半。因此，在这段时间要保持均衡的饮食习惯，给宝宝提供充足的营养。

胸痛、胸闷变严重
由于宝宝不断发育成长，准妈妈腹部空间不断减少，胸痛和胸闷变严重。但是当宝宝降低到骨盆处时，症状会逐渐缓解，这段时间只能忍耐。平时就座，保持身体挺直，可以有效缓解疼痛。

出现类似妊娠早期的反胃症状
这段时间子宫最高处压迫胃，出现和妊娠早期相似的反胃症状。建议少吃多餐。临近分娩，随着宝宝下降，子宫会渐渐下降，对胃的压力也会减小。

拉玛泽呼吸法

拉玛泽呼吸法是活动胸部的胸式呼吸法，需要知道自己的呼吸次数。一般情况，1分钟的呼吸次数是17～20次。测量呼吸次数，不应该在运动后或者睡觉时，抑或者准妈妈知情的情况下进行，而是让准爸爸在准妈妈自然状态下测量。呼吸法总共有5种，分别是在分娩第一期使用的3种，以及分娩第二期使用的用力呼吸法和泄力呼吸法。练习完其他呼吸法之后，再练习拉玛泽呼吸法效果更好。分娩前，每天坚持练习20～30分钟，对顺利分娩特别有益。

它是一种帮助准妈妈顺利分娩的重要方法。因怀孕期间的健康状况以及对分娩的准备程度，每个准妈妈分娩时出现的疼痛也会有差别。可以尝试练习分娩呼吸法，来减少分娩痛苦。

· 避免剧烈运动、保持充足的休息

怀孕后期，谁都会有早产的危险，因此准妈妈日常要小心谨慎，避免剧烈的运动，不要挤压腹部。特别要避免提重物，它易导致早期羊膜破裂。若准妈妈稍微活动就倍感疲惫，一定要多休息。

· 减少做家务的时间

怀孕后期不宜过于劳累，需要保持充足的休息，但也不要一直躺着。适量运动可以有效调节体重，锻炼肌肉，促进分娩。如果身体变迟缓，不能再做以前的运动，尝试做一些清扫或者洗碗的简单家务，缓解运动不足的症状。但做家务时间不宜过长，且不能弯腰。

· 护理乳房，保持均衡饮食

这段时间，乳腺发育，稍微挤压乳头就会分泌出初乳。初乳含有多种疾病的抗体，能有效保护宝宝。为了乳房能分泌出足够的初乳，平时可轻柔地按摩。母乳中虽然含有多种营养素，但缺乏维生素K。菠菜等绿色蔬菜中含有大量维生素K。为了给宝宝提供充足营养的母乳，准妈妈要保持均衡的饮食。

· 和准爸爸一起练习分娩呼吸法

呼吸法能缓解分娩的紧张和不安。尽管练习呼吸法不会缓解宫缩阵痛，但能给宝宝和妈妈提供充足的氧气，减少宫缩阵痛的紧张感。分娩前2个月，准妈妈应该多与准爸爸一起练习。

分娩第一期的呼吸

· 准备期的呼吸
（子宫口打开 0 ～ 3 厘米）

以出现宫缩阵痛为信号，开始进行深呼吸。以活动胸部的方式进行呼吸，保持相同的呼吸深度，1 分钟进行 12 次。用鼻子吸气，然后用嘴呼气；宫缩阵痛停止，深呼吸也可以停止了。

· 开口期的呼吸
（子宫口打开 4 ～ 7 厘米）

相比于准备期，宫缩阵痛更加剧烈且频繁。出现宫缩阵痛时，进行深呼吸，然后立即开始胸式呼吸。胸部深呼吸，保持相同的呼吸深度，呼吸频率保持正常频率的 1.5 ～ 2 倍。一次持续 2 秒，用鼻子吸气 1 秒，用嘴呼气 1 秒。宫缩阵痛停止后，再次开始短的深呼吸。

· 执行期的呼吸
（子宫口打开 7 ～ 8 厘米以上）

从这时到子宫口完全打开，被称为执行期。这时的呼吸法和开口期相同。分三个阶段，按照吸、吸、呼的次序进行。在呼气时，要进行深度呼气。

· 用力期的呼吸
（子宫口完全打开）

首先深吸气，用力屏住气，心里默数 15 ～ 20 秒，直到憋不住气时，再呼气。之后反复进行。这种呼吸方法在出现一次宫缩阵痛时，反复练习 3 ～ 5 次。

· 泄力期的呼吸
（从宝宝头部出来时开始）

当宝宝的头部出来，从这时起腹部无须用力，保持轻松。这样，宝宝可以慢慢从子宫内出来。这时用力反而会导致会阴部裂伤、出血。

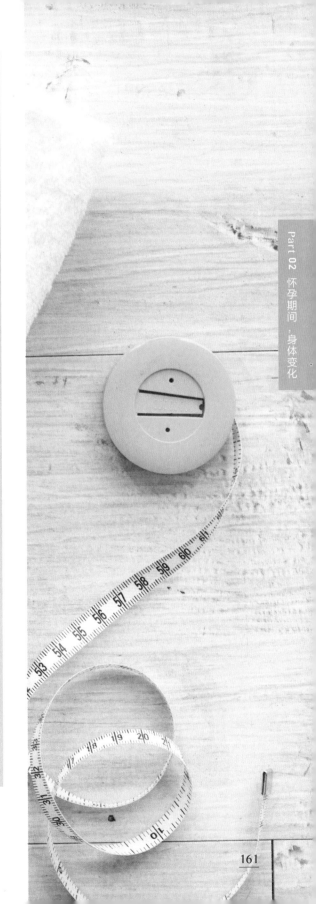

怀孕33周，宝宝通过吸入羊水练习呼吸

准妈妈的身体变化：体重增加10～12千克；子宫压迫膀胱，造成尿频。
宝宝的身体变化：身高达43厘米，体重达2千克。

宝宝的生长发育

一天小便量约为0.5升

此时，宝宝的器官基本发育完全。为了促进肺部运动，宝宝会通过吸入羊水的方式，练习呼吸。宝宝每天大约要排出0.5升小便，而羊水是小便的主要成分。

睾丸朝着阴囊方向下降

若宝宝为男性，睾丸会从腹部向阴囊下降。由于分娩后没有移动到位，有时会出现一个或者两个睾丸。即使睾丸没有移动到合适的位置，也不会对宝宝造成影响。出生一年内，睾丸会自行移动到合适的位置。

准妈妈身体会发生的变化

小便频繁，出现尿失禁

小便次数增多，即使刚小便完，还会有立即要排尿的感觉；甚至打嗝或者咳嗽时，小便都会不自主地流出，这些都是正常的现象。

食欲降低，心理负担加重

临近分娩，准妈妈的食欲降低，其中也有对分娩的恐惧等心理因素。怀孕后期应该避免夫妻性生活，但一些夫妻间的爱抚可以减轻准妈妈的心理负担。

孕33周注意事项

检查是否出现异常阴道出血

怀孕后期，早产的危险非常大。胎盘分离或者宫颈内口松弛都会导致早产，早期羊膜破裂也会导致早产。异常阴道出血等情况出现时，要及时接受检查。

1. 胎盘早期分离

正常分娩，在宝宝出生后，胎盘才会分离，如果在分娩前，胎盘就从着床部位完全

分离或者部分分离，这种情况被称为胎盘早期分离。由于宝宝是从胎盘获取氧气和营养的，若胎盘提前分离，情况严重时会导致宝宝死亡，同时准妈妈可能会出现血液凝固，面临生命危险。

原因

准妈妈年龄越大、分娩次数越多，越容易出现。大部分是伴随着妊娠期高血压出现的。若准妈妈发生碰撞等外伤，也容易出现胎盘剥离。

症状

初期，腹部不舒服，有暗红色血液流出。胎盘分离严重，疼痛会变剧烈，同时子宫内出血也变得非常明显。出血量超过 1000 毫升时，出现血压下降，出现贫血、血液凝固、急性心功能不全等症状。胎盘的三分之二出现分离时，会出现剧烈的腹部疼痛，子宫变得僵硬、收缩，容易出现休克。

应对方法

出血过多，需要输血；为了控制出血，可能会采用产钳分娩或者剖宫产。分娩后或者手术后，仍然出血者，要仔细检测子宫收缩状况，及时接受治疗。

2. 早期羊膜破裂

正常分娩，在出现宫缩痛、子宫口完全打开后，羊水流出，宝宝就会娩出。如果没有出现宫缩痛，而出现羊水流出情况，这就是早期羊膜破裂。

症状

起初会感到温暖的液体沿着大腿流下。少量时就如小便难以发觉。若量大，羊水就如水流沿着大腿流下。羊水和水一样明亮透明，有时会混有血液，或者呈黄色，或绿色。

应对方法

发生这种情况，如果羊水持续流出，会进入子宫内部，因此要避免洗澡。若子宫内感染细菌，会导致宝宝患上肺炎。脐带也会随着流出体外，这容易导致宝宝出现氧气不足，伤害极大。出现这种情况，一定不能洗澡，需要及时就医。

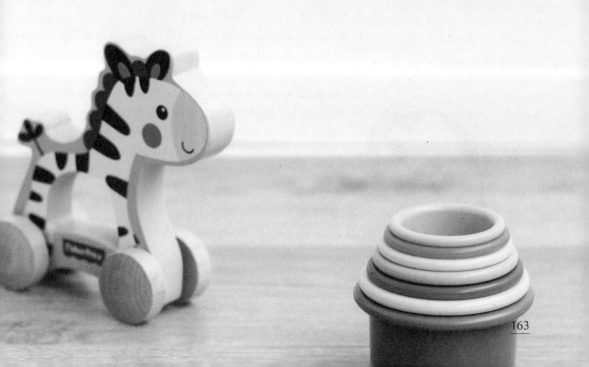

怀孕34周，宝宝头部转向骨盆方向

准妈妈的身体变化：体重几乎没有变化，有些准妈妈会感受到下坠感。

宝宝的身体变化：体重达 2.3 千克，身高达 44 厘米。

宝宝的生长发育

宝宝的头部转向骨盆处

与宝宝相比，子宫变小，活动空间变窄。此时宝宝会调整自己身体的位置。这段时间，大部分宝宝的头部都会转向骨盆方向。

骨骼变硬、皮肤皱纹减少

宝宝的头盖骨还是柔软的，没有完全闭合。这能保证在分娩时宝宝可以顺利地通过产道。除头部外，其余的骨骼都变得坚硬，皮肤的皱纹也在逐渐减少。

准妈妈身体会发生的变化

大腿出现抽筋和疼痛。由于要支撑巨大的肚子，大腿的负担变得很重，容易出现抽筋和疼痛现象。有时肚子会变得僵硬，此时准妈妈应该尽快躺下，抬高双腿。若是在上班，长时间站立或者过劳，下腹部和腹股沟部都容易感到疼痛。

孕 34 周注意事项

制订产后调理计划

分娩一天天临近，需要准备很多事情，准备如何进行产后调理是最初的重点。一般大家会向亲戚或者朋友当中有过经验的人请教，或者前往附近的月子中心。在家里自行调理的人也越来越多。若要选择月子中心，应该多咨询几个地方，仔细比较各自的设施和服务，选择最适合自己的场所。若选择产妇调理师，要选择有经验的人士。

让准爸爸帮忙按摩

怀孕后期，准爸爸的作用非常重要。细

心照料敏感的准妈妈，随时帮准妈妈按摩身体和腿，也是准爸爸的责任，准爸爸要主动让宝宝和准妈妈感受到更多的爱。若准爸爸不主动，作为准妈妈也不能自己忍受痛苦，可主动要求准爸爸帮忙按摩。怀孕、分娩、育儿是夫妻双方的责任。

无刺激胎心监护

无刺激胎心监护是分娩前可以检测宝宝健康状态的一种方法，一般在 36 周后进行。如果宝宝的体形相比于正常情况较小或者羊水不足，要考虑宝宝的健康是否出现了异常。与医生沟通并在 36 周前接受检查。检查结果正常，宝宝是安全的。尽管没有检查次数限制，但是建议准妈妈至少每隔一周检查一次。

检查方法

在子宫没有收缩的情况下，通过电子监测装置，测定一定时间内的胎动和心率，通过这些信息能确定宝宝的健康状况。在准妈妈的腹部设置监测装置，在感受到宝宝的活动时，按下按钮，这时会留下记号，同时记录宝宝的心率。宝宝活动时，心率增加是正常现象。如果没有变化可能是宝宝力道不足。检查时间为 30 分钟，如果宝宝在入睡，检查时间会延长。

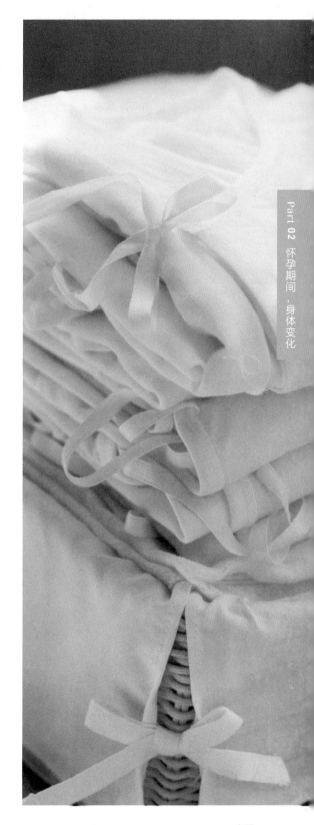

怀孕35周，子宫高度达到最大值

准妈妈的身体变化：子宫高度为 35 厘米，体重增加 11 ~ 13 千克。
宝宝的身体变化：皮肤变成粉红色，体重达 2.5 千克，身高为 45 厘米。

宝宝的生长发育

皮肤变成粉红色

宝宝的皮肤颜色由于白色脂肪的堆积而变成粉红色。皮肤下堆积的脂肪能调节宝宝的体温，给宝宝提供能量。随着脂肪层的形成，覆盖在皮肤表面，起到保护作用的胎脂也渐渐变厚。

手指甲长长且变得尖锐

此时宝宝的手指甲已经长长且变得尖锐。活动手臂时，容易划伤自己。新出生的宝宝中也会有脸部被自己划破的。

准妈妈身体会发生的变化

子宫最高处上升到心脏处

怀孕 35 周后，子宫高度达到最大值，子宫的最高处上升到心脏处。胸闷和反胃更严重。食欲降低，出现便秘和痔疮。大腿出现刺痛、骨盆位置变得麻木，这是宝宝的身体挤压到准妈妈大腿和骨盆神经导致的。疼痛严重时，要及时就医。

孕 35 周注意事项

检测宝宝的体重

临近分娩，准妈妈最好奇的就是宝宝的大小和体重。宝宝的体重一般可以利用超声波测量出来，但也会出现误差，还能利用电脑程序测量宝宝的体重。通过测量宝宝头部直径、头部周长、腹部周长、大腿骨长度，能推算出宝宝的体重。

一般可以通过宝宝的头部周长和体重，判断准妈妈是适合自然分娩还是剖宫产。但因准妈妈的体格存在差异，产道也会出现比较窄的情况，具体手术需等准妈妈出现宫缩痛时才能决定。

仔细整理住院用品

虽然已确定预定分娩日，但实际分娩时间也会出现偏差。一般实际分娩日会和预定分娩日存在 2 周的误差。所以，怀孕 9 个月后，一定要做好随时去医院的准备。出生用品包括住院用品、新生儿用品、住院期间准妈妈所需物品、出院用品。这些都需要仔细整理，装入大包后，让家里人都知道。自然分娩后，准妈妈需要住院 3 天；剖宫产后，需要住院 5 ~ 7 天，这时可以准备好住院期间需要的物品以及出院时宝宝需要的物品。

| 出生用品清单

住院时，所需物件	医疗保险卡、挂号单、产妇手册、身份证
分娩后，妈妈所需物件	毛巾、洗脸用品、棉内裤、内衣、袜子、喂奶用文胸、产妇用卫生巾、舒适的衣服、外衣
住院期间，宝宝所需物件	奶粉、奶瓶、尿布、衣服、纱布手巾
出院时，宝宝所需物件	衣服、尿布、奶瓶、纱布手巾

预防前置胎盘

前置胎盘是指胎盘位于宫颈部位或者堵塞住宫颈的现象。受精卵在子宫最底部着床，胎盘形成在宫颈处。随着子宫变大，胎盘被牵引着朝子宫最高处移动，若没能移动到最高处，这就是前置胎盘。

原因

原因现在还不明确，一般有过剖宫产经历、怀孕多次以及高龄的准妈妈比较容易出现这种状况。

症状

主要出现在怀孕后期，典型的症状就是阴道出血，但是不疼痛。健康的准妈妈也会在没有征兆的情况下出现入睡后被子变湿，衣服被血浸染等现象。初期，阴道出血不严重，会自然止血。但是若持续出血，可能会导致休克，甚至死亡。

应对方法

怀孕 37 周后，进行剖宫产，不仅能止血、保全宝宝，还能减少对子宫的损伤。若出血不严重，没有宫缩痛，可以等到 37 周后再行剖宫产。由于是早产，宝宝死亡率比较高。前置胎盘在怀孕后半期，通过超声波能诊断出。因此要坚持接受定期检查，一旦发现阴道出血，及时前往医院检查。

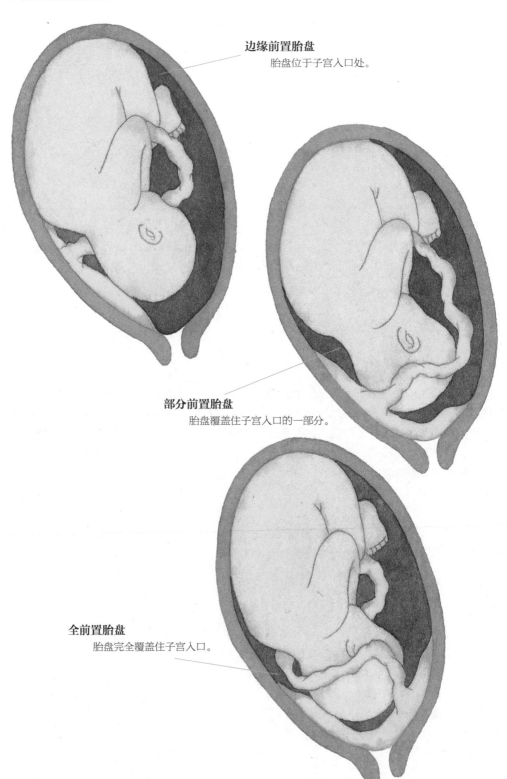

边缘前置胎盘
胎盘位于子宫入口处。

部分前置胎盘
胎盘覆盖住子宫入口的一部分。

全前置胎盘
胎盘完全覆盖住子宫入口。

怀孕36周，宝宝身体基本发育成熟

准妈妈的身体变化：体重达到最大值，胎动明显减少。
宝宝的身体变化：体重达 2.75 千克，身高达 46 厘米。

宝宝的生长发育

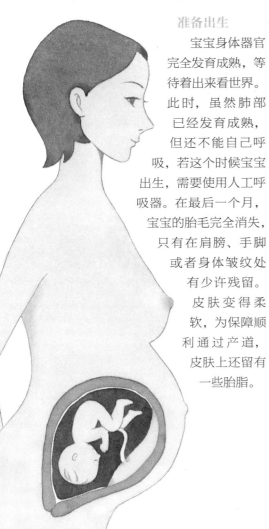

准备出生

宝宝身体器官完全发育成熟，等待着出来看世界。此时，虽然肺部已经发育成熟，但还不能自己呼吸，若这个时候宝宝出生，需要使用人工呼吸器。在最后一个月，宝宝的胎毛完全消失，只有在肩膀、手脚或者身体皱纹处有少许残留。

皮肤变得柔软，为保障顺利通过产道，皮肤上还留有一些胎脂。

准妈妈身体会发生的变化

体重达到最大值

准妈妈的子宫高度达到最大，没有能继续变大的空间。到这时，准妈妈的体重增加了 11 ~ 14 千克。之后到分娩为止，体重基本变化不大，最多也是稍微增加。

胎动显著减少

进入怀孕最后一个月，胎动会显著减少。在之后的几周内，宝宝会继续成长，准妈妈会将一部分羊水吸收入体内。因此，宝宝不断变大，羊水减少，宝宝的活动空间变窄，胎动现象会减少。

出现下降感

临近分娩，腹部的变化异常明显。肚脐到子宫上部的距离逐渐减小，有一种腹部在下降的感觉。这是宝宝的头部进入产道导致的。随着宝宝下降，腹部上方的空间增大，呼吸困难得到缓解。但骨盆和膀胱受到的压力增加。根据准妈妈状况不同，下降感一般在分娩前几周出现。宫缩阵痛时，宝宝进入产道，也会出现下降感。

下腹部和大腿出现疼痛

怀孕 36 周后，准妈妈会感觉到宝宝在

下降，大腿和耻骨部位出现疼痛感。这是宝宝进入产道，挤压骨盆导致的，无须担忧，这种感觉一般会持续到分娩。挤压感严重时，可以采取侧躺的方式来缓解疼痛。

孕 36 周注意事项

每周接受一次定期检查

怀孕最后一个月，定期检查每周都得去，以便及时了解宝宝的状况。在一切正常的情况下，分娩日一般会在预定分娩日前后 2 周。

减少家务活，预防早产

这段时间要减少做家务的量，若做家务过多，易导致早产。此期间，最重要的是保持充足的睡眠以及规律的生活习惯。适当的家务能活动身体，但不能过量，一感到累，就要及时休息。

不要前往高处或斜坡

怀孕后期，肚子鼓得跟气球一样大，身体难以保持平衡，光是站着都累。因此做家务时，一定不要登上高处，可以叫家人帮忙。另外，外出时，不要穿高跟鞋，脚步放缓，注意斜坡之类的地方。

选择合适的分娩方式

理想的分娩方式当然非自然分娩莫属。若准妈妈的身体出现问题或者怀孕过程中出现异常，或者肚子里的宝宝出现异常，为了保障准妈妈和宝宝安全，需要选择剖宫产。分娩过程中最重要的是准妈妈和宝宝的安全与健康，因此不要排斥剖宫产。根据分娩前准妈妈和宝宝的状况，医生会判断是否需要剖宫产。若在自然分娩过程中出现紧急情况，也需要剖宫产。准妈妈要调整好心情，做好心理准备。

剖宫产后所存在的问题

·产后恢复慢、疼痛严重

害怕分娩疼痛的准妈妈常常会选择没有宫缩痛、过程顺利的剖宫产方式，剖宫产在分娩当天的确不会引起疼痛。但是手术后，手术部位的疼痛不亚于宫缩痛。此外，剖宫产相比自然分娩，产后恢复较慢，需要禁食 2 ~ 3 天。

·存在手术后遗症

根据准妈妈的身体状况，产后可能会出现炎症等后遗症；手术部位会出现瘙痒或者变僵硬。

·减少之后的怀孕次数

剖宫产一般能进行 2 ~ 3 次，会大大限制怀孕次数。接受剖宫产后，可能会导致子宫破裂等严重的并发症，若之后准妈妈想要尝试自然分娩，一定要听从医生的意见。

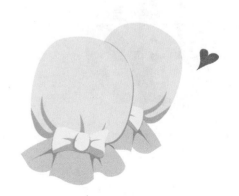

怀孕37周，宝宝体重持续增加

准妈妈的身体变化：子宫不规则收缩，子宫最高处变软；体重和子宫大小基本保持不变。

宝宝的身体变化：体重达 2.9 千克，身体达 47 厘米。

宝宝的生长发育

之后几周继续成长

这时，宝宝已经做好出生准备。在接下来的几周内，宝宝仍然会继续成长，体重也会继续增加。每天会积累 28 克脂肪，脑部神经纤维开始变得复杂，这些现象在出生后会继续进行。

从妈妈体内获得抗体，形成免疫力

这时宝宝还不能自行生成抗体，没有保护自己的能力。若没有抗体，宝宝很容易感染疾病，甚至造成死亡。此时母体能通过胎盘给宝宝提供抗体，在一定时间内，宝宝不会患感冒、风疹等疾病。出生后，宝宝也能从母乳中获得抗体，生成免疫力。

准妈妈身体会发生的变化

下腹部时常变硬、出现疼痛

临近分娩，下腹部会变得僵硬、出现疼痛。有时容易让人误以为是宫缩痛。如果宫缩痛不规律，这并不意味着宫缩痛的开始，而是身体在练习分娩。随着分娩时间临近，疼痛出现频率变快。如果宫缩痛有规律地反复出现，可能意味着要分娩了，家人与准妈妈要做好前往医院的准备。

子宫口变软、体液分泌增多

随着临近分娩，为了宝宝能顺利产出，子宫入口处会变得湿润而柔软，同时弹性十足。这时，子宫分泌物会增多，准妈妈要经常洗澡、经常更换内衣。有些准妈妈在这时子宫口已经打开，这种情况下一定要保持情绪稳定，到医院仔细检查。

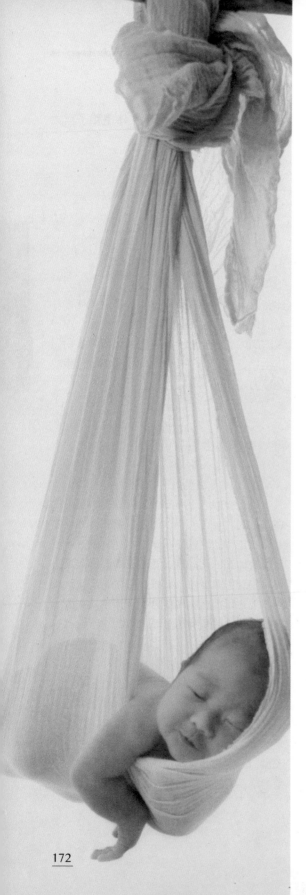

孕 37 周注意事项

避免独自外出

准妈妈身体疲惫，分娩日很可能会提前。在无法准确确定分娩日时，准妈妈要尽量避免独自外出。若不得不外出，可以与准爸爸或者朋友一同前往。一个人外出，一定要事先告诉家人自己要去的地方。

避免多食

随着分娩日临近，宝宝下移，胃部所受到的压力降低，食欲得到恢复。这时准妈妈已在休产假，心情很放松，容易出现多食现象。但分娩前一定不要放松哦！要保持规律的饮食习惯，有效控制体重。

准备紧急联系方式

准备好紧急联系方式以应对各种突发情况。不仅是医院的联系方式，准爸爸的、亲人的、家里的以及月子中心的联系方式都要准备好，避免出现紧急情况而变得慌张。

经常洗澡、保持干净

临近分娩日，子宫的分泌物增多，排汗量也增多。这时准妈妈经常洗澡不仅能保持身体干净，也能让自己心情愉快。为了避免感染和滑倒，尽量别去公共澡堂这类地方。

怀孕38周，宝宝被骨盆包裹住

准妈妈的身体变化：肚子变化不大，但是行动非常不便；宫缩阵痛有时会异常剧烈。

宝宝的身体变化：体重达 3 千克；身高达 50 厘米；下降至进入骨盆内部，准备出生。

宝宝的生长发育

身体各部分的骨骼得到均匀发育

宝宝身体各部分骨骼已经发育成熟，出生后就能活动手脚。宝宝背部圆滑，手脚放在身前。头部进入骨盆内部，准备出生；准妈妈的骨盆包裹住宝宝，起到保护作用。此外，由于受到胎盘分泌出激素的刺激，无论宝宝是男孩还是女孩，胸部都会有点发红，这种现象待出生后会渐渐消失。

准妈妈身体会发生的变化

出现不规律的剧烈的宫缩阵痛

真正分娩之前会经历一次假宫缩阵痛。假宫缩阵痛和之前的子宫收缩不同，类似于宫缩阵痛的症状。假宫缩阵痛不规律，随着时间渐渐消失。

孕 38 周注意事项

检测是否可以自然分娩

通过检测宝宝的发育是否正常、准妈妈是否具有足够的体力以及准妈妈的体重、骨盆大小、羊水量等情况，可以确定准妈妈是否适合自然分娩。在自然分娩过程中若出现以上情况异常也会导致自然分娩失败。大部分准妈妈依靠自己的意志和努力成功自然分娩。建议准妈妈要事先学习自然分娩的相关信息。

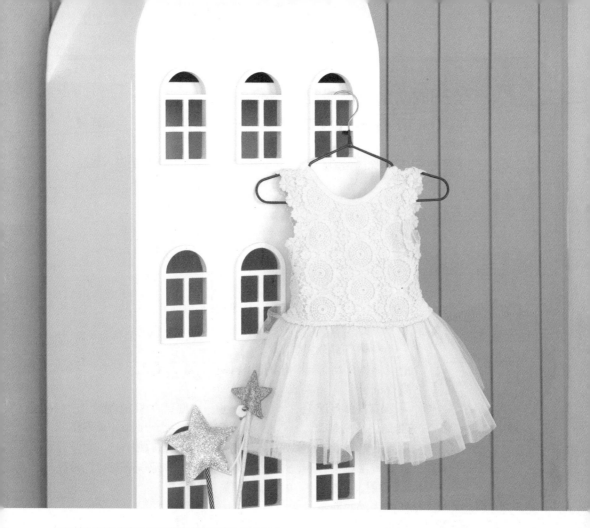

怀孕最后一个月要接受的检查

· **血压检查** 检测血压是否出现突然变化。

· **小便检查** 检查小便中的蛋白质和糖分含量，确定是否患有高血压或糖尿病。

· **体重检查** 在最后一个月内，总体重增至 11 ～ 16 千克是正常现象。

· **多普勒检查** 检查宝宝的心跳强度和心率；观测宝宝的位置，确定宝宝的健康状况。

怀孕最后一个月的胎教问题

怀孕最后一个月是准妈妈心理和身体备受煎熬的时期，现在宝宝基本发育成新生儿了，不可以忽视胎教哦！怀孕最后一个月的胎教和准爸爸一起进行，并坚持练习呼吸法，好好调整心情。

随着分娩的临近，无论准妈妈如何处之泰然，心里也会紧张，不安时常袭来。腹部变得僵硬、心脏怦怦直跳，身体的各个部位都在告诉自己：马上就要分娩了。心里不安时，可多与准爸爸一起回顾一下分娩的过程以及练习呼吸法。准爸爸可以帮助准妈妈按摩手脚，缓解准妈妈的紧张情绪；准妈妈可以多练习拉玛泽分娩法以促进顺利分娩。此外，坚持胎教也能缓解紧张。用最真挚的热情告诉宝宝马上就能见到爸爸妈妈了。

Step 12 怀孕39周，宝宝的肺和心脏发育成熟

准妈妈的身体变化：子宫高度达 36 ~ 40 厘米；临近分娩，下体出现分泌物。

宝宝的身体变化：体重达 3.2 ~ 3.4 千克，身高达 50 厘米。

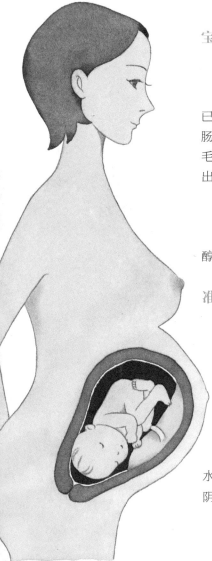

宝宝的生长发育

肠道内充满胎便

在孕 39 周，宝宝身体内继续形成脂肪层。大部分体毛已经消失。手指甲和脚趾甲达到手指和脚趾的前端。另外，肠道内充满暗绿色的胎便。胎便由宝宝肠道内的脱落物、体毛、色素混合而成，在分娩过程中或者出生几天后，会排泄出去。

分泌激素，准备呼吸

分娩前一个星期，宝宝的肾上腺会分泌出一种叫作皮质醇的激素，可以帮助宝宝在出生后进行呼吸。

准妈妈身体会发生的变化

子宫出现规律性收缩

分娩前，宫颈部变得柔软，子宫出现有规律的收缩。随着次数增加，子宫收缩程度变大。收缩间隔固定或者缩短时，应该及时前往医院。

分娩的信号——破水

和子宫收缩相同，另一个分娩信号是羊膜破裂，流出羊水或者出现见红现象。见红是指覆盖宫颈的体液消失，出现阴道出血的现象。

孕 39 周注意事项

仔细做好分娩准备

现在离分娩只剩一个星期，可以开始倒计时，等待分娩到来。期间要仔细做好分娩准备，注意保持身体健康。

按照预计分娩日分娩的准妈妈只有5%。特别是经产妇，宝宝一般会在怀孕38～39周出生；而初产妇一般会更晚，大概在怀孕42周前。此时，需要时刻做好分娩准备。

分娩时的用力法

经产妇由于有过怀孕经历，知道在分娩时如何用力。初产妇不太了解。虽然，分娩时应该何时用力，如何用力，都可以按照医生的指示进行，但如果事前了解并且练习过，能有效缩短分娩时间。事实上，怀孕期间很难得到实际的练习，只能通过感觉来练习。首先，回想起排便时候的感觉再用力，有一种将宝宝推向阴道口的感觉。注意不是腹部用力，而是用臀部发力。用力时，可以抓住床头或床的两边。用双脚固定腹股沟，脚掌自然放置。和呼吸法一起练习时，要记住不要憋气，通过练习来体会分娩时的感觉。

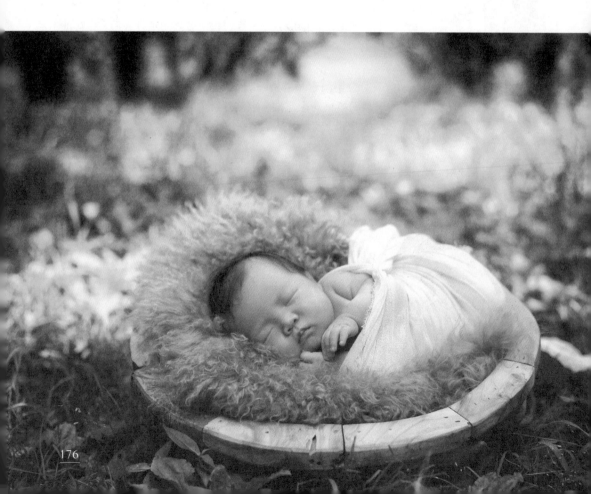

Step 13 怀孕40周，开始分娩

准妈妈的身体变化：出现规律的宫缩阵痛，分娩开始。

宝宝的身体变化：体重达 3.4 千克，身高约 50 厘米，为出生做好了准备。

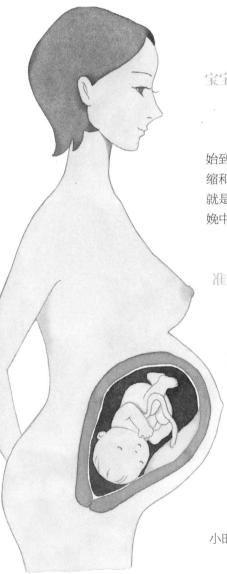

宝宝的生长发育

开始出生之旅

不要把分娩只看作准妈妈痛苦和努力的结果，从分娩开始到出生为止，宝宝也付出了很大的努力。配合着子宫的收缩和准妈妈的用力，宝宝也在不停地旋转身体、改变姿势，就是为了能够从狭窄、弯曲的产道中出来。为了让宝宝在分娩中少受痛苦，准妈妈应该按照医生的指示去做。

准妈妈身体会发生的变化

开始出现宫缩阵痛

下腹部每隔 30 分钟或者 1 小时出现疼痛，这就表示阵痛开始了。阵痛的间隔之后会稍许缩短，根据准妈妈的状况，间隔时间也不一样。一般阵痛的间隔是 30 分钟，之后会稍许缩短，此时可以准备住院了，但不要着急。

孕 40 周注意事项

准备住院，准备分娩

阵痛和分娩现象因人而异。有些准妈妈在阵痛出现后 3 小时内分娩了，而有些孕妇会在阵痛后 2 天才分娩，若准妈

妈出现了阵痛，先计算一下间隔时间然后及时联系医院。如果是羊膜破裂或者大量出血，须马上送往医院。

对于初产妇，阵痛的时间比较长，规律性阵痛的间隔只有 5 分钟（经产妇的间隔是 10 分钟），这时应该及时住院。在住院前，可以摄入少量食物。

注意过熟儿

有 10% 的初产妇过了预定分娩日后，还是没有分娩的征兆。怀孕 42 周以上的宝宝被称为过熟儿。此时的胎盘已无法供给宝宝生长必需的营养和氧气，会威胁其生命安全。

一般情况下，过了预定分娩日后，准妈妈会焦急。如果准妈妈的羊水量充足、胎盘老化现象不严重、胎动检查结果正常，即使推后一周，也不会对宝宝造成影响。但是，超过 41 周，就要进行诱导分娩。另外，宝宝的状况变差或者骨盆太窄，应该立即进行剖宫产。

注意新生儿的医疗卫生

宝宝出生后，医生会剪断脐带。清除宝宝嘴里和肺部的羊水和异物，帮助宝宝进行呼吸。首先，清除嘴里的异物和用细的管子清除肺部的细小杂物，这时就能听到宝宝响亮的哭声。之后，将长长的脐带剪断，留出 3 ～ 4 厘米，再结扎起来。在出生后 1 ～ 2 周内，脐带会自然脱落。医生接着用消毒水清除宝宝眼睛里的羊水以及宝宝身上的胎脂。最后，再给脐带消毒。

新生儿阿普加检测

基本卫生处理后，宝宝需要接受几项检测。首先，观测宝宝的哭相以及蹬脚情况，确定全身是否出现异常。之后，用听诊器确定肺部和心脏是否存在异常，同时观察宝宝的呼吸次数和呼吸方式是否正常。

另外，为了全方位检测宝宝的健康状况，需要在出生后 1 分钟和 5 分钟接受新生儿阿普加检测。如果阿普加指数在 7 ～ 10，就是正常宝宝；数值在 7 以下的话，根据宝宝状况，可能需要给宝宝供氧或者需要将宝宝放入育婴箱观察一段时间。

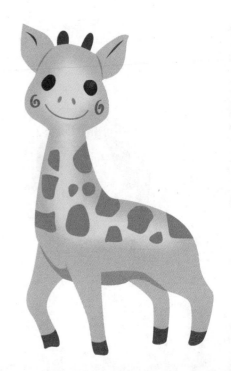

早产和晚产

早产

在怀孕 20 ~ 37 周，宝宝提前出生的现象称为早产。早产有多种原因。早期阵痛、早期羊膜破裂会导致宝宝在未成熟前分娩出来。由于妊娠期高血压或者准妈妈的健康状况、宝宝的健康状况而出现问题，这时不得不通过人为的方式，进行诱导分娩或者剖宫产。

症状

早产除了时间不同外，其他过程都和正常分娩一样。出现和生理痛相似的轻微阵痛，之后渐渐变得剧烈、有规律，及时保持安静，症状也不消失，阵痛的间隔渐渐缩短。如果阵痛的间隔在 10 ~ 20 分钟，应该及时前往医院，检测是否出现早期阵痛，必要时需要接受治疗。

另外，腹部僵硬症状变得严重，或出现羊膜破裂的现象。即使僵硬症状不是很严重，腰部也会出现疼痛、麻木。若让身体保持安静后，症状未好转，应该前往医院接受检查。

原因

准妈妈患有慢性疾病

准妈妈患有糖尿病、高血压、心脏病等疾病时，胎盘无法有效发挥功能，提高早产的可能性。如果准妈妈患有这些疾病，应该及时接受治疗。怀孕期间，仔细按照医生的叮嘱，调整饮食，管理好身体健康，才能保证分娩正常。

宫颈无法支撑胎盘

怀孕 8 ~ 9 个月，宝宝逐渐生长、准妈妈的子宫高度变高，导致无法支撑胎盘重量，出现胎盘脱落，会引起羊膜破裂，导致早产。宫颈长度出现异常或者有过早产经历者，应该在怀孕 4 个月左右，接受宫颈结扎手术或者接受药物治疗。

前置胎盘，胎盘早期分离

胎盘覆盖宫颈口出现前置胎盘或者胎盘提前分离的情况也会导致早产。在这种情况下，准妈妈会大量阴道出血，影响自己和宝宝的生命安全。若出血严重，就得及时进行剖宫产。

羊水过多症

羊水量比正常情况要多，导致羊膜所受压力过大，出现破裂情况。一旦破裂，羊水流出，也会将脐带一起带出体外。失去了脐带，无法给宝宝提供氧气，宝宝情况就非常危险。患有羊水过多症的准妈妈应提前告知医生。

羊水过少症

排除羊膜破裂和胎儿畸形之外，羊水量比正常准妈妈要少，导致宝宝健康状况恶化的一种现象。这种情况下，不应该继续勉强维持怀孕，提前接受诱导分娩手术，对宝宝更加有利。准妈妈的子宫高度连续两个月都是26厘米，准妈妈就要考虑宝宝的发育速度是否变慢了。肚子的形状和大小都在正常范围内才是最理想的状态。

其他原因

胎儿过大或者过小、出现多胎情况等也会导致早产。此外，剧烈运动、过劳、外伤、性生活过多也有可能导致早产。

治疗

一旦出现早产症状，应该及时前往医院接受检查，保持身体和精神稳定。根据不同状况，可以在家接受治疗或者住院，服用子宫收缩抑制剂进行治疗。如果出现胎盘早期分离或者前置胎盘情况，为了准妈妈和宝宝的健康，应该接受诱导分娩手术。出现早产症状后，应及时就医，确定是继续怀孕还是接受诱导分娩。无论是哪一种情况，都不要过劳，要保持充足的休息，按照医生的叮嘱安排活动。

晚产

超过预定分娩日，仍然没有分娩的征兆，称为晚产。这时准妈妈会变得焦躁。大约10%的准妈妈会经历晚产。怀孕期间超过42周的宝宝被称为过熟儿。在怀孕39～40周出生，可能出现的并发症是最少的，超过42周后，并发症的发病率逐渐增高，需要采取相应的措施。晚产之所以危险，是因为胎盘老化，无法给宝宝提供所需要的营养和氧气。

有一些准妈妈认为宝宝的个头过小，晚出生也是好的。即使如此，也应该在宝宝出生后给其补足营养，这样，对宝宝的健康和发育才是最有利的。一般在超过预定分娩日之后，会检测羊水量、胎盘的老化程度以及胎动状况。检测结果正常，可以继续等待一周。如果宝宝和准妈妈出现异常情况，应该接受诱导分娩手术或者剖宫产。

怀孕后期无须担心的症状

怀孕后期的一些症状

分娩日一天天地临近，身体上即使只是一点点变化，也会让准妈妈变得紧张。其实有很多症状是无须担心的。到底是哪些症状呢？又该怎样应对呢？

情况一 气喘、心脏怦怦直跳

身体稍微活动，就出现气喘、心脏直跳的现象，是怀孕后期的代表性症状。这是子宫变大，向上挤压隔膜，使肺部受压导致的。另外，怀孕后为了给子宫提供营养，血液量也会相应增多。平时，动作要缓慢，出现气喘时，应该放松身体，进行深呼吸。

情况二 反胃

怀孕后期，子宫增大会挤压到胃，导致食欲下降、消化不良。应该选择容易消化的食物和易消化的烹饪方法，避免辛辣、过甜、冰冷以及脂肪含量较高的食物。这些食物会在胃里停留很长时间，不利于消化。

情况三 大腿出现痉挛

怀孕后期，大腿经常会出现麻木和僵硬的现象。特别是晚上睡觉时，经常因为大腿痉挛而惊醒。这主要是水肿、肌肉疲劳、缺钙导致的。特别是出现水肿，血液循环受到阻碍，肌肉供氧量不足，将导致腿部发麻。这种情况下，沐浴的时候，按摩腿部或者睡觉时抬高双腿、穿着弹性好的袜子，都能缓解症状。

情况四 水肿

每天一到下午，会感受到身体在肿大。这是怀孕后血液量增多，导致血液凝固或者子宫变大，导致下身血液循环受阻引起的症状。预防腿部水肿，可以在休息时抬高双腿或者用双手按摩腿部，促进血液循环。此外，要避免长时间站立或者坐着。外出时穿着弹性好的袜子和平底鞋。若出现水肿后，体重每天增加 1 千克，则需要注意是否患有妊娠期高血压。如果伴随着头痛、眼睛视物模糊、腹痛等症状，应及时前往医院检查是否出现并发症。

情况五 尿频

怀孕后期，上厕所的次数会变多。临近分娩时，晚上睡觉也会因为解小便而醒来两三次。随着分娩临近，宝宝的头部移动到骨盆附近，进而挤

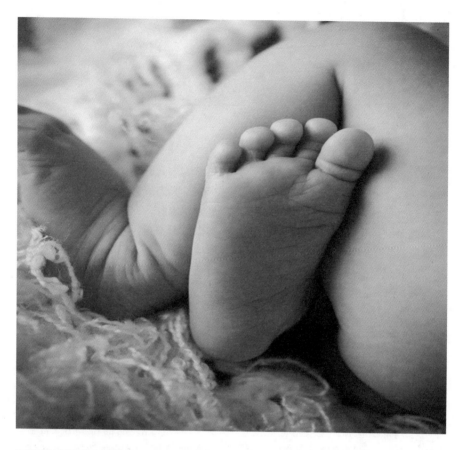

压膀胱导致小便频繁。因此，平时打嗝或者大声笑时，会无意识地排出小便。这是准妈妈经常出现的尿失禁，无须担心。一般情况下，这些症状会在分娩后逐渐消失，但有时由于难产导致膀胱或者尿道肌肉受损，会加重症状。所以，平时要坚持练习孕妇体操，锻炼肛门和尿道附近的肌肉，预防出现异常。

情况六 活动时肚子突然变得僵硬

怀孕9个月后，肚子会突然变得僵硬，这是分娩即将到来的前兆，是子宫肌肉不规则收缩导致的。肚子变得僵硬时，应该及时休息，舒展双腿。

情况七 肩膀酸痛

怀孕后期，鼓起的肚子会导致肩膀和身体向下降，为了支撑住肚子，保持身体正常姿势，肩膀肌肉会出现累积性疲劳，并出现疼痛。此外，肩膀还需要支撑乳房，越临近分娩，疼痛越严重。乳房给肩膀带来的疼痛，在经过哺乳期之后会渐渐消失。因此准妈妈应该坚持练习孕妇体操，保持适量的运动，以促进血液循环。此外，平时要保持肩膀放松，活动时保持正确的姿势。

怀孕后期
Q&A

怀孕后期要知道的异常症状

怀孕后期的异常症状

最好的情况是每位准妈妈都能正常顺利地分娩。但百密一疏，总有一些事情是无法预料的，将会导致分娩出现问题。下面来看看怀孕后期要注意的异常症状吧。

阴道出血

前置胎盘

正常情况下，为了保证宝宝顺利从子宫颈部出去，胎盘会长在远离宫颈的位置。若胎盘出现在宫颈附近或者覆盖住宫颈，这就是前置胎盘。前置胎盘一般出现在怀孕的第7个月后，会伴随阴道出血，有时没有疼痛，只有阴道出血症状。

前置胎盘根据覆盖子宫入口的程度，分为完全前置胎盘、部分前置胎盘、边缘前置胎盘。部分前置胎盘和边缘前置胎盘者，由于胎盘只是稍微偏离正常位置，因此还是有可能正常分娩。

原因

一般是接受过子宫手术、子宫受伤或者受精卵发育及着床出现异常导致的。怀孕7个月时出现疼痛，在毫

无征兆的情况下阴道出血，就要担心是否出现胎盘前置。如果反复阴道出血，应立即前往医院治疗。

治疗

部分前置胎盘和边缘前置胎盘的情况，准妈妈是可以正常分娩的。但是完全前置胎盘的情况，准妈妈需要接受剖宫产。

胎盘早期分离

正常的分娩过程中，宝宝出生之后，胎盘才会出来。如果在宝宝出生之前，胎盘就从子宫上分离，这属于胎盘早期分离。如果胎盘提前分离，就无法给宝宝提供所需的营养和氧气，宝宝会有生命危险。

原因

胎盘早期分离主要是高血压、存在流产或早产经历、产前出血等原因导致的。经产妇也经常出现这种症状。此外，吸烟、摔倒、碰撞也易导致胎盘早期分离。

治疗

胎盘从子宫壁脱离时，会引起持

续的腹痛，子宫变得僵硬、肿大。虽然不会大量阴道出血，但易导致准妈妈出现休克现象，脉搏变弱。出现这种症状要及时送往医院。在接受紧急处理后，应该接受剖宫产。

臀位

怀孕 30 周之前，在羊水中能自由活动的宝宝要出生时，一般是保持头部朝下的姿势。但是怀孕 32 周后，宝宝保持头部朝上的姿势的现象被称为臀位（胎位）。头部朝下时，宝宝的出生过程是按照头、肩膀、手脚、脐带的顺序出来的；而"逆儿"的情况就完全相反，首先是脚或者臀部先出来，头部则是最后才出来，当宝宝的头部通过产道时，可能会被脐带缠住，出现一时性氧气不足，导致死亡。宝宝的头部和产道相碰也可能会损伤大脑。

原因

原因仍然不明确，一般在多胎怀孕、羊水过多症、前置胎盘等问题存在时，容易出现。另外，准妈妈的骨盆太窄或者子宫畸形、存在子宫肌瘤时，都容易导致臀位症状。

治疗

出现这种情况，准妈妈一旦出现宫缩阵痛，难产及宝宝死亡的可能性很高。因此阵痛出现时，应进行剖宫产。临近分娩时，肚里的宝宝还是保持臀位的姿势，可以尝试臀位矫正术，纠正宝宝的姿势。

早期羊膜破裂

在正常分娩的情况下，阵痛开始后，首先会分泌出混有血的体液，之后子宫完全打开，羊水流出，最后宝宝才出来，有时会没有阵痛和见血，羊水先流出。这现象被称为早期羊膜破裂。破裂情况存在着差异，在羊水流出时，也会分泌出似水的阴道分泌物。

一般 5 名准妈妈中会有 1 名准妈妈出现早期羊膜破裂，这是一种非常常见的症状。出现症状时，准妈妈无须担心，及时前往医院就行。怀孕后期，羊水和水一样呈透明状。由于阴道分泌物增多，有时难以判断是不是羊水流出。一旦羊膜破裂，需要接受抗生素治疗。只要怀疑有羊膜破裂，就应立刻前往医院确认。

原因

早期羊膜破裂一般是宝宝长大，导致宫颈管变软，出现宫颈内口松弛所引起的。怀有双胞胎或者宝宝体重超过 4 千克时，羊膜承受不住压力，出现破裂，羊水流出。患有羊水过多症时，也会提高早期羊膜破裂出现的概率。子宫内感染炎症也会导致早期羊膜破裂。

治疗

出现早期羊膜破裂时，若怀孕周数足够，先分娩为佳。若怀孕周数不足或者宝宝未发育成熟，需要接受抗生素治疗，观察病情。一旦羊膜破裂，要及时前往医院，咨询医生是否需要接受诱导分娩手术或者剖宫产。

怀孕后期的夫妻性生活

怀孕 35 周后应该减少性生活

怀孕后期，早产和感染的风险较高，夫妻性生活时一定要小心。进行适量的性生活，能减少对分娩的心理负担，增进夫妻间的感情。一般在怀孕 9 个月前，都能正常进行夫妻性生活，但是孕 35 周以后，应尽量减少性生活频率。怀孕后期，为了准备分娩，子宫入口处和阴道会变得柔软，阴道分泌物增多，宫颈处很容易被细菌感染。另外，从怀孕 9 个月开始，即使很小的刺激也会导致子宫收缩。因此在怀孕后期进行性生活时，不要挤压到腹部，动作尽量放缓。

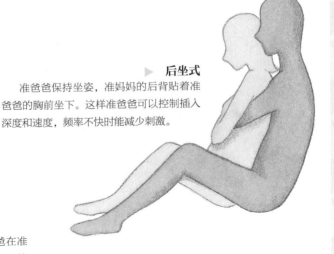

▶ 后坐式

准爸爸保持坐姿，准妈妈的后背贴着准爸爸的胸前坐下。这样准爸爸可以控制插入深度和速度，频率不快时能减少刺激。

▽ 后触式

采取这种姿势时，准爸爸在准妈妈的后方，不会挤压到准妈妈的肚子。姿势舒缓，可以有效减轻疲劳。

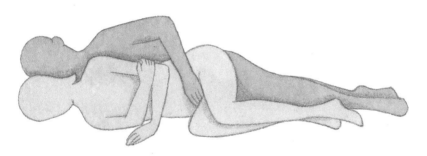

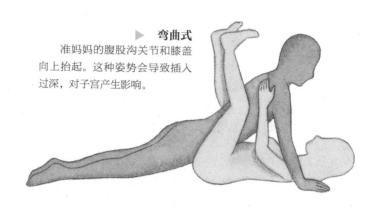

▶ 弯曲式

准妈妈的腹股沟关节和膝盖向上抬起。这种姿势会导致插入过深，对子宫产生影响。

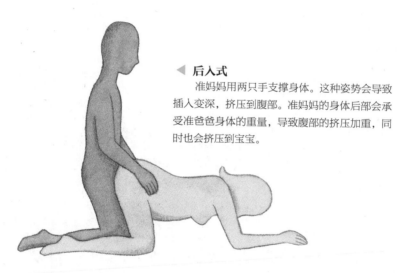

◀ 后入式

准妈妈用两只手支撑身体。这种姿势会导致插入变深，挤压到腹部。准妈妈的身体后部会承受准爸爸身体的重量，导致腹部的挤压加重，同时也会挤压到宝宝。

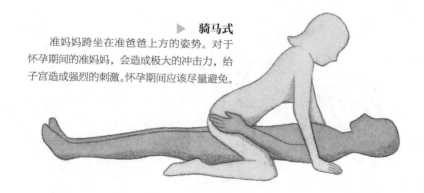

▶ 骑马式

准妈妈跨坐在准爸爸上方的姿势。对于怀孕期间的准妈妈，会造成极大的冲击力，给子宫造成强烈的刺激。怀孕期间应该尽量避免。

分娩前的注意事项

分娩前的注意事项

尽量在分娩前做好有关分娩和育儿的准备。在分娩前，要准备些什么呢？

准备宝宝用品

住院之前，要提前准备好宝宝的用品。买好宝宝的床和被子，腾出空间放置宝宝的用品。如果产后调理不在家里，而是在月子中心，应该提前将所需用品放置在那儿。同时，准备好宝宝出院时的衣服以及一些出院用品。

准备住院用品

检查好是否已准备全部的住院用品。接受定期检查时，根据得到的住院用品清单，仔细准备好所需用品。将装有住院用品的包放置在显眼的位置，以防不时之需。另外，母子手册、保险证、挂号单等必需用品可以放在小包内。

告诉准爸爸家里的基本情况

分娩后，准爸爸在一段时间内都是一个人生活，把家里的一些基本情况告诉他。可以提前准备好足够的内衣和袜子，标记出缴税日和垃圾回收日等。此外，也可以将经常去的洗衣房和餐厅的电话告诉他。

确定分娩当天的流程

即使突然出现阵痛也不要慌张，可参考早前制订的住院流程。临近分娩时，还要在电话旁标记出医院的号码，同时记录下准爸爸的电话号码，经常保持联系。另外，也要考虑分娩那天乘坐什么交通工具前往医院。独自一人时出现阵痛，要及时联系附近的朋友。

做好心理准备

分娩日临近，对宝宝的期待和分娩的恐惧都在不断增加。心理不安或者疲累时，可以练习一次从阵痛出现到分娩结束的过程以及相关的呼吸法。即使是平时坚持练习呼吸法的准妈妈，一进入产房，大脑也会一片空白。因此，一定要坚持练习呼吸法，将它变成身体的一种习惯。

转院时的注意事项

转院时的注意事项

怀孕后期可能会出现不得已要转院的情况。

告知医院自己要转院的情况

如果要转院，应该提前告知医院。同时要咨询医生，了解什么时候适合转院、转院期间要注意什么。在转院前，应该取得主任医生的介绍信以及怀孕期间所有的诊断记录。

做好转院准备

即使一定要转院，也不要慌张，应该事先决定好医院。尽量在怀孕5个月左右，稳定期的时候进行转院。在转院前，可以先到转入医院接受检查。告诉医生到目前为止的诊断结果，仔细商量应该何时转入，以及决定用哪种方法进行分娩。另外，至少要在孕35周前将所需资料送到转入医院。最后一个月的检查应该在预定分娩的医院里进行。

出现异常时，跟医生沟通后再选择医院

怀孕期间出现问题，应该和主治医生商议，选择适合分娩的医院。要综合考虑宝宝的状况、移动距离、交通手段、症状程度等因素，再选择医院。但是，在怀孕后期出现妊娠期高血压或存在早产危险时，更应该选择在能准确诊断宝宝和准妈妈状况的医院里进行分娩。

只准备必要的用品

简单地准备好分娩后所需的宝宝衣服、尿布、奶瓶以及准妈妈的衣服、吸奶器、腹带等物品。被褥和宝宝浴缸等体积大的物品就不要带了。另外，准备好分娩后要使用的物品以及回家后要使用的物品。

选择便利的交通方式

无论是转院还是从医院回家，都应该选择便利的交通方式。去较远的地方时，应该选比较舒适的交通方式。另外，要避开节日、休息日等人多的日子。出发前建议先接受检查，确定是否安全。

睡眠姿势——西姆斯体位

怀孕期间应该选择的睡眠姿势

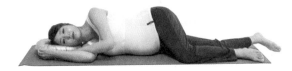

◀ **西姆斯体位（基本）**

　　侧躺后，上侧的脚弯曲，贴着地面。这样可以让地面支撑住肚子，增加安全感。

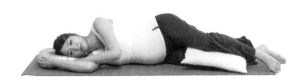

◀ **变形西姆斯体位 ①**

　　保持和西姆斯体位一样的卧姿，两腿间垫上一个枕头。在肚子不是很大的情况下，用这种睡眠姿势。

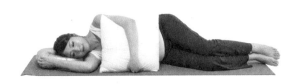

◀ **变形西姆斯体位 ②**

　　保持和西姆斯体位一样的卧姿，侧面垫上一个垫子。将长垫子垫在两腿间会更加舒适。

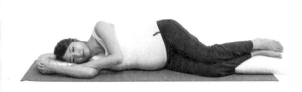

◀ **腿部肿大时的体位**

　　腿部肿大时，保持侧躺姿势，在双腿下方垫上枕头或者垫子，抬高双腿。这样可以促进双腿的血液循环。

怀孕期间应该避免的睡眠姿势

趴着睡

　　怀孕期间要避免趴着睡。这样会挤压宝宝，感到不便。

平躺姿势

　　在怀孕后期，平躺着睡，很难入眠。子宫会挤压脊椎的大静脉，阻碍血液循环。

Chapter 4

怀孕期间要注意的疾病

准妈妈最大的敌人——妊娠期高血压

准妈妈最害怕的疾病就是妊娠期高血压。它主要出现在怀孕后期，不仅会影响准妈妈的健康，也可能会引起早产或者使早产宝宝出现先天性缺陷。严重的情况下，还会威胁到宝宝和准妈妈的生命安全。对于这种妊娠期高血压，需要提早预防，了解正确的应对方法。

妊娠期高血压是什么

妊娠期高血压是指怀孕后，身体没有适应血液循环系统出现变化，导致血压升高、心脏功能异常、蛋白尿的现象。妊娠期高血压是妇科疾病中最可怕的，一般有5%~6%的准妈妈会患上这种疾病，大部分出现在怀孕后期。患有妊娠期高血压，不仅会出现未熟儿，而且会令宝宝产生视力障碍等后遗症。情况严重时，会危及准妈妈和宝宝的生命安全。如果早期发现这种疾病，可以治疗。因此，出现身体肿大、血压升高等早期症状时，应该及时就医治疗。

原因

引起妊娠期高血压的原因仍然不明确，一般由胎盘免疫问题、缺钙以及遗传因素导致。由于这些因素，血管开始收缩，血液循环变缓，出现高血压；血管的功能下降，血液内的蛋白质排出体外，使水分积聚在体内，导致蛋白尿和水肿症状。

代表性症状

妊娠高血压

妊娠高血压是指之前没有高血压症状，在怀孕20周后，收缩期血压达140毫米汞柱或以上，舒张期血压达90毫米汞柱或以上的异常现象。怀孕前患有高血压的人并不表示都会得妊娠期高血压，只是比血压正常的人患病率要高一些，需要格外注意。

妊娠水肿

妊娠水肿是指随着体重增加，水分在体内积聚的现象。如果体重每隔一个星期增加1千克以上，就需要担心是否出现水肿。通常情况下，保持充足的休息和减少盐分摄入后，症状会好转。如果除手脚之外，腹部乃至脸部也出现水肿，就需要担心是否患有妊娠期高血压了。

蛋白尿

如果患上妊娠期高血压，肾脏的功能出现障碍，血液蛋白质会通过小便排出体外。通过检测小便能确定是否患有蛋白尿。

需要注意的症状

头痛、突然看不见东西或视野模糊、上腹部剧烈疼痛和小便量减少等，需及时就医。

对怀孕造成的影响

血液循环变慢、胎盘无法提供足够营养，功能下降；导致未熟儿出现，甚至会导致宝宝死亡。

特别要注意的人群

患有高血压、肾脏疾病、糖尿病的人群

怀孕前患有高血压、肾脏病、糖尿病或者家人患有这些疾病，怀孕后则容易患有妊娠期高血压。特别是患有糖尿病的准妈妈，其患病概率是健康准妈妈的 40 倍。

压力大的人群

心理压力过大时，也容易引起妊娠期高血压。

高龄准妈妈

35 岁以上，第一次分娩的准妈妈要格外注意妊娠期高血压。年龄越大，血管老化程度越严重，越容易出现高血压和肾脏疾病。

患有肥胖和贫血

体重迅速增加的准妈妈患有妊娠期高血压的概率是普通妈妈的 3.5 倍。体重增加，会导致肾脏和心脏的负担加重。另外，贫血时，其血液中红细胞的数目会减少，使身体缺氧，导致身体器官异常。

怀双胞胎的情况

怀有双胞胎时的负担会是普通妈妈的好几倍。腹部变得更大，血管所受到的压力增大，精神上的压力也会加重，患有妊娠期高血压的概率更高。

妊娠期高血压的治疗

治疗妊娠期高血压最根本的方法就是分娩。若怀孕后期患病，应尽量选择诱导分娩手术或者剖宫产。在怀孕早期，应该住院治疗，服用降血压药剂和利尿药剂。一般会在分娩后 2 周到 1 个月自然恢复。如果分娩后一个月仍然出现蛋白尿或者高血压，可能患有后遗症，需要接受持续治疗。

预防妊娠期高血压的饮食疗法

· 控制热量摄入量，避免体重过度增加。
· 摄取足够的钙质。
· 摄取维生素 C 和维生素 E 等抗氧化剂。
· 降低盐的摄入量。盐分摄入过多，会导致血压升高、肾脏功能下降，出现蛋白尿或者水肿现象。
· 尽量少食用酱类、加工食品、快餐食品。
· 减少脂肪摄入量。摄入过多动物性脂肪会导致血压升高。而鱼类脂肪量低，可以降低血压，应保证一定的摄入量。

早产

早产是指宝宝还未成熟就分娩出来，这时分娩的宝宝存在很多问题，因此，早产是一种比较危险的现象。足月怀孕是生育健康宝宝的关键，但人生总会出现很多不尽人意的事情。下面我们来了解一下导致早产的原因和应对方法吧。

早产是什么

在怀孕 28 ~ 37 周，宝宝出生的现象被称为早产。由于早产而出生的宝宝处于未发育成熟的状态，身体器官发育不完全，呼吸很困难；其大脑和胃存在问题，需要将其放入育婴箱内才能存活。此外，还会出现身体和神经上的障碍。特别是在 34 周前出生的宝宝，其发病率非常高。

早产的原因

有多种因素会导致早产，当然也有些早产无法确定其发病原因。早产的原因一般分为早期阵痛、早期羊膜破裂、宝宝和准妈妈存在内科或产科并发症这三种情况。生殖器感染、宫颈内口松弛、怀有双胞胎、高血压、胎盘异常、先天畸形等因素也会导致早产。之前有过早产经历的准妈妈出现早产的概率较高。吸烟、乱用药物、从事需要长久站立或者走动的工作、生活压力大等情况，也会导致早产。

早产的症状

腹部变得僵硬、下腹部出现有规律的

疼痛

如果腹部变得很僵硬，应该躺下休息。如果 1 小时内，症状反复出现 3 ~ 4 次，应该前往医院接受检查。

早期羊膜破裂

如果内衣被透明、温暖的液体沾湿了，很有可能是羊水流出，要及时前往医院检查。

阴道出血

即使是少量的阴道出血，也有可能是子宫出现问题，应该及时前往医院接受检查。

早产的应对方法和注意事项

· 腹部经常变得僵硬，要减少站立时间，保持充分休息。

· 出现早期阵痛，应该前往医院接受子宫收缩抑制的治疗，以缓解症状。

· 怀孕中期之后的阴道出血也有可能会导致早产，应该及时前往医院检查。

· 怀孕期间患有阴道炎、膀胱炎、牙周炎等炎症时，要及时接受治疗。

· 测定怀孕中期时宫颈的长度，检查是否出现异常；存在异常则及时进行治疗。

· 控制体重增加，接受定期检查，预防产科并发症。

Step 03 流产

宝宝出现健康问题，提前分娩出来，会给准妈妈造成很大的打击，尤其是流产。高龄准妈妈或者患有糖尿病等疾病的准妈妈若在怀孕前注意健康问题，能有效预防流产。下面我们来了解一下流产的原因和种类吧。

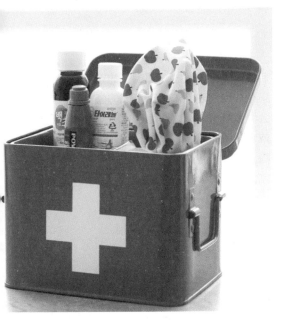

流产是什么

流产是指妊娠在 28 周前终止的现象。有 80% 的自然流产发生在怀孕 12 周以内。

流产的原因

50% ~ 60% 的早期自然流产是宝宝染色体异常导致的。准妈妈的年龄越高，染色体出现异常的概率越大，流产的风险也就越高。甲状腺异常、糖尿病等内科疾病也是导致流产的原因。妈妈和宝宝存在免疫异常也是原因之一。平时乱服用药物、饮酒、一天喝 5 杯咖啡以上，也会导致流产概率增加。

流产的种类

完全流产和不完全流产

胎盘和胎儿等妊娠物完全从子宫内排出的现象称为完全流产；有一部分留在准妈妈体内被称为不完全流产。留在体内的组织易引起炎症或者阴道出血，需要及时清理干净。

稽留流产

指胎儿死亡后在子宫内停留数天或者数周的现象。一般不会出现明显的症状，可能会有少量阴道出血，在定期检查时能检查出来。出现稽留流产时，要进行刮宫手术，将胎儿等妊娠物排出体外，防止炎症出现。

先兆流产

怀孕 28 周之前，出现少量阴道出血，继而出现阵发性下腹痛或腰痛的现象。20% ~ 25% 的准妈妈在怀孕初期会出现阴道出血症状，让身体处于稳定之后，大多数症状会好转。

习惯性流产

指出现三次以上自然流产的现象。有习惯性流产的准妈妈需要接受精密的检查，查明原因之后，及时接受治疗，能降低习惯性流产出现的概率。

臀位

指宝宝在子宫内位置出现颠倒（头部朝上）的现象，在分娩前宝宝位置恢复正常，不会对分娩造成任何影响。如果位置没有恢复正常，就会导致难产或者需要接受剖宫产。因此一定要定期检查。下面来了解一下臀位的危险和矫正臀位的方法。

臀位是什么

正常情况下，怀孕后期，宝宝多保持头部向下的姿势。宝宝保持头部朝上姿势的现象被称为臀位。宝宝仍然可以自由活动，在分娩前宝宝重新变成头部朝下的现象比较多。一旦出现臀位现象，可以尝试练习孕妇体操，帮助宝宝矫正姿势。但是事前要咨询医生，了解体操的方法和运动时间。

臀位的危险性

一般可以通过超声波检查确定宝宝的位置。即使在怀孕 30 周出现臀位现象，之后很可能会恢复成头部朝下的正常姿势。如果在分娩前还不能矫正宝宝的姿势，有可能会导致难产。分娩时，宝宝的头部最后出来或者被手脚缠住，无法出来，可出现致死危险。因此，孕晚期一旦出现臀位，应该进行剖宫产。

矫正臀位的方法

先趴在地上，弯曲膝盖，让双手和双脚贴在地面，抬高臀部。保持这个姿势 2 ~ 3 分钟。一旦腹部出现僵硬症状，立刻休息。每日早晚各做一次。

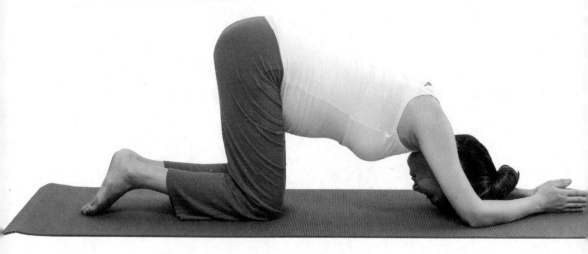

宫外孕

受精卵不在子宫而在其他地方着床，会导致宫外孕，引起流产，同时也会引起其他疾病。通过验孕棒等方法确定怀孕后，应该前往医院接受详细检查。下面我们来了解一下宫外孕的原因和危险。

宫外孕是什么？

指受精卵在子宫内膜以外的部位发生着床的现象。大部分情况发生在输卵管，也可能发生在卵巢、子宫角、子宫颈、腹腔等部位。之前因为盆腔炎、手术、子宫内膜炎等因素导致输卵管损伤、变窄或者输卵管周围粘连，都可导致受精卵流动性降低。

宫外孕的诊断方法

即使怀孕了，也会由于怀孕时间过短或者生理不规律导致无法确认子宫内是否存在受精卵。这种情况下，应该做好正常怀孕和宫外孕的两手准备，接受进一步检查。最常用的方法就是阴道超声波检查和孕激素检查。在最后一次月经后第 5 周左右就能确定受精卵的位置，可以去医院接受检查，确定受精卵是否正常着床。出现严重的腹痛或者紧急情况时，及时前往医院。

宫外孕的危险

宫外孕如果持续下去，会导致输卵管破裂，造成大量出血等严重情况。

宫外孕的治疗方法

大量出血或者输卵管破裂时，需要通过手术切除输卵管。由于身体两侧都有输卵管，只要另一侧的输卵管正常，之后还能正常怀孕。即使输卵管没有破裂，也要注射药物，存在失败的可能性，需要随时接受检查。

羊水——宝宝的"守护神"

羊水是一种被羊膜包裹起来的液体，为了保护胎儿免受外部冲击和各种细菌的侵害。羊水过多或者过少，胎儿都会有危险，可以说羊水是每个宝宝的"守护神"。让我们一起来了解什么是羊水、什么是羊水过多症、什么是羊水过少症以及对胎儿产生的影响。

什么是羊水？

羊水是指怀孕时包围在胎儿周围子宫羊膜腔内的透明液体，在怀孕早期通过准妈妈的血浆和胎儿的血浆产生，怀孕 20 周后主要来源是胎儿尿液。随着怀孕周数的增加，羊水的量也不断增加，孕 33 ~ 34 周达到最多之后渐渐减少。

羊水的作用

羊水能够帮助胎儿的骨骼、肌肉和肺发育成长。在保护胎儿免受外部冲击的同时还能防止脐带被压。羊水的量要保持在适当的范围，过多或过少都会产生问题。羊水的量是否适当要通过定期超声波检测来测定。

羊水过多症

羊水过多症是指在怀孕中期之后，羊水量在 2000 毫升以上的情况。超声波检测羊水指数在 24 以上，羊水过多症发生的概率是 0.4% ~ 1.5%。如准妈妈、胎儿或者胎盘出现异常时，都会导致羊水过多症。羊水过多，可能会出现无脑儿胎儿（中枢神经系统

有问题）、宝宝食管闭锁症（肠胃系统畸形）等。准妈妈患有糖尿病，羊水量也会增多。羊水过多症较严重时，大多数情况下可以查出原因；而羊水过多症较轻时，一般无法找到原因。

羊水量的增加使子宫膨胀，令周边的脏器遭受挤压，引发准妈妈呼吸困难，或者压迫静脉，出现下肢水肿。羊水过多症可能会导致胎儿早产以及胎盘早剥（胎儿出生前胎盘先脱落），并且增加了脐带脱垂（羊水破时，脐带比胎儿先出来）的风险。

羊水过多的准妈妈很容易出现这些紧急情况。尽管能通过羊水穿刺实施羊水减压术治疗，但不能掉以轻心。同时要提前了解孕产知识，时刻关注身体状态。一旦发现疑似症状，即使胎儿没有异常，只是少许阵痛，也需要密切留意且询问医生。

羊水过少症

指羊水量少或者几乎没有，超声检查羊水指数在 5 厘米以下。怀孕早期出现羊水过少的情况主要是胎儿引起的，由于胎儿泌尿系统发育畸形导致胎儿无法排尿或尿液产生的少，以及染色体异常。

怀孕早期，准妈妈的羊水过少会使胎儿

肺部发育不良，且容易造成胎儿畸形。怀孕晚期，准妈妈的羊水过少，会出现由于早期羊膜囊破裂导致的羊水漏出或超过预产期分娩，也会经常出现类似于妊娠期高血压等胎盘功能不完整的情况。尤其在预产期 2 ~ 3 周前的临产期羊水突然减少，胎儿无法正常生长，特别要注意观察胎儿状况，就算预产期还未超过 37 周，也要将准妈妈视为临产产妇并在合适的时间进行分娩。

羊水量少，准妈妈产前阵痛时，脐带会受到挤压，胎儿也会很危险，同时增加了剖宫产的可能性，也增加了胎盘早剥的风险，此时更应密切观察胎儿状态，尽快到医院分娩。怀孕后半期，发现羊水量少，在保证准妈妈安全的情况下充分摄取水分，定期做检查以确保随时掌握胎儿状态。

Step 07 胎盘异常

胎盘起到给宝宝提供氧气和营养、维持宝宝生命健康的作用。一旦出现问题，宝宝的生命也会受到威胁。胎盘早期分离和前置胎盘这两种胎盘异常症状会对宝宝与准妈妈产生哪些影响？

胎盘早期分离

胎盘早期分离是一种主要发生在怀孕后期的严重症状，是指着床的胎盘全部或者一部分在分娩前从子宫上分离的现象。出现概率一般是 0.5%，严重时会导致宝宝死亡，是一种非常危险的症状。目前还不明其原因，高龄准妈妈、怀孕次数较多的准妈妈、患有妊娠期高血压或者高血压的准妈妈发病率较高。

一般症状是阴道出血，同时伴随着腹痛。情况严重时会造成宝宝死亡，或致准妈妈出现血液凝固性障碍。

治疗以及危险

出现胎盘早期分离症状时，如果分离程度不是很严重，而宝宝还未发育成熟时，可以继续维持怀孕状态；如果分离程度严重，即使宝宝未发育成熟，也应该接受诱导分娩手术。宝宝状况良好、出血不严重的情况下，可以尝试阴道分娩。如果宝宝状况不好、准妈妈大量出血时，应该选择剖宫产。

如果拖延病情，会导致严重出血、贫血以及血液凝固障碍，甚至出现休克，危及宝宝和准妈妈的生命安全。若分娩前后出血严重，可能要接受输血手术。

前置胎盘

正常情况下，为了保证宝宝顺利分娩，胎盘一般会出现子宫入口偏高的位置。如果胎盘出现在子宫入口附近或者覆盖住子宫入口，这就是前置胎盘。出现概率为0.5%。前置胎盘现象出现在怀孕初期，随着怀孕周数增加，子宫变大，胎盘会移动到子宫入口上方，在怀孕后半期出现在正常的位置上，不会造成任何问题。但是怀孕后期仍然存在前置胎盘现象，则需要采取剖宫产。一般高龄准妈妈、多胞胎准妈妈、经产妇、已有过剖宫产经历的准妈妈出现前置胎盘的概率较高。

注意事项

出现前置胎盘，即使没有阵痛，也会出现出血症状。因此，在怀孕后期需要保持身体安静，怀孕期间尽量避免性生活。前置胎盘没有特别的预防方法，出现前置胎盘，要注意怀孕期间避免出血，分娩时采取剖宫产，并且做好应对大量出血的准备。

胎盘黏结

指分娩后胎盘仍然留在子宫内部，没有脱落的现象。虽然出现概率较小，但胎盘黏结会给准妈妈造成严重的危险。在去除胎盘的过程中，可能会大量出血。根据胎盘的附着强度，分娩后可以用手去除或者用器械去除。如果去除失败或者大量出血，需要行刮宫手术。

残留胎盘

指分娩后，胎盘的一部分或者全部残留在子宫内部的现象。出现胎盘黏结时很容易出现这种症状，它会导致持续性出血和感染。残留胎盘过多的情况，需要利用器械进行刮宫手术；残留量较少时，大部分情况下，会随着之后的出血慢慢脱落，不需要过于担心。

克服怀孕期间的焦虑

　　随着肚子一天一天地变大，对分娩和育儿的恐惧以及和丈夫间的关系变化都会使得准妈妈出现焦虑症状。下面我们来了解一下怀孕期间焦虑的症状以及应对方法。

妊娠焦虑是什么

　　大部分的准妈妈在怀孕初期因为妊娠反应和疲劳导致压力增大，出现轻微的焦虑，等到胎动开始后症状会慢慢消失。在怀孕后期，分娩的恐惧感以及不断产生的焦虑情绪会不断加重。虽然怀孕期间出现情绪起伏很正常，但是起伏过大或者变得歇斯底里，应该尽快想办法调整。这种状况不仅会影响自己的精神健康，也会对胎教和育儿产生不良影响。症状严重时，可以咨询有关专家。

原因

身体出现变化

　　即使平时不关注身体的准妈妈，在怀孕后看见肚子一天天的变化以及皮肤出现雀斑等问题时，也会渐渐对外貌失去自信心。这样一来便无法有效进行身体管理，压力会渐渐加重。

激素的变化

　　怀孕后，雌激素增加，这种激素变化会导致情绪剧烈起伏。怀孕期间，对小事敏感起来，容易出现神经质现象。之前情绪敏感或者患过焦虑症的准妈妈，怀孕后症状会加重。

和丈夫的关系

　　怀孕后，不可避免会降低性生活的频率，导致和丈夫的关系变得疏远。有一些准妈妈会因其身体出现变化，认为自己失去女性魅力，变得焦躁不安。

分娩的恐惧

　　怀孕初期，由于尚不知已怀孕的事实，乱服用药物或者生活不规律、有过自然流产或者畸形儿经历的准妈妈都会对分娩感到不安。另外，因听说过阵痛的可怕，而对分娩产生恐惧感。

育儿的负担

　　就如同期望早一天见到宝宝一样，分娩后对于育儿的负担也在增加。第一次分娩或者没有育儿经验的准妈妈更是如此。

症状

失眠加重

　　怀孕后，人容易出现失眠、忧郁，失眠甚至会加重。平时无心做事，想躺着的时间逐渐增加。睡觉后，总是似睡非睡或者难以进入深度睡眠。

容易疲劳、烦躁

焦虑症最具代表性的症状就是身体容易疲劳，人易烦躁，判断力下降，对未来失去希望。即使是小事也会非常敏感。

不愿见人

怀孕后，肚子变大，身体开始走样，变得不愿见人，总是担心别人取笑自己的身形。

呕吐、神经痛等全身症状

焦虑症不仅会出现精神上的症状，也会出现身体上的症状，比如呕吐、头晕、视力障碍、腹痛、关节痛、神经痛、食欲降低或者相反的食欲大增等。

有效应对方法

适量运动，维持身体健康，保持身材

怀孕期间坚持适量运动，不仅能保持健康、控制体重，还可以维持情绪稳定。另外，保持运动还有助于产后恢复。特别是，每天坚持散步 30 分钟，多晒晒太阳，可促进 5-羟色胺的分泌，有效预防焦虑症。

同时，运动可以促进排汗、促进新陈代谢，有利于睡眠。应该坚持游泳或者孕妇体操等适合准妈妈的运动。保证均衡饮食以控制体重。

了解有关怀孕和分娩的知识

了解一些怀孕后身体会出现什么变化以及如何分娩，不仅能帮助准妈妈更好地适应身体变化，还能减轻心理负担。可以经常参加医院或者各种团体举行的产妇讲座或者阅读相关书籍。另外，也可以请教身边有过怀孕、分娩经历的人。

保持健康生活

怀孕后的生活既不能过于放纵，也不能整天待在家里。即使穿着宽松的准妈妈服装也要尽量选择可爱的设计和明亮的颜色。另外平时可以多听一些自己喜欢的音乐，帮助调整心情。

保持兴趣爱好

怀孕初期需要小心，但并不意味着要准妈妈停止所有的活动。进行一些不会给身体造成损伤的兴趣活动，也有助于胎教。怀孕期间，写写毛笔字、弹弹钢琴；做一些模型或者刺绣；装饰一下家。多培养一些兴趣爱好不仅能调节好心情，也能消磨一些时光。

准爸爸的爱

治疗妊娠焦虑症最有效的方法就是准爸爸的爱。怀孕后，准爸爸也要一起加入到怀孕过程中，帮忙做家务，一起进行有关怀孕和分娩的学习。另外，与准妈妈保持身体接触，加强交流，表现出自己的爱意。

寻求医生的帮助

出现妊娠焦虑症时，自己无法克服或者症状恶化时，应该寻求医生的帮助。

妊娠糖尿病

怀孕期间如果没能调节好血糖，易出现妊娠糖尿病。这种疾病会对宝宝产生影响，同时在分娩过程中引起各种并发症。下面我们来了解一下，妊娠糖尿病会对宝宝造成什么样的影响以及其应对方法。

妊娠糖尿病是什么

妊娠糖尿病是指怀孕前未出现糖尿病症状，在怀孕 20 周后，血液内血糖浓度过高的现象。高龄准妈妈和肥胖人群发病率较高。怀孕期间，由于激素等生理上的变化，导致准妈妈的血糖升高，如果胰岛素分泌不足，可能会引起妊娠糖尿病。分娩之后，大部分都会恢复正常。怀孕期间若没能有效调节血糖，会导致宝宝出现异常，同时提高各种并发症的发病概率。因此，在怀孕期间要有效地调节血糖，分娩后继续接受定期检查。

妊娠糖尿病的诊断

妊娠糖尿病风险较高的准妈妈应该从怀孕初期开始进行糖尿病筛选检查。相反，危险性较低的准妈妈可以在怀孕 24 ~ 28 周期间进行妊娠糖尿病筛选检查。方法是摄入 50 克葡萄糖，1 小时后检测血液内葡萄糖浓度，如果超过 140 毫克 / 分升，需要再服下 100 克葡萄糖进一步空腹检查。空腹血糖异常即可诊断为糖尿病。

妊娠糖尿病的原因和高危人群

妊娠糖尿病出现的准确原因还不得而知，一般是怀孕后胎盘分泌的激素对胰岛素出现抵抗作用，导致胰腺无法分泌足够的胰岛素来维持正常血糖而引起的。肥胖的人、有糖尿病家族病历的人、之前孕期患有妊娠糖尿病的人、之前分娩过 4 千克以上宝宝的人以及有过不明原因早产、流产、死胎经历的人，都是妊娠糖尿病的高危人群。

对宝宝的影响

妊娠糖尿病在怀孕后期会给准妈妈造成影响，它和怀孕之前出现的糖尿病不同，不会导致宝宝畸形。如果不能有效控制妊娠糖尿病，将导致难产、分娩后宝宝出现低血糖、母体缺钙、新生儿呼吸困难综合征等危险，也会有生出 4 千克以上巨大儿的风险。宝宝出现肥胖、患 2 型糖尿病的概率会增高。

妊娠糖尿病的治疗方法

妊娠糖尿病的治疗方法主要是通过饮食

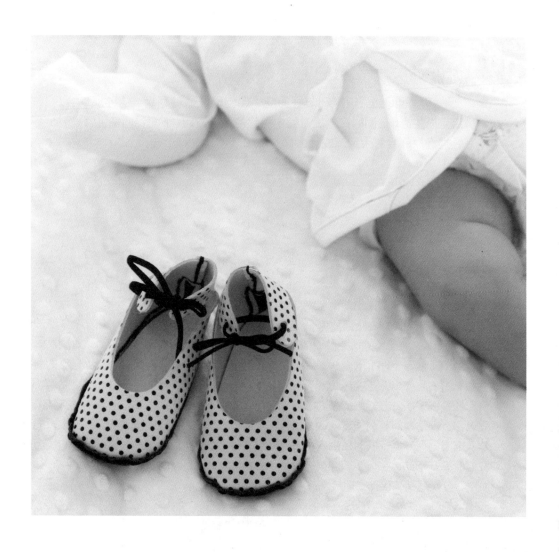

和运动来保持血糖正常。患有妊娠糖尿病的准妈妈应该保持均衡饮食、适量运动。饮食上尽量避免果汁、碳酸饮料、冰淇淋、饼干等含糖量高的食物，不能一次性吃太多水果。一般通过控制饮食和适量运动来保持血糖稳定，但如果血糖仍然异常，就需要注射胰岛素。需要注意的是，不能因为需要治疗妊娠糖尿病就过分节食，从而影响自己和宝宝的健康。另外，压力过大也会影响健康，保持平常心对待吧，定期前往医院接受检查，观察血糖状况以及准妈妈和宝宝的健康状况。

分娩后的检查

妊娠糖尿病一般会在分娩后渐渐消失。但是，患有妊娠糖尿病的准妈妈在之后患有糖尿病的概率也高，在分娩后 6 个月内，需要接受糖尿病筛选检查，之后每年都要检查一次空腹的血糖含量。

Step 10 怀孕期间的子宫肌瘤

　　大部分情况下，准妈妈在怀孕前不知自己已经患有子宫肌瘤，待到怀孕期间做超声波检查时才被发现。下面我们来了解一下如何应对怀孕期间的子宫肌瘤以及它会带来什么影响。

认识怀孕期间的子宫肌瘤

发现子宫肌瘤

　　发现患有子宫肌瘤后，很多准妈妈会担心宝宝的发育受到影响或者出现畸形。其实，只要肿瘤不是过大或者出现在子宫内部，就不会出现这些问题。因此要接受定期检查，确定是否出现其他问题。

应对方法

　　患有子宫肌瘤，准妈妈在怀孕后疼痛会加重。这时要保持腹部温暖、身心平静。分娩后6～8周内，再次接受超声波检查，确定肿瘤的大小是否出现变化，以及下一步的治疗方法。一般怀孕期间出现的较大肿瘤在分娩后都会变小。

对分娩的影响

　　存在子宫肌瘤者，宝宝出现位置异常的概率较高。分娩时产道会变窄，需要根据肿瘤的大小和位置，确定是否需要进行剖宫产。如果子宫肌瘤没有堵塞产道，大部分情况下能正常分娩。

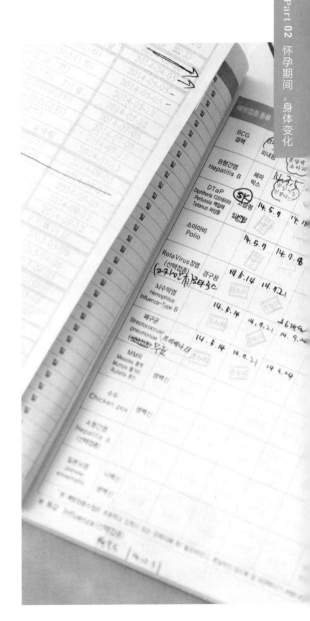

怀孕期间的甲状腺疾病

甲状腺激素是维持怀孕状态的必需成分，计划怀孕的女性或者准妈妈必须接受甲状腺检查。怀孕期间的甲状腺疾病为何来得如此突然？下面一起来了解一下！

认识怀孕期间的甲状腺疾病

怀孕和甲状腺疾病

甲状腺疾病一般出现在怀孕 20 ～ 30 周，与怀孕有着密切联系。甲状腺激素能调节新陈代谢。怀孕期间，能与甲状腺激素结合的蛋白质增多，导致结合型甲状腺激素增加，从而增加全身甲状腺激素量。另外，甲状腺增大，会增加甲状腺激素的合成与分泌。

怀孕和甲状腺功能亢进症（甲亢）

怀孕初期，由于妊娠反应会导致甲状腺激素增多。可以通过缓解呕吐以及输液的方式来减轻症状。若怀孕前患有甲亢，需要服用抗甲状腺药剂进行治疗。随着甲状腺激素量的下降，服药量也要减少。这时再怀孕是安全的，也能生育出健康宝宝。服用少量抗甲状腺药剂缓解甲亢症状，不会对怀孕和分娩产生影响。一般情况下，抗甲状腺药剂的极少量会通过胎盘传给宝宝，但这极少量的药剂不会对宝宝产生影响。

怀孕和甲状腺功能减弱症（甲减）

胎宝宝的甲状腺在妈妈怀孕 3 个月左右形成，妈妈怀孕 5 个月左右，胎宝宝的甲状腺中会生成甲状腺激素。因此，在妈妈怀孕 5 个月之前，需要通过母体给胎宝宝提供甲状腺激素。如果准妈妈出现甲减症状，就无法给胎宝宝提供足够的甲状腺激素。妈妈怀孕 3 个月内，是胎宝宝大脑和神经以及身体器官发育的重要时期，这段时间内如果甲状腺激素不足，会对胎宝宝的发育造成影响。甲状腺激素在胎宝宝大脑和神经发育过程中起着重要的作用，必须要保证甲状腺激素供应充足。因此，妈妈们怀孕前出现甲减症状，应该在医生指导下服用甲状腺激素。

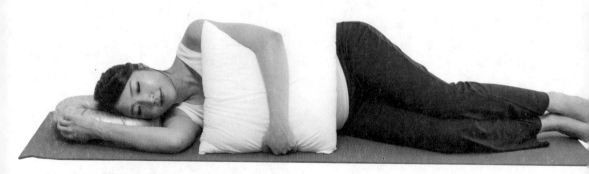

Step 12 怀孕期间的皮肤问题

怀孕后，痤疮会突然出现，痣的颜色也会加深。想当辣妈的话，绝对不能放弃自我，一起来看看怀孕期间的皮肤问题以及如何护肤吧。

认识怀孕期间的皮肤问题

痤疮

怀孕初期，准妈妈会经常长痤疮，这是内分泌系统失衡，导致皮脂分泌增多，堵塞毛孔引起的。因个人情况不同，会出现粉刺性痤疮或化脓性痤疮。

痣、雀斑

痣和雀斑是指在颧骨、额头、眼睛下方出现的不规则、大小不一的褐色斑点。这是怀孕后内分泌系统失衡，导致黑色素沉积引起的。

妊娠纹

妊娠纹指怀孕后肌肉或脂肪增加，导致皮肤的真皮组织受损而出现的疤痕，一旦出现将很难消失。越临近分娩日，妊娠纹越严重。

妊娠痒疹

妊娠痒疹是一种严重的瘙痒症状。怀孕后，由于准妈妈需要给宝宝提供大量的血液，使皮肤出现严重脱水现象而引起的。经常出现在脸部等皮脂分泌较少的部位。

皱纹

分娩后，在脸部水肿消失、激素恢复正常的过程中，容易出现急速衰老现象，导致皱纹大量出现。

不同时期的皮肤问题及应对方法

怀孕 4 ~ 12 周

怀孕初期，基础体温升高，新陈代谢加快，需要注意保持身体干净。根据个人差异，怀孕期间出现的皮肤问题也有差别。可能会出现痤疮之类的油性皮肤问题或者脸部干裂之类的干性皮肤问题。共同点就是排汗量增多、皮肤变得敏感、容易受伤。

> **应对方法**
>
> ·使用刺激较小的清洁用品，每次清洗两遍。
> ·少用有香味的化妆品，出现痤疮时，用毛巾沾冷水按摩脸部，以收缩毛孔。

怀孕 13 ~ 24 周

子宫变大，挤压血管导致血液循环不畅，脸部和身体容易出现水肿。另外，这段时间里，黑色素细胞活跃，容易出现痣和雀斑，同时也会出现妊娠纹。

怀孕 25 ~ 36 周

怀孕后期，血液循环不畅，身体出现水肿、腿部变重。另外，脸部容易出现龟裂、头发容易断裂。这时起，要注意给皮肤和毛发补充营养，有效预防皱纹和产后脱发。

分娩后

分娩后，就如重病初愈，身体的各种功能不完善，皮肤也是如此。皮肤会变得脆弱，对外部物质很敏感，容易出现各种皮肤问题。

怀孕期间毛发的变化

怀孕期间，雌激素起到维持毛发生长的作用，而雄激素起到扩大脸部毛囊的作用。分娩后，脱发现象变得明显。分娩后 1 ~ 4 个月间出现的脱发现象有可能会持续 1 年以上，不过大部分情况下都会自然好转。怀孕期间出现的脱发主要是营养不均衡导致的。分娩后保持均衡的饮食习惯，吃一些对毛发有益的食物，能有效缓解症状。

减轻脱发的方法

缓解压力

为了预防因压力过大而导致的脱发，最重要的就是保持身心平静。保障充足的睡眠、多做一些自己感兴趣的活动，给生活增加活力。

清洁头皮

洗头时，掉落的头发并不是脱发导致的，不能因此而减少洗头次数，要注意头皮清洁。

避免染发和烫发

染发剂和烫发剂都会给头皮造成刺激，引起皮肤炎、角质化、瘙痒等症状。这些症状都会导致脱发。

避免过度减肥

分娩后，绝对不能为了快速恢复体形而过度减肥。营养失衡以及对外貌不满带来的压力反而会导致脱发。

避免食用速溶食品

速溶食品多为高热量，且营养不足，不利于头发护理。应该多食用含有丰富蛋白质和维生素的豆类食品，有助于头发生长。

Chapter 5

运动与生活准则

怀孕初期

一起来看看怀孕初期的日常生活准则、营养饮食法以及按摩方法，掌握适应怀孕的诀窍吧。

怀孕初期的生活准则

保持生活规律

怀孕初期，由于激素的变化，导致身体变化很大。就像患了感冒，身体变得疲惫、容易犯困，稍许运动就会倍感疲劳。但是不能因为身体状况变差就整天躺在床上，也不去做家务了。相反，从怀孕初期开始，应该保持规律的生活习惯，维持身体健康、调节情绪。与平时相比，睡眠时间增加1~2小时。

减轻家务量

怀孕初期，由于疲劳和妊娠反应，会对家务产生厌烦感。即便如此，还是要坚持做家务。将积累的家务一次性做完，不仅会耗费很长时间，而且会增加身体负担。长久坐着或者登上高处之类的事情虽然不会挤压腹部，还是要尽量避免。此外，避免长时间将手泡在冷水里，避免使用刺激性较强的洗衣液，同时也不要提重物。列出今天要做的事情、今天可做可不做的事情以及能交给准爸爸做的事情后，再一一处理。这样能有效减轻家务的压力。

每天洗澡，保持身体干净，调节情绪

怀孕后，准妈妈的排汗和分泌物增多，疲劳会蓄积。若每天洗澡，能有效减轻症状。相比蒸桑拿和热水浴，更应该选择温水浴。热水会给宝宝的神经系统和准妈妈的血压带来不良影响。怀孕期间，皮肤容易变得干燥、出现瘙痒，洗澡后建议涂抹一些保湿乳液。

避免吸烟、喝酒，减少咖啡摄入量

确定怀孕后，要立刻戒烟戒酒。烟内含有的尼古丁会导致血管收缩，令宝宝的氧气和营养供给量不足，引起流产、死胎、分娩低体重儿等问题。不仅准妈妈要戒烟，为了避免吸到二手烟，准爸爸也要戒烟，同时尽量少去公共场所。经常喝酒的准妈妈出现流产、死胎、早产的概率较高，也会提升宝宝大脑异常等胎儿酒精综合征的出现概率。因此，怀孕期间不能喝含酒精的啤酒。

酒精含量在1%以下的商品会贴有"无酒精"标示（不是完全没有酒精）。因此，一定要提前确定酒精含量，选择含量低的商品。即使是酒精含量在0.5%以下的商品，

207

也不要经常饮用或者一次性大量饮用。怀孕期间，一天摄入的咖啡因应该在 200 毫克以下。若一天喝 5 杯以上的咖啡，会提高不孕和低体重儿的出现概率。常见饮料的咖啡因含量如下：

罐装咖啡 1 罐（100 毫克），美式咖啡 1 杯（140 ~ 180 毫克），可乐 1 罐（23 毫克），绿茶 1 杯（15 ~ 25 毫克），红茶 1 杯（70 毫克），咖啡牛奶 1 杯（47 毫克），巧克力 1 杯（20 ~ 30 毫克）。

避免刺激活动

怀孕期间，最重要的就是保证身心安宁。准妈妈要尽量避免承受压力，而做一些刺激性活动，会对宝宝造成影响。特别是不能看恐怖电影或者暴力情节比较多的电影，也要避免长时间看电视或电脑。

避免乱服用药物

怀孕初期，要避免乱服用药物。一部分药物会导致宝宝畸形。在怀孕 3 个月以内，准妈妈服用的药物会对宝宝造成严重的影响。这段时间，宝宝正在形成中枢神经和身体的各个器官，服用的药物会对宝宝造成致命性的影响。平常要避免乱服用药物，一旦健康出现问题，应该及时咨询医生，及时接受治疗。

怀孕初期的饮食

注意饮食质量

怀孕前期，没有必要提高热量的摄入量。这时最重要的就是保持饮食均衡。高价的营养药剂无法代替有营养的食物。

什么是均衡饮食

指均衡摄入谷物、肉类、鱼类、豆类、蔬菜、水果、乳制品这五类食品。谷物是碳水化合物的主要来源。相比于白米、面粉这类精制后的谷物，糙米、全麦、大麦含有丰富的膳食纤维、矿物质、维生素，更有营养价值。肉类、鱼类、豆类及豆制品可以提供铁、钙等怀孕期间重要的矿物质和蛋白质，每天至少食用一次。为了控制热量摄入量，尽量选择脂肪较少的瘦肉。建议一周用 2 ~ 3 次鱼类，能提供人体所需要的 ω-3 脂肪酸。蔬菜和水果含有丰富的膳食纤维、矿物质、维生素，应该每天多食用一些。乳制品是蛋白质和钙的来源，每天尽量食用 3 次以上牛奶、奶酪等食品。

缓解妊娠反应的菜单

怀孕初期，准妈妈摄入营养很重要，但是食用能缓解妊娠反应的食物更重要。一般而言，肉类、油性食物、香味重的食物会加重妊娠反应。即使会增进食欲，也不要一次性摄入过多。肚子饿时，也会引起恶心，建议在家中多准备一些饼干之类的食物，方便随时食用。虽然这时宝宝在快速发育，但并不会立刻消耗准妈妈所摄入食物中的营养，而是消耗储存在准妈妈体内的营养。因此，在怀孕初期，由于妊娠反应没能摄入足够营养，也无须过于担心。

妊娠反应一般会持续 1 ~ 2 个月，情况严重会持续更久。如果体重降低 3 ~ 4 千克，出现营养失衡，应该及时就医，接受输液。

健康饮食

动物肝脏含有大量的视黄醇，孕早期如果过量食用会诱发宝宝畸形，怀孕前期应该尽量避免食用。另外，软的奶酪、冷冻肉、未熟的肉、冷冻海鲜等食物已经感染李斯特菌，直接食用会引起感染，应该煮熟后食用。

怀孕期间若感染了李斯特菌，准妈妈会出现轻微的感冒症状，但对宝宝可造成流产或胎死腹中的危险。牛肉、猪肉、鸡肉、鱼等肉类、鸡蛋和贝壳类食品都要完全煮熟后，才能食用。另外，挑选鱼类时，要避免选择重金属含量高的体形较大的鱼以及深海鱼类。

购买食物时，仔细观察保质期限，选择保质期限较长的食品。不要购买包装破裂或者被细菌感染的食品以及发霉变色的食品。买完食物后，及时按照合适的方法保存起来，但冷冻保存也只能存储 1 ~ 3 周。切过肉类和鱼类之后，要仔细清洗菜板和菜刀，然后再使用，注意菜刀、菜板要生熟分开。蔬菜和水果要洗干净后再食用。

孕妇按摩法

| 头部 | 按摩头部可以缓解头痛、舒缓敏感的神经。

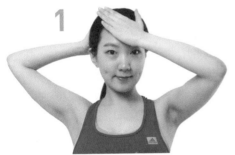 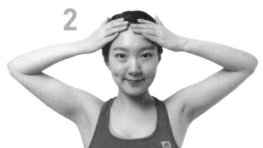

两手同时轻轻地挤压额头和后脑勺，反复3次。

两手手掌轻轻挤压额头，反复3次。

| 胸部 | 有助于分娩后分泌母乳、预防乳腺癌。

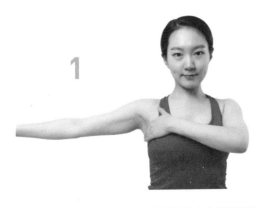 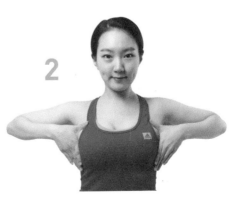

腋下附近，以乳晕为中心挤压胸部。

将两侧的胸部朝中间挤压，反复6次以上。

| 腿部 | 促进血液循环，消除水肿，预防怀孕后腿部发麻。

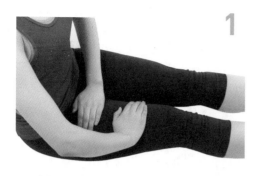
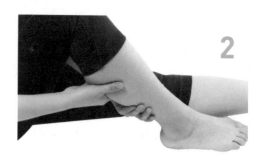

先揉压大腿内外侧，再沿着腹股沟向脚踝方向，由上往下按摩。

从跟腱处沿着小腿后部，一直按摩到膝关节上方 10 厘米，反复多次。

准妈妈运动法

散步和伸展运动

散步、做伸展运动不仅能缓解怀孕初期出现的身体乏力、头晕、反胃等症状，也能缓解腰痛、骨盆痛、便秘等症状，还能改善焦虑和疲劳，有助于睡眠。

游泳、慢走等轻微的运动

其实好的开始是成功的一半。每天坚持慢走 10 分钟或者游泳 10 分钟吧。运动期间若疼痛和疲劳消失，可以将运动时间延长到 30 分钟。怀孕之前保持高强度锻炼的女性，在怀孕后要降低运动强度，预防关节或者肌肉受伤。

注意事项

怀孕初期，宝宝对温度很敏感，运动时要避免体温过高。避免前往湿热的场所，也不要去温热的游泳池。另外，胸部、心脏、关节出现疼痛，还有头晕、子宫出血或者子宫收缩时，要立刻停止运动，进行休息。如果症状一直持续，要及时前往医院。怀孕初期可能会流产，子宫出现持续性流血，一定要等到身体康复再运动。

怀孕初期的美容法

洗脸和洗头

由于激素出现变化，出汗量增多，皮肤容易出现问题，需要经常洗脸。洗头时，多按摩头皮，使用刺激性较小的洗发水。

护理皮肤

女人怀孕之后，脸部雀斑、痣等皮肤问题会变得严重。外出时一定要戴帽子，回家后，敷一敷面膜。

怀孕中期

怀孕初期，准妈妈饱受心理和身体煎熬，此时会或多或少开始适应怀孕，肚子渐渐变大，真真切切地感受到宝宝的存在。那么怀孕中期所需要的注意事项有哪些？让我们一起从生活习惯、饮食习惯、孕妇体操和美容方法等去了解。

怀孕中期的生活准则

保持身心安宁，穿能包裹住肚子的衣服

怀孕中期后，肚子就像打了气一样，开始变大，平时穿的衣服或多或少有些紧绷，甚至会挤压到子宫和其他身体器官，阻碍血液循环，影响宝宝的生长发育。因此建议准妈妈穿一些舒适、宽松的衣服。上衣选择宽松、保温性能较好的衣服；裤子选择能调节腰围大小的款式。A 字形的衣服能让身体舒适，怀孕后期也可以穿。即使是夏天，准妈妈也不要穿较短的衣服，多选择能包裹住肚子的衣服。

做适量的家务

很多准妈妈因为肚子变大、身体变沉重开始不做家务。其实适量的运动有助于顺利分娩。因此准妈妈不要排斥做家务，应保持适当的运动量。如果身体一直不动弹，会发现吃着吃着就变肥胖了，这样一来会出现妊娠期高血压或体力降低，导致难产。怀孕中期是一段稳定期，做一定量的家务不会给身体造成负担。但要避免腰部受压或者挤压腹部，同时不要做危险的家务。

坚持游泳、做体操和散步

妊娠反应消失后，食欲渐渐恢复，食量也在慢慢变大。若准妈妈吃得太多，会导致肥胖，引起多种问题。因此，准妈妈要坚持运动，控制体重，只需摄入宝宝所需要的营养。游泳、孕妇体操、散步都会有益于准妈妈的身体健康，不仅能预防腰痛、腿部僵硬等症状，还能锻炼肌肉，有助于顺利分娩。

怀孕中期的饮食

补充足够的蛋白质和钙

蛋白质是宝宝身体的重要营养，怀孕期间一定要保障其摄入量足够。肉类、鱼类、鸡蛋、豆类、乳制品都含有丰富的蛋白质。钙也是怀孕期间必须摄入的营养素。钙在宝宝形成骨骼和牙齿时起到非常重要的作用，缺钙会增加怀孕后期出现妊娠期高血压的概率，同时还会引起流产、早产、难产等现象，或造成怀孕期间腿部发麻、手脚无力等症状。牛奶、奶酪等乳制品一天要食用 3 次。如果对乳糖过敏，可以食用含有钙的豆奶或者服用钙片。

每周检测一次体重

妊娠反应消失，食欲恢复，容易出现暴食现象，但是准妈妈暴食会引起肥胖，需要注意。怀孕并不意味着要比怀孕前吃更多的食物。每个星期要选定一天检测体重，确定体重是否突然增加。同时，要注重饮食的质量。

补充铁，预防贫血

铁是形成血液中血红蛋白的重要元素，血红蛋白能给妈妈和宝宝提供氧气。若准妈妈缺铁会引起贫血，会导致身体虚弱、容易疲劳。一般情况下，准妈妈出现头晕，很容易认为是由贫血导致的，其实怀孕期间的头晕也可能是由于一时性血压过低导致的。

在怀孕初期、中期、后期进行的血液检查中能确定准妈妈是否贫血。贫血严重，会增加出现低体重儿、死胎的风险。另外，贫血会延长分娩时间，提高难产风险，一旦出现贫血，准妈妈要及时前往医院治疗，在3个月内服用含铁药剂。

铁分为血红素铁和非血红素铁。瘦肉、沙丁鱼、青花鱼、牡蛎等含有大量的血红素铁，豆腐、大酱、豆类、菠菜等含有非血红素铁。相比植物性非血红素铁，动物性血红素铁更易被人体吸收，也很少影响其他食物的吸收。食用这些食物的同时，可以根据医生的医嘱服用含铁药剂。预防贫血应从怀孕中期开始。

食用含有丰富膳食纤维的食物

怀孕中期，由于激素的影响和子宫的挤压，肠蠕动变慢，容易便秘。为了预防和缓解便秘，平时多吃一些富含膳食纤维的食物。比如卷心菜、白菜、菠菜、萝卜、蕨菜、红薯、土豆、蘑菇以及苹果等水果，它们都富含膳食纤维。准妈妈一定要吃早餐。

选择 ω-3 脂肪酸含量高、水银含量少的鱼类

ω-3 脂肪酸是宝宝大脑发育必需的不饱和脂肪酸，一般背部呈青色的鱼类含量高。怀孕期间，建议准妈妈每周食用 2～3 次这种鱼类。食用鱼类有益于身体健康。要选择 ω-3 脂肪酸含量高、水银含量低的鱼类，宜多食用青鱼、鲢鱼、鲲鱼、青花鱼、鳕鱼、鳟鱼，避免食用鲨鱼、剑鱼、旗鱼。金枪鱼的种类不同，水银的含量也不同，怀孕期间应避免食用金枪鱼鱼排。

外出就餐所需注意事项

·家里的正餐优于外面饭店食物

外面饭店食物容易出现营养失衡。为了保证营养摄入均衡，建议选择家里的正餐，同时选择蔬菜较多的料理。

·中餐优于西餐

相比中餐，西餐含有较多的油脂或者黄油，会导致摄入过多的热量。

·避免食用过咸的食物

怀孕期间要避免摄入过多的盐分，尽量少吃泡菜、大酱等过咸的食物。

·避免食用快餐

汉堡包、披萨、炸鸡等快餐含有较高的热量，缺乏营养。另外，和沙拉、饮料一起吃，一顿饭摄入的热量就相当于普通情况下的两顿饭。

·多喝纯净水、少喝饮料

饮料、果汁含有较多的糖分，准妈妈应该多饮用纯净水。

增强气力的产前体操

Point

从怀孕 12 周开始到分娩为止，应该在家中坚持练习体操。坚持做体操不仅能增大气力，也能促进分娩。练习体操时，不要挤压到肚子。体操能改善呼吸，因此在静止时应该用鼻子呼吸。

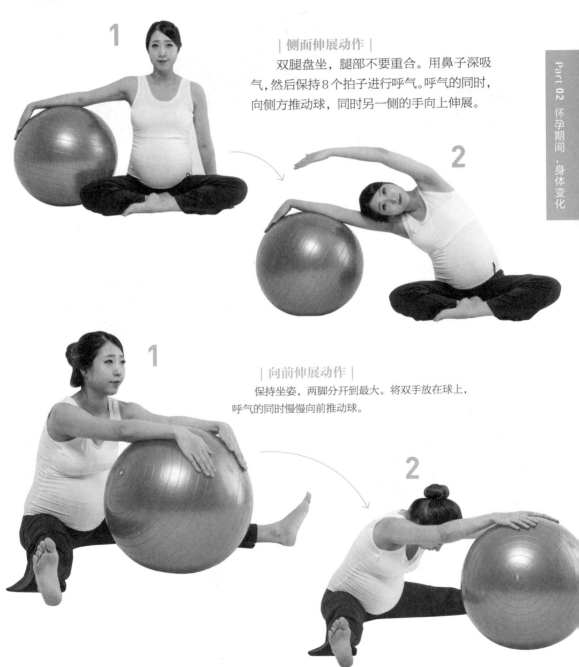

| 侧面伸展动作 |

双腿盘坐，腿部不要重合。用鼻子深吸气，然后保持 8 个拍子进行呼气。呼气的同时，向侧方推动球，同时另一侧的手向上伸展。

| 向前伸展动作 |

保持坐姿，两脚分开到最大。将双手放在球上，呼气的同时慢慢向前推动球。

213

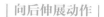

| 向后伸展动作 |

背部靠在球上，呼气的同时，身体向后倾斜。保持膝关节挺直，最大限度地拉伸身体。

| 扭腰动作 |

坐在球上，将两腿分开到最大，双手自然放在膝关节上。呼吸的同时，用腰部画一个圆。

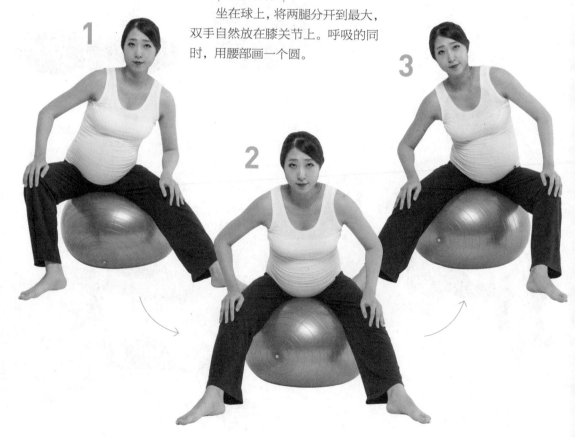

| 伸展骨盆 ① |

　　保持坐姿，将两脚掌相对贴紧，双手抓住脚。呼气的同时，身体向前倾斜。前倾时要保持腰部挺直。

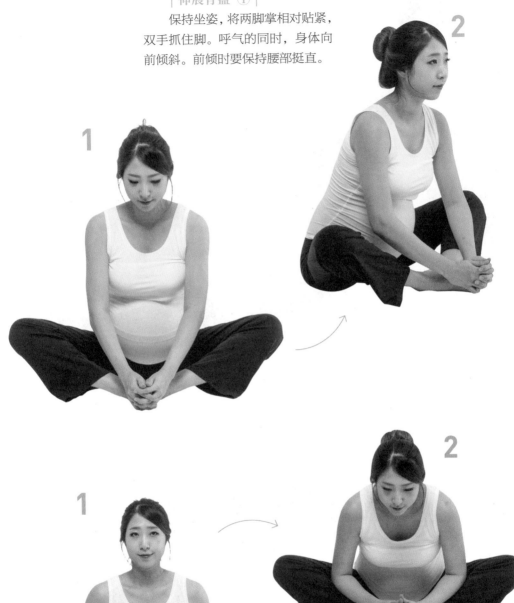

| 伸展骨盆 ② |

　　保持坐姿，将两脚掌相对贴紧。双手支撑在膝关节上，然后慢慢向前倾斜身体，同时用双手抓住脚。这个动作的强度要比第一种更高。

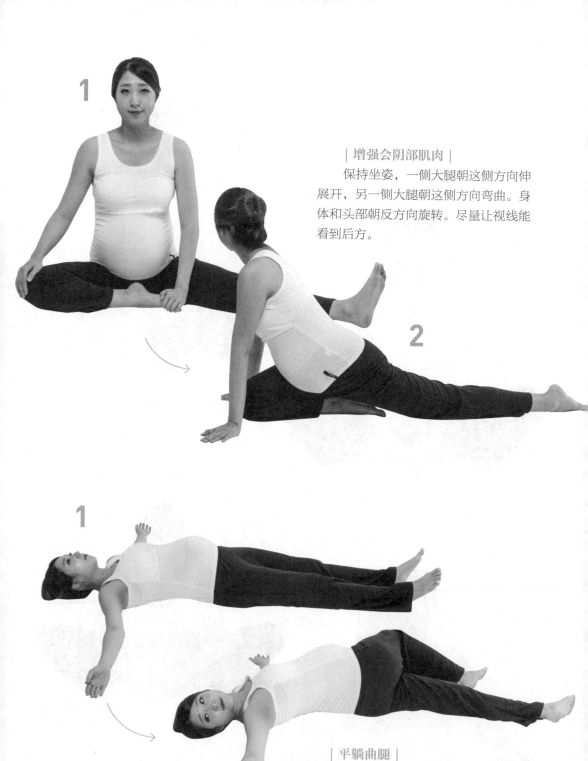

| 增强会阴部肌肉 |

保持坐姿，一侧大腿朝这侧方向伸展开，另一侧大腿朝这侧方向弯曲。身体和头部朝反方向旋转。尽量让视线能看到后方。

| 平躺曲腿 |

保持平躺，两手臂伸直。一侧大腿弯曲的同时，腰部向另一侧扭动。视线看向相反方向。左右交替练习。

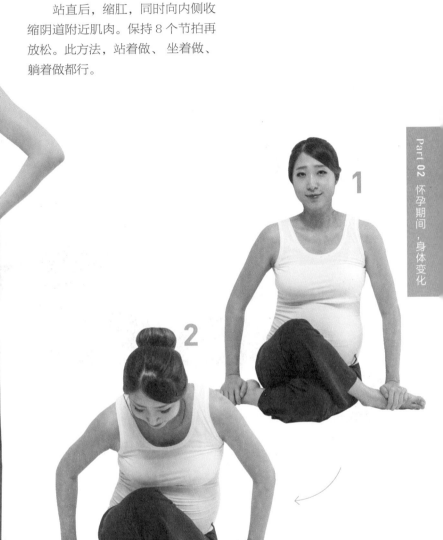

| 凯格尔体操 |

站直后，缩肛，同时向内侧收缩阴道附近肌肉。保持 8 个节拍再放松。此方法，站着做、坐着做、躺着做都行。

1

2

| 骨盆矫正动作 |

保持坐姿后，腰部挺直，双腿交叉。双手支撑在双脚上，慢慢地向前倾斜身体，之后交换双腿位置。出现疼痛的一侧可以经常练习。

怀孕中期，缓解疼痛的体操

Point

从怀孕中期开始，肚子渐渐变大，腰部、臀部、肩膀等部位开始出现疼痛，手脚乏力、麻木。出现疼痛时，可以通过练习体操，缓解身体肌肉。出现疼痛的部位不同，方法也有所区别。

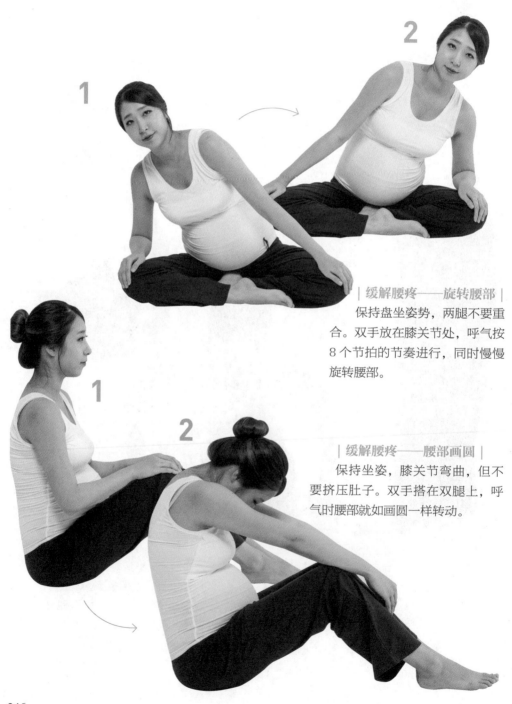

| 缓解腰疼——旋转腰部 |

保持盘坐姿势，两腿不要重合。双手放在膝关节处，呼气按8个节拍的节奏进行，同时慢慢旋转腰部。

| 缓解腰疼——腰部画圆 |

保持坐姿，膝关节弯曲，但不要挤压肚子。双手搭在双腿上，呼气时腰部就如画圆一样转动。

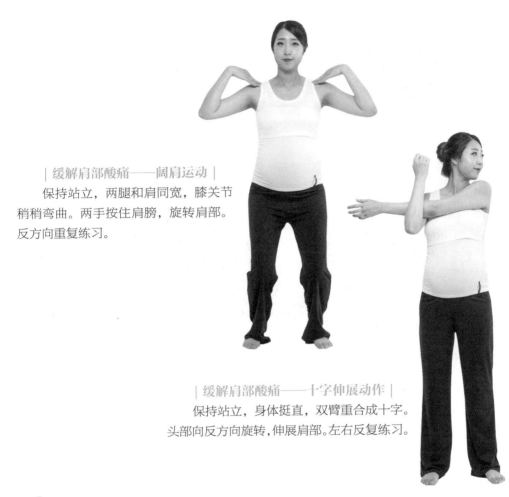

| 缓解肩部酸痛——阔肩运动 |
保持站立，两腿和肩同宽，膝关节稍稍弯曲。两手按住肩膀，旋转肩部。反方向重复练习。

| 缓解肩部酸痛——十字伸展动作 |
保持站立，身体挺直，双臂重合成十字。头部向反方向旋转，伸展肩部。左右反复练习。

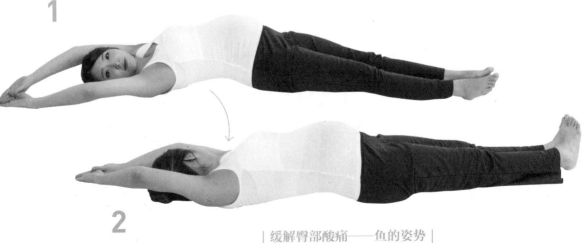

| 缓解臀部酸痛——鱼的姿势 |
保持平躺姿势，双手伸向前方，身体保持挺直。之后，身体朝左右摆动。

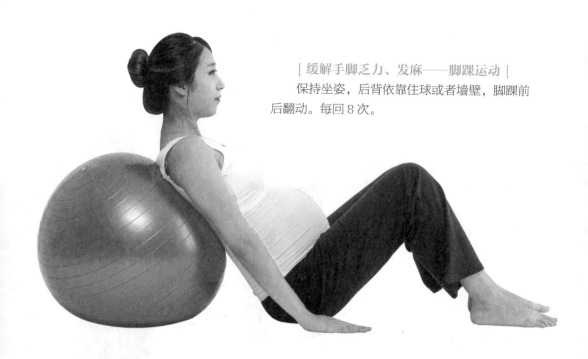

| 缓解手脚乏力、发麻——脚踝运动 |

保持坐姿，后背依靠住球或者墙壁，脚踝前后翻动。每回8次。

| 缓解手脚乏力、发麻——摆动手脚 |

保持平躺，手脚自然抬高，然后慢慢放下。

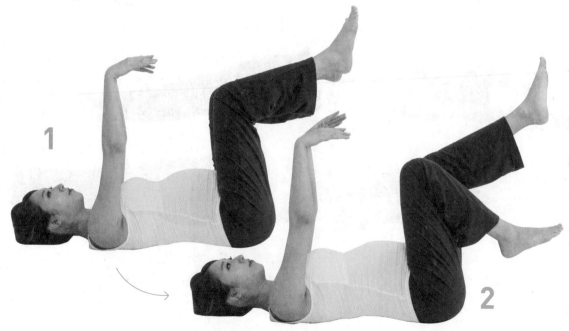

1

2

| 旋转脚踝 |

保持坐姿，后背依靠着球或者墙壁，自然地旋转脚踝。左右反复练习如下图。

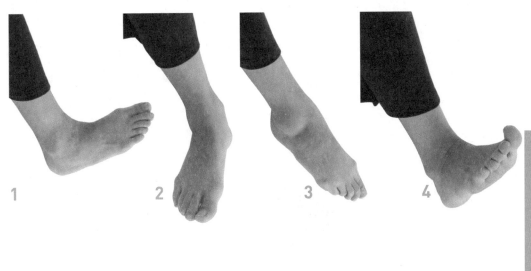

1　　　　2　　　　3　　　　4

怀孕中期的皮肤管理

痤疮

女人怀孕之后，由于激素变化，导致皮脂分泌增多，皮肤表面容易吸附灰尘，引起脸部出现痤疮或者小疙瘩。怀孕期间出现的皮肤问题，大部分会在分娩后自然消失。但是也有可能一直不消失，所以要仔细调理。

痣、雀斑

怀孕之后，最令女人苦恼的就是突然间出现的痣和雀斑。痣和雀斑是怀孕后，激素变化所导致的，在怀孕 5 ~ 6 个月后会变得更加严重。怀孕期间所出现的痣和雀斑会在分娩后消失，也会有些在宝宝出生之后不消失或者下一次怀孕再次出现。因此，爱美的女人需要提前预防。照射阳光出现的痣和雀斑是不会消失的，需要格外注意。

皮肤干燥和角质

女人怀孕后，根据个人体质不同，皮肤会变得干净；有些油性皮肤会转变为干性皮肤。特别是皮肤干性的人，怀孕之后，皮肤会呈恶性干燥。这种情况下很容易出现皮肤角质化，需要及时地补充水分。

脸部水肿

怀孕期间，由于新陈代谢变化，脸部容易水肿、皮肤变得脆弱。特别是在怀孕后期，症状更加严重，有些人的脸部水肿得难以分辨。这时，要做特殊的皮肤护理。

怀孕中期调理痤疮的方法

经常洗脸

预防痤疮主要的方法就是保持脸部清洁。早晨用清洁型护肤品洗脸，晚上洗两次脸。不要使用刺激性较强的肥皂和药物化妆品，选择适合自己的且刺激小的洗面奶。

能够缓解痤疮的面膜

· 西红柿面膜

西红柿面膜能保湿。若皮肤化脓症状严重时，请勿使用。

· 制作方法 取半小勺发酵粉混入等量水搅拌均匀，之后用脱脂棉蘸取敷在脸上。然后，取50克西红柿切开，混入半大勺海草粉搅拌均匀，用纱布之类的工具涂抹在脸上。10分钟后洗去。

怀孕中期，痣和雀斑的调理方法

避免阳光直射，使用天然面膜

避免直接照射阳光能有效预防痣和雀斑。外出时，一定要戴帽子或者涂防晒霜。睡眠不足和压力过大也会引起痣和雀斑，平时要多多注意。可以每周使用一到两次能预防痣和雀斑的面膜。注意去除痣的药物中含有肾上腺皮质激素，尽量避免在怀孕期间使用。

预防痣和雀斑的面膜

· 葡萄面膜

葡萄内含有维生素C、果酸、矿物质，可以有效预防痣和雀斑、美白皮肤、恢复皮肤光泽。

· 制作方法 取半小勺蒲公英粉末、一小勺海草粉末、两大勺葡萄汁混合调匀后，均匀涂抹在脸上。10分钟后，用清水洗去。

· 柠檬牛奶面膜

虽然无法完全去除痣和雀斑，但是坚持使用柠檬牛奶面膜，不仅可以淡化色斑，也能起到预防作用。

· 制作方法 取一大勺柠檬汁和两大勺牛奶混合均匀后，用手指均匀涂抹在脸上。10分钟后洗去。

怀孕中期，调理皮肤干燥和角质的方法

使用保持水分和油分均衡的面膜

皮肤干燥时，要保持睡眠充足，帮助皮肤恢复活力。补充足够的水分能防止皮肤变得干燥。建议准妈妈经常使用保持水油平衡的面膜。

美白、保湿效果明显的面膜

· 猕猴桃面膜

猕猴桃含有丰富的糖分、矿物质、维生素C，保湿、美白效果明显。

· 制作方法 猕猴桃去皮后，切开。加入海草粉末或者医院里的氨基酸，搅拌至黏稠。涂抹在脸上，10分钟后用清水洗去。

· 苹果面膜

苹果含有丰富的糖分、蛋白质、矿物质、维生素C等营养素，有助于促进血液循环，几乎没有副作用，可以放心使用。若坚持使用，皮肤会变得光滑滋润。

- **制作方法** 切好苹果后，混入面粉搅拌至黏稠状。涂抹在脸部，20 分钟后用温水洗去。

- **蜂蜜面膜**

蜂蜜含有丰富的维生素，具有保湿效果和修复皮肤的效果，能令干燥的皮肤变得水灵灵。

- **制作方法** 取一小勺蜂蜜、一小勺面粉、两小勺牛奶，混合均匀后，涂抹在脸部。10 分钟后，用温水洗去。

怀孕期间调理脸部水肿的方法

经常按摩，促进血液循环

脸部出现水肿时，可以轻微地按摩脸部。按摩之前，先要将脸部清洗干净。按摩期间使用的按摩乳液或者营养乳液、精油，要选择适合自己皮肤的产品，用量不能过多。

按摩时，要从下往上，沿着脸部轮廓轻轻地按摩或者用手指在脸部画圆的方式进行按摩。向上方按摩时，手指可以稍微加力；向下方按摩时，应该减力。按摩之后，用手巾擦除油分，然后用温毛巾敷脸 30 秒左右，再用冷水清洗脸部。建议一周按摩 2 ~ 3 次。

脸部按摩的基本动作

抚摸

用手掌轻轻地抚摸皮肤表面，能去除老化的角质和毛孔的皮脂，促进血液循环。

揉摸

利用中指、无名指的指腹，以画圆的方式，稍微用力地揉摸脸部，能去除毛孔的皮脂。

轻弹

像弹钢琴一样，用手指指腹快速轻弹皮肤表面，能让肌肉变得柔软。

拍打

用手指指腹或者手掌拍打皮肤。如果手指或者关节用力，会感觉到皮肤抖动。

怀孕期间，头发损伤问题

怀孕后，头发也会出现问题，如产生断裂、分叉以及脱发。一般分娩之后，症状会好转一些。在怀孕期间要仔细护理好头发，使用刺激性较小的洗发水；洗头时，经常按摩头皮。不要用手指甲抓头皮，正确的方法是手指指腹稍微用力，轻轻按摩头皮。另外，怀孕期间避免烫发和染发。

为了保持头发健康富有光泽，平时要经常按摩头皮，均衡食用蔬菜、牛奶、豆类、海藻类食物。

怀孕期间选择内衣的方法

胸罩

乳房从怀孕初期开始渐渐变大，到怀孕 4 ~ 5 个月时，之前的胸罩就不再适合。特别是在乳腺发育时，不应该穿戴挤压乳房的胸罩，不利于产后分泌乳汁、保持美丽的胸形。应该要选择完全包裹住乳房，同时不要挤压乳头，且留有一定空间的罩杯。另外，胸罩的下方到侧面要符合胸形，选择具有调节功能的。胸罩前侧可以打开，可以便于产后哺乳。

裤子

怀孕期间最重要的就是保持腹部温暖，

建议准妈妈穿能全面包裹肚子的孕妇专用裤子。面料方面选择吸湿性、收缩性较好的，便于清洗的纯棉制品。另外，怀孕期间，阴道分泌物增多、产道变窄，容易感染。建议一天更换 2 次内裤。

腹带

腹带可以调节腰部、腹部、臀部的线条，在怀孕期间选择腹带尽量不要挤压到腹部。怀孕期间，应该保证腹部不会着凉，选择方便的孕妇专用腹带。孕妇专用腹带还可以调整适应肚子的大小。应该从怀孕 5 个月开始到分娩前，都穿着孕妇专用腹带。应该根据恢复状况，选择可以调节腹部或者腰部大小的产后专用腹带款式。

弹性紧身腰衣

从怀孕中期开始，准妈妈穿着弹性紧身腰衣既能增加安定感，又能起到保温作用。这种腰衣非常柔软，能全身穿。怀孕后期能与固定下腹部的辅助皮带一起使用。

怀孕期间的时尚原则

挑选宽松、便于活动的衣服

挑选孕妇服时，最先要考虑它的舒适性和活动性。尽量选择纽扣在前方、自己穿脱方便的衣服。

选择吸汗性能好的纯棉料衣服

怀孕之后，由于激素变化，排汗量会明显增多。因此，在选择孕妇服时，要尽量选择吸汗性能好的、能水洗的纯棉料衣服。另外，褶皱过多的衣服会给职场女性造成不便，建议选择棉料、混纺的衣服或者涤纶、弹性面料的衣服。

选择的款式

怀孕之后，准妈妈的肚子一点一点地变大，选衣服时，要好好挑选款式。如果衣服紧贴身上或者紧绷在身上，会造成身体紧张，出现不适。挑选上衣时，要选择胸部、肩膀、袖口都宽松的款式。挑选裤子时，要选择弹性好的或者可以调整腰围大小的款式。

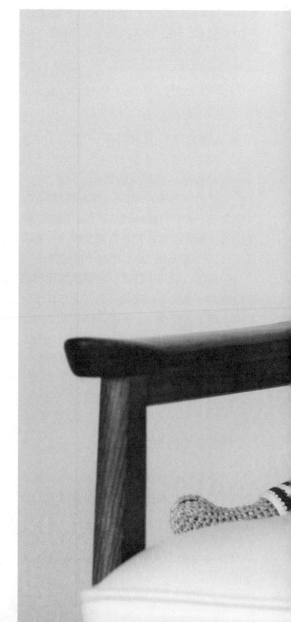

活用日常服装

A 字形的衣服

不紧绷舒适的 A 字形衣服，怀孕期间也能穿。特别是 A 字形的衣服以及胸部下方是褶裙的款式，腹部以下都是宽松款式，一直可以穿到怀孕后期。在礼服里面配上打底裤，可爱还带点时尚。

搭配打底裤

随着肚子渐渐变大，以前很多漂亮的紧身衣服都不能穿了。没有关系，准妈妈也有自己的时尚美丽经。上衣可以选择一些宽松的 T 恤，也可穿丈夫的 T 恤，下面可以尝试配打底裤。怀孕后期即使腰围变大也可调节，还能穿。

尝试长 T 恤

长款的 T 恤既能遮盖肚子，又能凸显魅力。在穿长 T 恤时，搭配羊毛开衫不仅能让身体舒适，也能起到保温效果。

配腰带的衣服分娩后也能穿

挑选孕妇服时，选择分娩后也能穿的款式是最经济实惠的。那些配腰带的衣服，怀孕期间穿可以不系腰带，待分娩后系上腰带也能美美的。

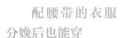
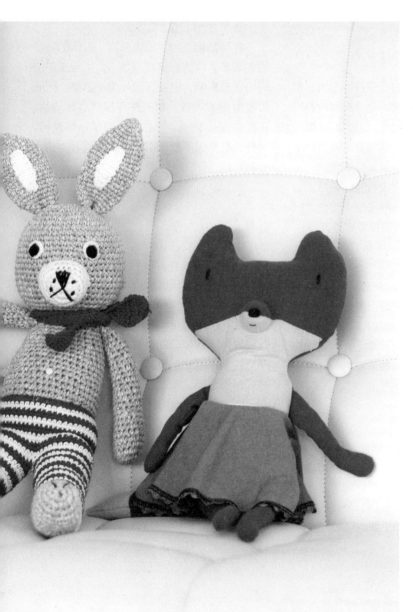

怀孕后期

怀孕后期，体重增加了 10 千克，身体变得笨重。子宫变大导致血液循环受阻，手脚水肿，出现胸闷等症状。准妈妈如何度过最后的怀孕时光？让我们一起来了解此时准妈妈该有的生活和饮食习惯。

怀孕后期的生活准则

避免挤压腹部

怀孕后期，准妈妈的肚子变得很大，背部需要弯曲才能保持正常站立，这时准妈妈需要小心，不要挤压到腹部。准妈妈如果向前弯曲身体，不仅会挤压到宝宝，而且自身也会出现头晕、岔气等现象。捡东西时，不要弯曲背部或者腰部，应该弯曲膝关节。擦地、熨衣服这类的活应该寻求家人帮忙。另外，要避免清洗浴池、提重物等家务。

避免摔倒

肚子变大后，身体变得僵硬，难以掌握平衡。因此，准妈妈不要爬上高处或者在湿滑的地面做家务。上下楼梯时，要用一只手抓住栏杆，将重心放在前脚掌上，慢慢地移动。鞋子的鞋跟保持在 2 厘米左右，鞋底应是防滑的，禁止穿拖鞋外出。

不要单独外出

怀孕 9 个月之后，准妈妈随时可能出现阵痛，要避免独自出远门。另外，外出时一定要告诉准爸爸或者朋友，往返需要 2 小时以上，一定要找人同行。同时，外出时要带上医保卡、就诊卡和产妇手册，以防万一。

简单沐浴，保持身体清洁

怀孕后期，为了准备分娩，身体的分泌物会增多。这些分泌物虽然不会给宝宝和准妈妈造成影响，但易导致外阴部感染。因此要及时更换内衣，每天洗澡保持身体清洁。不要前往公共澡堂，在家中简单沐浴就行。另外，洗澡时不要采用高温桑拿或者冷热水交替使用。

怀孕后期的饮食

选择易于消化的食物，少吃多餐

怀孕后期，子宫快速变大，子宫移动到胸部上方，挤压胃部，引起食欲下降，造成一次性无法吃足量的食物。这时，应该将每日三餐调整为每日四至五餐，少吃多餐。选择烹饪易于消化的豆腐或者海鲜类，有助于减轻胃部负担。煎、炒等方式不利于食物消化，同时含有大量的热量，应该尽量避免。

每天吃 30 种以上的食品

怀孕后期的饮食要注意营养均衡。均衡食用 5 种基本食物，相比于主食，可以增加加餐的次数，保障每天能食用 30 种以上的食品，特别要补充准妈妈容易缺乏的蛋白质、铁、钙等营养物质。

避免食用加工食品、快餐、速溶食品

加工食品、快餐、速溶食品吃起来很方便，但是盐分含量高，缺乏营养，同时热量含量较高。这些食品在怀孕后期会引起肥胖。

选择盐分较少的烹饪法

怀孕期间，盐分摄入过多会导致水肿、高血压、妊娠期高血压等症状。因此，在怀孕后期要特别注意盐分的摄入量。如果平时喜欢吃咸的食物，在怀孕期间，要注意调整饮食习惯，多吃清淡的食物。

炒菜时，可以使用天然调味料，选择盐分较少的烹饪方法。例如，煮汤时可以使用鲣鱼、海带、鲲鱼等天然调味料以及芥末、食醋、胡椒等香料。

降低热量的烹饪法

挑选肉类时，选择热量较少的部位

牛肉或者猪肉去除肥肉后的里脊肉、后臀尖的肉、小里脊肉含热量较少。鸡腿比鸡胸脯肉脂肪含量多。烹饪时，去除鸡皮，能大大降低热量摄入量。

使用平底煎锅

炒菜时，使用平底煎锅，可以减少油的使用量，降低热量摄入。

使用计量勺子

添加调味料时，相比靠眼手估量，使用计量勺子或者计量杯更加合适。计量更加准确，也能减少加入量。

怀孕后期，有助顺产的体操

Point

怀孕后期，准妈妈要避免剧烈运动，但要坚持锻炼骨盆处的肌肉，促进分娩。在预定分娩日前 14 天开始坚持锻炼促进分娩的运动，有助于顺产。抬头看天花板的动作以及平躺都会阻碍血液循环，导致子宫收缩以及腹痛。因此这两种姿势不能保持 15 分钟以上。

骨盆体操

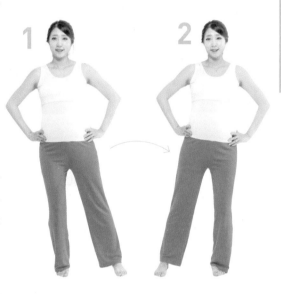

| 左右扭动骨盆 |

保持站立，两脚与肩同宽，膝关节保持自然弯曲。双手撑腰，呼气的同时，左右扭动骨盆。也可以前后或者绕圈扭动骨盆（如上图）。

| 前后扭动骨盆 |

　　保持坐姿，双腿分开，手臂左右伸直。身体向前弯曲，再挺直，反复几次。可以前后活动骨盆（如图）。

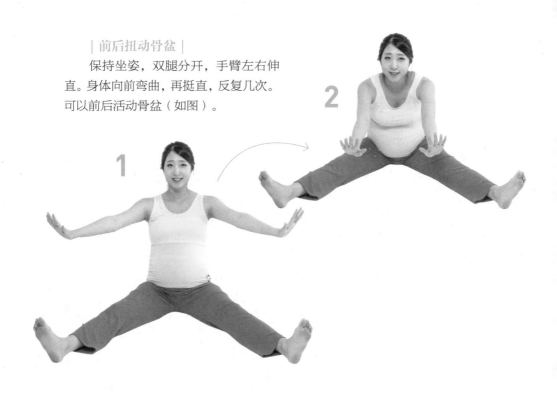

| 阔宽骨盆 ① |

　　保持坐姿，一侧大腿向同侧方向伸直，另一侧大腿弯曲。手臂支撑在小腿上，慢慢向下弯曲身体，尽量弯曲到最大极限（如图）。

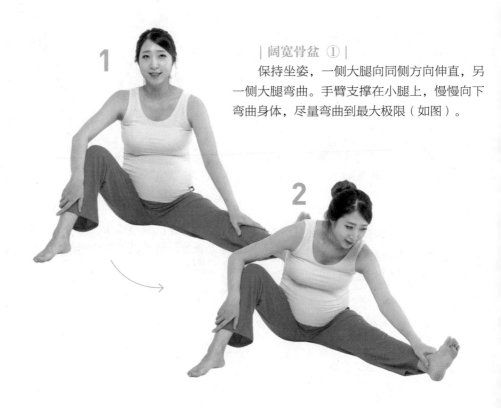

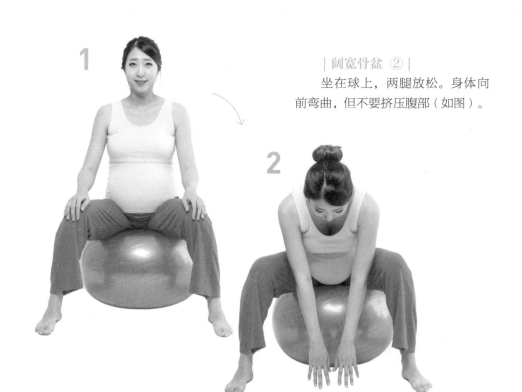

| 阔宽骨盆 ② |

坐在球上，两腿放松。身体向前弯曲，但不要挤压腹部（如图）。

| 促进分娩的运动——青蛙姿势 |

两腿分开蹲下，双手撑地。抬高臀部，直到手臂伸直（如图）。

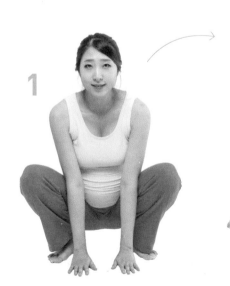

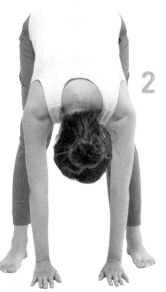

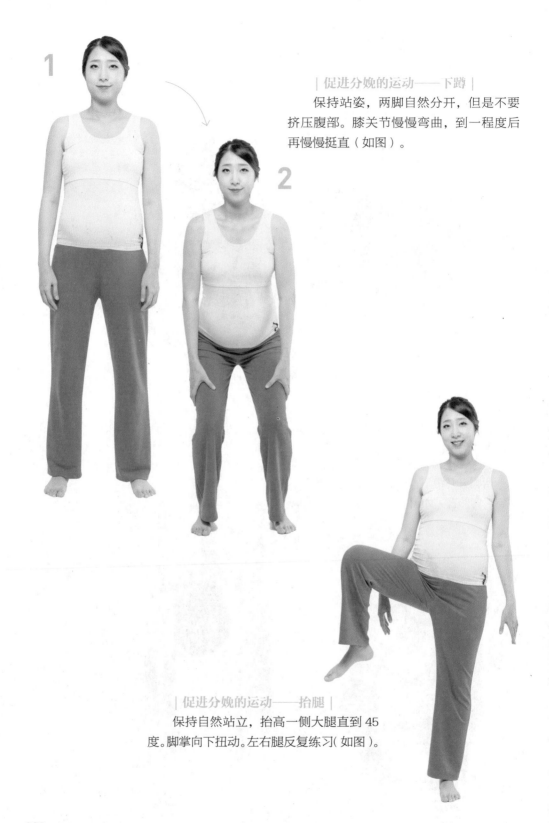

| 促进分娩的运动——下蹲 |

保持站姿，两脚自然分开，但是不要
挤压腹部。膝关节慢慢弯曲，到一程度后
再慢慢挺直（如图）。

| 促进分娩的运动——抬腿 |

保持自然站立，抬高一侧大腿直到 45
度。脚掌向下扭动。左右腿反复练习（如图）。

怀孕后期的美容法

痣和雀斑颜色变深

怀孕后所长的痣和雀斑，在怀孕后期颜色会逐渐变深，更加明显。平时可多吃含有维生素的蔬菜和水果，外出时注意涂抹防晒霜。阳光强烈时，一定要戴太阳镜，预防眼睛周围长斑点。

妊娠纹逐渐严重

如果不调理妊娠纹，到怀孕后期会变得更加严重。洗澡时，以胸部和腹部为中心，做一些按摩，可以帮助皮肤恢复弹力。洗澡后，涂抹保湿霜，使用加湿器等产品保持室内空气湿润。

头发变得粗糙、蓬松

怀孕后期，准妈妈的头发会变得蓬松，可以在洗头之后涂抹营养液。怀孕期间，头皮屑会增多，这并不是由皮屑菌引起的，而是皮脂分泌增多导致的。注意不要随意使用药店里的去头屑洗发水。

皮肤变得暗淡

皮肤逐渐变得暗淡，颜色出现不均匀。此时要多注意美白。使用美白化妆品或者涂抹美白面膜都能缓解症状。也可以使用土豆面膜或者用洗米水洗脸。

皮肤瘙痒、变红

准妈妈在怀孕后期，皮肤会变得干燥瘙痒。情况严重的会出现斑疹，但不会对宝宝造成影响。如果瘙痒严重，宜缩短洗澡时间，多用温水洗澡。同时，在水分蒸发前涂抹保湿霜。衣服尽量选择刺激性小的棉质衣服。

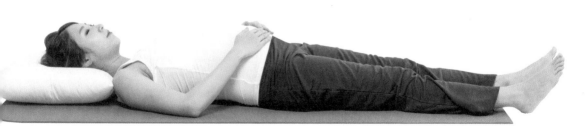

怀孕期间的乳房按摩法

按摩乳房的方法

　　按摩乳房的要领就是用手掌从乳房边缘朝乳房下部按摩。不要按摩乳房水肿的部位，也不要搓乳房、摇动乳房。另外，不是用手指，而是以肩部为中心，转动手臂、按摩，期间不要挤压乳房。

乳房按摩法 ①

1 右手包裹住左侧的乳房，这样在按摩期间，可防止挤压乳房，起到保护作用（如图1）。
2 左手放在右手手背上。左手拇指贴着乳房的边缘（如图2）。
3 左手拇指处慢慢发力，就如搂住乳房一样。肩部用力，向内旋转手臂（如图3）。

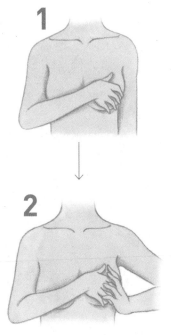

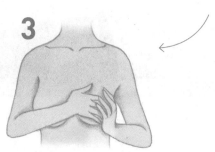

乳房按摩法 ②

1 右手的小指贴着左侧乳房的外边缘，其余手指托住乳房，就如手掌托住乳房一般（如图1）。

2 左手撑在右手手背上。如同撑腰一般，手腕贴着乳房下方（如图2）。

3 左肩发力，左手下移，这时手背上下运动，自然而然地用小指发力（如图3）。

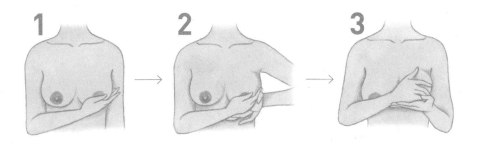

乳房按摩法 ③

1 右手手掌展开，贴着左侧乳房下部。手掌稍微用力，抬高乳房（如图1）。

2 左手放在右手下方，两手掌托住乳房。这时肘和手腕保持水平（如图2）。

3 以肘为中心，左手用力，向上推动乳房。整只手臂不要抬高，手掌较软的部位用力（如图3）。

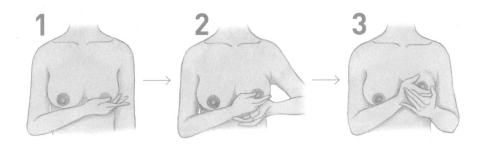

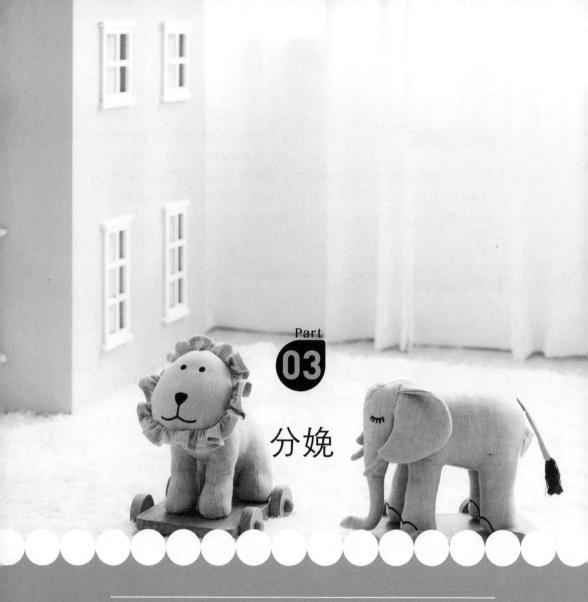

Part
03

分娩

　　肚中的宝宝，努力地用各种信息告诉妈妈自己的存在。
很快，心仪的宝宝就要来到这个世界，与你一起共享喜乐。
一直等待着、期盼着、坚持着健康地生活，只为给宝宝带
来健康，现在终于守得云开见月明。尽管分娩不是一件轻
松的事，但即为人母的喜悦会帮妈妈战胜任何痛苦。这一
部分将介绍分娩准备、各种分娩方法和如何应对分娩中的
问题。同时详细介绍决定宝宝一生健康的产后 6 周调理
计划。

Chapter 1

分娩前的准备

Step 01 准备婴幼儿用品

为即将出生的宝宝精心挑选所需物品是多么开心的一件事情。产前准备一般在怀孕 7～8 个月进行。仔细准备宝宝出生到满月期间所需物品，一起来看看聪明妈妈的购买秘诀吧！

衣服、尿布

挑选贴身内衣，一定要仔细检查面料和制作工艺。选择吸湿性和保温性较好的 100% 纯棉制品，衣带尽量在外面，不要贴着皮肤。夏天选择透气性较好的纱布或者粗布面料，春秋选择羊毛面料，冬天则选择保温性佳的面料。购买尿布要选择柔软、吸湿性优越的纯棉制品。一般每天更换约 15 次尿布，为了避免每天不断地清洗，建议准备 30 个左右。

上衣

选择一种紧贴肌肤的内衣。纯棉质地，吸汗性好。款式朴实，一般没有折边和过多装饰。

手绢

喂奶、擦汗、洗澡常用到手绢。因此选手绢要选择面料柔软、吸湿性优良的，建议多准备几块。

尿布和纸尿布

大部分尿布为纯棉制品，柔软且保湿性好。宝宝的大小便经常会弄湿屁股，需要经常更换尿布，准妈妈一定要准备足够的量。纸尿布使用起来非常方便，但要根据宝宝月数挑选合适的。

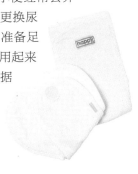

围嘴

宝宝的胃和肠道都还未完全发育成熟，经常出现呕吐现象。宝宝100天后流口水会更加严重，需要常备着。

尿布裤

它能防止大小便弄湿衣服。选择防水性和排水性较好的款式即可。

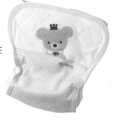

内衣

宝宝100天后可以改穿长袖的内衣。选择舒适的款式较好。

手套和脚套

宝宝的手脚经常会发生磕碰，有时会用手指甲抓破自己的脸，在家中也要给宝宝戴上手套和脚套，防止划伤。

宇宙服

它是一种裆部有纽扣的室内服装，便于更换尿布。出生100天之前的宝宝都可以穿。

※ ☆一定要　△有的话比较好　○可有可无

寝具

先确定家里是否需要宝宝床后，再考虑购买宝宝寝具。如果需要，要购买配套的床垫和被子。另外，宝宝的寝具不仅保温性要好，透气性和吸湿性也要好。建议选择内填充物为棉花的被子。

被子和褥子

宝宝的褥子不要太软，被子选择轻盈且保温性好的。新生儿会出很多汗，所以要选择吸湿性较好的棉料款式。

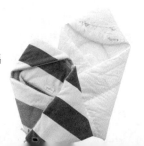

襁褓

它是一种外出时，用来包裹住

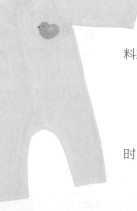

宝宝，具有保温功能的被套。分为秋夏两种类型。有时也能当作被子使用。

婴儿床

爸爸妈妈的卧室空间足够大，可以考虑给宝宝买一个婴儿床。购买时要充分考虑安全性和将来的实用性。

谷物枕头

枕芯放荞麦，能起到退热、促进睡眠的作用。考虑到宝宝经常会出汗，枕头套要选择吸湿性较好的棉料。

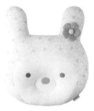

枕头

支撑头部的地方凹陷下去，外形像头一样。建议选择触感柔软的纯棉制品。

裹身被

指包裹住宝宝全身的一种被子，能增加宝宝安定感。宜购买触感较好的纯棉制品。外出也可用来裹身，外面再套一个褓袢即可。

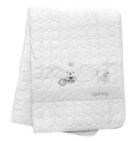

防水套

它可防止宝宝的大小便弄脏褓子。宜选用柔软的棉料制品。

哺乳用品

根据宝宝是用母乳喂养还是奶粉喂养，需要准备的东西有所不同。即使计划母乳喂养，为了避免产后出现异常，应该提前了解奶粉喂养所需准备的物品。如果计划奶粉喂养，需要准备大部分的物品；而母乳喂养只需准备必要的物品，之后再根据实际情况购买。

套装消毒器

包括不锈钢材质的消毒器、能清洁奶瓶底部的刷子、夹子、奶瓶干燥台。另外，家里的铁锅也能当作消毒器使用。

奶瓶

挑选能用热水消毒、轻便、易于清洁的款式。若奶粉喂养宝宝，至少要购买大奶瓶 4 个、小奶瓶 2 个。即使是喂母乳，宝宝喝果汁或者水的时候也会用到，至少准备 2 ~ 3 个。

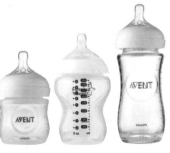

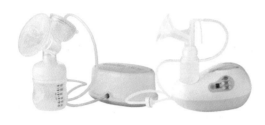

奶瓶消毒刷
清除残留的牛奶，清洁奶瓶。

奶瓶洗涤液
可以不用沸水或者蒸汽消毒，使用洗涤液也能达到杀菌、清洁的效果；可以不用加热奶瓶，也不会受周围因素影响。

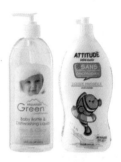

吸乳器
它是母乳喂养的时候才需要的物品。用于吸出剩余的母乳，供宝宝食用。吸乳器也为那些职场妈妈准备。母乳未充分被吸出，会引起乳腺炎，所以要用好吸乳器。

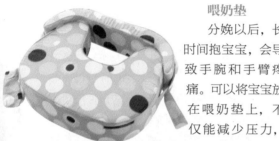

喂奶垫
分娩以后，长时间抱宝宝，会导致手腕和手臂疼痛。可以将宝宝放在喂奶垫上，不仅能减少压力，还能维持正确的喂奶姿势。

母乳衬垫
喂母乳的妈妈经常会溢乳，弄湿衣服。外出时可以在胸罩内垫上衬垫，以防弄湿衣服。

奶嘴玩具
在宝宝需要心理安慰或者咬手指的时候使用。

消毒专用夹子
夹住奶瓶，放入沸水中消毒。

哺乳用品目录

商品目录	数量	需要程度
奶瓶（大）	4 ~ 5个	☆
奶瓶（小）	2 ~ 3个	☆
吸乳器	1个	○
套装消毒器	1套	○
消毒专用夹子	1把	△
奶瓶消毒刷	1把	△
母乳衬垫	1副	○
喂奶垫	1个	△
玩具奶嘴	1个	○
奶瓶洗涤液	1瓶	△

※ ☆一定要　△有的话比较好　○可有可无

沐浴用品

刚出生的宝宝分泌物较多，建议每天洗澡。但要注意预防感染疾病。宝宝容易受感染，应该使用宝宝专用浴槽，或家里比较大的塑料桶也可以。没有经验的妈妈，可以使用辅助洗浴器具，方便给宝宝洗澡。

宝宝浴槽与沐浴秋千

新生儿非常需要专用浴槽。尽量挑选深度不深、较宽一些的浴槽，也可以使用大一点的塑料桶代替浴槽。为了方便妈妈独自给宝宝洗澡，可以尝试使用沐浴秋千。

肥皂和乳液

尽量挑选刺激小、香味淡的宝宝专用肥皂和乳液。大部分情况下，直接用水给宝宝洗澡即可，如有需要，可以用肥皂和洗发水清洗宝宝身体。沐浴后，涂抹宝宝专用乳液能防止皮肤变粗糙。

棉签

用于沐浴后给宝宝清洗鼻子和耳朵内的水分。

湿巾

湿巾在宝宝大小便或者呕吐时使用，非常方便。外出时，使用也十分方便有效。

体温计

检查宝宝健康状况的必需物品。选择电子体温计或者能放入耳朵内的体温计。

皮疹软膏

宝宝的皮肤比较脆弱，容易出现皮疹。应该提前准备斑疹软膏。

浴巾

在沐浴之后能包裹住宝宝的身体。宜选择触感柔软、吸水力强的纯棉制品。

搓澡巾

沐浴时，准妈妈戴在手上给宝宝搓澡。选择不会刺激皮肤的柔软材质。

指甲剪

宝宝的指甲长得很快，如果不及时修剪，可能会划伤宝宝的脸。因此，要准备好宝宝指甲剪。

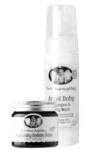

沐浴用品目录

商品目录	数量	需要程度
浴槽	1个	☆
沐浴秋千	1个	○
搓澡巾	1块	△
浴巾	1条	☆
宝宝肥皂	1块	☆
宝宝洗发水	1瓶	○
宝宝乳液	1瓶	☆
宝宝精油	1瓶	○
皮疹软膏	1支	☆
棉签	1包	☆
粪桶	1个	○
湿巾	1条	☆
体温计	1个	☆
指甲剪	1把	☆

※ ☆一定要　△有的话比较好　○可有可无

外出用品

宝宝出生后不会立即使用到这些物品，也不是必需品。提前了解外出需要什么物品，可以待到外出时再一一购买。若晚上紧急哺乳时，需要的奶粉应该提前准备。

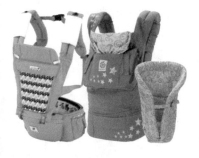

婴儿背带

它能帮助宝宝支撑脖子。妈妈抱宝宝也可以使用，带有可拆卸的脖垫。夏天选用网纱材料，秋天选用纯棉制品。

褓褓

它用于支撑宝宝的脖子。秋天选用较长的款式，夏天选用较短的款式。在褓褓内部有一条能固定宝宝的松紧带，能变化多种形状。

奶粉盒

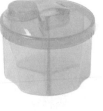

选择能装入宝宝一次食用量的款式。内部有间隔方便取出奶粉。能应对外出和晚上哺乳等情况。

尿布包

尿布包要选择底部扁平、开口大、易于取出的款式。质量方面要选择不会变形、做工精细的款式。

帽子

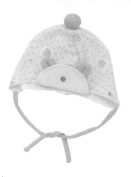

这时宝宝的头发比较稀少，前囟和后囟处于露出状态，需要好好地保护头部。外出时一定要戴帽子。

袜子

外出时，一定要给宝宝穿袜子，以保持宝宝的体温。为了防滑，要选择底部有橡胶点的，在宝宝走路时也能起作用的款式。

保温瓶

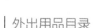

装着热水，走到哪儿都方便给宝宝冲奶粉喝。

| 外出用品目录

商品目录	数量	需要程度
婴儿背带	**1** 条	△
褓褓	**1** 个	☆
奶粉盒	**1** 个	☆
帽子	**1** 顶	△
袜子	**1** 双	△
保温瓶	**1** 个	☆
尿布包	**1** 个	○

※ ☆ 一定要　△有的话比较好　○可有可无

准备住院用品

怀孕后期，应该提前将出生用品和住院用品打包准备好，整理齐全后放在显眼位置，即使孕妇突然出现阵痛，也不会慌张，能轻松应对。

入院时的必需物品

医保卡、挂号单、产妇手册

提前准备好所需要的挂号信息、医保卡、产妇手册，即使突然出现阵痛，准妈妈也能自己前往医院。这些物品从确定怀孕到分娩结束期间，每次定期检查时都会用到，建议装在一个小包里。在怀孕后期，外出时，一定要随身携带。

有秒针的手表

方便计算阵痛时间以及间隔。尽量选择数字和指针较大的款式。

手机、少许现金

随时携带手机，方便及时联系丈夫或者朋友。身边准备 500 ~ 1000 元现金，以防不时之需。

住院期间必需的物品

内衣

建议准备 3 件以上产妇内裤和喂奶用的胸罩。准备好两套内衣和袜子。

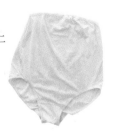

外套

分娩后，容易受风寒侵袭，建议准备好外套。尽量选择开襟衫，选择无论在病房还是带宝宝出去玩、参加婴儿教育时都能穿的款式。

梳子、发带

住院期间不方便洗头，准备好梳子，经常梳理头发。也可以用发带整理头发。

毛巾

住院期间非常需要毛巾，建议多准备几条。不仅是洗漱，平时垫床和枕头，或者喂奶时擦拭乳头，都会用到毛巾。

洗脸用品和基础化妆品

分娩后几天，一般禁止产妇洗头洗澡。为了以防万一，建议准备好牙刷、肥皂等洗脸用品和基础化妆品，也可以准备漱口用品。

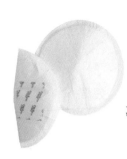

母乳垫

分娩后，可能要立即喂奶。住院期间，妈妈也要给宝宝喂奶，应该准备好母乳垫。

卫生巾

分娩后，恶露较多，需要使用卫生巾。有些医院会提前准备好，但应该提前确定清楚，做好准备。

无袖吊带

哺乳时非常方便，不需要翻开所有衣服。夏天一定要准备。

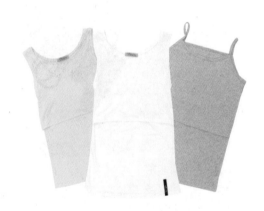

如果家离医院很远，要准备好奶瓶和奶粉，方便中途喂奶。

襁褓

出院时，准备好襁褓包好宝宝。若是秋天，应该准备厚一点的款式。

出院时必须备好的物品

出院衣服

宝宝出生后，妈妈肚子并不会瞬间消退。因此准备出院衣服时，要比怀孕前大几个尺码。此外，为了避免吹冷风，即使夏天也要穿长袖衣服。

婴儿用品

需要准备好宝宝的外衣、尿布、襁褓等物品。由于宝宝第一次接触外部空气，应该仔细包裹好宝宝，防止体温出现较大变化。

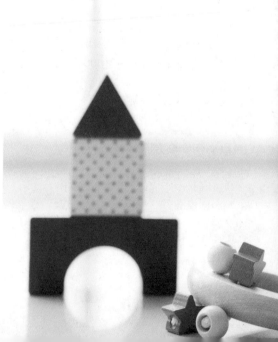

分娩D-30 行动指南

　　距离见到宝宝还剩一个月，准妈妈应该调整好心情，准备分娩，迎接期盼已久的宝宝。那么，最后一个月需要准备什么呢？

检查日历

D-30	还有一个月，就要成为妈妈，心情很紧张
D-29	柔软的腹部变得僵硬，腰部出现疼痛
D-28	宝宝稍微下移，挤压膀胱，上厕所次数频繁
D-27	宝宝完全下降，胸部出现空空的感觉。一想到分娩，心脏就会怦怦直跳
D-26	整理宝宝用品，提前洗好宝宝的衣服。保持平静心态，等待宝宝出生
D-25	身体变重，行动变得困难。每天洗澡可以缓解压力、舒缓心情
D-24	最后一个月，每周需接受一次定期检查
D-23	分泌物增多，脸色变差，这是正常现象，不需要担心
D-22	坚持练习呼吸法。练习腹式呼吸法，用鼻子吸气，腹部慢慢变大，接着用鼻子呼气
D-21	列出住院所需物品清单。调整好心情，积极迎接分娩
D-20	与准爸爸一起出去散步，呼吸新鲜空气，能调整好心情
D-19	身心疲惫，容易失眠，但为了宝宝，要保证充足的睡眠哦
D-18	制作宝宝出生卡。记录下宝宝出生后的育儿日记以及自己的心情
D-17	去医院之前洗个澡，为了诊断准确，不要化浓妆
D-16	以防万一，制作紧急联系表
D-15	提前在家中准备宝宝的生活空间。再一次检查宝宝用品
D-14	预防分娩提前，可以将家务交给准爸爸
D-13	腹部出现不规则僵硬，难以分辨是阵痛的征兆还是假阵痛
D-12	整理好冰箱，方便独自在家的准爸爸生活
D-11	尽量减少日常活动量，避免疲劳。饮食也应清淡
D-10	定期检查：宝宝已经下降到什么位置了，应该准备些什么
D-9	再次检查住院用品，做好随时住院的准备
D-8	饭后，和准爸爸一起与宝宝聊天。不久后就会成为三口之家
D-7	向其他妈妈和婆婆取经，也能平抚起伏的情绪

D-6	距离预期分娩日只剩几天，易焦急
D-5	腹部僵硬症状变得规律，间隔较长。计算间隔时间。若是阵痛，要确定间隔时间
D-4	如果每天订有牛奶或者报刊，提前付好钱，并要求分娩后再送
D-3	调整心情，准备即将到来的分娩，检查物品是否准备齐全
D-2	出现见红现象，为分娩的征兆。吃下流质食物后出现阵痛，应立即前往医院
D-1	阵痛之后等待分娩

最后一个月的分娩准备

分娩综合诊断

怀孕 10 个月，每个星期要接受一次定期检查。预定分娩日一天天临近，宝宝也在一天天地变化和成长，会出现多种分娩问题。在怀孕的最后一个月里，需要接受血压和体重检查、超声波检查、宝宝心跳检查、阴道内诊等综合检查。通过这些检查，准确诊断出宝宝的状态以及是否能自然分娩。即使怀孕状况良好，也应该在分娩前一直接受定期检查。

选择分娩方法

怀孕最后一个月需要选择分娩方法了。怀孕状况良好，宝宝和妈妈的健康都无问题，可以自然分娩。分娩当天可能会出现异常，要提前做好心理准备。如果在怀孕最后一个月，宝宝还处于臀位状态或者前置胎盘、准妈妈骨盆过窄等情况，应该选择剖宫产。一般，剖宫产会在预定分娩日前 1 ~ 2 周进行，需要与医生沟通后，再确定分娩时间。

选择产后调养场所

分娩之后，要及时选择产后调养场所。产后调理至少要进行 6 周，这段时间要保持身心平和，充分休息，同时考虑选择对育儿有益的场所。如果选择距离家比较远的地方调养，应该提前入住分娩医院，接受相应检查。选择调养场所时，要仔细比较多家后再做决定。若之前 2 ~ 3 周在月子中心进行调养，之后转移场所，需要提前决定好移动场所。

整理家务

分娩后，在产后调养前，需要提前整理好家务。特别是在月子中心或者亲戚家里调养，应该提前整理好家务，方便独自在家的准爸爸生活。把准爸爸的衣服和生活用品放在一起，仔细标记出垃圾回收日以及交税日期。如果一次性做这么多家务，身体肯定会受不了，所以要提前一个月准备哦！

整理宝宝用品

再次检查婴儿用品是否齐全，防止出现遗漏。宝宝用品要以出生用品为主，外出用品可以在宝宝出生后一个月内慢慢准备。同时，在家准备好放置宝宝用品的空间以及宝宝的生活空间。

学习育儿知识

怀孕最后一周，对分娩的恐惧会增到最大。此时，可以仔细考虑将来如何教育宝宝能有效缓解压力。如果是第一次分娩，妈妈也许会因没有育儿经验而十分彷徨。为了应对这种情况，准妈妈应提前掌握宝宝生长发育知识，学习相关育儿方法。同时，和准爸爸一起仔细规划之后的育儿计划。

准爸爸，快来一起参与分娩

虽然分娩的主角是准妈妈和宝宝，但准爸爸也不能做旁观者。准爸爸如何积极参与分娩之中？下面一起来看看。

准爸爸，快来一起参与分娩

和准妈妈共同制订详细分娩计划

距离分娩剩下 1 ~ 2 个月，采用哪种分娩方法、在哪里进行产后调养等问题，都得开始考虑。虽然准妈妈是最了解怀孕状况的人，但是准爸爸也不能漠不关心。分娩前，准妈妈由于心理不安会变得非常敏感，如果这时准爸爸冷漠，会加重准妈妈的不安。制订计划时，准爸爸要先听完准妈妈的建议再开始制订分娩计划。准妈妈应该要提前整理好思路，再与准爸爸讨论，共同制订分娩计划。

一起准备宝宝出生用品

与准妈妈一起准备宝宝出生用品，一起整理宝宝的生活空间、分娩用品等。跟准妈妈一起购物，购买一件件婴儿用品，这个过程能让丈夫感受到当准爸爸的真实感。另外，准爸爸提前了解前往医院的路线、准备好紧急联系方式等。

帮宝宝取名字

在宝宝出生前，提前准备好几个名字。宝宝出生后会出现很多麻烦事，注册户口是其中一件，这时提前准备好名字，可以避免很多麻烦。如果事先不知宝宝性别，可以取一个男宝宝名字和一个女宝宝名字。

常鼓励准妈妈，缓解准妈妈的不安

临近分娩，准爸爸要多花精力去安抚准妈妈的不安情绪。别在准妈妈面前一直说是男孩还是女孩、宝宝会不会健康地出生、宝宝出现异常了怎么办。这样只会加重准妈妈的不安，准爸爸要尽量避免以上情况。安慰准妈妈，帮准妈妈缓解不安，是每个丈夫的责任。

分娩时，准爸爸的作用

迅速察觉分娩信号

相比预计分娩日，实际的分娩时期会提前或者推后。即使提前做好心理准备，当阵痛突然袭来，准妈妈也会感到慌张。这时准爸爸应该待在准妈妈身边，迅速察觉阵痛信号。随时准备好医保卡和身份证，以及交通费和现金等重要的物品。开车去往医院时，保持冷静，切勿慌张，注意安全驾驶。

积极参与到分娩之中

最近出现了很多家庭分娩、水中分娩等准爸爸也能一起参与的分娩方式，即使一般的医院分娩，很多医院也能让丈夫进入。若可能，请丈夫与妻子一同进入分娩室，抓住妻子的手，帮忙按摩，能缓解分娩时的疼痛。如果不能进入分娩室，也要在外面一直等待妻子，打从心底为妻子加油鼓劲。

Part 03 分娩

分娩后，爸爸该如何表达爱

为分娩后的妻子准备礼物

送给分娩后的妻子一束花，给妻子一个真诚的感谢，即使不是什么贵重的礼物，一件小小的礼物和一张感谢的卡片就能表达出自己的心意。丈夫们不要错过这个机会哦！这是献殷勤的好机会。

懂得称赞的爸爸最棒

大部分爸爸第一次见到宝宝时都会很失望。刚出生的宝宝样子不会很好看，皮肤皱巴巴的，身体红彤彤的，还有一些褐色的胎毛。即使如此也不能在妈妈面前说"长得真奇怪""像谁啊，长成这样"等。这是妈妈怀胎十月辛苦分娩下来的宝贝，若被妈妈听见这些话，一定会非常伤心。这时爸爸应该称赞自己的宝宝，如"我的宝宝是世界上最漂亮的"。

帮妻子按摩

分娩之后，乳腺开始分泌乳汁，这时按摩乳房，能促进乳房周围的血液循环。分娩后，妈妈会很疲惫，自己无法按摩乳房，这时就需要爸爸出马了。按照书里所教的方法，帮助妻子按摩乳房，为让宝宝喝到充足的乳汁做好准备！

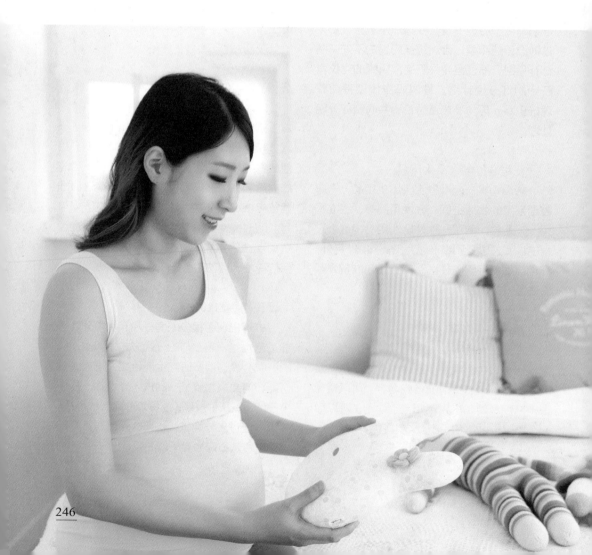

了解脐带血

脐带血中含有能治疗血液疾病和辅助癌症治疗所需的造血干细胞。为了应对各种疾病，需要在宝宝出生之后，提取脐带血和造血干细胞并保存起来。让我们来了解一下脐带血银行吧！

脐带血是什么

怀孕期间给宝宝提供所需的细胞和营养素的血液就是脐带血。脐带血和其他血液不同，含有形成血液和免疫系统的造血干细胞以及能分化成身体器官的间充质干细胞。

移植造血干细胞的重要性

治疗骨髓功能异常引起的血液疾病以及抗癌治疗后恢复骨髓功能时，都需要注入造血干细胞。提取骨髓中的造血干细胞时，称为骨髓造血干细胞移植；提取脐带血中的造血干细胞，称为脐带血造血干细胞移植。

脐带血银行

脐带血银行是指冷冻保管脐带血造血干细胞，待需要移植时，再提供脐带血的地方。脐带血银行能为想要保管脐带血的妈妈提供提取脐带血服务。分娩时，可以寻求妇产科的协助，进而提取脐带血。提取脐带血之后，要在 24 小时内运送到脐带血银行，等进行多种检测之后，再放入零下 196℃的液氮中冷冻保存。

脐带血银行一般分为公立脐带血银行和私人脐带血银行。供给银行是接受脐带血捐赠，之后再提供给需要移植的患者。家族银行是为了应对将来可能出现的疾病，自己付费保管脐带血的地方。

为什么需要保管脐带血

脐带血是为了应对将来宝宝或者家人出现严重疾病而准备的。可以通过移植脐带血中的造血干细胞来治疗白血病和恶性贫血淋巴瘤等。间充质干细胞能分化出形成身体器官的细胞，可以制成细胞药剂，治疗多种疾病。

脐带血能在自己生病时立即使用，且其与身体组织契合度很高，有利于治疗。另外，在家人生病时，由于脐带血和自身的契合度较高，也可以提高治疗成功率。

一般在需要进行骨髓移植时，很难找到一个骨髓供给者。这时即可以使用保管的脐带血。

脐带血相关术语

造血干细胞

它可以分化成血液中的红细胞、白细胞以及血小板，在维持血液系统和免疫系统的过程中发挥重要的作用。这种造血干细胞在治疗血液疾病、免疫系统疾病以及癌症时，起到重要作用。

骨髓细胞

骨髓细胞分为形成血液和免疫系统的造血干细胞和形成肝脏、神经、心脏等身体器官的间充质干细胞，也是形成身体各种细胞的母体细胞。这种造血干细胞只能从脐带血和骨髓中提取。另外，精子和卵子受精后形成的细胞被称为胎儿骨髓细胞。

Part 03 分娩

Q 家人也可以用脐带血吗？

A 每个人都拥有 6 种组织匹配型，一般会从父母那里遗传 3 种。骨髓移植时需要 6 种都匹配才能移植，但是脐带血移植时只需要 3 种匹配就行。因此，宝宝出生时提取的脐带血也能给父母使用。兄弟姐妹有 3 种以上匹配的概率达 50%。

Q 提取脐带血时会很痛？

A 提取脐带血的优点就是不会给妈妈和宝宝带来痛苦。一般在剪断脐带到胎盘出来这几分钟内进行，这时在脐带静脉处使用注射器或者脐带血封装袋，能简单地进行提取，不会对宝宝和妈妈产生影响。

Q 保存期是多长？

A 一般可以永久、安全地保管脐带血。另外，脐带血内除含有造血干细胞之外，还有间充质干细胞等重要的细胞，对医学研究有重要的帮助。建议长期保管。

Q 申请后，如果发生意外，不能保管怎么办？

A 如果分娩时非常危险，主治医生可能会选择放弃提取脐带血。虽然这种情况很少，但是如果脐带血被感染了或者在病毒抗体检查中出现阳性时，就不得不放弃。如果脐带血中含有脊椎细胞的单核球细胞数目较少，在医学上没有使用价值，在告知妈妈之后，也会选择放弃。

Q 脐带血会用于研究等一些其他用途吗？

A 公立银行中保管的脐带血会用于研究，而家族银行中保管的脐带血，为个人所有，不会用于其他用途。

Q 在保管期间，造血干细胞会不会给他人使用？

A 家族银行内保管的脐带血为个人所有。在宝宝成年前，所有权归家人所有。因此，脐带血银行能给拥有所有权的人提供脐带血。但是，不会提供给没有所有权的人，同时也不会将个人的信息透露给第三者。

Q 脐带血移植的成功率是多少？

A 脐带血移植的成功率和骨髓移植的成功率差不多。和骨髓移植相比，排斥反应和并发症都比骨髓移植要低，而且治疗效果更好。

Q 造血干细胞数量过多，可以给多个人使用吗？

A 一般只能给一个人使用。因为要给患者提供足够量的造血干细胞。当然，如果提取的数量很多，也能给多个人使用，数量较少时就需要进行体外培养。国内目前还没有体外培养然后移植的病例。国外有相关病例，且治疗效果较好，很多地方都开始研发体外培养的仪器。一旦脐带血造血干细胞的体外培养技术普及，只要在分娩时提取一次脐带血，之后就能提供给全家人使用。

月子中心

分娩后，妈妈一般会在家中接受调养或者去月子中心调养。月子中心拥有很多便利设施和专门医护人员，能为宝宝和妈妈提供合适的服务。下面我们来了解一下月子中心的优缺点吧。

月子中心的优点

能全身心投入调养身体

护士会精心地照顾宝宝，妈妈可以全身心地调养身体，产后恢复较快。

拥有便利设施和多种调养项目

开设育儿、制作宝宝玩具和衣服的讲座，以及产后体操、瑜伽、按摩等课程。还能学到按摩皮肤、按摩乳房、哺乳等方面的知识。同时，具备坐浴器以及自动吸奶器等便利设施。

饮食丰富

提供丰富的饮食，保证营养和美味俱全。

能与其他妈妈交流

和妈妈们一起交流育儿经验，一起进行多种调养课程，有助于打发时间，保持身心安宁。

具备妇产科和儿科

医生会经常过来会诊，具备专业的妇产科和儿科，能应对各种突发状况。

月子中心的缺点

宝宝有感染危险

月子中心最大的缺点就是宝宝们都在婴儿房接受照顾，一旦出现传染病，会很快传播开。

护士可能照顾不周

由于护士较少，一个护士要照顾多个宝宝。一旦宝宝出现哭闹、需要喂奶等情况，无法及时应对。

费用较高

月子中心拥有照顾宝宝、婴儿用品、妈妈住宿、饮食、清扫、洗衣服等多种服务，费用相对较贵，一般是 2 周 10000 ~ 28000 元。

私密性不强

由于妈妈和宝宝使用一个共同的空间，一旦卫生出现问题，很容易患上疾病。另外，私人生活也有可能会遭到侵犯，敏感的妈妈会感受到压力。

见面受限制

为了防止感染，有时会限制访客，也限制了亲戚好友们的祝贺。虽然这对妈妈的健康有益，但是，对于第一次分娩，不能自由见面，感觉会很不方便。

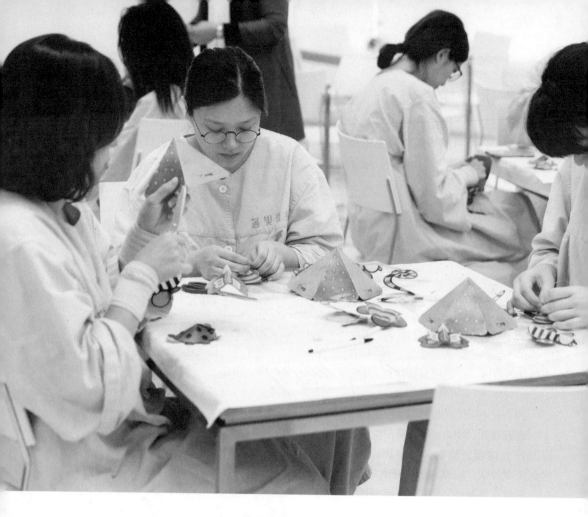

家中的产后调养

产后调养师

产后调养师是以上班的形式，住在家里，仅周末休息。这种情况费用比较高，一定要选择能信任的机构。之前一定仔细研究再做决定。产后调养师一般只负责照顾妈妈和宝宝，对于做多少家务以及育儿是否可以帮忙，需要提前了解清楚，避免出现问题。

家庭产后调养

产后调养期间，若心情非常愉快，身体恢复速度也快。如果家人多多关爱，也会对宝宝的情绪发育产生很好的帮助。如果家人和妈妈在育儿方法或者产后调养方法上有分歧，很容易引发矛盾，不利于产妇调养。

早产

我是早产吗?

早产是指怀孕时间不足,在怀孕28 ~ 37周内分娩的现象。早产占怀孕总数的8% ~ 10%。怀孕周数越少,宝宝的死亡率越高。由于医疗技术的发展,早产的死亡率降到了50%,但是早产会给家人带来精神和经济上的负担。

容易出现早产的情况

· 有过早产经历。
· 胎儿畸形。
· 胎盘异常。
· 羊水过多症。

· 宫颈内口松弛。
· 双胞胎或者巨大儿。
· 妊娠期高血压。
· 准妈妈年龄在20岁以下或者35岁以上。

预防早产的生活习惯

· 控制体重。若准妈妈的体重突然增加,易导致患妊娠期高血压,进而增加早产的风险。
· 怀孕后期,减少性生活。
· 接受定期检查。在定期检查时会检测体重、血压、小便等问题,确定准妈妈的健康状况,这样,子宫或者宝宝出现异常时可以及时应对。
· 缓解压力,避免过劳。

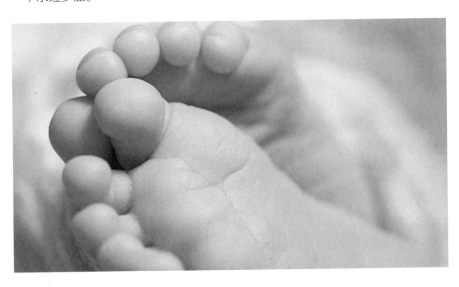

Chapter 2

分娩

分娩信号和前往医院

随着预计分娩日一天天的临近，准妈妈已经开始躁动不安。分娩前会出现多种信号，依个人不同，存在稍许差异。下面我们来了解一下分娩的信号和前往医院的时间。

预示分娩的信号

宝宝下降到骨盆处

临近分娩日，妈妈最先感受到的变化就是宝宝的位置。宝宝慢慢在下降，一直下降到骨盆位置。因此，准妈妈能明显感知下坠感，从外面看也能看出肚子下部鼓起。由于腹部下降，之前受子宫挤压的胃和膈膜得到缓解，呼吸变得轻松。

胎动显著减少

宝宝的头部进入骨盆，被固定住，活动渐渐变少了。妈妈几乎感觉不到胎动。这并不表示宝宝一整天都不动，也有些宝宝到分娩前为止，都很活跃。

阴道分泌物增多

越是临近分娩，阴道和宫颈的分泌物越是增多。这些体液能润滑产道，有助于宝宝娩出。要随时检查分泌物的颜色和气味是否出现异常，一旦出现异常需要及时就医治疗。

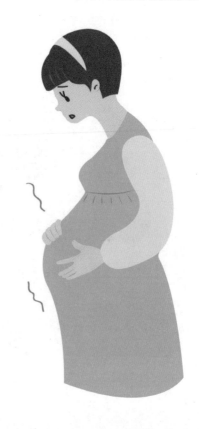

胃和胸部的挤压感降低

进入怀孕后期，消化渐渐变好，食欲也逐渐恢复。这是宝宝朝底部移动，胸部和胃的受压减小导致的。

经常上厕所

宝宝移动到下腹部后，宝宝的头部会挤压准妈妈的膀胱，导致准妈妈常产生尿意。特别是在睡觉时，会起床小便2～3次，这意味着离分娩不远了。

腹部出现不规律僵硬症状

随着预定分娩日的临近，会出现类似生理痛的腹部疼痛，这被称为假阵痛。由于子宫变得敏感，即使刺激很小，也会导致子宫收缩。若这种症状在一天之内不规律地出现多次，那就要做好分娩的准备了。

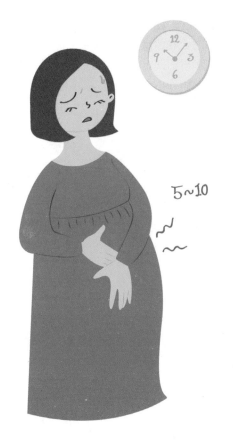

分娩信号

见红

阵痛前的少量出血现象被称为见红。见红是子宫剧烈收缩，导致子宫入口处黏膜脱落而引起的。因此见红意味着子宫入口打开，分娩的征兆已来临。

见红和一般的出血不同，血液混有黏液，看起来很黏稠，很容易区分。根据个人体质不同，有些准妈妈会在见红一段时间后才出现阵痛，也有些人不会出现见红。因此，一旦见红，建议立即前往医院接受诊断，仔细观察其他分娩征兆。

出现阵痛

大部分准妈妈通过子宫收缩来预知分娩。阵痛起初与轻微生理痛以及腰疼极其相似。初期，腹部出现紧绷感，腹股沟处变得僵硬。随着阵痛进行，渐渐会变得有规律，而且反复，疼痛也会逐渐加重。初产妇阵痛

的间隔在5～10分钟，此时应前往医院，正式进入分娩准备阶段。而经产妇阵痛的间隔在15～20分钟，应前往医院。

羊水流出

羊膜破裂后，从阴道处流出像水一样温热的液体，这就是羊水。一般在阵痛出现，宫口张口时流出羊水。有时也会在没有任何征兆的情况下流出羊水。羊水量少，只会弄湿内衣；量多，会出现喷出现象。一旦出现羊水，意味着要分娩了，换上一条干净的裤子，赶紧去医院吧。

前往医院的时机

见红以及阵痛变得规律之后，就要开始准备前往医院。出现阵痛后记得要记录下时间。疼痛间隔逐渐缩短。变得有规律，意味

253

着快要分娩了。如果太早去医院，可能会白跑一趟或者会在休息室等待很长时间，因此要仔细判断好时间。即使阵痛开始，离分娩还有 14 ~ 15 小时，如果是经产妇，离分娩还有 6 ~ 8 小时。

出现下列情况，立即前往医院

· 羊膜早期破裂

未出现阵痛和见红，而羊水流出，这种现象就是早期羊膜破裂。羊水能缓冲外部的冲击，分娩时起到润滑剂的作用，保障分娩顺利。如果羊膜早期破裂，会有多种危险。这时，准妈妈与家人不要慌张，及时前往医院。羊水流出时，阴道可能会受到细菌感染，应用水或者卫生纸擦拭干净，垫上卫生巾后再前往医院。

· 阴道出现严重出血

怀孕后期，在没有疼痛的情况下出血，很有可能患有前置胎盘。出血过多，可能会堵塞子宫口，即使少量出血也应及时前往医院。另外，由于子宫收缩导致的出血可引起胎盘早期分离，一定要及时前往医院。

· 胎动突然消失

若宝宝 24 小时没有任何动静或者肚子突然变得僵硬、胎动停止，可能是宝宝出现了危险。胎动突然停止或者腹部出现异常，应及时前往医院接受超声波检查，以确定宝宝状况。若检查结果出现问题，建议提前分娩或者接受剖宫产。

区别阵痛的方法

· 阵痛

有规律、间隔逐渐缩短，强度渐渐变强。经常出现见红现象，背部和上腹部会疼痛，宫颈扩张。

· 假阵痛

没有规律，强度先变强然后变弱。不会出现见红现象。主要是下腹部疼痛，能用止痛药缓解。宫颈没有扩张。

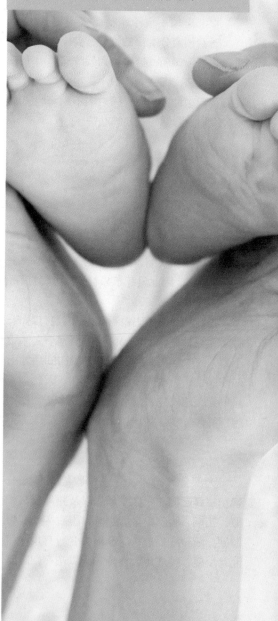

Step 02 自然分娩

每个妈妈都会害怕分娩，这是在所难免的，若准妈妈提前了解分娩过程，做好心理准备，能有效降低恐惧感。从阵痛出现到胎盘排出，这是宝宝的出生过程，下面我们一起来了解一下吧。

自然分娩

若准妈妈和宝宝的健康状况良好、分娩过程顺利，这就是自然分娩。自然分娩会出现剧烈的疼痛，克服这种疼痛后，心理会有一种满足感。相比于剖宫产，自然分娩的出血量少两倍，同时能减少阴道的感染风险，对宝宝也有益。生产时，准妈妈要充分利用之前学习的呼吸法，来帮助克服分娩疼痛。

实现分娩的三个要素

分娩的要素有三点：产道、产力和宝宝的力量。准妈妈能顺利自然分娩，首先要求准妈妈和宝宝都健康，其次还应具备这三要素。

产道

产道是宝宝出生的路径。越是临近分娩，宝宝越容易通过产道。开始分娩后，宝宝头部向下的力和子宫收缩力逐渐增强。产道分为骨产道和软产道。骨产道之前就很窄或者在怀孕期间会长出很多肉，分娩过程中，它不会起到润滑作用。

产力

宝宝进入产道后，由于激素作用，子宫会有规律地收缩。子宫收缩变得规律后，就会出现阵痛。之前闭合的子宫口渐渐扩张，不断将宝宝吸入。随着阵痛，宝宝渐渐移动到子宫口附近，待子宫口完全扩张时，妈妈会自然而然地用力。阵痛和准妈妈的用力相辅相成，最终将分娩出宝宝。

宝宝的力

在分娩前，宝宝的头部会进入子宫口，身体保持收缩姿势。为了进入狭窄、弯曲的产道，宝宝会不断地旋转身体、改变姿势。为了能顺利通过产道，宝宝的头部也会出现变形。在通过产道的过程中，宝宝的骨骼也会出现一定程度的错位。

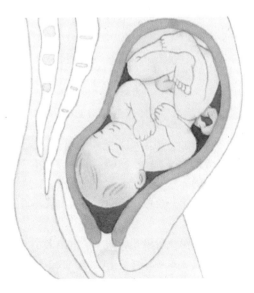

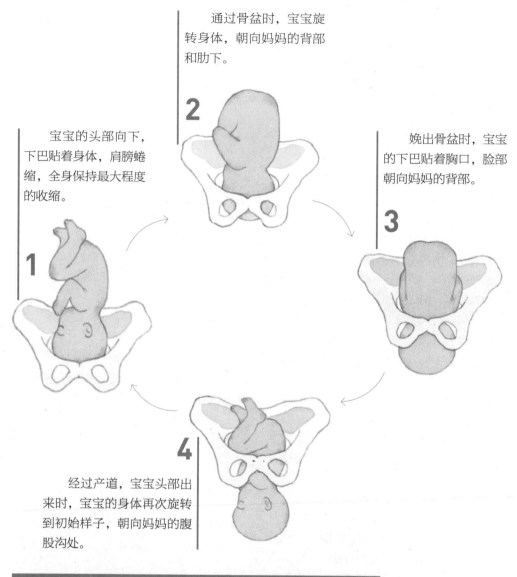

通过骨盆时，宝宝旋转身体，朝向妈妈的背部和肋下。

宝宝的头部向下，下巴贴着身体，肩膀蜷缩，全身保持最大程度的收缩。

娩出骨盆时，宝宝的下巴贴着胸口，脸部朝向妈妈的背部。

经过产道，宝宝头部出来时，宝宝的身体再次旋转到初始样子，朝向妈妈的腹股沟处。

开口期——分娩第一阶段

所需时间：初产妇 10 ～ 12 小时 / 经产妇 4 ～ 6 小时
- **分娩第一阶段：初期（子宫口大小 1 ～ 2 厘米）**
  每隔 6 ～ 7 分钟子宫收缩一次，一次大约持续 20 秒。
- **分娩第一阶段：中期（子宫口大小 4 ～ 5 厘米）**
  每隔 4 ～ 5 分钟子宫收缩一次，一次大约持续 30 秒。
- **分娩第一阶段：后期（子宫口大小 7 ～ 10 厘米）**
  每隔 3 ～ 4 分钟子宫收缩一次，一次大约持续 40 秒。

分娩过程

阶段一　产道变柔软

宝宝进入由肌肉包裹的子宫腔中。出现阵痛后，位于子宫腔内的宝宝，经过子宫颈管移动到宫颈部位。接着通过阴道入口，排出体外。怀孕期间，子宫口是紧紧闭合的。分娩开始后，子宫颈管会渐渐变得柔软，便于宝宝通过，子宫口也渐渐张开。这时羊水和一些体液会起到润滑剂作用，有助于宝宝顺利娩出。

阶段二　子宫开始收缩

子宫需要承受 3 千克的宝宝，则需拥有强壮的肌肉。进入分娩第一阶段后，肌肉开始收缩。子宫收缩不受妈妈意志控制。开始分娩后，子宫慢慢收缩，子宫内部压力增高，宫颈部位变宽，将宝宝向下压。

阶段三　子宫口扩张到 10 厘米

即使出现阵痛，子宫口也只扩张了一点。起初只扩张了 1 厘米，就如未打开一样。之后，2 厘米、3 厘米，慢慢变大，最后扩张到 10 厘米，保证与宝宝头部一样大。这时阵痛大概每隔 5 分钟出现一次，一次持续30 秒。

医生和护士的职责

住院时的简单问诊

阵痛出现后、住院时，医生会做个简单的问诊。主任医生会询问阵痛出现时间、阵痛间隔、状况以及有没有异常症状。

内诊

问诊结束后，医生将会进行内诊。确定子宫口的扩张状况、产道的柔软度、是否出现羊膜破裂、是否出血等问题。在分娩前，周期性内诊能有效掌握准妈妈的分娩状况。

安置宝宝检测装置

妈妈平躺在分娩等待室内，在妈妈的腹部安装宝宝检测装置，能检测阵痛的强度以及间隔，还能确定宝宝的健康状况，一旦出现异常，便于及时应对。

灌肠

阵痛间隔缩短到 10 分钟时，需要进行灌肠。如果肠子内部充满粪便，会影响正常分娩，分娩过程中排便，妈妈也会不舒服。灌肠后，母体受到刺激，子宫收缩加剧，会加快分娩速度。若分娩时间过长，需要再一次灌肠。

根据情况决定是否使用阵痛促进剂

当阵痛不明显、分娩不顺利时为了诱导分娩顺利进行，需要使用阵痛促进剂。以防万一，需要静脉注射，保护血管。如果大量出血，需及时输血或者服用止血剂。即使分娩顺利，也要准备好葡萄糖液注射。

准妈妈要做的事情

缓解紧张

出现阵痛后，准妈妈在分娩等待室内忍受疼痛，直到子宫口完全扩张。这是分娩过程中最长的时期，妈妈需要缓解身体紧张。随着阵痛持续，对分娩的恐惧感也会增大。如果准妈妈过度紧张，子宫口不会完全打开，易导致宝宝供氧不足。多运用拉玛泽呼吸法等方法，可以缓解紧张。

不要提前用力

子宫口开始打开，宝宝的下巴逐渐移向胸口，身体侧转，开始进入骨盆入口，朝骨盆内部移动。如果准妈妈这时用力，会使宝宝继续侧转，无法进入骨盆。所以，准妈妈不要提前用力，才能令宝宝安全旋转。

练习腹式呼吸和按摩

阵痛间隔变短、持续时间变长、强度增大，准妈妈可以尝试练习腹式呼吸法。倘若这样也无法忍受疼痛，可以边呼吸边按摩，能有效缓解疼痛。若准爸爸也在分娩等待室，可以让准爸爸帮忙按摩。

分娩的过程——第一阶段（开口期）

1　子宫口扩张到10厘米

出现阵痛之后，子宫口慢慢张口。起初只扩张了1厘米，就如未打开一样。之后2厘米、3厘米逐渐变大，最后扩张到10厘米。子宫口完全张口，羊水流出后，开始分娩（图1）。

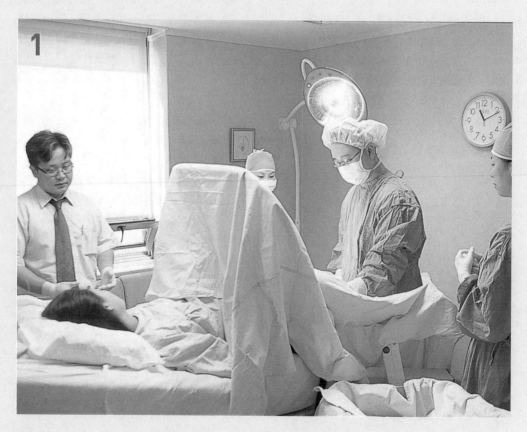

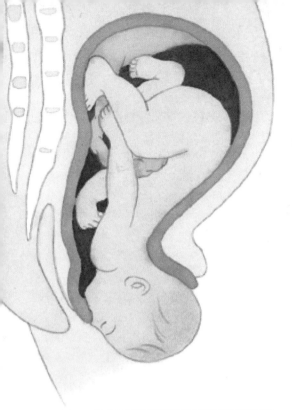

分娩过程

阶段四　羊水流出

子宫口开始扩张，羊水以及混有血液的分泌物流出，感觉有一股温水从下体流出。阵痛就如大便时的感觉。进入分娩第二阶段后，无论身体如何放松，下腹部也会自然而然地用力。

阶段五　阵痛间隔缩短到1~2分钟

分娩第二阶段，阵痛间隔缩短到1~2分钟，持续时间增加到60~90秒。这时准妈妈要注意用力。每次阵痛时，都应该按照医生嘱咐，与呼吸一起发力。每次用力都能看到宝宝的头部，阵痛一消失，就会看不见。

阶段六　看见宝宝的头部

继续进行，即使没有出现阵痛也能看到宝宝的头部。这种状态被称为发露。根据需要，可能会做会阴部切开手术。会阴部切开手术在阴道入口处，沿肛门方向，朝右侧15度切开。手术时，一般采取局部麻醉，由于阵痛非常严重，妈妈无法感觉到切开的疼痛。一旦出现发露现象，呼吸要以"哈、哈、哈"的方式进行，并且加快频率。主要为了防止会阴部裂开。这时，准妈妈一定要按照医生的指示去做。

阶段七　宝宝出生

分娩第二阶段的阵痛就如永不平息的波涛一般。准妈妈要用尽全力，人在这段时间内容易进入无意识状态，一定要努力保持意识清醒。准妈妈一用力，甚至能清晰显现脸部的毛细血管，有时会头晕，尽量保证脸部不要用力。只要宝宝的头部出来，其身体部分就很容易出来。此时的妈妈好似有一种东西从体内蹦出来的感觉。宝宝头部出来后，腹部不要再用力，用嘴巴快速呼吸，慢慢推动宝宝出来。进入分娩第二阶段2~3小时

娩出期——分娩第二阶段

所需时间：初产妇2~3小时／经产妇1~1.5小时

- **分娩第二阶段：初期**
（子宫口大小10厘米）
子宫口完全张口，羊水开始流出。
- **分娩第二阶段：中期**
（子宫口大小10厘米）
子宫收缩间隔缩短到2~3分钟，阵痛最严重时期。

宝宝离开骨盆，进入产道。当子宫一收缩就能看到宝宝的头。

- **分娩第二阶段：后期**
（子宫口大小10厘米）
即使子宫不收缩也能看到宝宝的头，这时可以进行会阴切开手术，促进顺利分娩。一次强力收缩后，宝宝的头部就会出来。

后，若宝宝仍未出来，需要采用吸入分娩或者钳子分娩，甚至剖宫产手术等方法。

医生和护士的职责

去除阴毛

因医院不同，有些准妈妈是在进入分娩室前去除，有的是在上分娩台后去除。去除阴毛是为了防止毛发或者毛孔内的细菌，在分娩时感染宝宝和妈妈。另外，有助于会阴部切开和会阴部缝合手术后的恢复。

排空小便

如果膀胱内充满尿液，会妨碍宝宝通过阴道口。宝宝的头部挤压尿道时，即使想小便也无法进行。在进行会阴部切开手术前，需要用软管插入尿道，排出膀胱内的小便。

会阴部切开手术

分娩时，会阴部很薄，薄如纸，很容易出现不规则的撕裂。初产妇的会阴部伸缩性较差，不利于宝宝分娩，需要切开会阴部。若能看到宝宝的头部，且子宫持续收缩时，用剪刀切开会阴部。

准妈妈要做的事情

呼吸用力

进入分娩第二阶段，准妈妈规律性地用力非常重要。出现阵痛后，先深呼吸，之后轻微地呼气；然后短暂吸气，屏住气，开始用力。要有节奏地用力，注意不是腹部用力，而是臀部用力。想想便秘的感觉，朝肛门处用力。用力时，若嘴巴张开或者发出声音，很容易岔气，需要格外注意。

注意用力的间隔，放松身体

在用力的间隔内，要尽量保证身体放松，主要是为了下一次用力更有效。肌肉紧张，会妨碍分娩进行，影响下一阶段的用力。使用怀孕期间所学的呼吸法能有效缓解身体紧张。

当宝宝头部完全出来，不要再用力

当宝宝的头部完全出来后，妈妈即使不用力，单凭宝宝自己的力量也能出来。由于之前拼尽全力，妈妈可能会进入无意识状态。所以，妈妈要努力保持意识清醒哦。

分娩的过程——第二阶段（娩出期）

2 切开会阴部

当流出羊水，能看到宝宝头部时，会阴部会膨胀变薄。为了防止会阴部闭合，让宝宝能顺利出来看世界，这时可以对会阴部进行局部麻醉，切开会阴部（图2）。

3 看到宝宝的头部

切开会阴部之后，能确定宝宝头部的位置，也能看见宝宝的头部（图3）。

4 宝宝头部露出体外

一旦宝宝的头部出来之后，宝宝的肩膀和身体瞬间就能出来。医生应该小心托住宝宝的头部。经过长时间的阵痛，宝宝终于出来了（图4）。

5 脐带紧随出来

连接妈妈和宝宝的脐带，会紧随宝宝带出体外（图5）。

6 剪断脐带

脐带是给宝宝提供营养和氧气，排出废弃物的器官。这时由爸爸亲自剪断。第一次应该剪得长一点（图6）。

7 新生儿紧急处理

刚出生的宝宝身体覆盖着胎脂和血液。需要进行紧急处理（图7）。

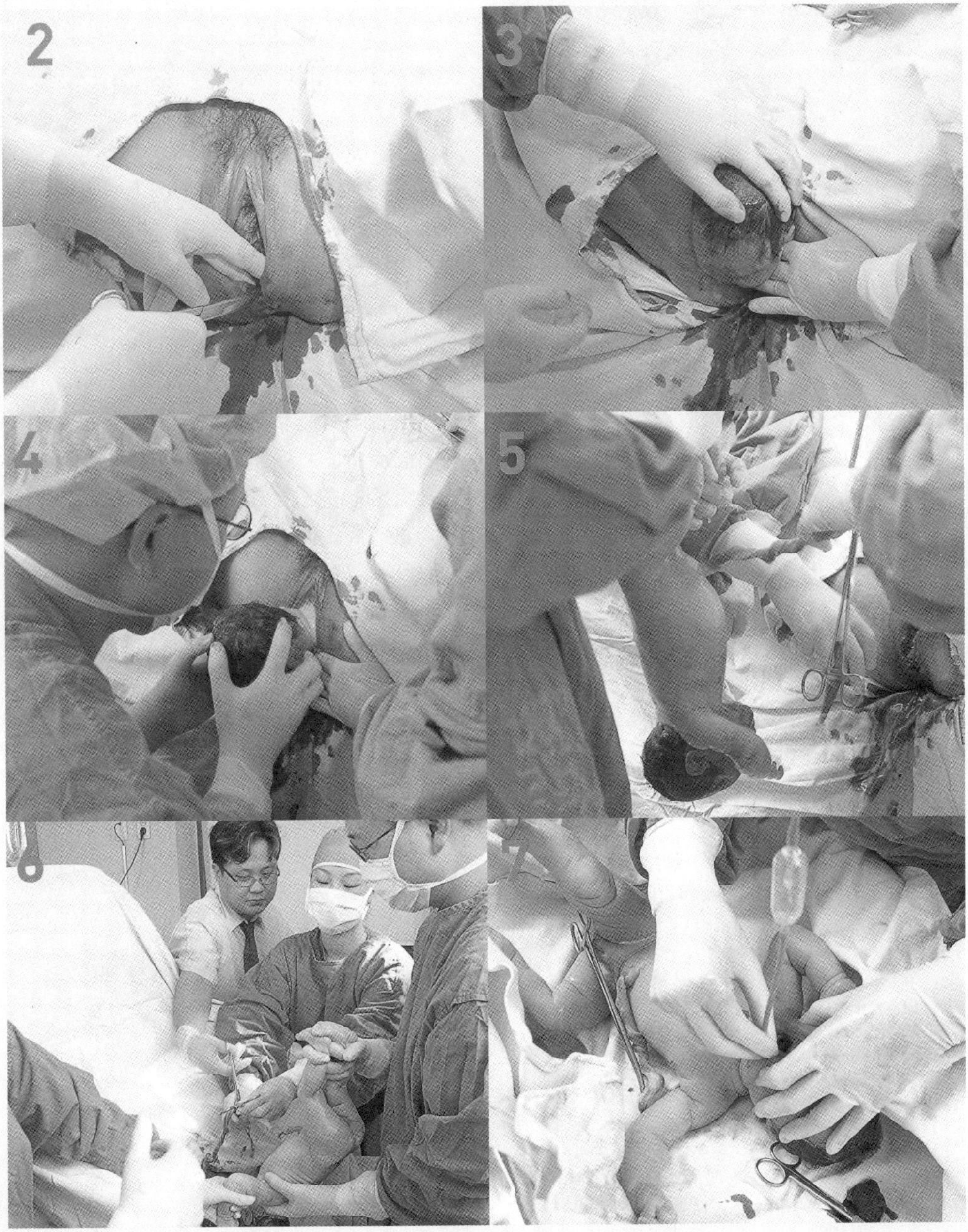

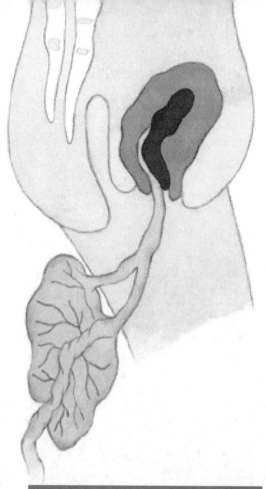

10 个月期间联系着妈妈和宝宝的脐带。

阶段九　经历产后疼痛，排出胎盘

宝宝出生后大约 10 分钟，伴随着轻微的阵痛，妈妈会感觉到子宫在向上移动。这时，胎盘会从子宫内脱落，排出。妈妈需要再一次用力，排出胎盘。

医生和护士的职责

确定胎盘

在胎盘不容易出来的情况下，需要注射子宫收缩剂，或者抓住脐带，扯出胎盘。即使胎盘出来了也要检查胎盘，确定子宫是否残留有胎盘或者一部分羊膜。

缝合切开的会阴部

确定宫颈管和阴道是否出现炎症以及有无出血症状，之后需要缝合切开的会阴部。缝合会阴部的内外侧总共需要 10 分钟，一般会进行局部麻醉，妈妈不会疼痛，即使不麻醉，也感觉不到疼痛。

检查宝宝

宝宝出生后，需要在分娩室进行紧急处理，确定宝宝的健康状况。检查宝宝呼吸、心跳、反射、是否有黄疸、外貌是否出现异常，然后由护士给宝宝测量体重、头部周长以及胸围。

妈妈需要做的事情

排出胎盘时，要轻微用力

宝宝出生后，并不意味着所有事情都结束了。疼痛消失后暂时可以放心，一旦出现产后痛，会非常慌张。在胎盘没有完全排出体外前，一定不要放松警惕，要轻微用力，

产后期——分娩第三阶段

所需时间：初产妇 15 ～ 30 分钟，经产妇 10 ～ 20 分钟

·分娩第三阶段
（子宫口大小 7 ～ 8 厘米）

宝宝出生 5 ～ 10 分钟后，子宫会轻微收缩，排出胎盘。缝合切开的会阴部，确定是否有出血或者发炎症状。将妈妈移动到休息室，进行调养。

分娩阶段

阶段八　剪断连接妈妈和宝宝的脐带

听到宝宝哭声时，妈妈在感受喜悦的同时，也会倍感分娩的疲劳。但分娩还没有结束，还需要处理脐带和胎盘。需要剪断怀孕

促进胎盘排出。

移动到休息室，保持身心安宁

缝合会阴部后，妈妈会在分娩室或者恢复室内休息 2 小时左右，让身心平和下来。

这是为了预防妈妈出血以及会阴血肿，检查子宫收缩情况以及出血量。分娩顺利的妈妈会非常激动，这时需要保持心情平稳。若这段时间内没有出血或者休克等异常现象，就能转移到病房了。

8 排出胎盘

宝宝出生 5 ~ 10 分钟之后，胎盘和羊膜排出体外。排出胎盘期间，会有出血，要仔细清洗子宫，确定没有胎盘部分残留在子宫内（图 8）。

9 夹住脐带止血

用塑料镊子夹住脐带止血（图 9）。

10 缝合会阴部

缝合分娩时切开的会阴部（图 10）。

11 把宝宝放入妈妈怀里

把出生后的宝宝放入妈妈怀里，让妈妈和宝宝联络一下感情（图 11）。

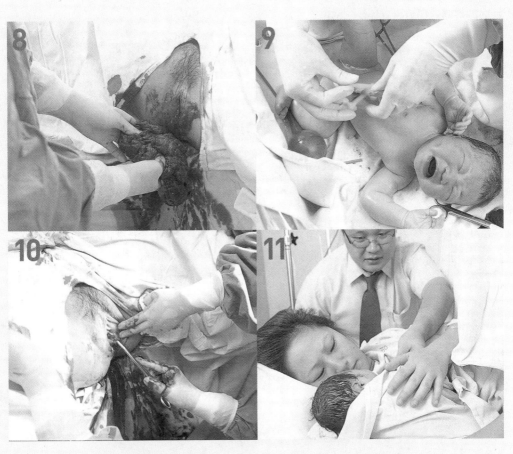

Step 03 剖宫产

理想的分娩方式当属自然分娩，但并不是所有情况都能允许孕妇自然分娩。有时为了保障妈妈和宝宝的健康与安全，不得不接受剖宫产。下面我们了解一下剖宫产的过程以及其重要性吧。

剖宫产是什么

剖宫产是一种切开妈妈的腹部和子宫，取出宝宝的手术。怀孕期间计划自然分娩的妈妈，由于在怀孕后期出现异常状况，不得不剖宫产。妈妈也不能因为剖宫产能降低分娩时的疼痛就提前决定接受剖宫产。

剖宫产的必要性

初产时，接受了剖宫产的孕妇

那些有过剖宫产经历的妈妈，再次怀孕，也会决定剖宫产。根据目前许多案例来看，即使初产时妈妈接受了剖宫产，之后还是可能自然分娩的。

宝宝偏大

如果肚子里的宝宝很大，无法通过产道，需要进行剖宫产手术。

臀位情况

如果宝宝的腿部或者臀部最先出来，必须剖宫产。宝宝的腿部和身体先出来，可能会挤压宝宝的头部和脖子，导致宝宝呼吸困难，会危及宝宝的生命安全。

胎盘早期分离或者前置胎盘

在分娩之前，如果胎盘脱离，无法给宝宝提供氧气和营养，同时胎盘会堵塞产道，导致自然分娩无法顺利进行。这种情况下，一定要剖宫产。

剖宫产的过程

阶段一　手术准备

如果在分娩之前决定接受剖宫产，在住院前，医院会安排准妈妈接受血液检查、小便检查、肝功能检查以及拍摄X线片和心电图等术前必备的检查。在手术8小时前，禁止进食。另外，需要准妈妈或者准爸爸签署手术同意书。

阶段二　腹部消毒和麻醉

进入手术室后，首先要擦拭身体，给腹部消毒，防止细菌感染。另外，剖宫产手术后1～2天内无法移动，在手术前会插入导尿管，然后通过输液方式，给准妈妈注入麻醉剂。

阶段三　切开腹部和子宫壁

首先在耻骨上方3厘米处，在腹部上切开10～12厘米。一般采取竖直切开方式，尽量最大限度地切开子宫。在切开腹部之后，就能竖直切开子宫。

阶段四　取出宝宝

切开之后，用双手分开子宫下部组织。医生用手确定宝宝头部位置之后，抓住头部，慢慢将宝宝拉出体外。由于此时会不停喷出羊水，需要做好宝宝的紧急处理工作。宝宝的头部出来后，再拉出宝宝的肩膀，最后是全身。待宝宝身体完全出来，剪断脐带。用吸入管排出宝宝嘴巴和气管里的异物。

阶段五　去除胎盘

宝宝完全出来后，需要去除子宫壁上的胎盘和羊膜。然后医生会确定子宫颈处是否残留胎盘和羊膜的一部分，确定没有问题之后，开始缝合。

阶段六　缝合

缝合手术需要分几个阶段进行。从缝合子宫到缝合腹部总共有7～8个阶段。缝合子宫后，需要将子宫调整到原来的位置，之后要整理好皮下脂肪，一层层地进行缝合。这时要使用能被人体吸收的缝合线。最后，缝合外部皮肤时，主要使用不能被人体吸收的缝合线。缝合结束后，需要消毒，防止感染。等痊愈后拆除缝合线。

剖宫产的术后问题

产后恢复慢、疼痛严重

一些对分娩非常恐惧的妈妈，为了降低疼痛而选择剖宫产。虽然手术当时不会有很大的疼痛，但是手术之后，手术部位的疼痛不会亚于分娩时的阵痛。另外，相比自然分娩，剖宫产的产妇身体恢复较慢，甚至需要进行2～3天的绝食。

易出现手术后遗症

如果在大医院由经验丰富的妇产科医生做剖宫产手术，妈妈不会出现很大的问题。相反，可能会出现一些后遗症。如果妈妈的体质不适合接受手术，可能会出现炎症等副作用，手术部位也会出现瘙痒等症状。

减少分娩次数

一般女人只能进行两次剖宫产手术，最多也只能三次。剖宫产会大大减少分娩的次数。

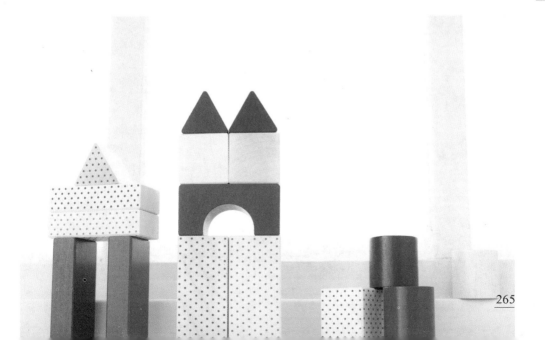

1 手术准备

住院前，做血液检查、肝功能检查以及拍摄X线片和心电图。手术前8小时内禁食。

2 腹部消毒和麻醉

清除下腹部的阴毛，消毒腹部。清空导尿管后，进行麻醉。

3 切开腹部和子宫壁

在耻骨上方3厘米处，切开腹部10～12厘米。按照顺序切开腹部后，再切开子宫壁（图3）。

4 取出宝宝

分离子宫下部的组织后，抓住宝宝的头部慢慢拉出体外。待宝宝完全出来后，剪断脐带（图4）。

5 取出胎盘

分离子宫壁上的胎盘和羊膜。确定是否留有残留物（图5）。

6 缝合

从子宫颈部到腹部，依次缝合（图6）。

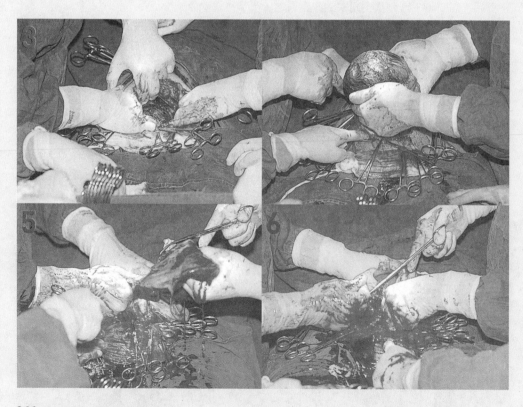

Step 04

无痛分娩

它是一种分娩时不会感到疼痛的方法，既不会给准妈妈和宝宝带来坏影响，也不会影响分娩过程。通过麻醉准妈妈下半身，让准妈妈无法感知疼痛，这是一种阴道分娩方法。此法不用麻醉准妈妈的运动神经，只是麻醉准妈妈的感觉神经，准妈妈能看到整个分娩过程。在娩出期，准妈妈能自己用力。

实现无痛分娩的方法

拥有麻醉科医生的医院

一般医院是无法实现无痛分娩的。一般的妇产科医生无法实行麻醉手术，需要在拥有经验丰富的麻醉医生的医院里进行。如果麻醉过程出现问题，会导致低血压、疼痛、呕吐、恶心、感染等症状出现。

在硬膜外腔内进行麻醉

硬膜外麻醉是指在包裹住脊椎的第三腰椎的硬膜外腔处进行麻醉的方法。首先用穿胸针测量到达硬膜外腔的长度后，再用注射管注射麻醉剂。测量完长度，需要取出穿胸针，不要移动注射管，固定后，再注射麻醉剂。一次麻醉效果能持续 1 ~ 2 小时，在宝宝出来之前，一直麻醉。

子宫口扩张 4 ~ 5 厘米时，进行麻醉

麻醉硬膜外腔时，麻醉的时间点非常重要。若阵痛剧烈时麻醉，能缓解紧张的肌肉，有利于分娩。若阵痛较弱时麻醉，会妨碍子宫收缩，影响分娩。因此，硬膜外麻醉需要在子宫口扩张 4 ~ 5 厘米，阵痛最剧烈时进行。麻醉后，肌肉变得松弛，子宫容易收缩，也能缓解准妈妈的紧张，促进分娩。

在分娩第二阶段时用力

即使无痛分娩，宝宝也不能自动出来。硬膜外麻醉后，会降低疼痛，缓解子宫口的肌肉紧张。在宝宝即将出来的瞬间，准妈妈要根据医生的指示用力。

Part 03 分娩

267

分娩的种类

自然分娩有多种，可以利用家族分娩、无痛分娩、拉玛泽分娩、勒博耶分娩、水中分娩、秋千分娩、平和灵魂分娩、球分娩、导乐分娩、自然主义分娩等多种形式，下面一起来了解一下。

家族分娩

家族分娩是指分娩时，家人能一起参与的分娩方式。目前在韩国特别流行。现在分娩不再只是妈妈一个人的责任了。家族分娩，即爸爸和家人都会参与分娩，分娩不再是准妈妈疼痛的过程，而是与家人一起共享的时光。家族分娩时，为了缓解准妈妈的恐惧、阵痛、分娩，以及分娩后的恢复都会在一张被称为LDR（适用于除剖宫产和需全身麻醉分娩以外的产妇专用床）的床上进行。分娩的全过程，家人也能见证，这样能让准妈妈在安定的情绪中，分娩出宝宝。接受家族分娩时，除了要支付正常的分娩费用之外，根据所需要的LDR床数量，每个需要多支付600 ~ 1200元。

拉玛泽分娩

联想法、放松法、呼吸法是三位一体的心理疗法。拉玛泽分娩可以在自然分娩时，通过心理疗法，最大限度地减轻疼痛。俄罗斯的医生最初提出这种分娩方法，1951年后由法国的拉玛泽整理传播，之后被称为拉玛泽分娩。拉玛泽分娩时需要充分了解分娩当时妈妈自己的身体变化以及宝宝的状况，配合联想法、放松法、呼吸法，能有效降低

疼痛，促进分娩。为了在分娩这种紧张的情况下，有效运用三种方法，准妈妈平时需要多加练习。

拉玛泽分娩方法 ①——联想法

联想法就是按照字面意思，回想起美好的情景，促进内啡肽分泌，缓解疼痛。无论是怎样的联想，只要能让心情变好，就会起到作用。舒适安静的休息室、恋爱的回忆、未来和宝宝的幸福生活，这些记忆都能保持身体和心理平和。另外，听平时喜欢的音乐或者默念祈祷文，也能发挥作用。个人不同，

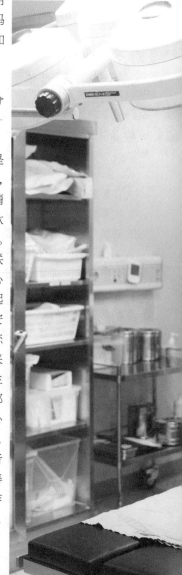

联想的内容也会不同。一旦阵痛出现，人很难有心去回忆美好事情，所以平时要多多练习。

拉玛泽分娩方法 ②——放松法

出现阵痛后，由于疼痛的缘故，身体和肌肉都出现紧绷状态，这时身体会积累乳酸，易导致疲劳。若肌肉紧绷，会阻止子宫口张开，延长阵痛时间。相反，阵痛时肌肉放松，能加速子宫口扩张，减少阵痛时间。放松身体是指从头到脚都不要发力。准妈妈平时需要多练习。首先要从手腕和脚踝开始练习，接着按照次序练习手肘、肩膀、膝盖、骨关节、脖子。准爸爸可以在准妈妈练习的时候，在旁边帮忙，检查是否真正达到放松。

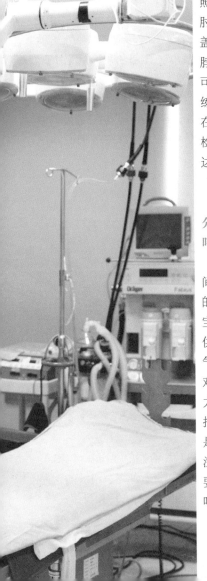

拉玛泽分娩③——呼吸法

在分娩期间，保持规律的呼吸，能给宝宝和妈妈提供充足的氧气，可以分散对疼痛的注意力，缓解疼痛。拉玛泽呼吸法是以腹式呼吸法为基础，需要知道平时的呼吸频率。一般一分钟的呼吸次数是17～20次，准爸爸可以在一旁计算准妈妈的呼吸次数。拉玛泽呼吸法分为分娩第一阶段时使用的三种呼吸法以及娩出期使用的两种呼吸法。在分娩前准妈妈要坚持每天练习20～30分钟哦！

拉玛泽分娩讲座

拉玛泽分娩讲座开设了专门的教育课程。怀孕28～34周的准妈妈，每天听1～2次，坚持4～6周。听完拉玛泽讲座后，在家中坚持练习，才能有效促进分娩。

勒博耶分娩方法

在分娩室内，准妈妈一边胎教一边听着喜欢的音乐。分娩室尽量保持黑暗、安静的环境。准妈妈在分娩前需要一直保持活动，缓解阵痛。宝宝出来之后，不要立即剪断脐带。将宝宝放在妈妈肚子上5～6分钟，等脐带的脉动平息后再剪断，最大限度地保证宝宝的安定。这种情况下出生的宝宝，不会嗷嗷大哭，而是睁大眼睛看着周围，或者保持平稳的呼吸安睡着。在与家里一样的环境中分娩，能维持妈妈情绪安稳。另外，分娩室比较暗，可以避免对宝宝视力造成损伤。

诱导分娩

如果相比维持怀孕状态，分娩更有利于妈妈和宝宝的健康，可以使用催产素等阵痛促进剂，诱导出现阵痛。

适合诱导分娩的情况

· 超过预定分娩日1～2周
宝宝存在危险。

· 羊膜破裂后，子宫不出现收缩现象
子宫内部存在感染现象。

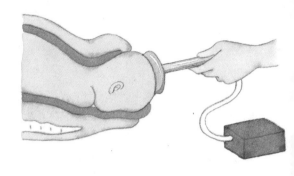

钳子分娩

在分娩第二阶段，如果宝宝的心跳突然变慢，出现危险，或者产妇出现异常，可以立即使用这种方法。相比于吸入分娩，这种方法的力道更强。勺子状的两个金属钳子，从左到右伸入产道，夹住宝宝的头部后，先稍微拉出一点，借助产妇用力再一次性拉出宝宝。最近，由于各种原因，钳子分娩的情况越来越少了，相反，剖宫产的情况逐渐增多。

禁止实行诱导分娩情况

此期间分娩或者出现阵痛，会导致妈妈和宝宝出现危险。之前做过剖宫产或者子宫肌瘤手术等子宫手术者；前置胎盘或者前置血管；宝宝出现臀位、横位等异常体位；准妈妈骨盆狭窄，患宫颈癌、生殖器疱疹感染等情况都不适合诱导分娩。另外，多胎怀孕、患有严重的心脏疾病、有多次分娩经历、有胎儿臀位现象等，也不建议诱导分娩。同时，检测不到宝宝的心跳、做过剖宫产手术、重症高血压等情况都要谨慎采用诱导分娩。

吸入分娩

自然分娩中若出现异常，吸入分娩法可以迅速取出宝宝。虽然相比于钳子分娩花费时间较长，但是能维持宝宝稳定。用金属或者塑料的吸头吸附在宝宝的头部，随着子宫的收缩，自动将宝宝吸出体外。如果吸头分裂成两个以上，就要视情况对其进行钳子分娩或者剖宫产。

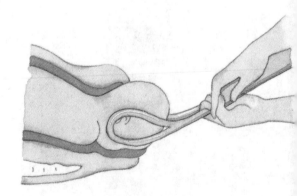

平和灵魂分娩法

平和灵魂是由希腊语 Sos（平和）、Pfren（灵魂）、Logos（研究）组成的，通过精神和肉体的训练，保持心理和身体安稳。

最初是由西班牙神经精神科医生 Alfonso Caycedo 继西方的肌肉放松法和东方的禅道和瑜伽提出的冥想法。1976 年，法国的妇产科医生 Jean Creff 第一次将这种方法运用到分娩上。目前在欧洲和日本非常流行。在韩国，三星第一医院于 1997 年第一个引进这种技术之后，很多医院开始效仿。平和灵魂分娩法分为联想练习、产前运动、腹式呼吸。在分娩前可以通过参加讲座熟悉练习方法，之后再用于分娩中。

平和灵魂分娩法 ① 联想练习

联想练习是在睡觉前，保持放松，想象分娩时情况的方法。由大脑想象出阵痛，想象分娩等待室、分娩时自己的样子以及宝宝出生后的模样。也可以通过想象自己成功的样子，增强对分娩的自信心。

平和灵魂分娩法 ② 呼吸法

平和灵魂呼吸法是以腹式呼吸法为基础的，在分娩时可以给宝宝提供充足的氧气，促进子宫的活动。分为阵痛出现前期的完全呼吸法、深呼吸法、平和灵魂呼吸法以及娩出期的呼吸法。

平和灵魂分娩法 ③ 产前运动

平和灵魂产前运动是以瑜伽的动作为基础的，在冥想的状态下，不断地紧绷肌肉、放松肌肉，能有效缓解分娩时的疼痛。从盘腿这种基本动作练习起，一直到脖子运动、做猫的姿势、双手练习、身体练习以及娩出期的用力姿势等动作。

平和灵魂分娩法的优点

缓解分娩疼痛的方法可分为人为法和自然法。其中，平和灵魂分娩法在自然分娩上加入胎教的概念，是一种积极的分娩方法。与拉玛泽分娩法存在一定差异。拉玛泽是致力控制疼痛，而平和灵魂分娩法是致力控制内心。在呼吸法方面，拉玛泽是采用胸式呼吸，而平和灵魂分娩法是采用腹式呼吸法。采用平和灵魂分娩法时，可以缓解身体和心理的紧张，能够充分舒缓产道，令会阴部撕裂伤出血较少。根据个人情况，可以不用切开会阴部，也能顺利分娩。另外，腹式呼吸法能更有效地进行换气，保证对宝宝的供氧充足。

平和灵魂分娩法讲座

一般怀孕 7 ~ 8 个月的准妈妈每周做 2 次，总共坚持 4 周。由于练习强度不大，大部分的准妈妈都能坚持练习。

水中分娩

它是一种从古代就流传下来的分娩方法，在现代得到了认可。水中分娩可以给宝宝提供和胎内一样的环境，最大程度地降低分娩时的压力，缓解准妈妈的疼痛。分娩一般在水温为 30℃的分娩浴槽中进行，采用坐式分娩方法，能最大限度扩张骨盆，便于发力。同时，准爸爸也能在一旁目睹整个分娩过程，有助于维持准妈妈心理稳定。

水中分娩的过程

当宫颈口扩张 5 厘米时，将准妈妈移动到水中分娩室。入水前，检测宝宝的心跳，待在水中出现阵痛后，间歇地测量宝宝的心跳。分娩时，浴槽的水温应该保持 37℃左右，和羊水温度一致。同时，分娩室的灯光不要太亮，保证妈妈情绪稳定，放些妈妈喜欢的音乐。如果分娩时间过长，要随时补充水分，防止脱水。子宫收缩时，深呼吸，能缓解紧张，保持最舒服的姿势。分娩后，将宝宝抱在怀里，由爸爸来剪断脐带。排出胎盘的过程也在水中进行。

水中分娩的优点

大部分人在水中，可以放松身体，保持安定。水中分娩，由于浮力作用，身体会变得轻盈，有助于放松。同时，准妈妈在水中能自由变换姿势，缓解疼痛。准妈妈能以舒服的姿势来分娩，有效缩短分娩时间。另外，在水中，会阴部的弹性会增加，不用切开会阴部就能顺利分娩。分娩后，阴道损伤较小，几乎没有疼痛。除此之外，水中分娩的外部环境不会给妈妈带来坏影响，也能降低宝宝出生的压力。

水中分娩的缺点

水中分娩最令人担忧的就是宝宝的感染问题。如果水不干净或因分娩时排出的异物，都会令宝宝有被细菌感染的风险。因此，入水前，一定要仔细清洗准妈妈和准爸爸的身体。分娩的水一旦变脏，需及时更换。另外，水中分娩难以安置检测宝宝的仪器，无法观测准妈妈和宝宝的状况，也难以测出

血压。因此，只能在分娩顺利以及宝宝和准妈妈健康的情况下进行。

秋千分娩

秋千分娩是一种妈妈能自由改变姿势的坐式分娩法。秋千分娩所使用的分娩台，是一种用铁制作的类似秋千的支架，能有效缓解冲击。椅子模样的支撑台因身体姿势而改变，能够自由改变姿势。腰部有支撑装置。阵痛期间，准妈妈的骨盆能朝前后左右自由移动。坐式分娩，可以有效缓解疼痛。与水中分娩一样，准爸爸和家人也能参与，有益于妈妈情绪的稳定。

秋千分娩的方法

在分娩等待室内，直到剧烈阵痛出现、子宫口扩张到 5 厘米时，开始移入秋千分娩室。先给准妈妈输液，根据个人情况注射子

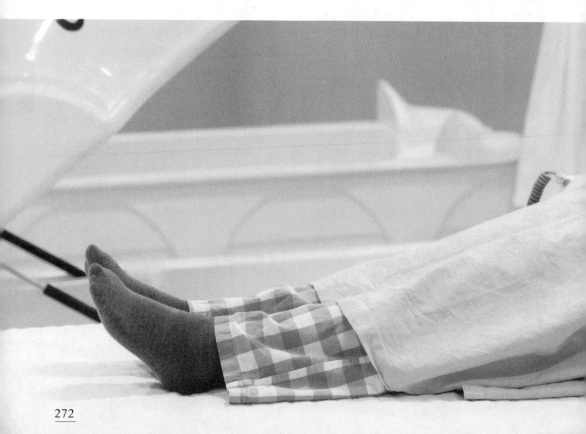

宫收缩剂。准妈妈坐入秋千分娩台后，就如荡秋千一样。用臀部朝前后晃动，运用平时练习的呼吸法，按照医生指示，抬起膝关节。在最高处用力，分娩出宝宝。由于家人也能参与，可以让爸爸剪断脐带。

秋千分娩的优点

这种方法的效果和优缺点还需要进一步考证。已有成功案例显示，运用过秋千分娩的准妈妈都能顺利分娩。秋千分娩时，准妈妈可以自由调整姿势，就如荡秋千，能够有效缓解疼痛。通过机械调整，保持坐姿，放松肌肉，促进分娩。

秋千分娩的缺点

秋千分娩并没有实行很长时间，这种方法的效果和优缺点还需进一步研究。若准妈妈分娩时出现异常，难以及时应对。由于秋千分娩采用坐式分娩，通过重力让宝宝娩出，对会阴部的损伤较大。

能接受秋千分娩的情况

那些由于疾病无法在水中分娩的准妈妈可以尝试秋千分娩。如果水肿严重、患有妊娠期高血压，避免采取坐式分娩法，不要长时间坐立。尝试秋千分娩的准妈妈，要提前和医生商量，选择能实现秋千分娩的医院。

球分娩

利用经过特殊处理的球，不仅能做产前、产后体操，还能在阵痛期间自由调整姿势，缓解腰痛，缩短阵痛时间。出现阵痛后，坐在巨大、弹性好的球上，移动身体或者腹部贴在球上挤压球，可以缓解阵痛。坐在分娩球上，臀部朝前后左右自由移动，有助于充分打开骨盆。若在球上做出前俯等动作，能有效调整呼吸。

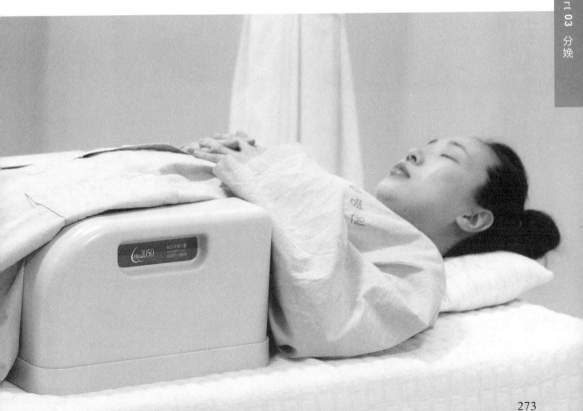

导乐分娩

它是菲律宾妇产科医生为缓解分娩时的疼痛而发明的一种分娩方法。从分娩开始到分娩结束，一直有一名称为导乐的辅助者，在准妈妈身边根据阵痛周期，教导准妈妈呼吸法和放松法，以及如何用力。同时会按摩准妈妈全身，缓解疼痛。导乐分娩时不需要另外付费，也不需要在之前接受教育学习，随时进行。只有导乐辅助者和准妈妈彼此配合，才能达到效果。

体操分娩

通过练习体操或者呼吸法、冥想等方式，达到放松身体进而缓解疼痛的分娩法。呼吸法和拉玛泽呼吸法或者平和灵魂分娩法相似，但是，与冥想法有很大差异。其他的分娩法，是通过回忆美好的记忆或者用想象力缓解疼痛的。但是这种方法是先想到宝宝的疼痛，再用母爱来克服疼痛的。这种方法需要练习6个月以上，才能使身体发生变化，做到无痛分娩，需要花费很长时间。另外，这种方法中采取的体操能有效预防怀孕期间的腰痛、肩膀痛以及臀部疼痛，有助于顺利分娩。同时对胎教也有帮助。

自然分娩

自然分娩是指没有借助医学帮助或者干扰，妈妈自然而然分娩的方法。不切开会阴部、不灌肠、不去除阴毛、不注射促进剂、不注射无痛注射剂。除了保持分娩时的卫生之外，自然主义分娩的中心是准妈妈和宝宝。分娩后也不立即剪断脐带，而是等脐带脉搏消失后再剪断。同时也不人为去除胎盘，而是等待胎盘自然脱落。分娩的所有过程，都按自然的方式进行。如果阵痛和分娩都非常顺利，自然分娩后，能加快妈妈产后身体恢复，获得较大的满足感。如果没有专家同意，不要执着于自然分娩，否则出现问题，会给妈妈和宝宝带来危险与影响。

新生儿紧急处理

宝宝第一次降临人间，在分娩室接受几个阶段的医疗处理后，会被护士安置到婴儿房。这个过程中，医疗人员会检查宝宝身体是否出现异常，做一些应急处理。可爱的宝宝在投入妈妈怀抱之前，需要接受哪些医疗处理和身体检查呢？

出生后，宝宝的医疗处理

宝宝出生之后，医生会剪断脐带，清除宝宝嘴里和肺里的羊水和异物，帮助宝宝呼吸。首先要清除宝宝嘴里的异物，之后用细长的管子清除宝宝肺里的异物，这样，宝宝才能大声哭泣。另外，等脐带止血后，将脐带剪至3～4厘米，然后节扎。脐带在宝宝出生1周后会自然脱落。用消毒水清洗宝宝眼睛里的羊水，之后清洗宝宝身上的胎脂和血液，再次给脐带消毒。经过这样简单处理后，记录下妈妈的名字、宝宝的出生时间、体重等信息。

新生儿紧急处理过程

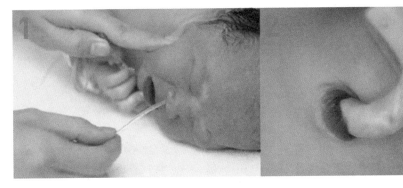

1　清除嘴里和鼻子内的异物
宝宝经过产道，肺部会受到挤压，肺部内的异物会移到嘴巴和鼻子内。这时用细长的管子排出嘴巴和鼻子内的羊水，然后清除喉咙和气管内的异物（图1）。

2　将脐带剪断
在宝宝出生时，脐带会剪得比较长，可以将脐带剪至3～4厘米，然后用塑料镊子夹住脐带末端（图2）。

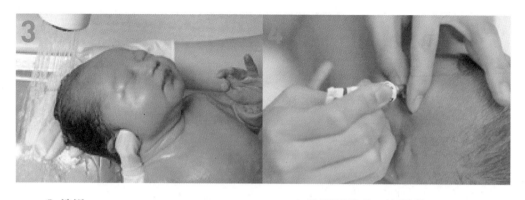

3 洗澡

经过紧急处理后，宝宝才能呼吸，然后清除宝宝身上的胎脂和血液（图3）。

4 给眼睛消毒，涂眼膏

清除宝宝眼睑内异物，让宝宝睁开双眼，再给宝宝涂眼膏（图4）。

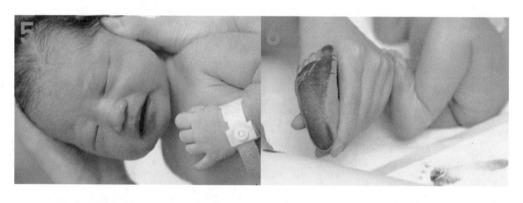

5 带上手带和脚带

给宝宝带上记录了妈妈姓名、宝宝性别、出生时间、体重等信息的手带和脚带（图5）。

6 印脚章

给宝宝印个脚章，作为宝宝的证明。在表上记录下宝宝的出生时间、身高、体重等信息（图6）。

新生儿阿普加检查

基本医疗处理完毕，宝宝需要接受几项检查。首先，医生会观测宝宝哭的模样与蹬腿情况，检查其全身是否有外观上的异常。然后运用听诊器检测宝宝的心脏和肺部是否异常，测量宝宝的呼吸次数和呼吸方法。

另外，为了全面检查宝宝的健康状况，在分娩后1分钟和5分钟时，需要做阿普加检查。大部分新生儿的阿普加得分在7～10。如果分数较低，可能需要给宝宝供氧或者将其放入育婴室内观察。

1 畸形检查

用眼睛检查宝宝是否患有唐氏综合征或者兔唇。另外，检查头部、脖子、肛门、生殖器、腿部长度是否存在异常。

2 检查手指个数

检查手指个数，以及宝宝是否有握拳的力气。

3 测量头部周长

在经过产道时，宝宝的头部会变形，之后会慢慢恢复原状。一般新生儿的头部周长是 33 ~ 35 厘米，如果出现较大偏差，需要接受进一步的精密检查。

4 测量身高和体重

新生儿的平均身高是 50 厘米，体重在 3 ~ 3.5 千克。

5 接受诊查

检查完宝宝外貌上是否存在异常后，需要给宝宝肺部、心脏、血液做个检查，以检查其身体内部的健康状况。

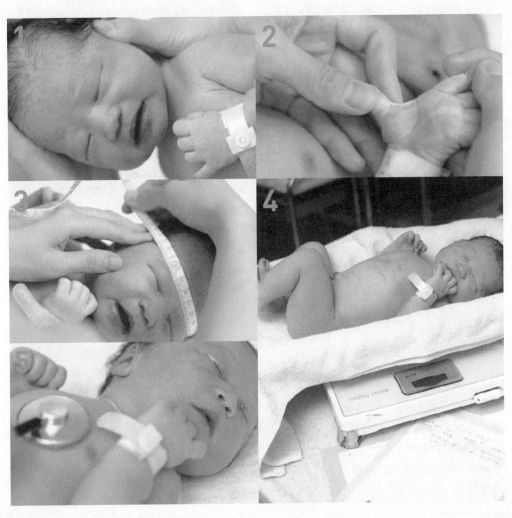

分娩期间的多种问题

所有妈妈都希望分娩过程顺利，不会出现任何问题。但人生处处充满意外，无论是分娩前还是分娩期间，都会出现一些无法预料的状况，导致无法顺利分娩。分娩中可能会出现哪些问题，又该如何应对？

羊膜早期破裂

在正常分娩中，阵痛出现一段时间后，羊膜才会破裂，宝宝才出生。在阵痛之前，如果羊膜已经破裂，这种情况被称为早期羊膜破裂。大约 5 名孕妇中有 1 名会发生早期羊膜破裂现象。羊膜破裂的位置不同，其症状也不一样，有些情况令人难以感觉。即使怀孕顺利，也会出现此种情况。另外，患有宫颈内口松弛、多胎、羊水过多症以及阴道感染的准妈妈也会出现这种情况。

应对方法

出现早期羊膜破裂，细菌可以通过阴道侵入体内，导致宝宝被细菌感染。为了预防细菌感染，出现破裂一定不要洗澡，及时前往医院。

前置胎盘

分娩开始后，子宫口张开，如果此时有大量出血，很有可能是前置胎盘。胎盘一般是在子宫上方。胎盘的位置过低，或者堵塞子宫口，这种情况被称为前置胎盘。导致前置胎盘的原因有多种，主要有子宫内膜炎、发育不良、流产等。

应对方法

如果胎盘前置比较轻微，能正常自然分娩。情况严重则需要剖宫产。如果子宫口被完全堵塞，宝宝无法排出；子宫口打开时，会有大量出血。

胎盘过早分离

胎盘一般在宝宝出生后才脱落，如果在这之前已经脱落，属于胎盘过早分离现象。胎盘过早分离容易出现在怀孕后期，伴随着剧烈阵痛和出血。如果患有妊娠期高血压，即使是轻微的外部冲击也会导致胎盘脱落。健康准妈妈若腹部遭受剧烈冲击，也会导致胎盘脱落。

应对方法

如果胎盘的一部分脱离，需要进行剖宫产，取出宝宝；而胎盘全部脱离，宝宝会非常危险。特别是在分娩之前，由于妊娠期高血压导致胎盘脱离，情况危急。怀孕期间，若准妈妈出现突然出血或者腹痛，应尽快送往医院。

头盆不称

为了保障宝宝顺利通过产道，排出体外，骨盆的大小至少要保证宝宝的头部能通过。如果准妈妈的骨盆比宝宝头部要小，宝宝难以通过，这种情况被称为头盆不称。这种情况下，很难实现自然分娩。

应对方法
尽量采取剖宫产，保证准妈妈和宝宝的安全。

阵痛微弱

阵痛是子宫收缩时产生的疼痛。之前闭合的子宫口，由于子宫收缩作用会慢慢扩张，宝宝进而慢慢下移。一开始阵痛很微弱或者中间阵痛变得微弱，这种情况被称为阵痛微弱现象。多胎、羊水过多症、巨大儿等情况导致子宫过度膨胀时，容易出现阵痛微弱现象。另外，宝宝的位置不正常、头盆不称、宫颈僵硬等情况会导致分娩时间延长和子宫肌肉弱化。

应对方法
出现阵痛微弱时，使用镇定剂维持稳定、保存体力。之后阵痛仍不见好转的话，需要注射阵痛促进剂，情况严重则需要剖宫产。

胎儿假死

分娩期间，宝宝氧气供给不足，胎儿处于低氧状态，这种情况被称为胎儿假死。宝宝供氧不足，会阻碍其大脑和内脏发育，分娩后可能会出现死亡。过熟儿、分娩时间延长、妊娠期高血压、早产等都会引起胎儿假死。

应对方法
由于妊娠期高血压等原因导致胎盘功能下降，需要剖宫产。若分娩期间出现异常，需要给宝宝输氧，采用钳子分娩或者吸入分娩，也可以通过剖宫产加快分娩进程。

脐带缠绕

脐带的长度有 50 厘米，可能会出现脐带缠绕宝宝身体的情况。有时会缠绕宝宝的脖子或者是手脚。大多数情况下是没有问题的，能正常分娩。但是分娩时，脐带挤压宝宝容易导致缺氧，给宝宝带来危险。脐带缠绕一般是宝宝在羊水内剧烈活动导致的，无论是脐带过长还是过短，都有可能发生。

应对方法
如果在分娩过程中，出现这种危险，应立即采用钳子分娩或者吸入分娩，快速拉出宝宝。情况严重则需要剖宫产。

分娩后子宫出血

宝宝和胎盘完全排出后，出血仍然不停止的现象被称为分娩后子宫出血。胎盘脱落后，子宫无法正常收缩，子宫壁持续出血。一般巨大儿、多胎、羊水过多症等情况会导致这种症状。要么一次性排出大量的血液，要么一直持续少量出血的症状。

应对方法
出现这种症状时，及时注射子宫收缩剂，或者按摩子宫以提高子宫的收缩力。若无法止血，尽量输血，采取相关止血手术。一般在分娩后 2 小时容易出现这种症状。一定要仔细观测子宫的收缩状态和出血量。

宫颈管损伤

宫颈管损伤是指宝宝排出体外时，造成子宫的一部分宫颈管损伤，导致持续出血的情况。虽然宫颈管会有损伤，但是能自然痊愈。但损伤严重会造成大量出血，危及妈妈安全。子宫收缩性下降、宝宝姿势异常、分娩过快、巨大儿、高龄分娩等情况下，都容易出现这种症状。

应对方法

若突然大量出血，需要止血和缝合撕裂的部位。

胎盘黏着

胎盘一般在宝宝出生后5～10分钟内，自然从子宫壁上脱落。如果胎盘的绒毛进入子宫的肌肉层，导致胎盘的一部分或者全部吸附在子宫壁上，难以脱落，这种情况属于胎盘黏着。子宫内膜存在先天性问题、子宫存在畸形、出现流产等情况时，容易出现这种症状。

应对方法

胎盘留在子宫内部，子宫收缩无法顺利进行，导致出血量变多。遇到这种情况，医生应该用手按住准妈妈腹部，用力拉出胎盘，或者将手伸入子宫强制拉出胎盘。根据出血情况，采用止血措施。

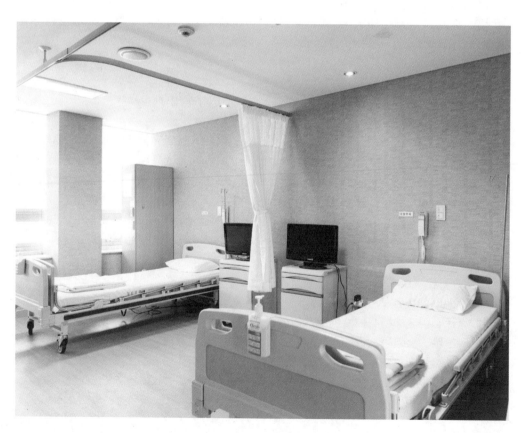

产后，医院生活

自然分娩时间较长，疼痛较剧烈，但妈妈的产后身体恢复快，一般只需要住院 3 天就行。而剖宫产需要妈妈住院 7 天左右。这段时间，妈妈该怎么度过，一起来了解医院生活。

自然分娩后，妈妈的医院生活

分娩当日要充分休息好

分娩后，为了预防可能出现的休克或者出血，在入驻病房之前，需要先入恢复室，注射子宫收缩剂，观察 2 小时左右，确定产妇状况是否良好。如果产妇没有任何异常，就能将她送入病房休息 7～8 小时。一旦出现会阴部出血疼痛或者腹部剧烈疼痛，应及时通知护士。但缝合的部位或多或少都会疼痛。

顺产的话，产妇一般休息 8 小时左右，就能下床行走。由于分娩期间大量出血，容易出现头晕。因此，不要突然移动身体，需要时寻求护士帮忙。分娩后，至少要过 6 小时才排小便。如果一直不排尿，易导致膀胱炎，建议 3～4 小时去一次厕所。倘若过了 8 小时，仍然没有小便，应及时告知护士。小便后，一定要擦拭外阴部的前后，防止细菌感染。另外，阴道分泌物较多时要随时更换卫生巾，保持清洁。洗澡时要采取淋浴的方式。并且接受相关治疗，加快身体恢复。

第二天，开始练习产后体操和哺乳

如果产妇身体异常或者对其有疑问，可以在回诊时询问医生，以便更加了解自己的身体状况。经过充足休息之后，大部分的妈妈都已经恢复稳定了，阴道分泌物也大大减

少。如果此时血液呈块状，应及时告知护士。洗澡以淋浴方式，防止阴道和子宫感染细菌。待疲劳缓解、精神恢复后，就能练习保持身材与健康的产后体操。从在床上轻微活动或者自己前往厕所这类简单的运动开始。另外，要按摩乳房，促进乳汁分泌，方便哺乳。

第三天，接受育儿、哺乳指导，出院

若妈妈恢复快，从这一天开始就能分泌出初乳。想要哺乳顺利，宝宝吃得好，妈妈得按摩乳房。提前挤出乳汁，不仅有助于子宫恢复，也能预防乳腺癌。妈妈身体没有异常就能出院了。

出院前，妈妈应该向护士询问乳房护理法、哺乳法、育儿法以及产后注意事项等。另外，要给宝宝做黄疸、骨折、先天性代谢异常等基本检查，若没有异常，就能带宝宝出院了。出院时，要带好出生证明书、新生儿登记卡等物品，也要带上医药费发票以防不时之需。

剖宫产后的医院生活

分娩前一天要住院，保持身心安宁

剖宫产一般在这种情况下采用：怀孕期间出现异常，提前生产和自然分娩中出现紧急情况。如果不是临时决定接受剖宫产，建

议妈妈在分娩前一天入住医院。住院后，禁止进食，为第二天的手术做准备。另外，要去除手术部位的体毛，根据需要，医生会给产妇做灌肠和多普勒检查，确定宝宝状况。之后监护人签署手术同意书，若需要麻醉，还得签署麻醉许可书。

分娩当日出现疼痛

剖宫产由于麻醉缘故，产妇不会感到疼痛，手术后，疼痛会一次性袭来。手术结束后，产妇要在恢复室内休息2小时，保持身心安定，等麻醉效果消失、血压正常后，就能移入病房。这段时间，由于之前的阵痛和手术，产妇会觉得异常疲劳，需要输液和注射抗生素以及保证充分休息。若疼痛异常严重，无法忍受，应及时告知医生。另外，手术后自己无法前往厕所，之前残留的尿液会在体内停留1~2天。分娩后，阴道会出现很多分泌物，需要及时更换卫生巾及内裤。

第二天，能轻微活动上身

和手术当天相比，产妇已经恢复了少许力气，疼痛依然严重，在这之前一直要禁食。既要输液，也要注射抗生素和止痛剂来治疗。同时要检查血液，确定是否存在贫血或者感染。从这时起，妈妈可以轻微做上身活动，促进子宫恢复和肠道活动。产后体操能促进身体恢复，帮助调整心情。医生帮忙拆除手术部位的纱布并消毒。这时可以排第一次小便。

第三天，排除体内废气、喝水

尽管每个产妇的身体变化不同，但在手术后的第三天一般都要排出体内的废气，这表明肠道活动已恢复正常，也意味着在这之后，待在医院的生活会变得更加舒适。这时妈妈可以先喝一些水，缓解口渴，之后再逐渐增加进食量。待疼痛渐渐消退，气力逐渐恢复，就能上厕所和照顾宝宝了。

第四天，按摩乳房，开始走动

虽然这时妈妈的身体还没有完全恢复，但是能下床走动了。妈妈可以在病房里到处走动，做一些简单的运动。这一天一般会出现初乳。初乳内含有免疫成分，一定要让宝宝喝。如果没有出现初乳，妈妈要经常按摩乳房。即使乳汁不多，经过长期按摩乳房之后，乳汁量也会增多，还能预防乳腺癌。

第五、六天，接受育儿和产育教育

现在妈妈能独自照顾宝宝了，有空可以前往哺乳室为宝宝准备乳汁，也能帮宝宝换尿布。经常走动，保持腹部运动。出院前一天，妈妈要接受相关检查，多向医生询问出院的相关事宜，还要接受育儿和产后的相关教育。如果妈妈和宝宝没有异常，就能一起出院。

出院前，医生会对妈妈手术部位做简单处理，也会给宝宝做些简单的健康检查。出院后，妈妈要随时留心自己的身体变化是否异常。若出现发热、出血、手术部位疼痛等，应及时前往医院。出院一周后，要回医院做复查。

产后乳房按摩法

乳头按摩法

按摩乳头能使得乳头变柔软，也能让乳头熟悉外部刺激，预防喂奶时乳头裂开；这种按摩可以帮助妈妈分娩后立即哺乳。

1 挤压按摩

用拇指和食指挤压乳头根部，拇指用力。轻微旋转，将乳头旋转360度（如图）。

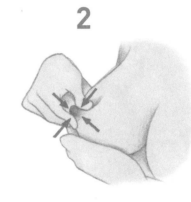

2

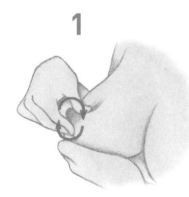

1

3 竖直按摩

如同按摩乳房内部一般，将手指插入乳房，按摩乳头。不是挤压乳头，而是按摩乳头根部（如图）。

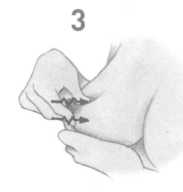

3

2 侧向按摩

将手指竖直贴在乳头一侧，如拨动琴弦一般，左右均匀地拨动乳头（如图）。

挤乳

哺乳之后，将剩余的乳汁都挤出，再进行下一次哺乳。同时要让乳房变得柔软，便于宝宝吸奶。

1 单手挤乳法
用左手包裹住左侧乳房，手指挤压乳晕部位。上身稍微前倾，两手指用力，向内挤压乳房。慢慢挤压乳房，不要挤压乳头（如图）。

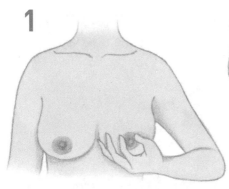

2 双手挤乳法
像单手挤乳法一样，一只手包裹住乳房，另一只手放在乳房上方。双手都由乳房向胸部发力。不要搓揉乳房，手指稍微活动，就能挤出乳汁（如图）。

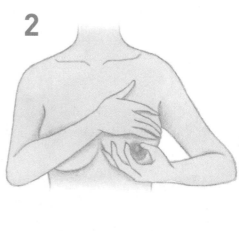

Chapter 3

产后调理

产后调理好决定妈妈今后的身体健康，绝不能马虎。特别是分娩后的 6 周内，这是身体迅速恢复期。这段时间，需要特别仔细地调理。一起来看看产后 6 周调理法，让产后更健康、更苗条。

Step 01 产后第1周，疼痛消失，分泌母乳

分娩后第 1 周，疼痛会得到一定程度的缓解，开始分泌母乳。此时需要保持睡眠充足，保证身心安宁。

妈妈身体的变化

· 产后疼痛从分娩后第三天开始慢慢消退。

· 会阴部的疼痛经过一周后，慢慢缓解。

· 分泌物由红色变成褐色，量也渐渐减少。

· 从分娩后第三天起，开始分泌母乳。

宝宝的生长发育

· 宝宝几乎会睡上一整天。

· 分娩后第二天，排出黑褐色胎粪；4 ~ 5 天大便变成黄色。

· 小便一天 6 ~ 10 次，虽然次数多，但每次的量比较少。

· 分娩后一周内，体重会少许下降，一周后体重开始增加。

产后健康调理

保障充足睡眠，摄入均衡的营养

分娩后的第 1 周，妈妈要保持充足的睡眠，以缓解疲劳。不要勉强做事情，且经常观测身体健康。做一些简单的产后体操，能有效加快身体恢复。摄入均衡的营养，促进身体恢复和母乳分泌。尽量选择较软、容易消化的食物，不要选择硬的，以防损伤牙齿。

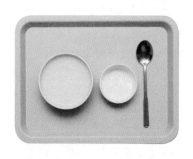

检查分泌物的颜色和流量

这段时间，阴道内会分泌出血液、异物、黏液等分泌物。通过观测分泌物的颜色和流量，可以确定子宫的恢复状况。在分娩当日和第二天，会出现大量的分泌物，需要使用较大的内裤；之后会渐渐减少，到分娩后一周时，和月经来时的量差不多。另外，分泌物的颜色在分娩后三天内是红色的，之后会变成褐色，过后变成黄色、白色。这些特征跟分娩方法、分娩时的状况和子宫的状态有着很大关系，因此会出现一定的差异。建议产妇出院前或者定期检查时，仔细询问医生。

清洗外阴部

如果产妇没有清理干净分泌物，会导致细菌感染，引起炎症。上完厕所后，用手纸仔细擦拭外阴部，在分泌物消失之前，坚持药液熏洗，这样能加快子宫和手术部位的恢复。

练习产后体操

产后，产妇不要一直躺着，适当地做些简单的运动，能加快身体的恢复。产后体操可以增强腹部肌肉，促进骨盆恢复，要每天坚持练习。一开始，躺着做些简单的活动，再渐渐加大运动量。如果身体出现疲劳或者运动中出现异常，立即停止；若情况未好转，应及时前往医院。

照顾宝宝

适应宝宝的生活节奏

产后第 1 周是恢复健康的重要时期，一定不能让身体疲劳。这段时间内，妈妈只需做到喂奶和换尿布就行。但是新生儿一般 2 ~ 3 小时喂一次奶或者换尿布，若妈妈经常凌晨起床，会加重自己的负担。因此，在产后的一个月内，妈妈要适应宝宝的生活节奏，宝宝睡觉，妈妈也要休息。

随时喂奶

提前掌握喂奶、如何抱宝宝以及按摩乳房的方法，分娩后 3 ~ 4 天是妈妈最辛苦的时期，一定要做好心理准备。宝宝哭或者饿了，妈妈要随时喂奶。这段时间，喂奶的间隔、次数、喂奶量不规律，每个宝宝都有差异。分娩一个月后，会渐渐变得规律，妈妈无须担心。即使乳汁不够，也要坚持喂奶。宝宝吸奶时的力道，能促进激素分泌，有助于促进分泌乳汁和子宫恢复。如果乳头受伤，

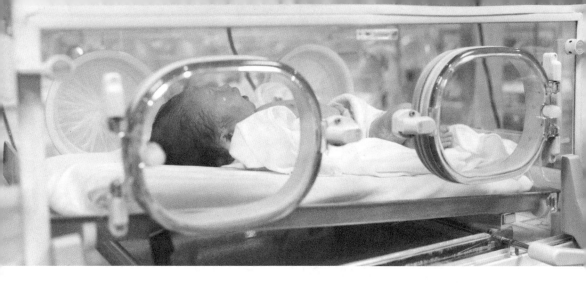

喂奶前要消毒，以防感染。剩下的乳汁一定要挤出，防止堵塞乳腺。

产后第 1 周的计划

分娩当日保持充足休息

分娩后，身体和心理会异常疲惫，因此妈妈要保持充足的休息，并且要摄入易于消化的食物，加快身体恢复。分娩后尽快排出小便，清洁分泌物。分娩当日，由于子宫收缩会出现疼痛，会阴部的疼痛感也会增强。即使躺着，手脚也要做一些简单的运动，来帮助缓解疼痛。

产后第 2 天，清洗和乳房按摩

疼痛还会有，身体状况比前一天好了许多。多食用营养价值高的食物，加快身体恢复。自己清洁分泌物，分泌物一般在分娩后每隔 2 小时就要清洁 1 次。一周后，一天清洁 2 次。从分娩后第 2 天开始，一天建议清洗 2 ~ 3 次。常清洗能预防会阴部和阴道炎症。分娩后，乳房会变得僵硬疼痛，按摩乳房能缓解疼痛，促进乳汁分泌。

产后第 3 天，开始哺乳和做简单的体操

自然分娩的妈妈，如果这时没有出现任何异常，就可以出院了。虽然会阴部的疼痛已经得到缓解，但是分泌物仍然呈现红色，要坚持清洗。从产后第 3 天开始就能练习一些简单的体操，随时用手绢擦拭身体，预防会阴部出现炎症等问题。如果母乳的量不多，也要坚持哺乳和按摩乳房。散步、做体操能帮助身体加快恢复。

产后 4 ~ 5 天，不要做家务，避免疲惫

分泌物的颜色变成褐色，量也变少了。身体状况逐渐变好，母乳分泌也变得顺畅。这时妈妈暂时不要做家务，还要避免身体剧烈运动以及长时间对话。会阴部还未完全恢复，如果是剖宫产，腹部也未完全恢复，要尽量避免便秘，防止排便时用力过大。

产后 6 ~ 7 天，坚持练习产后体操

身体状况明显好转，妈妈不能因此为所欲为，此时依然不能做家务，但可以洗头、洗澡。不能喝冷水和弯腰。初乳从黄色变成奶白色，妈妈也已熟悉喂奶，知道喂奶量以及喂奶次数是否正常。这个时候，妈妈仍要保证充足的睡眠，并且开始练习产后体操。

产后第2周，子宫恢复，母乳分泌正常

从产后第 2 周开始，母乳的分泌变得顺畅。想要母乳充足，还得摄入营养丰富的食物。

妈妈身体的变化

· 分泌物由褐色变成黄色。
· 母乳分泌变得顺畅。
· 子宫恢复原来大小。

宝宝的生长发育

· 除了喝奶，宝宝一天会睡 20 个小时左右。
· 脐带掉落，如果3～4周脐带仍未掉落，要前往儿科检查。
· 喂奶、排泄次数变得固定。

生活要点

· 摄入营养价值高的食物。
· 充分休息。
· 坚持练习产后体操。
· 避免长时间洗澡。
· 保持心态健康，避免焦虑。

产后健康调理

避免突然运动，保持生活安稳

产后第 2 周，妈妈已经能轻微活动身体了，但要避免一些突然运动，一定要保持身心安宁。除了喂奶和照顾宝宝，不要做家务。出院后，如果母乳分泌不畅，检查是不是由睡眠不足导致的。睡眠时，身体会产生促进母乳分泌的激素分泌，因此妈妈要养成宝宝睡觉时自己也能入睡的习惯。

避免长时间沐浴

此时分泌物的量大大减少了，从产后第 2 周开始，能简单地洗浴了。洗澡前，应该用温热的毛巾擦拭脸部、手脚等部位。产后第 1 周，用毛巾沾水擦拭头皮就行。产后第 2 周，待手术部位的疼痛缓解了，能洗浴 5 ～ 10 分钟。洗澡前，同样用毛巾沾温水，盖在头上，等浴室变热后，再进入。在浴槽内沐浴，至少要等到产后4～6周才行。另外，在产后 100 天之内，避免去公共澡堂洗澡。

保持心态平和，预防抑郁症

宝宝出生后，妈妈对很多事情变得敏感，会变得抑郁。分娩后，70% ～ 80% 的妈妈会患上轻微的抑郁症，出现不安、悲伤和容易愤怒等情绪。一般会在产后2 ～ 4 天内出现，这一类感情变化被称为产后抑郁症，一般在 1 ～ 2 周内会消失，其中10% ～ 15%

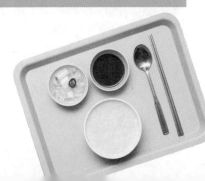

的妈妈，抑郁症会变严重，甚至会持续一年。

产后抑郁症是激素变化和宝宝的出生所带来的负担导致的。大部分妈妈都会出现这种现象，要努力维持心态平和。如果这种症状持续很长时间，会给宝宝和家人造成严重影响，须及时治疗。若妈妈在怀孕期间患过抑郁症，极有可能会患上产后抑郁症。

禁止外出

尽管一直躺在家里是件很闷的事情，但是为了身体健康，妈妈还是不能外出的。即使身体好转很多也不行，毕竟生产后的身体还没有完全恢复。如果此期间吹了冷风，会导致关节疼痛，提高患感冒的概率。在之后的 1 ~ 2 周，什么事也不要做，尽量多休息，保证充足的睡眠。

照顾宝宝

坚持按摩乳房，挤出喂奶后剩余的乳汁

这时妈妈已经熟悉了喂奶。按摩乳房一定要坚持。每天按摩 1 ~ 2 次，能有效舒缓乳腺。另外，乳头是宝宝嘴巴直接接触的部位，要保持清洁。喂奶之前，要给乳头消毒或者用手绢擦干净。喂奶后，要挤出剩余的乳汁，防止堵塞乳腺，促进其形成新鲜的母乳。

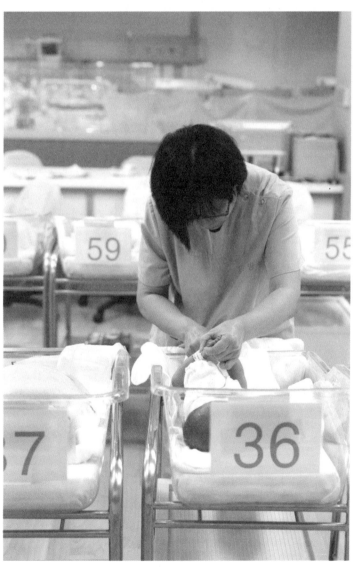

产后第3周，伤口愈合，分泌物减少

产后第3周，伤口基本愈合，身体得到恢复。此时要避免过劳，保持生活平静、思绪安宁。

妈妈身体的变化

- 黄色的分泌物减少。
- 产道伤口基本愈合。
- 阴道和会阴部的肿胀消退了。
- 由于激素变化和哺乳，疲劳感会加重，手腕、膝关节会出现发凉或发麻的症状。

宝宝的生长发育

- 体毛脱落。
- 排泄次数减少，但排泄量增加。
- 黄疸症状自然消失。

生活要点

- 做一些简单的家务，比如洗衣服、给宝宝洗澡、准备一些食物。
- 保持饮食均衡。
- 坚持练习产后体操。

产后健康调理

在足够休息的情况下，开始做一些家务

产后第3周，身体基本康复，妈妈也能熟练地给宝宝喂奶和洗澡。妈妈可以恢复正常生活，但不要过于操劳。特别是长时间站立或做过多的家务。避免做弯曲膝关节的家务和提重物。要用到手腕时，建议带上护腕。膝关节疼痛时，不要穿高跟鞋。另外，晚上睡眠不足，白天宝宝在睡觉时，妈妈可以补眠1～2小时。

饮食均衡，摄入足够的铁

产后调理一般食用粥或者米饭，这两种食物都有助于产后身体的恢复，也要注意补充其他的营养素。特别在宝宝出生后牙齿和骨骼会变得脆弱，头发也会减少。因此，妈妈要多吃一些菠菜、牛奶、奶酪等含有丰富钙、铁的食品。妈妈还要摄入足够的蛋白质和水，促进母乳分泌。

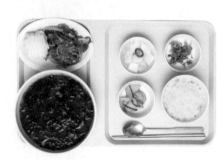

坚持练习产后体操

分娩后，妈妈易出现尿失禁现象，这会让妈妈非常苦恼。一般分娩推迟或者分娩巨大儿的情况，容易尿失禁。在产育期，通过练习凯格尔运动，能有效预防这种症状。

凯格儿运动是指先放松身体，然后绷紧肛门和阴道5～10秒，之后再放松身体10～15秒，即躺着、坐着都能练习。就如突然停止小便一样，一次重复5～6遍，再逐渐增加次数，直到20～30次为止。另外，每天坚持练习产后体操，有助于身体恢复，预防各种产后问题。

剖宫产手术后，要注意子宫内膜炎

剖宫产，除了住院时间比较长之外，和自然分娩没有太大的不同。但其红色分泌物的分泌持续时间会相对较长，之后也会恢复正常。不过，若接受剖宫产，患有子宫内膜炎的概率会非常高，在身体恢复健康之前，一定要多多注意。特别是在产后第3周，这时的分泌物基本消失。如果分泌物的量增多，重新变成红色，应该立即前往医院检查。

照顾宝宝

带宝宝一起散步，调整心情

在天气晴朗，身体条件允许的情况下，可以和宝宝一起外出散步，调整心情。注意不能过于疲劳，累了要及时休息。这时宝宝也能接触外部环境了，推着婴儿车和宝宝一起外出散步吧。

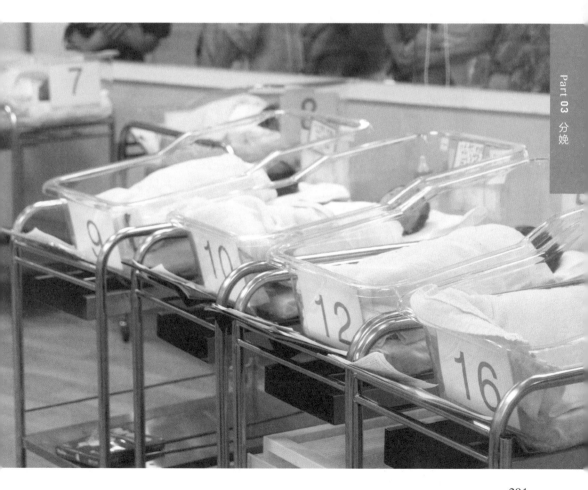

产后第4周，耻骨和生殖器基本恢复正常

产后第 4 周，耻骨和生殖器基本恢复正常。身体的整体状况也随之恢复正常。

妈妈身体的变化

- 分泌物消失，出现怀孕前的白色液体。
- 耻骨和生殖器功能恢复正常。
- 妊娠纹颜色变浅。
- 眼睛容易疲劳，视力下降。

宝宝的生长发育

- 喂奶间隔固定。
- 体重增加。

生活要点

- 可以外出逛逛或购物。
- 与宝宝一起接受检查。
- 坚持练习产后体操。

产后健康调理

生活节奏恢复正常，不必禁足

产后第 4 周，身体状况基本恢复正常。不仅是身体得到恢复，患有产后焦虑症的妈妈也会因为熟悉育儿而变得轻松。因此，生活慢慢步入轨道，恢复以前的正常。天气晴朗时，还可以外出逛逛或者购物，此时不需要禁足在家。

可以沐浴

沐浴应该在分泌物完全消失、身体恢复健康后再开始。产后第 4 周就能沐浴了。想要去公共澡堂，得等到产后 3 个月之后。产后沐浴清洁身体，可以促进身体恢复。分泌物消失后，妈妈应该保持规律的沐浴习惯。但长时间泡在热水里，或者突然起立易头晕，需多加注意。

简单地手洗衣服

身体恢复了，可以手洗一些内衣、抹布等物品。但要避免手长时间泡在冷水里，或者伤到手腕。

不要提重物

注意现在还不能做一些提重物的家务，等到产后第 6 周才能做。

照顾宝宝

与宝宝一起接受检查

确定妈妈的子宫、会阴部的状况以及是否出现炎症。若之前患有妊娠期高血压，要检查小便，确定是否出现蛋白尿或者尿糖。同时也要检查身体是否出现产后后遗症。

同时要测量宝宝的身高、体重、头部周长和胸围，确定宝宝的发育状况以及营养状况。同时也要检查其心跳、胃、肚脐等部位是否异常。

产后第5周，身体基本恢复原状

产后第5周，身体恢复原状，但仍要注意避免过度疲劳，防止身体出现后遗症。

妈妈身体的变化

· 分泌物全部消失。
· 腹部变小，身体恢复原状。

宝宝的生长发育

· 体重开始增加。
· 睡觉时表情丰富。

生活要点

· 产后在外调理的妈妈可以回家了。
· 出现疼痛、出血、发热等症状时，要及时前往医院。
· 得到医生许可后，再过性生活。

产后健康调理

能独自照顾宝宝和做家务

现在妈妈能独自完成基本的家务，但也不能过于疲劳，尽量以准备食物、洗碗这类家务为主。注意不要将手伸入冷水中，也不要提重物。一些困难的家务，请求家人或其他人帮忙。

出现疼痛、出血、发热等症状，及时前往医院

产后症状持续一个月或者突然出现疼痛、出血、发热等症状时，要及时前往医院。此时的身体并没有完全恢复，只是大部分的症状都消失了而已。妈妈要仔细注意自己身体的变化，避免留下后遗症。

在外调理的妈妈，接受检查后就能回家了

在外调理的妈妈，如果检查后提示身体没有出现异常，就能回家了。妈妈一回到家，不要突然独自承担所有家务，这样会非常辛苦的，要量力而行地做家务。

性生活至少等到产后5周再开始

对于分娩后，夫妻何时能享受性生活还存在分歧，不过一般建议在分泌物完全消失的4~6周内进行比较好。从医学上来讲，产后第4周就能过性生活了，但是这时妈妈会感觉到疼痛。尤其做过会阴部切开手术或者有伤口，性生活时易导致裂开、感染等症状出现。有些症状会持续1年左右。若出现持续性会阴部疼痛或者性交痛、阴道出血等现象时，要及时前往医院。哺乳期，阴道会变得干燥，阴道分泌物也会减少，影响性生活。

除了身体原因，心理变化也会影响性生活。照顾宝宝、分娩后体形变化等都会降低性欲。这时妈妈应积极与爸爸沟通，获得爸爸的理解。

照顾宝宝

努力熟悉育儿方法

产后已经过去一个月，宝宝睡觉时会做出很多可爱的表情。正式迈入育儿阶段，妈妈要调整好心情，开始全身心地照顾宝宝。虽然现在很多事情都不熟练，随着时间慢慢推移，妈妈会逐渐变得得心应手。注意保持平和心态，避免给自己压力。

预防育儿压力

平衡家务事和照顾宝宝并不像说起来那么容易。妈妈可以在宝宝睡觉时，做做家务。若累了可以与宝宝一起睡觉，努力调整身体状态。宝宝晚上不睡觉，会加重妈妈的负担。妈妈的压力过大，也不利于健康的恢复，也会影响母乳分泌，出现焦虑情绪等。因此，妈妈一定要多休息，让自己身心得到放松。

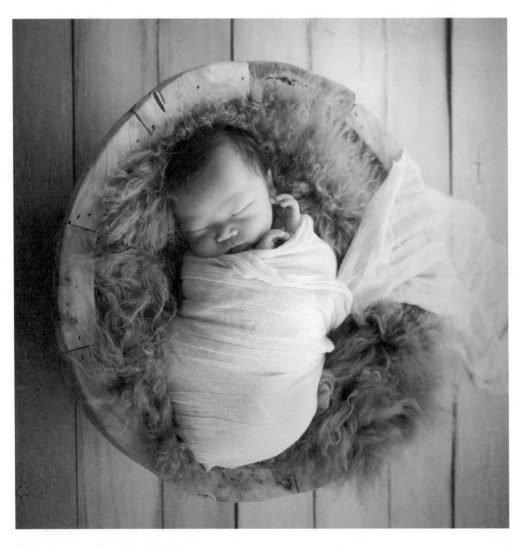

产后第6周，子宫完全恢复正常

产后第6周，身体几乎恢复到怀孕前的状态。可以多与宝宝一起外出，重新回归正常生活。

妈妈身体的变化

· 子宫内膜恢复。
· 产后焦虑消失。

宝宝的生长发育

· 能分辨白天和黑夜。
· 可以接触室外空气。

生活要点

· 哺乳期间要采取避孕措施。
· 可以做简单的运动和开车。
· 做好重回工作岗位的准备。

产后健康调理

简单的运动和短途旅行

现在身体基本恢复到怀孕前的状态了，可以骑车和做一些简单的运动。也可以练习一些塑身体操，帮助恢复体形。胸闷时，到附近公园散散步，或者开车兜风，或短途出游。但不宜远途旅行，产后2个月之后才能远途旅行。

做好重新开始工作的准备

分娩后还想继续工作的妈妈，开始准备重回工作岗位。工作后，喂奶会变得困难，所以要提前掌握泡奶粉的技巧。上班前一定要把自己收拾漂亮一点，敷一些保湿面膜或者营养面膜来保养皮肤。

避孕

流产会给妈妈带来危险，也会留下很多后遗症。在过性生活之前，与爸爸仔细讨论，制订家庭计划。选择安全的避孕方法。选择避孕方法时，爸爸要考虑妈妈的身体状况，多咨询医生意见再做决定。

照顾宝宝

和宝宝一起外出散步

宝宝已经能接触室外的空气了。每天带宝宝外出一次，让宝宝感受室外环境，进而适应室外环境。外出时应选择阳光不强烈、温度不高的早晨或者下午。

产后的健康调理

宝宝出生之后，会出现多种问题，也会让妈妈变得彷徨无措。分娩后，出现体力下降、身体水肿等症状，身体的多个部位也会出现疼痛。手腕、脚踝、膝关节会酸痛，加重妈妈的负担。下面介绍一些秘诀，既能消除这些症状，又能让妈妈身体恢复到怀孕前状态。

产后基本生活准则以及营养调理

分娩 6 个星期后，身体恢复原状，这段时间被称为产育期。这段时间既要保持充足休息，不要过于劳累，让身心安宁，还要积极熟悉育儿方法。下面介绍一下产育期，妈妈需要注意的生活准则和营养调理方法，让妈妈和宝宝更健康。

基本生活准则

稍微调高室内温度

过去产后调理一般建议多出汗。其实出汗量过多，反而会影响身体恢复，诱发会阴部和手术部位出现炎症。

房间内的温度可以调到 20 ~ 22℃。在保证排汗的同时，注意给下半身保暖。腿部若受凉，会阻碍血液循环。如果脚部关节受凉，会提高受风寒的概率。夏天，室内温度也要稍微调高一些，一般将温度调至 26℃，湿度调至 40% ~ 60%。不要直接对着空调或者电风扇。若感到室内温度很高，可以将电风扇挂在墙壁上，促进空气循环。

避免吹冷风

分娩后，免疫力会有所降低，这时吹冷风，容易受风寒。外感风寒之后易导致关节炎，因此不宜穿露出关节的衣服。

穿宽松衣服

产后妈妈要穿宽松衣服，避免挤压身体。紧绷身体的衣服与腰带等物品会延缓水肿消退。怀孕后期的衣服正好能用上，可以防止着凉，但要穿上内衣。

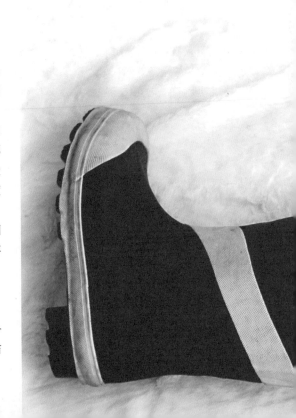

选择较硬的床垫和垫子

分娩后，妈妈的骨骼会变得脆弱，躺在软床垫上，容易出现脊椎疾病。较硬的床垫或者垫子能很好地保护妈妈的骨骼。身体保持端正，眼朝天花板躺，能有效缓解头痛和头晕。枕头垫高，膝关节和身体保持端正，有助于子宫收缩。

3～4周后才能沐浴

分娩后是禁止立即沐浴的。分娩后3～4天，可以用热毛巾擦拭身体，分娩1周后，可以用温水洗澡，至少要在3～4周后才能沐浴。即使夏天，也要用热水洗澡。

经常清洁外阴部

分娩后，子宫内膜还未完全恢复，容易被细菌感染。应经常清洁分泌物，经常洗手。大小便后，用水清洗，保持外阴部清洁。

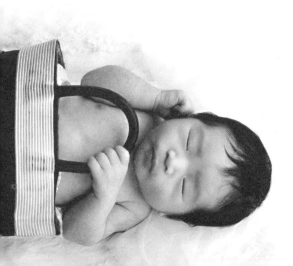

营养调理

摄入均衡营养，帮助恢复身体

分娩后，由于损失了大量体液和血液，导致体力下降，关节和肌肉变得迟缓。为了恢复虚弱的身体和增加食欲，妈妈应该食用营养丰富，且有助于增加食欲的食物。产后育儿期间，如果出现营养不足，妈妈易出现贫血、骨质疏松症等。因此，一开始可以先食用芝麻粥、松仁粥这一类清淡的食物，之后再食用高蛋白质、高热量的食物，帮助恢复体力。这段时间保证每天三顿，期间可以加餐。不常喂母乳或不喂母乳，以及营养过剩的妈妈，一定要避免肥胖。

注意补铁

妈妈在分娩期间大量出血，一定要多多食用含铁食物以及补铁药剂，保证摄入充足的铁元素。动物肝脏、鸡蛋、红肉类、鱼类都含有丰富的铁，混合着吃这些食物能提高铁的吸收率。红茶、咖啡等食物会影响铁的吸收，在产后育儿期间尽量避免食用。

避免食用硬、冷的食物

产后调理期间，很多食物是禁止食用的，特别是冷、硬的食物。冷的食物易导致体温下降，影响消化和血液循环。硬的食物，易损伤脆弱的牙齿，导致牙龈出现疾病。另外，辣椒、胡椒、碳酸饮料、咖啡这类含有咖啡因的食物会通过哺乳将咖啡因传给宝宝，一定要避免食用。

摄入充足的蛋白质和钙

分娩后，妈妈每顿都应该摄入充足的营养才能保证母乳营养丰富。只有提高母乳的质量，才能促进宝宝骨骼和大脑发育。蛋白质是构成宝宝大脑和身体细胞的重要元素，妈妈一定要保证摄入充足的蛋白质。钙也是重要的营养素。缺钙会导致母乳缺钙，妈妈应该多吃一些钙含量丰富的食物，比如奶酪。

注意补水

哺乳的妈妈要注意补充水分。吃饭的时候，建议将汤、牛奶等食物放在旁边随时饮用。但不要喝冷水和饮用含糖量较高的饮料，尽量喝温水。

分娩后，如何应对身体变化

普遍认为，女人分娩后身体走样了。其实只要经过良好的产后调理，身体能变得比怀孕前更苗条、更健康。仔细了解产后身体的变化，找到合适的调理方法吧。

乳房和子宫的变化

子宫收缩

怀孕期间被撑大的肚子，在产后4～6周内会恢复成之前的样子。在这个时期内，子宫将出现不规律的收缩现象，妈妈会感受到疼痛。子宫收缩的同时，子宫内的异物会通过阴道排出体外。分娩后变大的宫颈经过1～2周也能渐渐恢复原状。胎盘和羊膜逐渐脱落，产后2～3天内开始生成黏膜，1周后黏膜完成再生。另外，子宫内的输卵管和卵巢，随着子宫彻底恢复也会慢慢复原。

出现分泌物

在产后1～4周内，妈妈会分泌血液、子宫黏膜、产道残渣的混合物。分娩后2～3天内，分泌物中血液含量较多，呈红色且量多，之后渐渐变成褐色。3周后变成白色，恢复正常。其分泌物也会因分娩方法、分娩状况、子宫的特性有所差异。

乳房变化

怀孕之后，女人的乳房开始变化，待到分娩后会变得柔软。分娩后2～3天，乳房会变大、变硬，开始形成初乳。从表面上能看到蓝色的静脉，有时会分泌出乳汁。摸乳房时，能摸到一些小疙瘩，主要是乳房静脉和淋巴腺出血和水肿导致的，之后会自然消失。

分泌初乳

排出胎盘后，会分泌催乳素，从产后2～3天开始分泌出黄色的初乳。宝宝开始吃奶后，会促进妈妈催乳素的分泌，令乳汁分泌更顺畅。分泌初乳之后，乳汁的颜色变成白色，量也渐渐增多。

外貌的变化

掉头发

怀孕期间雌激素分泌增多，导致头发增多，掉发现象减少。但是，在产后1～4个月内，头发变得干燥，易出现脱发现象。这是头发正常发育导致的现象，不需要担心。

一般在分娩后6～12个月内，激素分泌变得正常，脱发现象会渐渐减少。脱发现象严重时，建议使用刺激小的洗发水，避免烫发、染发等。按摩头皮能预防脱发、防止头皮过敏。

雀斑变明显

怀孕期间，女人的皮肤变得干燥、容易出油。分娩后，脸部的粗皮脱落，手脚会生成角质的。这是激素变化引起的症状，经过产后调理，会渐渐消失。平时要注意调理，外出时避免紫外线照射哦！

膨胀纹遗留，肚腩增大

怀孕期间形成的妊娠纹待到分娩后就会

消失，但是膨胀纹会保留下来。另外，分娩后即使体重下降，肚腩也会变大。这时可以用之前介绍的预防膨胀纹的护肤品来预防。建议坚持练习体操，增加腹部肌肉的弹性。

体重未恢复

怀孕之后，体重一般会增加10 ~ 15千克，分娩后，体重会降低5 ~ 6千克，剩余的体重会在产后育儿期内逐渐减少。产后5 ~ 6周是恢复体重的关键时期。如果6个月内体重未能恢复，那么极有可能患有产后肥胖症。

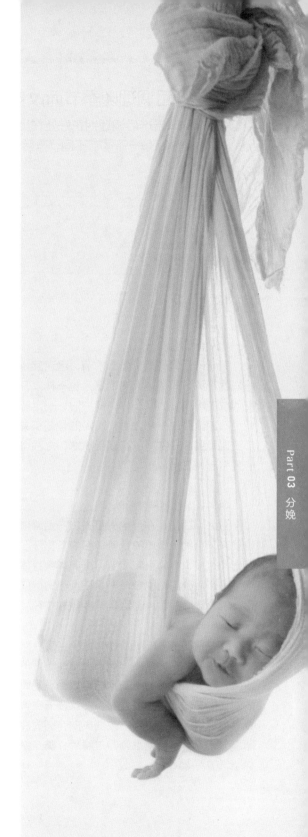

产后调理随季节而改变

若产后调理期正好处在炎热的夏天和清凉的秋天，得格外注意。下面来了解一下季节不同，产后调理方法会有哪些变化吧。

夏季产后调理

避免吹冷风

无论产后调理处于什么季节，绝对禁止妈妈吹冷风，即使是炎热的夏天也一样。开空调或者电风扇，以及打开窗户时，一定要避免着凉。经过分娩之后，妈妈的骨骼和关节变得脆弱，一吹冷风容易受风寒，之后可能会引起关节炎。

避免出汗过多

过去，即使是在炎热的夏天，产后调理也要在床上铺上厚厚的毯子，尽量多出汗。但出汗过多，容易引起疲劳，进而影响身体恢复。产后分泌物也会增多，在炎热的房间里不仅会觉得不适，也会提高感染的概率。

适当降低室内温度

适当降低室内温度，穿上吸湿性较好的衣服，再披上薄薄的毯子，能有效提高妈妈的舒适度。降低室内温度时，建议调低空调或者电风扇的强度，经常改变风向，同时注意换气。要经常更换空调的过滤片，防止室内空气被污染。

穿长袖衣和袜子

即使再热，在分娩后 3 周内也要穿长袖衣服，并且包住脚踝。产后一周内要穿上袜子，不能用脚踩冷的物体。衣服应该选择宽松的款式，且吸水性较好的纯棉制品，防止身体紧绷。喂奶的妈妈应该选择前面可以开口的衣服。

保持身体清洁

产后 3 周内的妈妈不建议洗澡时间太长。分娩一周后，妈妈可以简单地洗浴。并且一定要用热水洗澡，洗完澡立即擦干身体。夏天，一定要清洁干净分泌物。在水中加入一些消毒药进行清洗，有效预防感染。

秋天的产后调理

避免吹冷风

分娩后，妈妈体内的水分较多，一旦吹冷风容易患上风寒。出院时，一定要穿内衣，戴上手套，避免着凉。

穿保暖下身的衣服和袜子

比起一件厚衣服，穿多件薄的衣服效果更加保暖。下身衣服一定要比上衣保暖才行。只有保证腰部以下部位温暖，才能维持身体的温度。另外，妈妈在室内也要穿袜子，这样才能保证脚部的暖和。

注意调节温度和湿度

最适合产后调理的温度是 21 ~ 22℃，湿度是 60% ~ 65%。可以用胶带封住窗户的缝隙，防止凉风吹进室内。如果使用加湿器，一定要选择将水完全烧开的类型。另外，也可以用湿手绢等物品代替加湿器。

尽量待在室内

秋天，天气逐渐变凉，因此妈妈一定要避免外出，防止着凉。可以在室内做一些简单的体操。洗澡时，等浴室温度升高后再进入。记得提高室内温度，避免走出浴室后着凉。

产后疾病

分娩之后，妈妈的身体容易疲劳、变得虚弱，抵抗力下降，就容易被细菌感染。因此，在这段时间一定不要过于劳累，一旦身体出现异常，容易留下后遗症。那么，产后究竟会出现哪些后遗症以及如何应对？

下腹部疼痛

分娩后，身体在子宫恢复的过程中会出现疼痛，称为产后痛。下腹部会出现有规律的疼痛，分娩后 2 ~ 3 天内渐渐缓解，一周后完全消失。这种疼痛意味着子宫在正常收缩复旧，不要担心。若疼痛严重或者发热，要及时前往医院。

子宫不完全收缩

分娩之后，子宫没能恢复的现象，称为子宫不完全收缩。一般在分娩 10 天后子宫基本恢复；分娩 4 ~ 6 周后，子宫完全复原。如果分娩后子宫仍然很大，出现带血的分泌物，且伴随着疼痛，有可能出现子宫不完全收缩现象。

羊膜或者胎盘的一部分残留在子宫内，羊膜提前破裂、怀双胞胎、排泄不充分、膀胱或者直肠被排泄物堵塞等情况都容易引起这种症状。另外，患有子宫肌瘤时也会导致子宫不完全收缩。一般采取服用子宫收缩剂和止血剂的方式治疗，若出血严重，应前往医院注射抗生素，防止细菌感染。

乳房淤血

乳汁形成时，如果血液和淋巴液进入乳房，会导致乳汁急速增多、哺乳不完全，出现乳房淤血症状。出现淤血后，乳汁分泌受阻，水肿严重，乳房变硬，出现疼痛感。此时，能感受到来自两侧乳房的疼痛和热感，体温上升到 37.8 ~ 39℃。不过这种症状出现的概率较小。出现乳房淤血后，可以采用螺旋按摩的方式，按摩乳房较硬的部位。经常哺乳能有效预防这种症状。

乳头裂伤

宝宝吸奶方法错误，会导致乳头裂伤、出血。出现乳头裂伤后，会影响之后的哺乳，一定要多多注意。要掌握正确的喂奶方法。乳头裂伤后，应该擦干净乳汁，保持乳头干燥。如果乳头裂伤严重，无法喂奶，可以将乳汁挤到瓶子里，再喂宝宝。必要时建议咨询医生。

乳腺炎

乳房内出现疙瘩，产生疼痛，或者乳房

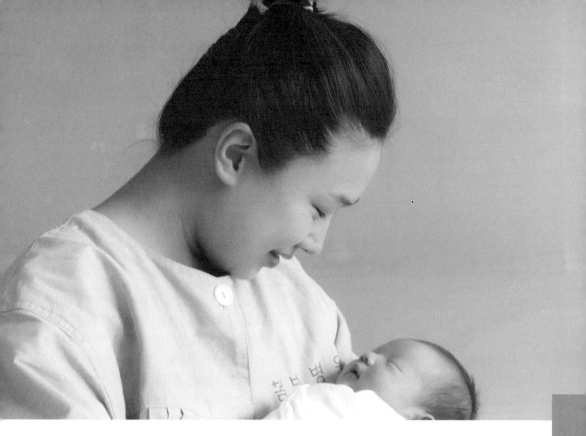

整体变得红肿，很有可能患上了乳腺炎。主要由于喂奶后没能挤出剩余乳汁，或者乳头受伤引起细菌感染等所导致的。炎症变严重，体温会上升到 38 ~ 39℃，乳房持续肿大，乳头流出脓液。为了预防乳腺炎，要经常清洁乳头和乳房，喂奶后要挤出剩余的乳汁。乳腺炎严重者，需要进行抗生素治疗。并且与医生沟通后再喂奶。

产后热

宝宝通过产道，造成产道或会阴部受伤；或者羊膜、胎盘排出体外时，引起子宫内细菌感染等情况，导致身体出现高温、发热的现象被称为产后热。产后热一般在产后 2 ~ 3 天内出现，体温可达 38 ~ 39℃，有时会持续 7 ~ 10 天。这种情况会导致子宫收缩不完全，引起下腹部疼痛，导致分泌物增多。产后热会引起身体疲劳、抵抗力下降。分娩

时，若消毒不完全或者产后调理不卫生都会引起这种症状。保持充足睡眠、营养均衡是治疗产后热的有效方法。另外，身体持续高温会加速身体排汗，要及时补水。若发热现象一直持续，应及时前往医院，接受相应治疗。

妊娠期高血压的后遗症

妊娠期高血压一般在分娩后会自然消失。如果分娩一个月后，尿液中的蛋白仍然没减少，高血压症状一直持续，就有可能出现了后遗症。妊娠期高血压的后遗症没有其特有的症状，容易被人忽视。如果不及时治疗，下一次怀孕时患妊娠期高血压的概率非常高，还会出现高血压、慢性肾盂肾炎等疾病。因此，在产后一个月的检查中，如果检查出妊娠期高血压的后遗症，应及时接受治疗。

胎盘部分残留

胎盘一般会在宝宝出生后 20 ~ 30 分钟内排出体外，如果胎盘没有完全排出，仍有一部分残留在子宫内，称为胎盘部分残留。有一些残留在子宫内的胎盘组织非常小，很难被发现。若胎盘残留在体内，在产后 10 天内分泌物的量会增多，并且出血症状会一直持续。这样症状能通过注射子宫收缩剂，排出残留的胎盘；或者进行手术取出残留的胎盘。

会阴部疼痛

分娩时，会阴部的伤口一直出现疼痛的现象称为会阴部疼痛。伤口在产后需要接受会阴部缝合手术，5 ~ 7 天后拆线。一般在产后一周内疼痛会消失。为了缓解会阴部疼痛，建议每天清洗两次、勤换内裤。若疼痛一直持续，需及时就医。

尿失禁

尿失禁是分娩时挤压膀胱产生的最具代表性的产后症状。妈妈肛门或者尿道附近的括约肌较弱或者在分娩时被扩大，以及出现难产的情况等，都很容易引起产后尿失禁。表现为打嗝、大笑或者运动时尿液会自然流出，需及时接受治疗。可以通过练习凯格尔运动，增强阴道肌肉来治疗。

耻骨疼痛

耻骨是阴部上方突出的骨头，在怀孕期间会变得疏松，分娩后会裂开。分娩时，腰部受压过大，肌肉会出现异常，导致耻骨的一部分疏松，分娩后，会引起腰部和腹部的疼痛。症状一般会持续到产后 2 ~ 3 个月，通过适当的产后调理能有效缓解症状。

为了缓解耻骨疼痛，应尽量避免腹部剧烈运动。如果分娩后 3 个月疼痛仍然未消失，应及时就医。

膀胱炎

分娩时，受宝宝头部和妈妈骨盆的挤压，导致尿液积累在膀胱内无法排出。这样会导致膀胱感染细菌，引起膀胱炎。患有膀胱炎后，小便次数会增加，每次小便后仍然存在尿意，同时伴随着疼痛和发热。另外，小便的颜色变成白色或者黄色。保持身体清洁，及时排尿，能有效预防膀胱炎。

产后风寒

分娩后 3 周之内，妈妈要保持身心安稳。3 ~ 4 周内，要专心于产后调理。这段时间身体若出现问题，容易患上产后风寒。

原因

分娩后，妈妈的关节和身体的其他部位变得疏松，会出现乏力、出血等症状，需要经过 6 周，身体才能恢复正常。这段时间被称为产后育儿期。如果妈妈没能有效调理好身体，则易患上产后风寒。

其原因基本分为两类：一是产后身体虚弱，受凉后，寒气会移动到下腹部，进而引发疾病。另一个原因则是关节使用过度。在分娩前，

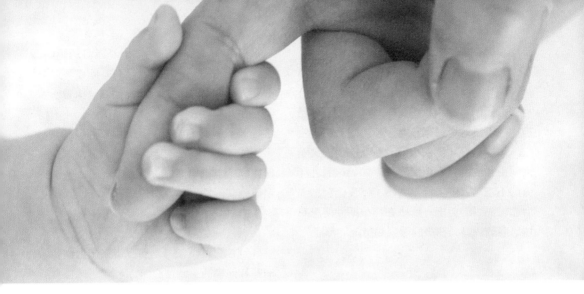

使用关节不会出现问题。而分娩后，关节内的血液循环不畅，容易造成损伤。高龄分娩、难产、剖宫产、流产等情况，容易出现产后风寒。一般出现在产后第 8 周，甚至会持续几个月或几年。

症状

人容易头晕、头痛、关节和腰部疼痛、出虚汗、打寒战，也会影响血液循环，出现淤血，影响生殖器和泌尿系统的功能。

当出现排汗突然增多、身体乏力、心理不安、胸闷、食欲下降等症状时，妈妈有可能已患上产后风寒。情况严重时，即使热也要盖好被子睡觉。

预防和治疗

避免着凉

坐月子期间一定要避免着凉。不要吹冷风，也不能喝冷水。另外，生冷食物和刺激性的食物也不能食用。平时要避免疲劳，保持身心安稳，多休息。无论是自然分娩还是剖宫产，都有可能会患上产后风寒，治疗方法一样。

避免损伤关节

小的刺激，有时也会给分娩后的身体带来风险。产后 2 ~ 3 周期间，一定要避免伤到关节，避免提重物等活动。妈妈一定要好好爱惜自己的身体。

吃补药

一些补药能帮助妈妈恢复气血，加快身体恢复，预防产后疾病。但要在产后 3 周分泌物消失后，才能开始服用。若在分泌物消失前食用，会诱发产后风寒。

补充营养

鲤鱼、乌龟、猪蹄、南瓜等食物能有效预防产后风寒。尽管如此，也不能一次性吃太多。

中药治疗

中药对治疗产后风寒很有效果，一旦出现类似症状，可以前往医院接受治疗。一般需要持续 1 年的药物治疗。

产后焦虑

大部分妈妈都会经历产后焦虑，症状有轻有重。分娩的疼痛以及育儿的负担会引起焦虑。

原因

分娩的疼痛会给妈妈带来极大的心理负担。经历过这个过程，有一些妈妈会讨厌宝宝。在这种疼痛消失之前，育儿的负担又随之而来，使得妈妈更加焦虑。如果这时乳汁分泌不正常、宝宝经常哭闹、昼夜颠倒，都会加重妈妈的负担。那些在怀孕期间便患有焦虑症的妈妈，在产后更容易患上抑郁症。

症状

分娩后3～5天，妈妈经常会流泪、发火，变得悲伤不安。这些症状会引起失眠，一般会在产后1～2周内消失。

症状初期，家人要充分理解妈妈的心情，仔细照顾妈妈。症状严重时，妈妈会变得神经质、焦躁不安，不愿照顾宝宝。因此，家人要提前做好应对这种情况的准备。

产后焦虑的应对方法

不要埋头于育儿和家务

追求完美，平时性格小心谨慎的妈妈，越容易患有产后焦虑。其实育儿问题不是一天两天可以解决的，因此不要过分执着于家务和育儿问题。

随着时间的流逝，身心会渐渐恢复平静，带起娃来也会得心应手，妈妈一定要放宽心。可以向朋友或者亲戚讨教育儿经验，并根据自己的实际情况，合理筛选意见。

缓解压力

别让育儿或家务给自己带来压力，多做一些其他事情来调整心情，比如散步、购物。

丈夫的照顾

对妈妈而言，最大的安慰就是来自爸爸的照顾。爸爸一定要理解妈妈产后烦躁、焦虑的情绪，应该接受妈妈产后的身体变化，同时帮妈妈分担育儿和家务，积极维护好夫妻关系。

症状严重时及时就医

焦虑症状逐渐严重，到了自己无法解决时，要及时接受治疗。

产后饮食

分娩后，妈妈的身体会变得虚弱，身体机能下降，需要补充营养，同时也是为了满足宝宝生长发育所需。

对产后调理有益的食物

海带汤

海带含有丰富的钙质，有助于分泌乳汁，对子宫收缩、止血、镇定非常有益。海带也富含碘，能促进甲状腺激素分泌，预防血液凝固、给宝宝提供充足的碘元素。

乌龟

乌龟含有丰富的蛋白质和钙，能促进脂肪吸收。由于乌龟为寒性食物，对剖宫产或者会阴部切开手术之后身体出现伤口、气力虚弱的妈妈反而有害。因此，应该在产后2周，会阴部痊愈后再食用。

鲤鱼

鲤鱼含有大量的蛋白质，易被消化吸收。同时鲤鱼内含有钙、维生素 B_1，有助于碳水化合物的吸收。它还能预防产后贫血、排出子宫内的血液、促进乳汁分泌，对产后的女性十分有益。

牛肉汤

牛肉汤可以提供丰富的蛋白质，促进分泌乳汁，也能补充钙质，但要充分炖熟之后再食用。

南瓜

南瓜能排出人体内多余的水分，有助于缓解水肿和尿糖症状，还能促进消化吸收，加快身体恢复。但是分娩后，妈妈的身体会失去大量水分，这时食用南瓜会对身体有害。一般在产后1～2周，排尿恢复正常后，再食用南瓜。南瓜也能有效预防产后肥胖。

玉米须茶

玉米须茶有助于排尿，预防肥胖，也不会给心脏带来负担。特别是小便不畅或者水肿、体重增加时，更应该多喝玉米须茶。将200毫克的玉米须泡入水中，等水烧开减少到1/3后再饮用。一天饮用一杯。

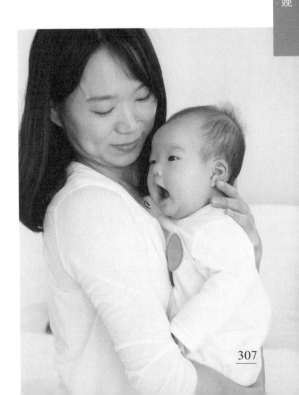

症状一——乳汁分泌不足

牛蹄汤

牛蹄含有丰富的蛋白质和各种无机物。特别是其中含有的蛋白质能提高母乳的品质，促进母乳分泌。当母乳不足时，妈妈可以多喝一些人参水、猪蹄汤、牛奶。

材料

牛蹄 600 克，大葱 1 根，蒜头半个，胡椒 1 小勺，葱末、蒜末各 2 大勺，盐 1 大勺，胡椒粉、芝麻油少许。

做法

1. 将处理好的牛蹄、大葱、蒜头放入装有水的锅中，用大火煮沸；水沸腾后，转用小火，直至牛蹄煮熟。
2. 捞出牛蹄，切片后，拌上葱末、蒜末、胡椒粉、芝麻油；剩下的骨头继续放在水中煮。
3. 将拌好的牛蹄盛入碗中，倒入煮好的汤料，再放入适量的盐和胡椒粉，美味营养的牛蹄汤出炉了。

症状二——水肿

南瓜羹

南瓜粥或者南瓜汤能消除产后水肿。除去南瓜子之后，做成南瓜羹效果也一样。每天喝一杯莲藕汁或者艾草汁也能缓解水肿。

材料

南瓜半个，猪肉 150 克，蘑菇 12 个，生姜、葱、盐少许，食用油 1 大勺。

做法

1. 将南瓜对半切开，掏干净瓜瓤，去皮，切成小块。
2. 把蘑菇放入温水中洗干净，猪肉、葱、生姜分别洗净、切好。
3. 在锅中倒入油，油热之后放入切好的葱和生姜，翻炒，再放入猪肉翻炒。
4. 猪肉炒熟后，放入准备好的南瓜和蘑菇，再加入水，煮沸。之后加入少许盐即可。

症状三——风寒

鲤鱼汤

鲤鱼是辅助治疗产后风寒最好的食物。鲤鱼汤或者鲤鱼粥都能有效缓解风寒症状。

材料

鲤鱼 1 条，人参适量，大枣 8 颗，盐、胡椒粉各少许。

做法

1. 将鲤鱼清洗干净后切成小块。
2. 用刷子清洗人参，不要摔打；再用温水清洗大枣。
3. 在锅里加入 8 杯水，放入鲤鱼。
4. 鲤鱼快熟时，加入准备好的大枣和人参，熬汤；之后再加入少许盐和胡椒粉即可。

症状四——贫血

牡蛎饭

牡蛎中含有形成血液的铁和钴元素，可有效缓解产后贫血症状。也可以将牡蛎和其他食材做成饭食用。

材料

大米 3 杯，牡蛎 200 克，银杏 20 粒，板栗 12 颗，蘑菇 4 个，胡萝卜半个，莲藕 80 克，清酒 2 大勺，糖 1 大勺，盐少许。

做法

1. 大米洗净，用盐水洗干净牡蛎。
2. 银杏去除外皮后，放入锅炒，再去除

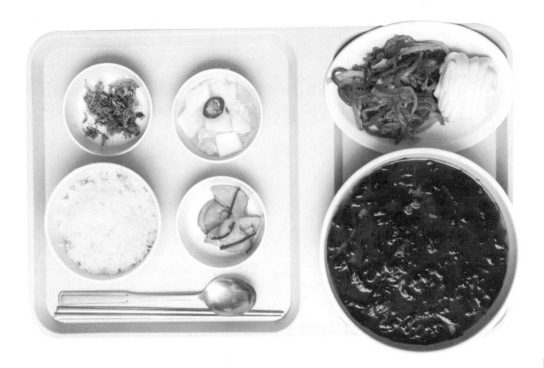

内皮和芯；板栗除去内皮。

   3. 蘑菇洗净放入沸水中煮开之后，捞出切十字刀；胡萝卜和莲藕分别去皮洗净，切成小块。

   4. 大米放入锅中，倒入 1/3 杯水，之后放入清酒、汤、盐、银杏、蘑菇、板栗、胡萝卜以及莲藕。

   5. 大米快熟时，再放入牡蛎，稍煮片刻即可。

产后减肥计划

产褥期结束后，妈妈要正式着手减肥了，让体形恢复到怀孕前的样子。除了调整饮食、适量运动之外，一些正确的生活习惯也能帮助妈妈恢复体形哦。

产后减肥的基本准则

喂奶是最好的减肥方法

对于大部分妈妈，喂奶是最好的减肥方法。喂奶的过程中，可以消耗大量的热量，它也是一种最舒适的减肥方式。所以，一定要坚持给宝宝喂奶。

产后体重降低

一般情况下，分娩前体重会增加12～13千克；分娩后体重会减少5千克左右。之后的6个月内，坚持哺乳，体重会慢慢减少6千克。分娩后6周，如果体重仍然没有变化，应及时前往医院，检查甲状腺功能是否异常。

产育期间禁止减肥

分娩后，有些妈妈为了尽快恢复体形，会立即开始减肥。其实产育期减肥，会影响身体恢复，导致身体恢复变慢，也会损伤骨头和关节，影响身体健康。妈妈应该待身体恢复之后，再减肥。

产后3～4个月开始减肥

产后开始减肥的时间，因个人体质存在差异，但一般不喂奶的情况下，妈妈在产后3～4个月就能开始；若喂奶，妈妈可以等到产后6个月后开始减肥。喂奶的过程本身就会消耗很多热量，能起到减肥的效果。妈妈不宜过分节食，否则会导致宝宝出现营养不均衡等症状。哺乳期过后，若体重还没有降低，可以适量地节食减肥，努力让自己身材变好。

每周减0.5～1千克

充分考虑怀孕前后的体重、现在的体重、理想的体重以及怀孕前后的运动量，再制订减肥计划。一开始不要把目标定得特别高，也不要一次让体重降低太多。应该按照身高比例设定目标体重，或者是设定一个自己可以达到的体重。一周减肥0.5～1千克，不仅能达到减肥的效果，也能维持身体健康。

生活中的减肥法

保持生活规律

减肥时，最基本的原则就是要保持生活规律。宝宝出生后，妈妈难以维持怀孕前的生活习惯，但要保持生活规律，建议制订一个生活计划表帮助自己来执行。此外，一定要保证睡眠充足，不要在睡觉前吃夜宵。

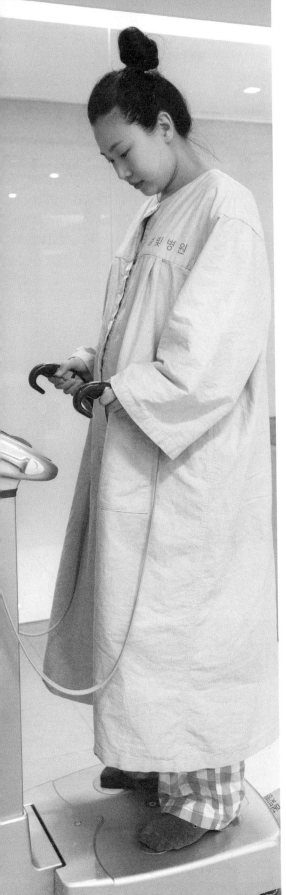

预防便秘

分娩后，妈妈的身体会排出很多水分，之前受子宫挤压的肠道要恢复正常需要一段时间，因此在这段时间内容易便秘。便秘后，即使少量进食，也会产生饱腹感，下腹部变得圆鼓鼓的、皮肤变得粗糙，减肥也没有效果。这时应该先治疗便秘。治疗便秘最好的方法就是摄入含有丰富膳食纤维的食物以及补充水分。绿色蔬菜、红薯、海带等食品含有丰富的膳食纤维，可经常食用。早晨空腹喝水、牛奶能促进肠蠕动，缓解便秘症状。此外，还应养成早晨在固定时间上厕所的习惯。

饮食减肥法

控制热量摄入量

突然减少食量会给妈妈带来心理上的负担，最终加快胃酸分泌，引起胃障碍和胃溃疡。因此，妈妈应该寻找既能吃饱、又能减少热量摄入量的方法。建议减少米饭、面包这一类碳水化合物的摄入量，多食用海带、蘑菇、蔬菜等食品。

避免吃零食

开始减肥后，禁止吃饼干、面包、巧克力等高热量、高脂肪的零食。有些妈妈一饿就吃零食，一吃就会回到减肥前，之前的努力都白费了。很多人减肥失败，主要还是管不住自己的嘴。特别是一些油性、甜的食品会阻碍母乳分泌，在哺乳期一定要禁止食用。

消除身体和脸部的水肿

首先要消除的就是身体的水肿，才能让减肥进入下一阶段。如果身体水肿，减肥难以达到效果，并且容易形成赘肉。练习简单的体操、按摩脸部，吃南瓜这类食物，都可以有效消除水肿。南瓜中含有丰富的维生素，并且其热量低，有助于促进排尿。另外，糯米和黑豆也有助于减肥。

运动减肥法

从体操做起

分娩后，恢复身体健康和苗条体形最好的方法就是练习产后体操。这样不仅能增强肌肉，促进血液循环，有助于排出分泌物和子宫收缩，还能对分泌母乳有帮助。妈妈每天要坚持练习。

进行慢跑、慢走这一类有氧运动

有氧运动是一种有效的减肥方法，其中，慢跑和慢走就是一种很不错的方法。一开始运动不要过于剧烈，可从自己能承受的运动开始做起。腰部挺直，双肩放松，每天坚持慢走20～30分钟，之后慢慢增加时间。运动前后一定要做准备和放松运动。

产后体操从分娩后开始

一般来说，自然分娩后第二天就能开始练习产后体操了。一开始时，平躺在床上练习胸式和腹式呼吸，活动脚踝，再慢慢增加强度，每天坚持练习。如果分娩后妈妈非常疲劳或者有伤口，需待身体好转后再开始练习。

分娩当天
| 手腕体操 |
1 将手腕慢慢地上下摆动。
2 依次活动手指。
3 慢慢旋转手腕。

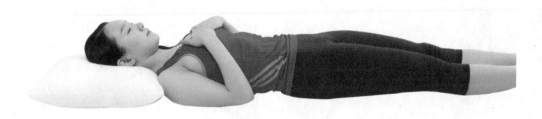

| 胸式呼吸 |
平躺在床上，双手贴在胸口，进行胸式呼吸。吸气时，胸部扩张到最大；呼气时，胸部再慢慢下降。一定要保持动作缓慢。特别要注意呼气环节。反复6次（如上图）。

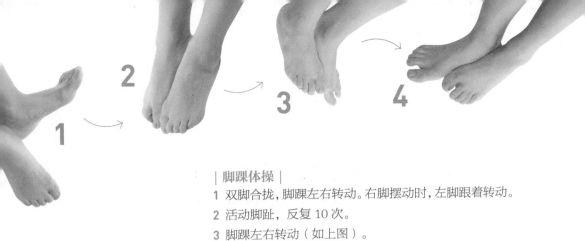

| 脚踝体操 |

1 双脚合拢，脚踝左右转动。右脚摆动时，左脚跟着转动。

2 活动脚趾，反复 10 次。

3 脚踝左右转动（如上图）。

第二天

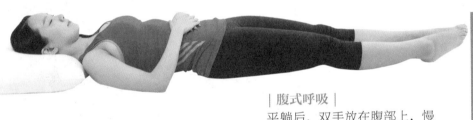

| 腹式呼吸 |

　平躺后，双手放在腹部上，慢慢吸气，让腹部鼓起，慢慢放下腹部，呼气。反复 6 次（如上图）。

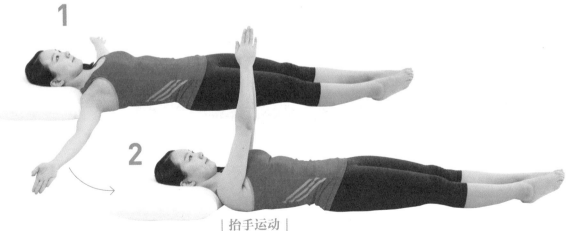

| 抬手运动 |

　平躺后，双手齐肩平摊，手掌向上。然后抬起双手，置于胸前，两手掌重合，肘部不重合。反复 10 次（如上图）。

| 抬头运动 |

平躺后，一只手放于腹部，另一只手放在肋下，抬起头部。深吸气，慢慢呼气。换手后重复。反复 5 次（如下图）。

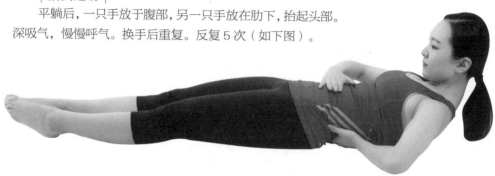

第三、四天

| 腹肌运动 |

平躺后，膝关节弯曲，双手放在背后。然后腹部稍微用力，抬起腹部。反复 5 次（如下图）。

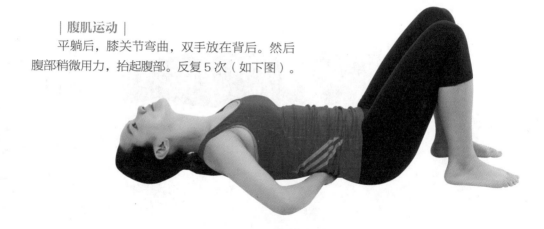

| 骨盆运动 |

平躺后，双手放在腰部，用力，让右侧腰部向下转动，左侧腰部向上转动。交换反复 5 次（如上图）。

| 脚踝运动 |

1 平躺后，两个脚踝交叉，用上面的腿轻轻敲打下面的腿。
2 两脚踝交叉后，伸展脚尖。换脚后重复，反复 4 次。

第五、六天

| 下半身运动 |
1 平躺后，膝关节弯曲，将一只腿的脚掌贴在另一只脚的大腿上。深呼吸，上面的大腿尽力贴在腹部，然后慢慢放下（如下图1）。

2 一边吸气一边抬起这一侧腿，保持腿部伸直，然后一边呼气一边放下腿。左右反复5次（如下图2）。

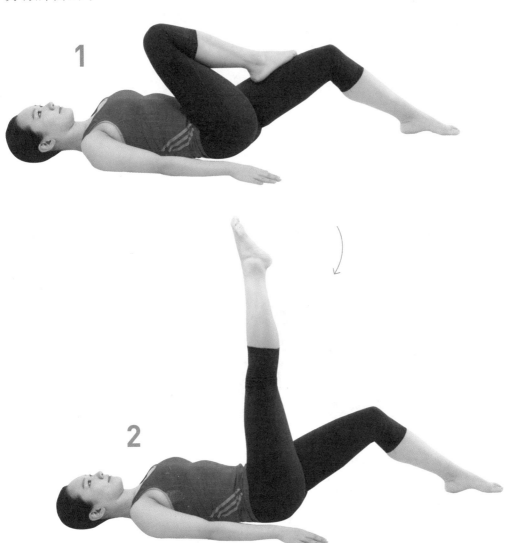

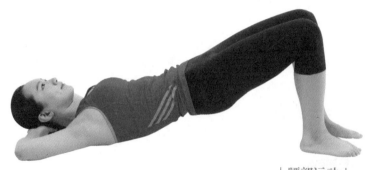

| 腰部运动 |

1 平躺后，双手枕住头，膝关节弯曲成直角。

2 一边吸气一边伸直腰部，维持一会儿，放下腰部，同时呼气，反复10次（如上图）。

塑身体操

经常练习产后体操之后，身体能得到一定程度的恢复。从现在开始可以练习塑身体操，恢复怀孕前体形不再是梦。妈妈应该从产后6～8周开始练习塑身体操，每天练习10～30分钟。

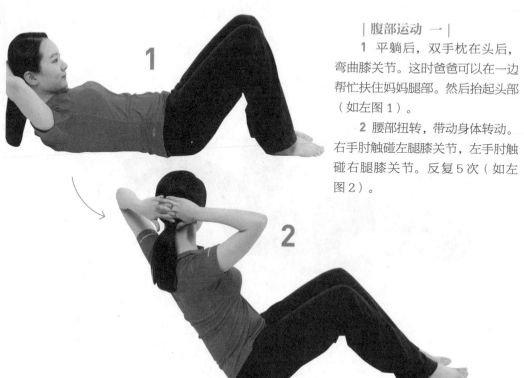

| 腹部运动 一 |

1 平躺后，双手枕在头后，弯曲膝关节。这时爸爸可以在一边帮忙扶住妈妈腿部。然后抬起头部（如左图1）。

2 腰部扭转，带动身体转动。右手肘触碰左腿膝关节，左手肘触碰右腿膝关节。反复5次（如左图2）。

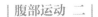

| 腹部运动 二 |

1 平躺后，双手贴在身体两侧。

2 一边吸气，一边抬高双腿。腿部保持笔直，之后慢慢放下，同时呼气。注意不要弯曲腰部。反复10次（如下图）。

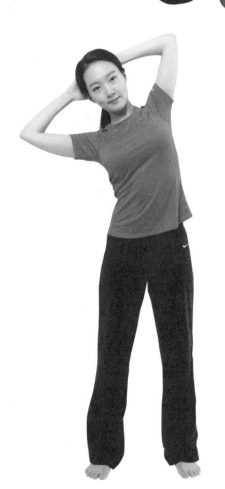

| 腰部运动 一 |

两手贴在耳后，慢慢向侧面弯曲身体，下半身保持不动（如左图）。

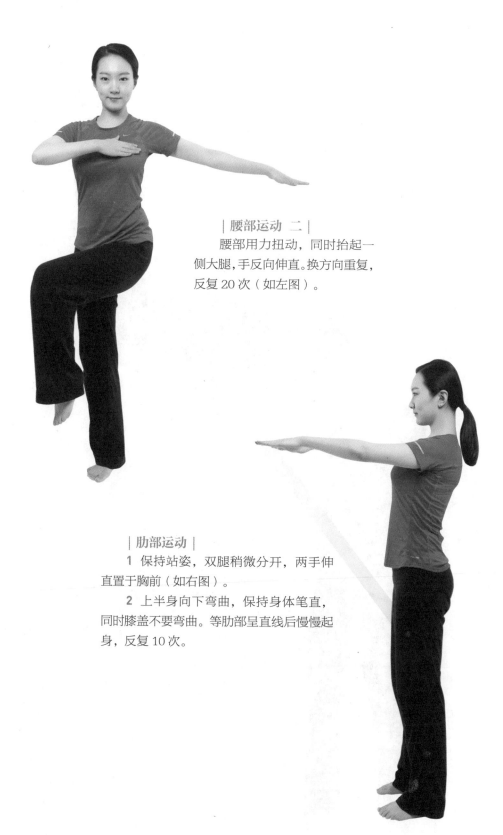

| 腰部运动 二 |

腰部用力扭动，同时抬起一侧大腿，手反向伸直。换方向重复，反复20次（如左图）。

| 肋部运动 |

1 保持站姿，双腿稍微分开，两手伸直置于胸前（如右图）。

2 上半身向下弯曲，保持身体笔直，同时膝盖不要弯曲。等肋部呈直线后慢慢起身，反复10次。

| 骨盆运动 |

1 平躺后，膝关节弯曲，两脚和肩部齐宽，两手贴在地面。开始吸气。

2 吸气时，臀部用力，抬高腰部。

3 反复20 ~ 50次，腰部抬高时，臀部紧绷。腰部下降时，臀部不要贴着地面，这样效果更好（如下图）。

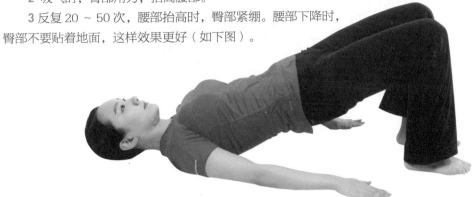

| 臀部运动 |

1 先平趴在地上，然后用双手和双小腿支撑身体（如下图1）。

2 一侧腿部绷紧后，向后伸直、抬高。维持姿势一段时间。注意要保持脚尖伸直。左右反复10次（如下图2）。

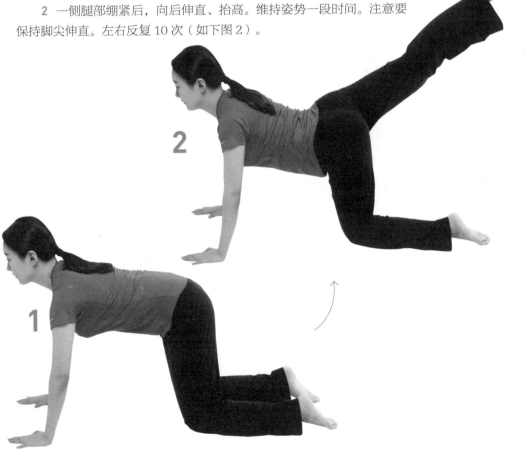

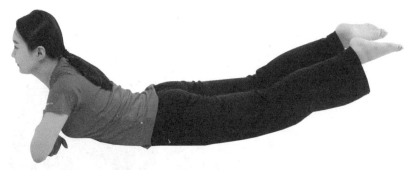

| 背部运动 |

平趴在地上，双手撑住上半身，双腿合拢，慢慢向后抬高双腿。反复10次（如上图）。

| 胸部运动　一 |

1 盘坐后，双手合十。深呼吸的同时，双手在5秒内用力（如左图1）。

2 盘坐后，双手互相勾住，朝两侧用力。保持手臂和手肘水平，不要抬高肩膀（如下图2）。

3 盘坐后，双手交叉置于胸前。上侧手向下用力，下侧手向上用力。之后交换位置，反复5次（如下图2）。

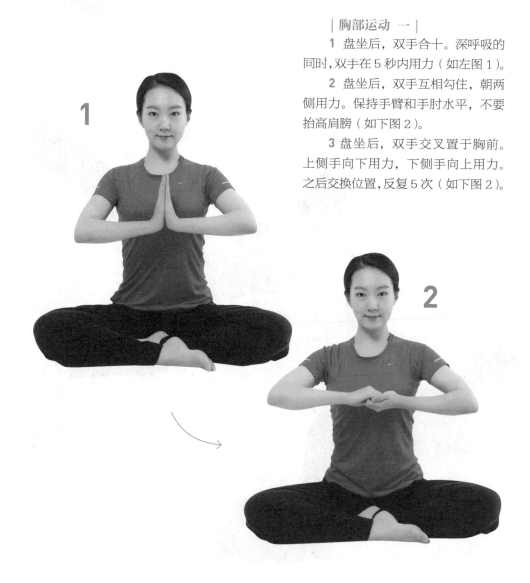

| 胸部运动　二 |

平趴在地，双手展开略比肩宽，支撑住身体。双腿合拢、小腿弯曲，让膝关节贴在地面。注意臀部不要翘起。慢慢抬起胸部（如下图）。

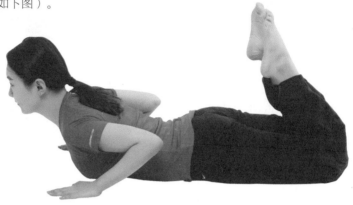

| 曲线运动 |

1　身体侧躺，双腿合拢。双手撑住地面，抬起上半身。这时腰和腿支撑着身体的全部重量。上半身尽可能和地面保持竖直（如下图1）。

2　慢慢抬高上面的腿，注意膝关节不要弯曲。交换反复10次（如下图2）。

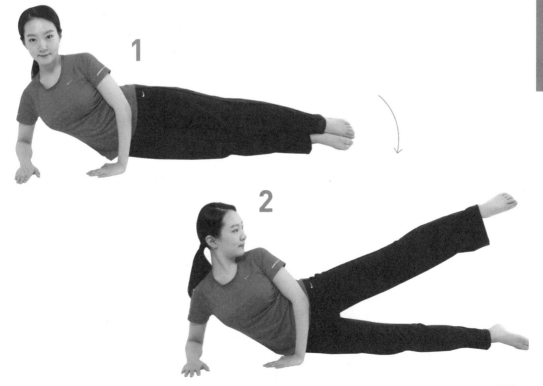

分娩后的美容秘诀

皮肤护理

洗脸

产后，妈妈的皮肤会变得干燥，加上怀孕期间出现的雀斑残留在脸上，皮肤变得暗黄。皮肤干燥可导致新陈代谢缓慢，因此要特别注意洗脸。另外，产后皮肤容易出现问题，为了避免皮肤受到刺激，应该选用刺激性较小的肥皂或者洗面奶。洗脸后，建议涂抹基础护肤品或者保湿霜。

按摩

脸部依然存在水肿，可以在分娩一周后按摩脸部淋巴部位，能够去除淋巴部位存留的水分，消除水肿，恢复皮肤弹力。另外，也能促进皮肤新陈代谢，帮助恢复皮肤滋润。一般在睡觉前按摩效果较好。分娩后，脖子处也容易出现细纹，要注意按摩脖子。

按摩淋巴的方法

1. 上下捋脖子

先按摩脖子两侧，之后按摩脖子中间，最后再由下往上按摩脖子。

2. 在下巴部位画圆

用手指尖贴在下巴上，然后由中间向上画圆按摩。

3. 按摩眼角和太阳穴

双手按摩眼角，之后朝太阳穴移动，揉压太阳穴。

4. 按摩眼睛下部和额头

将手指尖贴在眼睛下部，开始画圆，慢慢向外侧移动。然后由下向上螺旋状按摩额头。

敷面膜

产后一个月，妈妈的皮肤已恢复不少，此时，可以使用天然面膜来帮助皮肤恢复弹性，例如鸡蛋、牛奶、柠檬之类的天然面膜。结束后，可用毛巾蘸温水清洗脸部，减少脸部刺激。

土豆面膜，让肌肤再现红润

将土豆搅拌成土豆泥后，加入面粉中，倒入几滴柠檬汁搅拌到黏稠状。先在脸上铺上一层纱布，再涂抹上土豆面膜。30分钟后取下面膜，防止水分蒸发。然后用水清洗脸部。

准备好牛奶和面粉。在牛奶中加入一大勺面粉，搅拌至黏稠状，并涂抹在脸上。30分钟后取下面膜，防止水分蒸发，用清水洗脸部。

化妆

产后皮肤无光泽，脸色暗淡，容易给人一种疲惫、消沉的印象，也会让自己情绪低落。因此，外出或者购物时，妈妈可以化些淡妆，涂抹些口红来增添皮肤气色。如果要去参加聚会，可以尝试一些靓丽的装扮。

1. 底妆

涂抹和肤色相近的粉底霜，或者直接涂抹一些 BB 霜。眼睛周围比较暗淡，可以涂抹红色的遮瑕霜或者白色的粉底。

2. 腮红

产后脸色比较苍白，可以在颧骨部位涂抹一些腮红，帮助恢复气色。

3. 眼妆

可在脸部涂抹棕色或者粉色系列的眼妆。同时要选择香气较低的化妆品，降低对宝宝的刺激。

头部护理

护理头发，防止脱发

女人怀孕后，其发根变得脆弱，生长周期变混乱，一些本应该掉落的头发反而会一直生长。分娩后，毛发生长周期恢复正常，处于生长期的头发突然停止生长，开始脱落。分娩后脱发是一种正常现象，之后会慢慢恢复。另外，由于激素的影响，妈妈可能会长出许多白头发，也会出现断裂现象。分娩后，短发更容易护理。若妈妈留有长发，应该扎起头发，避免在照顾宝宝的时候造成不便。

产后 6 个月再烫发

不要经常洗头。清洁能力较强的洗发水反而会使得原本干燥的头皮变得更加干燥，应避免使用。白头发不需要拔掉，从底部剪断便可。现在还不适合染发，如果非得染发，可以尝试用喷雾型染发剂。烫发要等到产后6个月。经常梳头能促进头皮血液循环，去除老化的头发。

按摩头皮，强化发根

如果妈妈脱发现象严重，可以尝试一下民间疗法。每天喝上一杯由黄瓜、胡萝卜、生菜榨成的汁；同时按摩头皮以增强发根，可先用喷雾器给头发喷水，然后按摩头皮。手指尖用力按摩头皮，然后呈螺旋状慢慢按摩或者手握拳后，轻微地按摩头皮，也可以用手掌轻轻地挤压头发。此外，鸡蛋清能当护发素使用。洗净头发后擦干水，将鸡蛋清均匀地涂抹在头皮上，10 分钟后用水清除。

胸部护理

喂奶后，妈妈胸部会变大，并出现自然下垂，这是由于胸部忽然变大、忽然缩小导致的。胸部下垂，会给妈妈带来苦恼和心理压力。分娩前，就可以开始按摩胸部，能保持胸部的弹性，预防因胸部变大而下垂。分娩后经常按摩胸部，可有效预防乳腺癌和乳腺炎。此外，挤奶时不要用力过大，否则胸部会突然缩小。现在市面上售卖的恢复胸部弹性的护肤品，许多都未经过临床检测，一定要谨慎使用。另外，产后能通过运动帮助胸部恢复弹性。

清洗、足浴

清洗是缓解产后疼痛、消除产道的水肿、帮助恢复健康最有效、最便捷的方法。越是经常清洗，效果越好。那些难产的初产妇，一天可以清洗4次以上；经产妇一天2次即可。相比初产妇，经产妇水肿和疼痛现象比较轻微。清洗时使用温水就能达到很好的效果，清洗后建议在浴灯下站立5分

钟左右，但要注意避免皮肤受伤。

足浴是一种比较方便的沐浴方法，能够缓解产后的关节疼痛。将小腿浸泡在温水里，能有效促进血液循环，缓解关节和肌肉酸痛，达到和桑拿、沐浴一样的效果。突然舒缓血管可能会导致头晕，不应该产后立即实行，尽量在家人的陪同下进行。

产后性生活以及美容

产后性生活以及安全避孕方法
产后，女人的阴道和子宫变得敏感，如果性生活过于激烈，会导致细菌感染。另外，女人产后性格会发生变化，变得异常小心。那么，女人产后性欲有什么变化、性生活有哪些要领以及如何应对所出现的问题呢？

产后性欲变化
很多女性产后性欲变化大，前后差别非常明显。产后，有些女性性欲会增强，有些女性性欲会降低，甚至开始回避。两种情况都是由于身体和心理发生变化导致的。有些女性性欲旺盛，阴道内部组织的血管会出血，同时会分泌黏液导致阴道口红肿。另外，高潮时阴道的括约肌和会阴部肌肉会出现周期性收缩，此时子宫和阴

道附近的血管和肌肉由于经过怀孕的锻炼，会变得更加兴奋。此外，通过分娩获得的自信心，会让女性更加主动地对待性爱，获取新的快感。相反，有些妈妈在分娩初期，阴道黏液较少，容易出现疼痛。经过生育后，疼痛仍然会持续。分娩时的剧烈疼痛、育儿、家务压力、恐惧怀孕都会导致性欲降低。

分娩后的性生活

分娩 5 ~ 6 周后开始

分娩一个月后的检查，若结果正常，也得到医生的许可，才能过性生活。阴道的大小和分泌物的状态要恢复到怀孕之前，需要经过 3 个月的时间。5 ~ 6 周后妈妈的身体基本恢复到怀孕前的状态。由于难产导致会阴部感染、血肿等状况时，6 个月后疼痛可能会依然持续。有时分娩后激素分泌较少，使得性生活的快感降低。因此，何时性爱应该根据妈妈的身体恢复状况而定。产后 2 周内，分泌物持续流出、子宫也未恢复正常，容易被细菌感染，需要特别注意。

多沟通交流

性爱中更重要的是彼此的交流。要充分考虑对方的心情，才能拥有高质量的性爱。产后，妈妈身心处于疲惫，若不交流而横冲直撞，不仅体验不到快感，反而会影响之后的性爱质量。另外，产后妈妈身体还未完全恢复，爸爸的动作一定要温柔，并选择正常的体位。

哺乳期间也要采取避孕措施

一般认为，产后到月经出现后再开始采取避孕措施，这样会导致在月经出现前，再次怀孕。特别是受乳汁分泌时产生的激素影响，会令月经推迟，因此在哺乳期间，妈妈也要采取避孕措施。如果不想立即怀孕，从第一次性爱开始就要采取避孕措施。

产后的避孕方法

避孕套

一般是男性使用的方法。避孕套使用方法简单，价格便宜，也能预防感染。方法正确能起到很好的避孕效果。特别是在产后 6 个月内，妈妈的激素分泌不正常，子宫没有完全恢复，建议爸爸使用安全套避孕。一定要在性爱开始前，戴好避孕套。

避孕药

避孕药主要是由雌激素制作而成的，可以抑制排卵，维持宫颈部黏液的黏度，防止精子通过，也会降低输卵管的活动性，抑制子宫内膜增殖，阻止受精卵着床。每天服用 1 粒，一个月服用 21 天，休息 7 天，之后再开始服用。每天坚持服用，可起到明显的避孕效果。但是避孕药会抑制乳汁分泌，哺乳期间的妈妈应该避免服用。避孕药还会引起妊娠反应以及乳房疼痛，一定要慎重服用。

节育环

放置在子宫内的一种避孕装置，能阻止受精卵着床。其避孕效果好，可以长期使用，想怀孕时去除便可。由于要安装在子宫内部，一般适用于有过怀孕经历的女性，建议和医生商量后再实行。使用节育环的人，在月经结束后会少量出血，要定期检查节育环位置是否正常。

绝育手术

以后不打算要宝宝的父母，可以做输精管手术或者输卵管手术。输精管手术是指剪断输送精子的精管，而输卵管手术是指结扎输送卵子的输卵管，阻止受精过程。这种方法避孕效果非常好。但想要再怀孕，需要重新做手术，此方法慎重考虑。

产后美容法

分娩后，有些妈妈想去蒸桑拿、染发、烫发等怀孕期间无法做的事情。其实妈妈在哺乳期间仍需要注意很多事情。现在身体状况还未完全恢复，应避免蒸桑拿。

蒸桑拿

蒸桑拿是在高温的房间内用蒸汽的热量使身体排汗的一种方式，能促进血液循环，增强新陈代谢。在一些调养院中会配备桑拿设施，理论上分娩后可以蒸桑拿。但是分娩后的身体变化较大，若身体内丧失过多水分，会头晕。蒸桑拿时要选择合适的场所，在他人的陪同下进行，不要待太长时间。待到产后 6 周，身体恢复正常后，就能自由蒸桑拿了。

化妆

不少妈妈一心投入照顾宝宝，忽略了外貌，其实化一些淡妆，让自己焕发光彩，有助于调整心情。产后激素的变化会导致皮肤出现诸多问题，化妆时要避免刺激皮肤，淡妆较好。

运动

分娩后，妈妈为了减去怀孕期间增加的体重，很容易过度减肥。其实增加的体重也包含宝宝的脂肪和水分，妈妈并没有增加太多肉。产后妈妈多散步，做一些伸展体操，有助于调整心情，调理身体。不要过度运动，累了多按摩，缓解身体疲劳。产后 6 周内应该做一些简单伸展体操或者散步，暂时不要做一些减肥运动。产后 6 周之后，可以开始做跑步、健身操等有氧运动，但不能过度。根据个人状况，产后 3 个月，妈妈能开始减肥了。但要根据自己的恢复状况选择合适的运动方法。

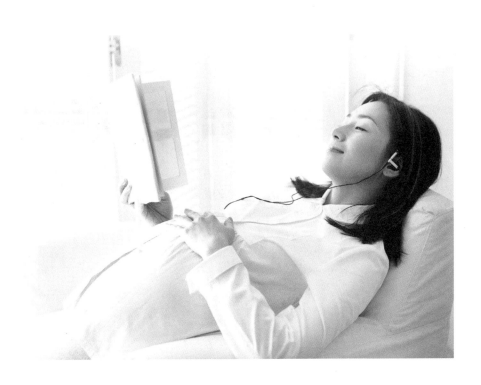

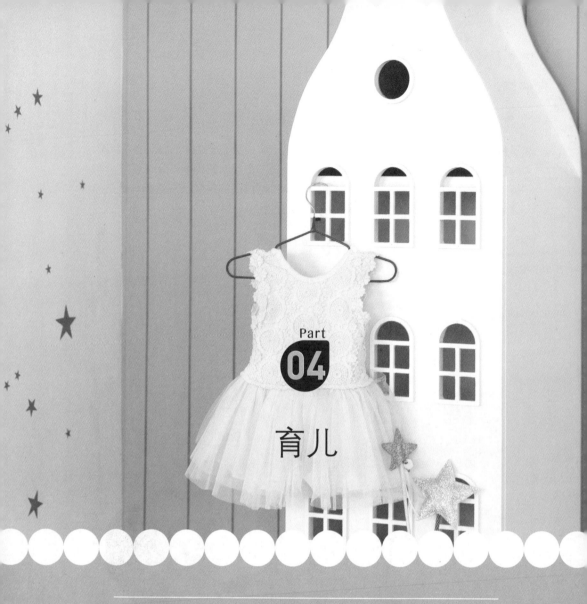

Part
04

育儿

宝宝出生之后，会出现很多意料之外的问题。如果妈妈育儿经验不足，一旦出现失误会非常慌张。这一章中将会介绍许多能够解决育儿问题的方法。从照顾宝宝开始，详细记载了产后24个月期间各个月宝宝的生长发育状况以及育儿要点。此外，还介绍了有关母乳和奶粉的基本常识以及宝宝疼痛时的紧急应对方法。

Chapter 1

24个月内，宝宝的生长发育状况

出生 0 ~ 24 个月，宝宝身体生长发育的标准值（2007 基准）

年龄	男孩			女孩		
	身高（厘米）	体重（千克）	头部周长（厘米）	身高（厘米）	体重（千克）	头部周长（厘米）
出生时	50.12	3.41	34.70	49.35	3.29	34.05
1 ~ 2 个月	57.70	5.68	38.30	56.65	5.37	37.52
2 ~ 3 个月	60.90	6.45	39.85	59.76	6.08	39.02
3 ~ 4 个月	63.47	7.04	41.05	62.28	6.64	40.18
4 ~ 5 个月	65.65	7.54	42.02	64.42	7.10	41.12
5 ~ 6 个月	67.56	7.97	42.83	66.31	7.51	41.90
6 ~ 7 个月	69.27	8.36	43.51	68.01	7.88	42.57
7 ~ 8 个月	70.83	8.71	44.11	69.56	8.21	43.15
8 ~ 9 个月	72.26	9.04	44.63	70.99	8.52	43.66
9 ~ 10 个月	73.60	9.34	45.09	72.33	8.81	44.12
10 ~ 11 个月	74.85	9.63	45.51	73.58	9.09	44.53
11 ~ 12 个月	76.03	9.90	45.88	74.76	9.35	44.89
12 ~ 15 个月	78.22	10.41	46.53	76.96	9.84	45.54
15 ~ 18 个月	81.15	11.10	47.32	79.91	10.51	46.32
18 ~ 21 个月	83.77	11.74	47.94	82.55	11.13	46.95
21 ~ 24 个月	86.15	12.33	48.45	84.97	11.70	47.46

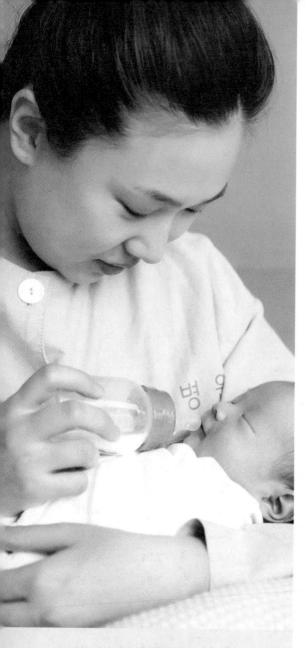

新生儿的身体特征

新生儿的体温通常在 36.5 ~ 37.5℃之间，此时还无法自己调节体温，对外部温度也非常敏感。心跳一般是每分钟 120 ~ 180 下；呼吸一般每分钟 30 ~ 40 次。头部大小占身体的三分之一以上，形成四头身，头部周长比胸围更宽。由于分娩时通过产道受挤压的缘故，此时头部窄长或者朝一侧突出，之后会逐渐变圆。头部前囟敞开，比较柔软。身体圆滚滚的，肚子稍微凸起。这时宝宝进行的是腹式呼吸，能看到宝宝在呼吸时，其肚子一上一下地运动。手部呈握拳状，双腿膝关节弯曲，像青蛙腿一样。皮肤泛着红光，皮肤上沾有胎脂，几天后会脱落。宝宝可以看到 20 ~ 30 米外的物体，能分辨牛奶的味道。嘴唇和舌头的味蕾比较发达，可以尝出甜味、苦味、酸味。

新生儿的生长发育

一天平均睡 20 个小时

新生儿时期，宝宝不能分辨白天和黑夜，一天可睡 18 ~ 20 个小时，只有 2 ~ 3 个小时保持清醒。吃完奶或者换完尿布之后，就会睡觉。这时应该保持周围安静，给宝宝创造舒适的睡眠环境。衣服和被子都不要太厚。

体重暂时降低

出生后 3 ~ 4 天内，宝宝的体重会降低 5% ~ 10%。这主要是由于水肿消退以及宝宝吸奶不熟练导致摄入量减少，而其排泄量增多所引起的现象。若正常哺乳，宝宝体重一般在出生后 7 ~ 10 天内会恢复。出生 1 个月后，宝宝的体重会增加 1 千克以上，身高将增加 3 ~ 4 厘米。

0 ~ 1 个月（新生儿）

0 ~ 1 个月婴儿的标准数值（男 / 女）

体重 （千克）	身高 （厘米）	头部周长 （厘米）
3.41/3.29	50.12/49.35	34.70/34.05

出生 7 ~ 10 天后，宝宝的脐带自动脱落

在脐带脱落之前，容易被细菌感染，因此不要让宝宝肚脐周围沾上水。这段时间内不要给宝宝洗全身浴，脐带脱落后一定要给肚脐消毒，避免感染。沐浴后要用酒精消毒，然后擦干宝宝的身体。尿布中的异物可能会进入到宝宝的肚脐内，因此不要将尿布贴在肚脐上方。

反射行为

这期间，宝宝的大部分动作都是由于反射行为引起的。反射行为不是通过自身的意识，而是受外部刺激而产生的动作。肚子饿时，宝宝出现的舔嘴唇、找奶嘴的行为，以及抓妈妈的手和收缩脚趾的行为都属于这一种。随着宝宝的脑部发育，这种反射行为会渐渐减少。

育儿重点

一定要喂初乳

母乳是宝宝最好的营养源。母乳有助于肠内有益菌的繁殖，促进消化和吸收。特别是在宝宝出生后 2 ~ 5 天内分泌的初乳，其中含有蛋白质和维生素 A，含有的免疫球蛋白可以帮助宝宝预防疾病。怀孕 7 个月开始，乳房内就会生成黏稠、深黄色的初乳。

尽早喂母乳，并且要坚持

分娩后，并不是每位妈妈都能自然地分泌出大量的乳汁。有些妈妈患有先天性乳汁不足疾病，有些妈妈因错过最佳哺乳时间，导致不能分泌乳汁，在分娩后的初期若乳汁分泌不畅就放弃哺乳，会使喂奶变得困难。应尽量在分娩一小时后哺乳。住院期间，若宝宝饿了，应随时给宝宝喂奶。即使刚开始乳汁分泌不畅也不要放弃，坚持下去，乳汁分泌会渐渐顺畅。给新生儿喂奶的间隔和次数不定，应做好随时喂奶的准备。宝宝时常会因食道逆流而呕吐，在喂奶后要让宝宝打嗝。

观察宝宝的哭声

宝宝通过哭声来表达想法。经验不足的妈妈难以明白宝宝的哭在表达什么。其实仔细观察会发现，宝宝需求不同，其哭声也存在差异。哭声突然变大，表示宝宝身体部位疼痛或受了惊吓。哭着哭着突然停止又反复，表示宝宝肚子饿了或尿布湿了。没有眼泪、哭声带有烦躁，表示现在的环境宝宝睡不着觉。出现"恩咩"的哭声，表示宝宝在找妈妈。尽管这些方法不一定准确，但是只要妈妈多细心观察，会越来越懂宝宝。

维持恒定温度和湿度

由于新生儿还不能自己调节体温，应该将室内温度调到 24℃，湿度调到 50% ~ 60%。不要给宝宝穿太厚的衣服，即使天气炎热，也不能将空调和电风扇对着宝宝吹。尽量采取间接的方式来降低室内温度，保持环境舒适。

医生指导

出生 2 ~ 3 天后会出现黄疸

宝宝出生 2 ~ 3 天后，眼睛和皮肤会泛黄光。这是由于新生儿肝功能不完善，胆红素无法排出体外，积累在血液内造成的。1 ~ 2 周后会自然消失。若宝宝一直喝母乳，其身上的黄疸症状可能会持续较久。症状严重时，黄光会从脸部向腿部蔓延，宝宝的腹部也会变黄。若持续一个月仍未消失，应及时就诊。

接种 BCG、乙型肝炎疫苗，接受出生一个月后的定期检查

宝宝出生后一个月内，要注射 BCG，出生 24 小时内注射乙型肝炎疫苗。一个月后医院检查，确定体重、哺乳、排便、脐带脱落等是否正常，同时检测是否存在先天性异常。

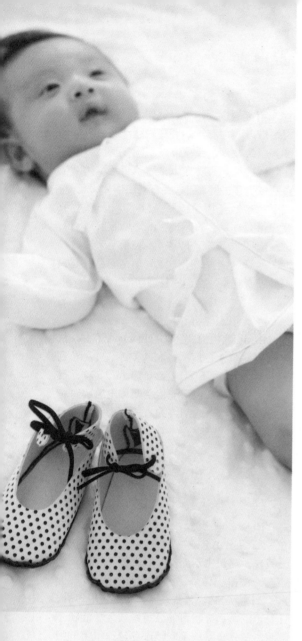

1~2个月

1~2个月婴儿的标准数值（男／女）

体重 （千克）	身高 （厘米）	头部周长 （厘米）
5.68/5.37	57.70/56.65	38.30/37.52

宝宝的生长发育

茁壮成长时期

宝宝开始变得胖乎乎的，越来越可爱。出生5~6个月期间，宝宝的体重每天会增加20~30克，一个月大约会增加1千克。宝宝躺着和睡着的时候头部会左右转动，但脖子还是无法支撑头部。

视力和听力提高

出生一个月后，宝宝的眼珠子能随着运动的物体移动。这时起，可以让宝宝看一些雕刻。宝宝对人脸非常感兴趣，看到妈妈的脸会不由自主地笑。同时，宝宝的听力也变得发达，能对日常生活中出现的多种声音产生反应。关门声音过大会把宝宝吓哭，出现叮当的声音，宝宝会看向声音源。妈妈哄宝宝时，宝宝会变得非常乖。

育儿重点

控制喂奶频率

正常情况下，此时宝宝的食量会增加，喂奶的时间会变得固定。一般每天喂奶6~7次，每次间隔3~4个小时；夜间，4~5个小时内可以不用喂奶，无须特意叫醒宝宝。

经常更换尿布，预防斑疹和痱子

与成人相比，宝宝的汗腺更加敏感，温度稍微升高就会出很多汗，容易出现痱子和斑疹。出现痱子时，可以用毛巾沾温水后轻轻地擦拭，这样可有效缓解瘙痒。涂抹痱子粉会引起化学反应，加重症状，不建议使用。妈妈应该随时确认宝宝的衣服是否被汗水浸湿，并及时更换衣服。

宝宝的衣服不要太厚

过去习惯把宝宝包裹得严严实实的，其

实这样做并不科学。妈妈应该根据季节和室内温度，调节宝宝的衣服厚度。若室内温度高，不用给宝宝穿太厚的衣服。衣服太厚会妨碍宝宝活动，影响宝宝运动神经的发育。

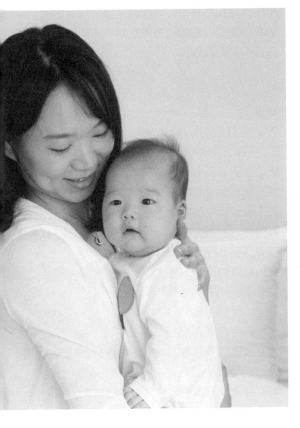

让宝宝接触外部空气

一开始，可通过开窗换气方式，让外部空气流入室内。2~3天后，再将宝宝带到窗户旁边吹吹风、晒晒太阳，之后每天带宝宝到外面散步20分钟。这样能刺激宝宝的皮肤和呼吸器官，提升宝宝的抵抗力。但不要在天气太热或太冷以及阳光强烈的时候出去。

洗澡后帮宝宝按摩

洗澡后或者换完尿布，可以帮宝宝按摩。

多和宝宝接触，能让宝宝感受到妈妈的爱，让其保持情绪稳定。按摩也能刺激循环器官和免疫器官，促进血液循环，有助于消化和排泄。洗澡后，可以抹上宝宝精油，再按摩。此外，换衣服或者换尿布时，也能帮宝宝做个简单的按摩。

不要让宝宝的头倒向一边

宝宝习惯于将头部转向一个方向。如果宝宝在睡觉时，头部长时间位于一个方向，会影响宝宝的头部形状，妈妈应该主动摆正宝宝的头部。

医生指导

出生2个月，注射五种疫苗

DTaP、小儿麻痹、脑膜炎、肺炎是必须接种的项目，肠炎属于可选接种项目。这时应该前往医院，检查宝宝的生长发育是否健康。

宝宝的鼻子经常堵塞

出生后2~3个月期间，宝宝的鼻子内会分泌出很多异物，容易堵塞鼻子。宝宝情况严重时，喝奶也会变得困难，甚至晚上睡不着觉。这时可以滴1~2滴生理盐水到宝宝鼻孔内，帮助缓解症状。

宝宝的头部经常偏向一个方向

此时宝宝的头部不对称，很容易偏向一个方向。矫正后仍然偏向一个方向或者感觉脖子内有块状物体时，一定要多加注意。这种脖子一侧肌肉较短，导致头部偏向一侧的现象，被称为偏头。症状不严重时，可以通过物理治疗加以矫正。

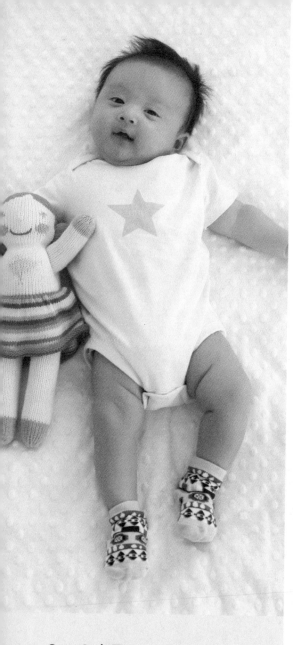

2 ～ 3个月

2 ～ 3个月婴儿的标准数值（男／女）

体重 （千克）	身高 （厘米）	头部周长 （厘米）
6.45/6.08	60.90/59.76	39.85/39.02

宝宝的生长发育

3个月时宝宝的体重增加一倍

体重为出生时的一倍，身高增加了10厘米左右。之后，宝宝体重增加的速度开始变缓。这期间妈妈不应该只关注宝宝的体重和标准值相差多少，而应该注意宝宝体重的增长速度，只要增长速度正常，即使体重较轻也不需要担心。

脖子能稍微支撑起头部，感觉器官变敏锐

脖子变得有力，趴着能支撑起头部和胸部，站起时能稍微支撑住头部。此前宝宝的活动主要靠反射行为，从这时起，宝宝能自由控制身体活动了。手脚的活动异常频繁，会去抓运动中的物体。宝宝所有的感觉都变得敏锐，眼睛会盯着物体移动，头也会跟着转动。可以分辨出声音，叫宝宝名字，他（她）的头会转向声音的方向。妈妈哄宝宝，宝宝会不停地笑并且发出声音。

分辨白天和黑夜

宝宝白天醒着的时间逐渐增长，晚上喂奶的时间慢慢缩短，有时会一觉睡到天亮。如果宝宝白天睡得太久或者运动量少，晚上会睡不着，分不清白天和黑夜。若出现这种情况，白天可以多带宝宝出去散步、玩耍，晚上睡觉前给宝宝洗澡，通过这种方法帮助宝宝养成好的生活习惯。

育儿重点

控制喂奶频率

宝宝已经在一定程度上熟悉喂奶了，喂奶的时间也变得固定。一次喂奶的量在增加，喂奶的次数在减少。一般每天5 ～ 6次即可。晚上喂奶的间隔也不断变长，不需要特意醒

来给宝宝喂奶。

跟宝宝身体接触，传递妈妈的爱

这段时间宝宝醒着的时间渐渐变长，是妈妈和宝宝培育感情的好时期。妈妈应该经常和宝宝身体接触，能稳定宝宝情绪。当宝宝不安时，可以抚摸宝宝的后脑勺，安抚宝宝。用充满爱心的话语和宝宝说话或者将宝宝抱在怀里，让宝宝拥有安全感。

和宝宝一起玩耍

宝宝的表情变得丰富，除了哭之外，还会发出嘟囔的声音，有时也会发出笑声。宝宝的这些表现虽然没有实际意义，只是宝宝情绪的体现，但是妈妈也要积极回应这些信息。听到妈妈的声音后，宝宝的回应会变得更加强烈，这就是宝宝想要说话的基础。

医生指导

检查宝宝的大便

通过检查宝宝的大便，确定宝宝的身体是否出现异常、消化情况是否良好。如果宝宝的大便中混有血迹或者呈现白色、有小的颗粒，并且一天排泄 10 次以上，应及时就医。去医院的时候尽量带上宝宝的尿布或者大便照片，这样能有助于医生诊断。

观察是否存在先天性骨关节脱臼

如果宝宝存在先天性骨关节脱臼，会出现两腿不一样长或者腿部无法朝侧面伸展等症状。妈妈一旦发现宝宝有疑似症状时，应及时就医。这种疾病虽然比较难以发现，但只要在出生 3 个月内发现，治疗起来会非常容易。

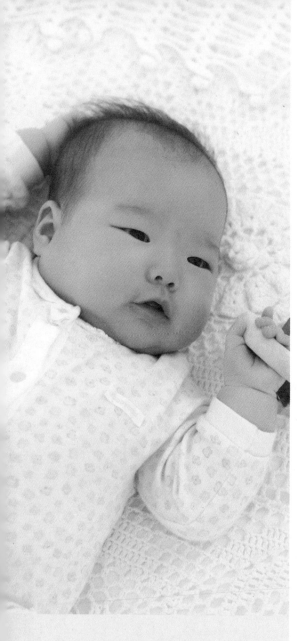

3～4个月

3～4个月婴儿的标准数值（男/女）

体重 （千克）	身高 （厘米）	头部周长 （厘米）
7.04/6.64	63.47/62.28	41.05/40.18

宝宝的生长发育

宝宝的发育状况存在差异

体重每天增加20～30克，身体变得胖乎乎的。体重增加速度慢慢变缓，不同宝宝之间存在发育差异。

脖子能支撑住头部

宝宝的脖子能支撑住头部了。宝宝身体的各个部位得到了明显的发育，头部能自由地转动，视野也变宽了。对视时，能与妈妈保持相同的角度，洗澡时，也会变得乖巧。站立或者其他情况下，宝宝的头部都能保持笔直。发育较快的情况下，出生后3个月，宝宝的脖子会很有力。不过由于个体间存在差异，有些宝宝的脖子此时也无法支撑头部，妈妈无须担心。5～6个月时，宝宝的脖子自然能支撑住头部。

开始翻滚

平躺时，宝宝会朝一侧转动，然后翻转身体。快的话100天，宝宝就能翻滚了，不过一般情况下，宝宝出生后4～6个月，才能自由翻滚。从这时起，宝宝睡觉会经常转动，要注意矫正宝宝的姿势哦。

情感表达更具体

这个阶段内，宝宝的大脑和神经得到了明显发育，情感表达变得更加具体，高兴时会自己玩耍，悲伤时会大声哭泣。之前宝宝是依靠本能来喝奶的，此时的宝宝即使不饿，只要看见喜欢的东西就会吃，喜欢咬奶嘴或者在妈妈腿上玩耍。另外，宝宝对周围的东西非常好奇，会不停地用手去摸或者摇晃这些物体。

咬手指和玩具

宝宝对自己的手非常好奇，经常会咬手指。4个月大时，宝宝会将玩具放在嘴里咬。

此时宝宝的力气还比较小，无法抓住玩具，反而喜欢揉捏玩具，且特别喜欢那些会发出声音或者颜色鲜艳的玩具。

育儿重点

有规律地喂奶

这个时候喂奶的频率渐渐固定了。一天喂 4 ~ 5 次。一次的喂奶量在 150 ~ 210 毫升之间。宝宝能分辨白天和黑夜，凌晨几乎不需要妈妈喂奶了，可以一觉睡到天亮。如果喂奶时间仍没有完全固定，平时要多加注意，保证喂奶规律，减少晚上喂奶次数。

开始食用断奶食物

尽管这期间宝宝主要通过母乳来获取大部分营养，但是在其出生 4 个月时可以给宝宝吃一些断奶食物。一开始时，应该着重于教宝宝吃饭方法，而不是注重营养。妈妈可以经常做一些固体食物给宝宝吃。建议先从谷物类食物开始，给宝宝吃一些米糊，每周给宝宝吃一些混有蔬菜的粥等。

流口水时，记得给宝宝用围嘴

宝宝分泌的口水增多，由于吞咽能力不足，会经常流口水。口水会导致脸部、皮肤出现多种问题，建议用围嘴擦干口水。应该选择吸湿性较好的棉料围嘴，妈妈可以多准备几个，方便更换。也可以用绳子将围嘴绑在宝宝脖子上，防止掉落，注意不要绑太紧。

准备彩色风铃

宝宝的视力有了很大提高，能分辨颜色了，对那些色彩鲜艳的玩具非常感兴趣。给宝宝准备一些风铃玩具，能有效刺激宝宝的听力和视力，促进大脑和情感的发育。另外，此时宝宝手部的力气仍然较小，容易将手中的玩具放入嘴中，要注意玩具的卫生。

医生指导

出生 4 个月的疫苗接种和相关检查

这是出生 2 个月所接种疫苗的第二次接种时间。确定宝宝在第一次接种后有没有出现发热等异常症状，才能进行第二次接种。同时，还需要接受相关检查，确定宝宝的身体、发育状况是否健康。

注意嘴角和脖子处是否出现湿疹

嘴角和脖子上的口水会引起湿疹、皮肤炎等症状。症状轻微时，可以涂抹一些保湿剂，缓解刺激。若是症状一直持续或者出现化脓、范围变大，要及时诊治。如果湿疹反复出现，可能是特应性皮炎，需要特别注意。

婴儿产痛

宝宝夜间无缘无故哭上一个小时，这种现象被称为婴儿产痛。一般出生 1 个月时出现，3 ~ 4 个月后开始慢慢减弱，一直持续到 6 个月大。发作时宝宝双手握拳，就如肚子痛一样全身乏力，吃不下饭，但没有发热、呕吐、腹泻等症状。造成婴儿产痛的原因目前还不清楚，主要是由于肠运动过度、肠子膨胀、消化不良、便秘等原因导致的。

解决方法

婴儿产痛一般会随着时间流逝，慢慢好转。情况严重者需及时就医。喂完奶，让宝宝直立、打嗝；宝宝哭时，用温毛巾或者温水瓶贴在宝宝腹部上，保证宝宝腹部柔软。另外，更换婴儿房也能起到一定的效果。若婴儿产痛导致宝宝出现肠子堵塞或者腹膜发炎等症状，或者宝宝哭时伴随着呕吐、血便，应及时前往医院。

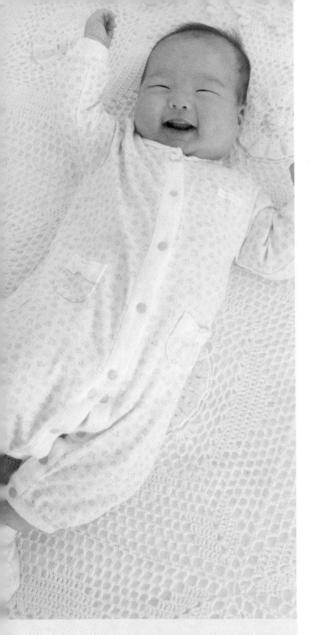

4 ~ 5个月

宝宝的生长发育

趴着时手脚会乱动

宝宝身体变胖，身高迅速增长。与增高速度相比，其体重增加速度更快。运动能力和情感迅速发育，身体一天天地变化。手脚和头部的活动增多，趴着时可以抬头，并转动身体。躺着时，能用手抓住脚放入嘴里咬。

经常翻滚

宝宝会用一侧的手或者肩膀转动身体，趴一会儿后又开始转动身体。翻滚时，妈妈可以在一旁稍加帮忙。例如在一侧和宝宝说话，或者用能发出声音的玩具吸引宝宝；然后一只手扶住宝宝的腰，另一只手托住宝宝的腹股沟处，慢慢转动宝宝。

分辨昼夜的能力增强

宝宝分辨昼夜的能力明显增强了，晚上会一直睡觉，白天会异常活跃。一天可睡13 ~ 15个小时，白天会睡2 ~ 3次。有些宝宝此时仍然无法分辨昼夜，不过之后会慢慢好转，妈妈无须担心。妈妈要尽全力帮助宝宝调整好睡眠习惯。

视力明显提高

出生后4 ~ 5个月，宝宝的视力得到进一步的提高，可以看清楚小物体和远处物体。能用手抓眼前物体，头部会随着物体移动。喊宝宝名字或者电视机里发出声音时，宝宝的头部会转向声音的来源方向。

育儿重点

喂奶频率渐渐固定，开始让宝宝食用断奶食品

在宝宝发育正常的情况下，从这时起正式给宝宝吃断奶食品。如果宝宝一直不吃或

4 ~ 5个月婴儿的标准数值（男/女）

体重（千克）	身高（厘米）	头部周长（厘米）
7.54/7.10	65.65/64.42	42.02/41.12

者大便出现异常，暂时别让宝宝继续吃。待1~2周宝宝状态变好之后，再尝试给宝宝吃断奶食品。根据宝宝的行动判断何时适宜给宝宝吃断奶食品。例如宝宝看大人吃食物时流口水，表示宝宝也想吃，这时可以给宝宝吃断奶食品了。

经常和宝宝身体接触，缓解宝宝的不安

这期间，宝宝一般不愿意和妈妈分开，晚上喜欢妈妈抱着自己。睡觉时宝宝也会找人，宝宝睡觉时害怕和妈妈分开，以为睡觉就是和妈妈分别，因此会变得非常不安。没有特殊情况，妈妈尽量多陪伴宝宝。晚上宝宝找人时，抚摸宝宝能缓解宝宝的不安，有助于宝宝睡眠。

每天和宝宝一起散步两次，每次30分钟

出生4个月后，可以让宝宝接触外面环境了。宝宝也对外面的世界非常好奇，妈妈可多带宝宝一起出去散步，这样能刺激宝宝的呼吸器官，提高宝宝的抵抗力。另外，对于一天到晚躺着的宝宝，没有什么比散步更能调整其心情。此时宝宝的脖子已经能支撑住头部了，可以抱着或者背着宝宝出去散步，也可以将宝宝放在婴儿车里。散步一般每天两次，每次30分钟。在喂奶后30分钟到1个小时内，可以带宝宝出去散步，散步时要准备好水，随时给宝宝补充水分。

胎毛脱落

此时宝宝的枕头上会留有很多掉落的头发，出生5~6个月时，其他部位的毛发也会开始脱落。这些掉落的头发可能会进入到宝宝的嘴里，毛发看起来也乱糟糟的，妈妈要好好地帮助宝宝梳理头发。

给宝宝玩具

宝宝手和眼的协调性增强了，能用手抓住玩具不停地晃动，也能用手去抓远处的玩具。一些发育较快的宝宝此时已能将玩具从一只手换到另一只手上。玩耍不仅能促进宝宝的运动神经发育，也有益于大脑的发育，妈妈可以给宝宝多种多样的玩具让宝宝玩耍。选择玩具时，应该选择无毒的，不要购买太小、太尖、太重的玩具。建议选择那些晃动时会发出声音、颜色鲜艳的款式。

医生指导

出现斜视，及时就医

宝宝出生4~5个月内，宝宝的眼珠子有时会聚集在中间，这属于假性斜视。如果之后宝宝眼睛的焦点依然不准确或宝宝的眼珠子无法随着光线移动，反而朝反方向移动，应及时诊治。在眼睛发育时期内，一旦出现这种症状，会影响宝宝的视力，有可能会导致宝宝出现弱视。

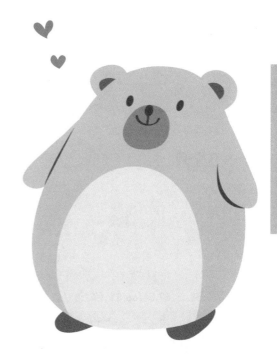

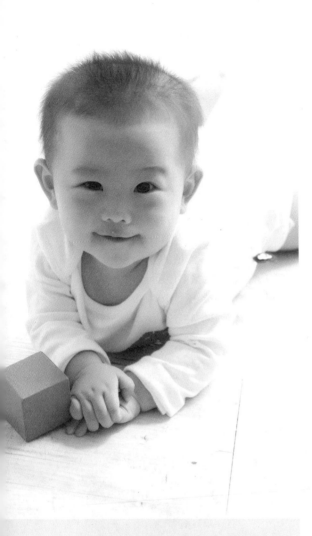

宝宝的发育速度放缓

出生 6 个月之前，宝宝的体重平均每天增加 20 ~ 30 克，而出生 6 个月之后，每天只会增加 10 ~ 20 克。这是正常现象，即使短时间体重不增加也无须担心。

滚来滚去

宝宝能控制身体重心了，能够朝一侧翻滚。一旦宝宝开始翻滚后，会不停地滚来滚去。宝宝的脚部也变得有力，用手支撑能站起来，然后用脚蹬地。这时妈妈可以扶住宝宝的腋下，帮助宝宝蹦跳，这样有助于增强宝宝腿部的力量。这段时间，如果妈妈不留意，宝宝有可能会从床上掉下去或者撞到墙壁，一定要格外小心，可在床上安装护栏。

开始爬行

宝宝能自由翻滚了，接下来宝宝会开始爬行。宝宝会趴在地上，用手和脚推动身体前行。刚开始时可能会不太顺利，甚至出现向后退的现象，这是正常的。宝宝只要开始尝试爬行了就是好事，这不仅能锻炼宝宝的肌肉，也可以帮助宝宝培养方向感，促进视力以及大脑发育。

能够用手掌抓住物体，摇动风铃

出生后，宝宝的双手一直处于握拳状态，此时已经得到了一定的缓解，可以用手掌抓住物体。即便目前宝宝还不能用手指抓住物体，妈妈也要多刺激宝宝，锻炼宝宝手指的活动性，因为手指的活动性和宝宝大脑发育有着密切关系。这段时间宝宝知道摇动风铃，用手绢给宝宝擦脸时，宝宝会用手去扯手绢。另外，此时宝宝不会轻易放下手里的玩具。

5 ~ 6 个月

5 ~ 6 个月婴儿的标准数值（男 / 女）

体重 （千克）	身高 （厘米）	头部周长 （厘米）
7.97/7.51	67.56/66.31	42.83/41.90

育儿重点

运用多种食材制作断奶食品

宝宝出生6个月，妈妈可以开始教他吃饭了，可以将食物做得更黏稠一点。建议妈妈尝试运用多种食材，改变食物的味道。宝宝的主食仍然是母乳，但一部分营养需要通过断奶食品获得，因此妈妈一定要保证断奶食品的营养均衡。

多吃水果和蔬菜，预防便秘

宝宝开始吃断奶食品后，其大便会出现变化。宝宝排便的次数会增加，可能出现便秘或者腹泻。便秘主要是由于肠道刺激过少导致的，可以在断奶食品中加入一些含有丰富膳食纤维的蔬菜来缓解症状。除了果汁之外，还可以给宝宝吃一些果肉，或者将水果绞碎后再喂给宝宝吃。若大便变稀或者大便中混有蔬菜，也不需要担心，要持续观察宝宝大便状况。如果宝宝吃完某些食物后发生腹泻或者呕吐，应立刻前往医院，检查宝宝是否食物过敏。

刺激宝宝的手指，促进大脑发育

经常刺激宝宝的手指，让宝宝的手指多多活动，有助于大脑发育。即使此时宝宝的手指还不是很灵活，也要多活动。可以让宝宝玩一些安全玩具，或者跟宝宝做一些手指游戏。

摸布游戏

让宝宝感受到不同种类布的触感。将柔软的棉料或者丝绸、粗麻布、光滑的皮革等布料做成手绢大小放在空箱子里。宝宝从箱子里拿出布料时，就能直接感受各种布料的触感，也能锻炼宝宝的肌肉。可以用不穿的旧衣服或者不用的布料来制作。

手指游戏

和宝宝做多种手指游戏。妈妈先示范，然后宝宝跟着一起做。这种手指游戏不仅能锻炼宝宝的肌肉，也锻炼宝宝眼睛和手的协调性。

积木

用木头或者塑料制成的积木不仅有立体感，也有着多样的触觉，可以给宝宝多种良性刺激。起初宝宝只会抓着积木玩耍，等长大一点，就能堆积木。根据宝宝个人差异，堆叠的形状也有所不同。这时候，比起堆积木，宝宝更喜欢推倒妈妈堆起来的积木。

注意安全

宝宝开始到处爬动后，将爆发一场妈妈和宝宝之间的战争。不经意间，宝宝就会爬到前面去，或者触碰一些危险物品，或者撞到墙壁等。因此，要将危险的物品放在宝宝手够不到的地方，随时注意宝宝的安全。特别是在开关门时，经常会夹到宝宝的手，应该在家里装上保护装置，也建议去除抽屉把手等物品。宝宝会把所有拿在手里的东西放入嘴里，一定要保持家里干净，清除可能会伤害到宝宝的物品。

医生指导

出生6个月的接种项目

这期间是上述5种必须接种项目的第三次接种时间，如果之前是选择型接种，这时只需要接种三种就行。如果此时是9月或者10月，还需要接种流感疫苗。

出生6个月，免疫力弱化时期

出生6个月后，宝宝从妈妈那里获得的抗体会慢慢消失，容易感染各种疾病，可能会出现各种问题。这段时间经常外出或者散步，会增加各种疾病的发病率。因此要保持室内干净，从外面回来后，妈妈和宝宝要洗手。

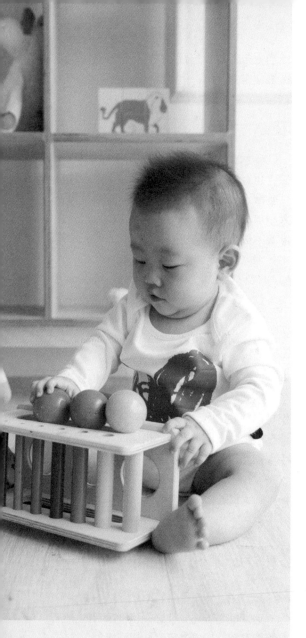

宝宝的生长发育

开始出现乳牙

乳牙出现的顺序因个人存在差异。快的出生 3 个月就长，慢的出生 10 个月后才长，一般在出生 6 个月时开始出现乳牙。通常先长出下面的 2 颗门牙，之后长出上面的 2 颗门牙，接着上下交替长出牙齿或者从臼齿开始生长。宝宝的口水分泌会增多。宝宝的牙龈比较脆弱，用手或者物体触碰，容易给牙龈造成伤害。可以给宝宝配备牙齿发育器，尽量选择安全、适合宝宝口型的款式，同时要经常清洁。

乳牙生长顺序

出生 6～9 个月	下面的 2 颗门牙
出生 10～12 个月	上面的 2 颗门牙，总共 4 颗
出生 13～14 个月	上下再分别长出 2 颗牙齿，总共 8 颗
出生 17 个月	上下分别长出 2 颗臼齿，总共 12 颗
出生 19 个月	上下分别长出 2 颗犬齿，总共 16 颗
出生 24～30 个月	上下分别再长出 2 颗臼齿，总共 20 颗

喜欢自己坐着

宝宝明显变高了，但体重增加不明显，可以从外貌上分辨出是男孩还是女孩。这期间，大部分宝宝在趴着时喜欢用手支撑上半身，挺直胸部，有时也会一直坐着。趴着时，时常会用一条腿支撑身体，而另一条腿伸展开，宝宝的重心在腹部上。此时大部分宝宝能爬行了，发育快的宝宝能用双手双脚快速爬行。

6～7 个月

6～7 个月婴儿的标准数值（男 / 女）

体重（千克）	身高（厘米）	头部周长（厘米）
8.36/7.88	69.27/68.01	43.51/42.57

喜欢手部游戏

宝宝渐渐喜欢手部游戏了，看到物体后会将它拿在手里。想独自吃饭。也能将玩具从一只手传到另一只手里。

认生

宝宝的感情大幅提高，能感觉到其他宝宝高兴或者生气等情况时脸部的表情。宝宝能够做出高兴、悲伤、生气、恐惧、喜欢、讨厌、烦躁、犯困等表情，也能表现更加复杂的感情。宝宝开始有记忆力了，能分辨出妈妈和周围人的脸，开始认生。特别是那些长时间单独和妈妈生活的宝宝，认生现象更加严重。看到生人时，宝宝会大哭，不允许妈妈以外的人抱自己。

认生表示宝宝知道自己和别人的关系，也表示宝宝知道和妈妈亲密，这是正常现象。如果认生现象严重，应该先安定宝宝情绪，多带宝宝散步，多接触外部环境和人。

育儿重点

减少喂奶次数，增加断奶食品量

固定时间有规律地给宝宝喂奶，一天4~5次即可。如果宝宝食用断奶食品非常顺利，一天给宝宝吃两次母乳即可。慢慢增加断奶食品的食用量，减少喂奶次数，一定要在喂奶前给宝宝吃。尽管宝宝已经长出了牙齿，仍然需要吃柔软食物，避免伤害到舌头和牙龈。尝试多种食材，但是不能勉强宝宝吃。现在的主食仍然是母乳或者奶粉，妈妈不要操之过急。

教宝宝使用杯子

宝宝的手指已经比较灵活，可以教宝宝使用杯子了。一开始妈妈可以扶着宝宝的手，喝一些水或者果汁。不要担心宝宝会摇晃，反复练习后宝宝会慢慢熟悉。有把柄的杯子更适合练习。

乳牙护理

护理宝宝乳牙也是非常重要的事情。很多妈妈认为乳牙之后会全部掉落，因此忽视乳牙的护理。一旦乳牙受到损伤或者出现龋齿，会影响之后长出的牙齿健康，也会改变宝宝的嘴形，因此一定要好好护理乳牙。用手指轻微地按摩牙龈或者安装牙齿发育器，能有效缓解乳牙生长过程中出现疼痛。另外，可以用纱布或者柔软的牙刷清洁乳牙的表面，预防虫牙。现在还不能使用牙膏。

和宝宝一同玩耍

宝宝的记忆力得到提高，喜欢和妈妈一起玩耍。多陪宝宝一起玩耍，让宝宝开心。宝宝特别喜欢活动全身的游戏，力气大的爸爸和宝宝一起玩耍效果会更好。

医生指导

不建议使用助行器

有些妈妈会让宝宝坐助行器，这种做法会导致宝宝发育迟缓，也存在安全隐患。通常，妈妈将宝宝放在助行器上之后，便开始做自己的事情，导致宝宝经常磕碰而受伤。在不影响宝宝生长发育和不会导致宝宝社交能力下降的前提下，妈妈可以适当使用助行器。

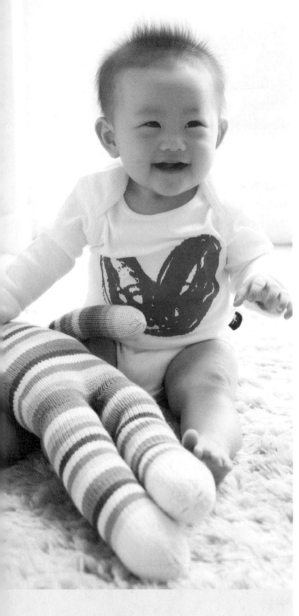

7～8个月

7～8个月婴儿的标准数值（男/女）

体重 （千克）	身高 （厘米）	头部周长 （厘米）
8.71/8.21	70.83/69.56	44.11/43.15

宝宝的生长发育

独自坐立

大部分宝宝可以独自坐立，也能自由活动双手。这表示宝宝的骨骼和肌肉得到了进一步的发育，宝宝的大脑神经已能控制脊椎。宝宝熟悉坐立后，开始会弯曲背部，双手向前倾斜。有些宝宝会扶着墙壁尝试站起来。这些行为有利于宝宝手脚和腰部肌肉的发育，妈妈应该多帮助宝宝。

听得懂说话，好奇心旺盛

出生7～8个月后，宝宝的语言理解能力已经得到飞速发育，能听得懂别人说话了。宝宝会模仿一些简单动作。问宝宝妈妈在哪时，宝宝会看向妈妈，露出笑脸。宝宝能理解一些简单的话语，对批评和赞扬会作出反应。有时会自己嘟囔着说话。

白天太累，找人现象变严重

宝宝夜晚会醒来，哭闹和找人现象变严重。这主要是由于宝宝白天过于兴奋、太累，或者是外出、旅行等缘故，生活节奏混乱所导致的。

宝宝夜间醒来大哭，妈妈先确定是不是因为太热或者尿布湿了，之后轻轻地抚摸宝宝身体，让宝宝恢复平静。如果宝宝每天晚上醒来哭闹，有可能是其他原因，需及时前往医院接受检查。

育儿重点

独自用手抓饭吃

出生7个月后，大部分宝宝能用手抓饭吃。一开始宝宝用手掌抓住饭或面包放入嘴里，这是由于宝宝的手指还不灵活。即使宝宝抓起食物后手在晃动，妈妈也不要阻止，这样能锻炼宝宝的手部肌肉。

白天睡两次，晚上睡 10 个小时

宝宝的活动量渐渐增大，睡觉和醒来的节奏变得有规律。早晨和下午各睡觉一次，一次 1 ~ 2 个小时。一般在吃完饭后宝宝会睡觉，这段时间要固定吃饭时间，帮助宝宝养成规律的生活习惯。晚上至少要让宝宝睡 10 个小时以上。

尽量早睡早起，最晚也要在 10 点前睡觉。包括白天的睡觉时间，宝宝一天应该能睡 12 个小时以上。如果宝宝睡眠不足，身体状况会变差、变得不活泼、食欲下降。

避免宝宝肥胖

如果宝宝的活动量明显下降，一定要检查宝宝是不是太胖了。宝宝胃口好，变胖虽然是好事，不过身体活动会变得迟缓，需要注意控制体重。平时要控制宝宝的进食量，合理分配母乳和断奶食品的摄入量，避免宝宝太胖。建议保持规律的运动，提高宝宝的活动量。

医生指导

宝宝经常摸生殖器

这段时间宝宝会经常摸自己的生殖器。宝宝坐着时，看到自己的生殖器就会用手去摸。妈妈无须紧张，把它当作宝宝玩玩具一样。这是因为宝宝对自己的手指或脚趾感兴趣，想活动而已。它是宝宝生长过程中的一种正常现象，不会对身体和心理造成影响。

不要将宝宝的这种行为看作坏事，更不要批评宝宝或者吓唬宝宝。可以给宝宝一些玩具，转移他的注意力。此时的宝宝能听懂一些话语了，要告诉宝宝不要在别人面前玩弄生殖器和不要玩弄别人生殖器的理由。

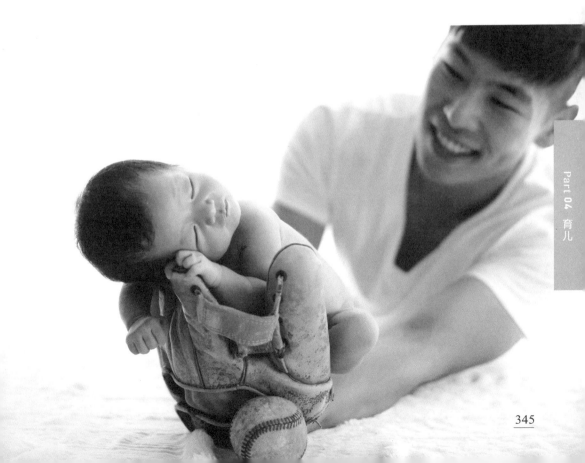

宝宝的生长发育

生长发育出现个体差异

宝宝的身高、体重等各个方面，都会出现明显的个体差异。宝宝的运动能力也是一样，大多数情况，宝宝的运动神经已与爸妈非常相似了。大部分宝宝出生4~5个月后，脖子就能支撑头部。但何时能倾斜身体、何时能坐立都存在个体差异。若认知和情感能力发育正常，即使运动神经发育比较迟缓，也无须担心。如果这时，宝宝仍不能翻滚或者坐立，需要前往医院检测宝宝是否发育迟缓。

独自坐立、爬行

此时，大部分宝宝能独自坐立，手脚肌肉得到发育，宝宝也能自己爬行。一些发育快的宝宝，甚至能站起来抓东西。爬行的时间和方法因个体存在差异。宝宝开始爬行，尽可能多让宝宝爬。爬行能锻炼宝宝肩膀和胸部的肌肉，练习平衡感。另外，爬行也有助于宝宝智力发育，宝宝成功到达目的地后会非常高兴。从这时起，宝宝开始有了自己的欲望。

和宝宝说一些简单的词语

开始和宝宝说"爸爸、妈妈"这一类简单的词语，给宝宝语言上的刺激。吃饭、散步、换尿布时，尽量多与宝宝说话。

8~9个月

8~9个月婴儿的标准数值（男／女）

体重（千克）	身高（厘米）	头部周长（厘米）
9.04/8.52	72.26/70.99	44.63/43.66

育儿重点

断奶食品一天三次

现在已进入断奶后期，此时宝宝能用牙齿和牙龈咀嚼食物。一次喂食量应该是宝宝嘴巴容量的三分之一，保证宝宝的嘴巴能自由活动，一天应该喂食3次。如果宝宝不喜欢咀嚼食物，可以推后1~2个月再尝试。

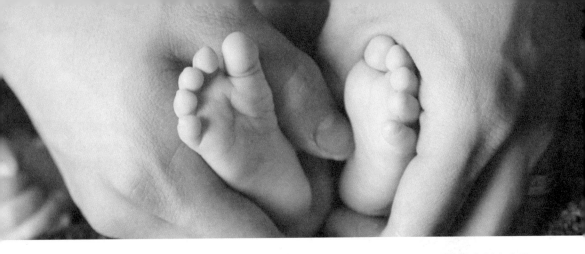

早晨、中午和晚上喝奶前各喂食一次。这样一来，喂奶量自然减少。多给宝宝吃一些水果、乳制品或者饼干等零食。

别让宝宝吃甜味重的食物

此时宝宝对味道非常敏感，对喜欢的味道会产生偏好。不要无条件地给宝宝吃喜欢的食物。特别是甜食，尽量不要给宝宝吃。一旦宝宝喜欢上甜食，就容易养成吃甜食的习惯。

模仿游戏

宝宝的智力已经大幅地发育，会出现各种模仿行为。妈妈拍手掌，宝宝也会跟着拍手掌；妈妈敲桌子，宝宝也会敲桌子。通过这些模仿行为能促进宝宝智力发育，爸爸妈妈应该常和宝宝玩耍，让宝宝模仿自己的动作。

给宝宝穿易于活动的衣服

宝宝到处爬动，会出很多汗，衣服容易弄脏。衣服被汗水浸湿，宝宝容易感冒或者患皮炎，得经常给宝宝更换衣服。宝宝衣服应该选择吸汗性较好的棉质材料和方便更换的款式。非常紧身或宽松的衣服也会妨碍宝宝活动。在室内，可以给宝宝穿薄点的衣服。

提前了解宝宝的发育状况

爸爸妈妈应该不断学习适合宝宝现阶段发育状况的育儿方法。尽量提前掌握宝宝的发育状况，准备好下一步的育儿良方。例如，在宝宝面前放置玩具，诱导宝宝爬行。抓住宝宝的双手，帮助宝宝站起来；吃饭时让宝宝握住筷子。通过这些方法，营造一个好氛围。

医生指导

避免牙齿腐蚀

宝宝长时间咬奶嘴或奶瓶睡觉，容易患上虫牙。牛奶或者果汁长时间停留在口腔内，会导致唾液分泌明显降低。这种现象经常发生于上侧的门牙和上下的臼齿处。因此，建议不要在晚上喂奶。喂完奶之后，要用手绢清洁宝宝牙齿。

排便量和成人相似

随着宝宝食用断奶食品的数量和次数增多，宝宝的排便量会变得和成人一样，也会发出气味。如果宝宝排便的次数慢慢减少，妈妈要注意宝宝是否便秘了。可以通过检查宝宝排泄周期、大便状态以及宝宝排便的用力情况来判断是否便秘了，不要单纯地根据排便次数来判断。即使排便次数减少，只要排泄周期正常、大便不是很硬、宝宝排便顺畅，就无须担心。

宝宝的生长发育

扶着物体能站起来

宝宝的体力和运动能力已大幅提高，不会再静静地待在原地了。宝宝会在家中到处爬动，甚至能扶着一些物体站起来。扶着妈妈的手，宝宝能一步一步地走路。这只是宝宝学走路的开始阶段，妈妈一定不要操之过急。

能够使用大拇指和食指

之前宝宝还不能用手指抓住物体。此时，宝宝能用食指和大拇指捡起掉在地上的纽扣，能抓住铅笔到处乱画，也能用双手抓住奶瓶或杯子放到嘴边。因此，妈妈要经常打扫房间，保持家里清洁，防止头发或者垃圾掉在家中。

理解日常用语，能够喊"爸爸、妈妈"

宝宝的智力迅速发育，爸爸上班，宝宝会挥动双手说再见，还能说一些"爸爸、妈妈"之类的简单语言。能听懂妈妈说的话，当妈妈张开双臂说"抱抱"，宝宝会自己来到妈妈怀中。说"去哪里"，宝宝会看向门口；叫宝宝名字，宝宝会回头看等。通过这种日常用语的反复练习，能促进宝宝智力和记忆力的发育。

育儿重点

选择能够咀嚼的断奶食品

进入断奶后期，断奶食品将代替母乳或奶粉成为宝宝的主食。为了让宝宝摄入充足的营养，应多给宝宝吃不同种类的食物。此时宝宝的牙齿仍未发育完全，选择的食品一定要确保宝宝能咀嚼得动。例如土豆，可切成小块，煮熟后给宝宝食用。而柔软的鱼肉或者香蕉等，可以直接给宝宝食用。

9～10个月

9～10个月婴儿的标准数值（男／女）

体重 （千克）	身高 （厘米）	头部周长 （厘米）
9.34/8.81	73.60/72.33	45.09/44.12

使用杯子

多让宝宝使用杯子。开始用杯子给宝宝喝水或果汁，等宝宝熟练之后，再用杯子喝牛奶。一开始，妈妈可以抓住宝宝的双手教宝宝如何使用杯子。记得要称赞宝宝，熟练后让宝宝自己使用。用稍微重一点的杯子让宝宝练习，熟练后再换成塑料杯。

好奇心强，要注意安全

宝宝会去摸他所看到的物体，会快速地爬向远处的玩具，也会将桌子上的东西拿下藏起来。宝宝站立后，视野会扩大，活动范围也相应扩大了。那些有危险的物品不要放在宝宝能够触及的地方。插座要盖上盖子，各个墙角要装上保护装置，门和窗户也要安装安全装置，防止夹到宝宝的手。另外，使用电风扇或者空调时，不要让宝宝靠近。

态度要保持统一

宝宝有自己的想法后，若不能按照自己的想法去做，就会苦恼。宝宝对事物会表现出喜好，会挑自己喜欢的食物吃。这是宝宝渐渐适应周围环境的表现，妈妈要充分理解宝宝的想法，尽量满足宝宝的要求，但不要惯着。

对于一些不危险的事情，妈妈可以尊重宝宝的想法，但也要教导宝宝分辨对错。如果一直溺爱宝宝，会让宝宝养成很多坏习惯，之后难以纠正。

当宝宝在做一些危险事情时，可以低声跟宝宝说"不行"，即使宝宝听不懂，也要告诉宝宝不行的原因。重点要一直坚持。如果妈妈的态度不统一，宝宝会感到混乱，之后变得不再听妈妈的话。

医生指导

愤怒和停止呼吸

宝宝有时哭着哭着会突然停止呼吸，这种现象主要发生在宝宝哭闹时，以及愤怒、受挫折、疼痛的情况下。特别是在宝宝想做什么事而不能做的情况下，哭着哭着就会突然停止呼吸。宝宝停止呼吸时，嘴唇会发青，情况严重者，全身都会发青。通常在大脑受损伤的一分钟前，会恢复呼吸。宝宝6个月大到4岁期间，经常会出现这种症状。

这种症状没有特别的治疗方法，不让宝宝哭是唯一的预防方法。宝宝疲劳或者压力过大时，会出现这种症状，因此妈妈要尽量减轻宝宝的压力，让其保证充足的睡眠。另外，在宝宝哭时，可用玩具吸引宝宝，稳定宝宝情绪。宝宝症状发作时，不要触碰宝宝，可在一旁安静地等待。等宝宝恢复呼吸之后，也不要突然改变态度顺从宝宝想法。一旦宝宝知道这种方法能满足自己的想法，就会形成习惯。

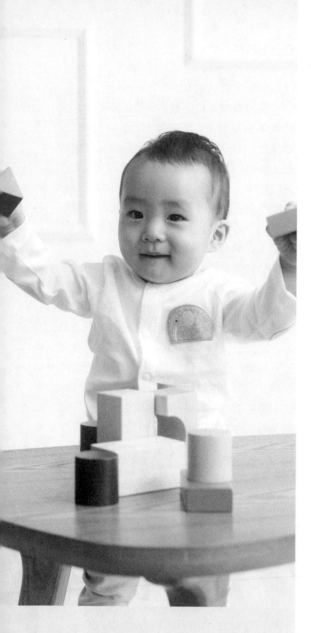

宝宝的生长发育

开始扶着物体走路

宝宝能熟练地扶着物体站起来，可以一步一步地挪动脚步。爬行的速度变快，范围也变大了。喜欢爬楼梯和椅子，宝宝一玩得开心，饭量可能会降低，妈妈不要过于担心。

手指变灵活

手指变灵活，可以完成翻书动作。虽然这时宝宝还不能一页页地翻书，宝宝有时会把书放在嘴里咬，所以建议选择较厚较硬和触感较好的书。

说些简单的词语

能够说"爸爸、妈妈"这类单词，知道自己说话的意思，并能根据情况调整说话。有时会独自在一旁说一些自己都听不懂的语言。这段时间，不同宝宝所表现出的语言能力有明显的差异，一般男性宝宝语言能力发育较慢些。即使自己的宝宝语言能力发育慢了，也不要强求宝宝说话，应自然而然地和宝宝对话。妈妈和宝宝玩耍时，多给宝宝一些语言上的指示或者读漫画书给宝宝听，能提高宝宝的语言能力。

育儿重点

断奶食品摄入量增加

宝宝已经完全断奶，与成人一样，在固定的早餐、中餐、晚餐时间段内进食，吃水果、牛奶、饼干等零食的时间也渐渐固定。每天给宝宝喝600～700毫升的牛奶，一次100～200毫升。牛奶已经不是宝宝主要的营养来源了，应该提高其他食物的摄入量。准备的食物要尽量切碎，确保宝宝能咀嚼。不要选择太硬或者刺激性强的食物。这段时间内宝宝容易偏食，要让宝宝均衡地食用多

10～11个月

10～11个月婴儿的标准数值（男/女）

体重 （千克）	身高 （厘米）	头部周长 （厘米）
9.63/9.09	74.85/73.58	45.51/44.53

种食物。吃饭时让宝宝试着使用筷子，经过不断练习后，宝宝会熟练地用筷子。

慢慢尝试断奶

错过这个时期，一旦宝宝喜欢上牛奶味道，之后就难以断奶。宝宝知道咀嚼食物困难，会更加依赖牛奶。

断奶，妈妈一定要果断。不要宝宝一哭，妈妈就重新给宝宝喝奶。有一些妈妈认为宝宝断奶食品的摄入量不多，如果不喝牛奶，会导致营养不足。但是牛奶已经不再是主要营养供给源，如果宝宝一直依赖牛奶，就会无法食用固体食物，反而会导致营养不足。断奶并不容易，需要宝宝和妈妈坚持 1 ~ 2 周后，才能完全断奶。

记忆力和模仿能力提高

宝宝的认知能力提高，能认出家人，特别是妈妈的脸，面对陌生人会害羞。宝宝的记忆力、注意力、模仿能力大幅提高。宝宝看不到妈妈时，会哭着找妈妈，会一直缠着妈妈，妈妈去厕所时也会跟着进去，导致妈妈无法做家务，加重妈妈的负担。宝宝对时间没有概念，以为一时看不到妈妈就永远看不到妈妈。这时妈妈不要烦躁，去厕所前先对宝宝说"我去厕所了，你在这等会儿"，洗衣服时对宝宝说"我在洗衣服，一会儿就好"，这样能稳定宝宝的情绪。通过这些方法让宝宝知道妈妈还会回来。

给宝宝一些能活动手指的玩具

宝宝手指的感觉增强，手指尖的动作变得熟练，能用手指抓起物体。此时不但能拿起玩具，还能使用盖子、碟子等物品。为了让宝宝远离危险物品，应尽量让宝宝玩玩具。即使把家里搞乱了，也不要批评宝宝或者不让宝宝玩，这样会阻碍宝宝注意力的提高。这段时间内最适合宝宝的玩具就是积木。这种玩具能充分活动宝宝的手指，还能够提高宝宝的注意力和认知力。

少让 2 岁前的宝宝看电视

宝宝 10 个月大后，会无意识地在电视机前玩耍，或者玩耍时注视着电视机。特别是有广告或者婴儿出场的电视节目，宝宝特别喜欢。现在还不能让宝宝看电视。在宝宝 2 岁前，尽量让宝宝少看电视。看电视会影响宝宝的视力发育，不利于宝宝的成长。

医生指导

宝宝的脚弯曲了吗

宝宝刚开始走路时，妈妈的目光会集中在宝宝腿上。妈妈总会担心宝宝的腿弯曲。在 2 岁之前，腿部出现弯曲是一种正常现象，随着不断成长，宝宝的腿会自然而然地变直。此时妈妈应该多注意宝宝的走路姿势，而不是腿部的直弯。如果宝宝在走路时出现异常，要及时前往医院治疗。

宝宝是平足吗

宝宝站立时，脚掌中间部分与平足一样，这是正常现象。宝宝刚开始走路时，腿部肌肉还不发达，导致脚掌看起来平平的。另外，宝宝脚掌内积累了很多脂肪，也会看起来像平足。大部分宝宝随着不断成长，这种现象会慢慢消失。

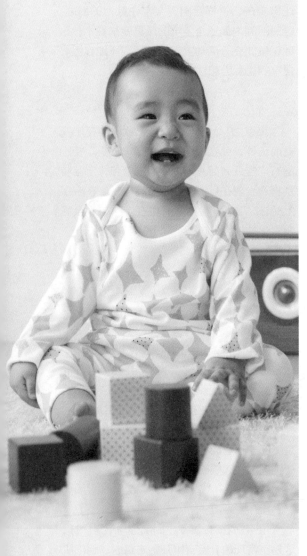

11～12个月

11～12个月婴儿的标准数值（男/女）

体重 （千克）	身高 （厘米）	头部周长 （厘米）
9.90/9.35	76.03/74.76	45.88/44.89

宝宝的生长发育

渐渐变成幼儿体型

宝宝的体重达到 10 千克左右，身高达到 75 厘米左右。体重增加的幅度比出生时要小。宝宝的身体开始变得结实、苗条，腿部和腰部渐渐变长，逐渐变成幼儿体型。

能独自站立，开始学走路

大部分宝宝能独自站立。抓住宝宝的双手，宝宝就能走路。一些发育较快的宝宝已经能熟练地走路了。也有些发育慢的宝宝，还只能爬行。宝宝头部的大小、运动神经状况、肌肉状况、性格都会影响宝宝学会走路的时间。只要宝宝发育正常，即使走路走得迟一点，也不需要担心。

前囟开始闭合

婴儿期间，宝宝的头骨还没有完全结合，仍然留有缝隙，这被称为囟门。前部分称为前囟，后部分称为后囟。前囟在宝宝 11 个月大时，开始慢慢闭合，18 个月大时完全闭合。

能理解话语，并按照话语行动

能理解除"爸爸、妈妈"之外的其他语意，也能理解别人的话语，并按照话语行动。能够理解"给我""谢谢"这些句子的含义，并进行相应的行动。妈妈表扬宝宝时，宝宝会开心，批评时会生气。

育儿重点

正式断奶

1 周岁时，应该给宝宝食用除母乳和奶粉之外的食物，来摄取营养。正式断奶，最晚也要等到宝宝 18 个月大时。期间要增加断奶食品的摄入量，补充多种营养。错过这个断奶时期，难以让宝宝形成正常的饮食习惯和睡眠习惯，宝宝依赖性会增强。如果断奶顺利，就能开始让宝宝按照成人的吃饭时间进食。此时大部分宝宝都能用杯子喝水或牛奶，用带有手柄的杯子让宝宝练习吧。

给宝宝吃婴儿食品

宝宝一日三餐能顺利食用婴儿食品，足以保证其营养的充足。饭后不需要喂宝宝喝牛奶。也可以每天在饭间喂宝宝喝 400 毫升的牛奶。宝宝 1 周岁之后，基本能吃成人食物。吃饭时，可以给宝宝吃些类似于面包的食物，但不要给宝宝吃生的或者香味重的食物，也不要给宝宝吃鱿鱼、贝壳、瘦肉等不易于消化的食物。

教导宝宝正确饮食

宝宝能吃的食物种类变多，妈妈要开始教导宝宝正确饮食。宝宝容易因认真玩耍而不愿吃饭，以至于打乱饮食习惯，要教导宝宝在固定的时间、固定的场所吃饭。准备好饭菜后，若宝宝不愿意吃，可以稍微批评一下宝宝，让宝宝知道吃饭时间的重要性。吃饭的时间控制在 30 分钟以内，不要一边玩耍一边吃饭。刚开始妈妈会觉得有压力，但一定要坚持，只有让宝宝养成了良好习惯，妈妈才会轻松。

养成清洁牙齿的习惯

宝宝上下各长出 2 颗牙齿；多的情况，上下各长出 4 颗牙齿。饭后或吃完零食，用水给宝宝漱口，预防虫牙，也可以用纱布或者婴儿专用牙刷，沾些水或者液体牙膏清洁宝宝牙齿。平时要让宝宝看到妈妈刷牙的样子，让宝宝渐渐养成这种习惯。

保持正确的睡眠习惯

尽早让宝宝养成正确的睡眠习惯。等宝宝长大再矫正坏习惯，会特别困难。出生 4 ~ 12 个月，就让宝宝逐渐对睡眠时间产生意识，养成良好睡眠的习惯。晚睡或者睡眠不规律会影响宝宝发育，充足的睡眠是宝宝健康的保障。

在家中安装安全装置

宝宝开始走路后，活动范围从家中延伸到屋外，需要特别注意宝宝的安全。一开始，宝宝由于姿势不对会经常摔倒，这样不仅会伤到脚，也会伤到宝宝的头。在宝宝生活空间内安装安全装置，能有效预防这类事情的发生。

让宝宝画画

1 周岁时，宝宝的感觉器官得到了发育，手指也能自由活动了。可以给宝宝一些彩色铅笔，让宝宝画画。这种行为能刺激宝宝大脑，促进大脑发育。宝宝在墙上或者地板上乱涂乱画时，不要批评宝宝，应该让宝宝自由地玩耍。妈妈可以在墙上贴一层壁纸，防止弄脏墙壁。

医生指导

1 周岁时，四个接种项目

宝宝出生 12 个月后，要接种几项重要的疫苗。水痘、MMR、乙脑是必须接种的项目，A 型肝炎疫苗是选择项目，但也建议接种。小规模的水痘流行病经常会出现，其传染性强，因此一定要接种水痘疫苗。

经常腹泻

宝宝开始吃成人食物后，由于消化问题，经常会腹泻。只要宝宝状况正常，一天排 3 ~ 4 次大便也不会影响宝宝健康。但大便次数过多，就得担心宝宝吃的食物是否有问题。这时可以将食物做成粥给宝宝吃，如果 2 ~ 3 天后症状依然存在，且发热、呕吐，应及时前往医院。

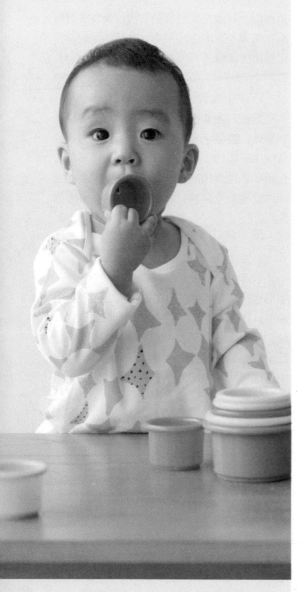

12 ~ 18 个月

12 ~ 18 个月婴儿的标准数值（男 / 女）

	体重 （千克）	身高 （厘米）	头部周长 （厘米）
12 ~ 15 个月	10.41/9.84	78.22/76.96	46.53/45.54
15 ~ 18 个月	11.10/10.51	81.15/79.91	47.32/46.32

宝宝的生长发育

能独自走路、蹦跳

大部分宝宝在 15 个月大时，可以独自走路和上楼梯。到 18 个月大时，能用一只手扶着栏杆快速上楼，也能蹦蹦跳跳。一部分活跃的宝宝，出现这类行为的时间更早。

自由使用手指

手指的活动变得更加精细，15 个月大时，能拿着蜡笔在纸上画线，也能将小物体放到玻璃瓶里，另外也能将两块积木叠在一起。到 18 个月大时，可以将三块积木叠在一起。画画和叠积木都能给宝宝良性刺激，促进宝宝大脑发育。

长出臼齿

乳齿数目增加后，慢慢地开始长出臼齿。长出臼齿后，宝宝不仅能咬，还能咀嚼食物。宝宝咀嚼固体食物，有助于下巴肌肉和大脑发育。妈妈要记得在饭后清洁宝宝臼齿的内侧，预防虫牙。

讲些简单的话语

宝宝 15 个月大时，能说出"球"等简单事物的名字，也会经常一个人嘟囔，还会用手指着身体的部位或者想要的东西，并能完成一些简单的指示。到 18 个月大时，能说 10 ~ 18 个单词，不过仍然需要通过别的方式来表达自己的想法。如果宝宝对分辨事物感兴趣，妈妈可以制作卡片给宝宝玩。

育儿重点

一天吃 2 ~ 3 次零食

这段时间，除了一天三餐，可让宝宝吃 2 ~ 3 次零食，需要分清楚主食和零食的概念。给宝宝吃零食，是在宝宝活动量大、三餐无法提供充足营养的情况下才采取的措施。要考虑食物的营养价值，可以给宝宝准备牛奶、豆奶、奶酪、水果、红薯等多种零食。饼干、糖、面包这类甜食会引起虫牙，尽量不要给宝宝吃。不能舍本逐末，减少主食量，增加零食量，一直要以主食为中心。

注意安全

这段时间宝宝会在家中到处走动，看到东西会抓起放入嘴里。一旦有异物进入宝宝耳朵或鼻孔等部位，应及时前往医院。不要把剪刀、刀等危险物品放在宝宝能够到的地方。在插座、抽屉、马桶、门等地方应安装儿童保护装置。宝宝在走动中经常会摔倒或从高处跌倒，要多注意宝宝，并了解一些外伤的处理方法。

教导宝宝大小便

现在可以开始教导宝宝大小便了。教导时妈妈应该利用语言说明，让宝宝找到大便或小便的感觉。到 18 个月大时，宝宝想小便时会告诉妈妈。

晚上醒来后不要陪宝宝玩耍

出生 18 个月后，宝宝一天可睡 14 个小时左右，其中白天宝宝约睡 2 个小时。有时宝宝会因为疲劳、过多的玩耍或者处于紧张状态而无法进入深度睡眠。晚上醒来后，宝宝会找妈妈，妈妈一定不要陪宝宝玩耍。一旦养成了晚上玩耍的习惯，会给妈妈和宝宝带来很大痛苦。爸爸妈妈晚睡也会影响宝宝。因此，宝宝入睡后，爸爸妈妈也应该入睡，为宝宝营造一个良好的睡眠环境。

做一些能刺激宝宝智力发育的游戏

寻找玩具的游戏，有助于宝宝记忆力和认知力的发育。积木、黏土等游戏，能培养宝宝的创造力和想象力。此时，比起玩具，宝宝更关心大人的物品，特别是手机。妈妈可以给宝宝准备玩具电话，和宝宝一起玩打电话的游戏，培养宝宝的社交能力。另外，折纸游戏也能够培养宝宝的注意力和创造力，促进宝宝手部肌肉的发育。

医生指导

1 周岁后，宝宝食欲不好

与之前相比，宝宝的食量降低了；与喝奶时相比，食欲也下降了。宝宝的婴儿肥渐渐消退，与婴儿期相比，体重增加的幅度也减少了，身体变消瘦。宝宝不愿意吃饭，吃饭途中会突然跑掉。妈妈可以尝试改变食物的外形、换个味道或者将食物装在漂亮碟子里诱导宝宝吃饭。如果宝宝实在不愿意吃饭，先不要勉强，等宝宝饿了再吃。一天吃一到两顿饭不会影响宝宝的健康。这段时间宝宝会对其他事物产生兴趣，无心吃饭。

发育不良的对策

在 1 周岁之前，如果宝宝一直发育不良，体重严重过低，应及时前往医院，做综合检查和贫血检测，确定宝宝是否患有疾病。如果没有疾病，平常饮食又无法缓解宝宝发育不良的症状，需及时前往医院接受专业的营养调理和治疗。

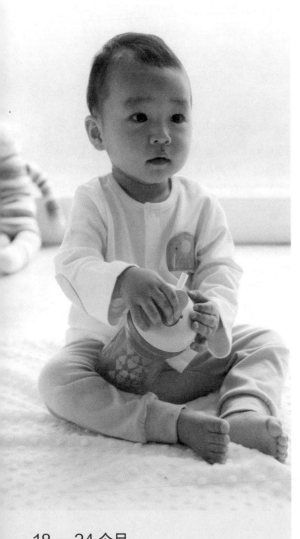

18 ~ 24 个月

18 ~ 24 个月婴儿的标准数值（男 / 女）

	体重 （千克）	身高 （厘米）	头部周长 （厘米）
18 ~ 21 个月	11.74/11.13	83.77/82.55	47.94/46.95
21 ~ 24 个月	12.33/11.70	86.15/84.97	48.45/47.46

宝宝的生长发育

跑跳

宝宝的运动神经已快速发展，行动敏捷，能掌握身体的平衡。24 个月大后，能够蹦跳，长时间行走。可以独自上楼梯，在他人的帮助下，也能下楼梯和用脚踢球。

语言能力明显提高

19 ~ 24 个月是宝宝语言能力明显提高的时期，能够将语言和事物联系在一起，语言能力大幅提升。19 个月大的宝宝，可以使用 10 ~ 15 个单词，到了 24 个月大时，能使用 100 多个单词。此外，宝宝能将两个以上的单词组合在一起，说一些简单的句子。宝宝对事物的好奇心增加，想要知道它们的名字。这是宝宝语言能力发育最重要的时期，妈妈不要烦躁，要耐心地回答宝宝的问题。

与大人一样有"拥有"的意识

做喜欢的事情时，会开心；无法做想做的事，会生气；被妈妈批评后，会悲伤。兄弟姐妹、朋友之间会出现嫉妒心理。在 24 个月大时，宝宝的感情变得更复杂，智力大幅提升，出现自我意识，能分辨自己和他人，对自己的东西产生"拥有"的概念。宝宝会对自己的东西产生感情，不让他人碰，也会把他人的东西拿过来当作是自己的。

自言自语

宝宝回想今天所经历的事情和漫画书时会自言自语。这是一种很正常的现象，妈妈无须担心。

能独自完成很多事

自己能用筷子和杯子，也能穿简单的衣服和鞋子。玩积木时，能叠 6 ~ 7 块。这段时间是宝宝快速发育时期，什么事情都想独自完成，但都不熟练。宝宝在尝试做一些事情时，即使失败了，妈妈也不要批评宝宝，而是在一旁保护他（她）。

育儿重点

避免刺激性食物

一些辣的、咸的或者刺激性较强的食物会影响宝宝味觉发育，导致出现消化问题，也可能会让宝宝讨厌吃清淡、健康的食物，造成偏食。因此，不要让宝宝吃刺激较强的食物，也要避免让宝宝吃快餐等不健康食品。

多做做户外游戏

提高户外游戏的频率，促进宝宝手脚以及全身的生长发育，比如在户外玩滑滑梯、堆沙子等游戏。除了家附近，还可以带宝宝去山上或者海边玩耍，让宝宝接触多样的环境。

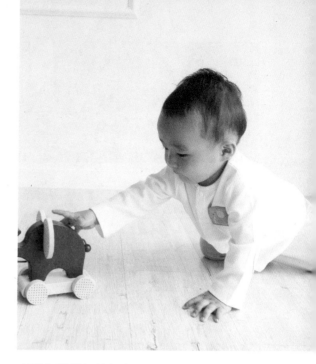

让宝宝和其他小朋友一起玩耍

宝宝还处于以自我为中心的时期，会抢他人的玩具，也会和他人打架。但是宝宝已经对其他小朋友产生兴趣了，让宝宝和他们一起玩，能促进宝宝社交能力的发展。妈妈可以教导宝宝帮助他人以及如何与他人相处，多让宝宝接触小朋友。玩耍时，妈妈应该在一旁保护，不要参与。

教导宝宝养成正确习惯

现在，宝宝还不能自我判断对错。宝宝犯错时，妈妈要告诉宝宝犯错的原因，并且教导宝宝正确的做法。教导时，要保持一贯性，不能因为情绪而改变。宝宝最开始都是模仿父母行为的，妈妈也要给宝宝做好榜样，纠正自己的坏习惯。

教导宝宝排便

18～20个月大时，宝宝的身体机能已经能调整排便的频率，妈妈可以开始教导宝宝如何排便了。首先要消除宝宝对马桶的排斥感和恐惧感，然后开始教导。如果妈妈在教导宝宝排便的过程中非常仔细，会导致宝宝之后上厕所特别小心；相反如果教导得太马虎，则会导致宝宝之后上厕所不认真。

医生指导

注意传染病

宝宝的活动范围扩大，玩耍的场所和见到的人越来越多，甚至有些宝宝也开始上幼儿园了。这时，宝宝容易被各种细菌感染，一定要注意卫生。要帮助宝宝养成回家后先洗手和饭前洗手的习惯。爸爸妈妈也应如此。不要让宝宝接触患有感冒或者肠炎的人，出现症状后要立即治疗。

我的宝宝是低体重儿吗？

新生儿分类

以怀孕时间为基准

正常儿	怀孕 37 ~ 42 周期间出生的宝宝
早产儿	怀孕 37 周前出生的宝宝
过熟儿	怀孕 42 周后出生的宝宝

以体重为基准

正常体重儿	出生时，体重在 2.5 ~ 4 千克之间的宝宝
低体重儿	出生时，体重不到 2.5 千克的宝宝
过体重儿	出生时，体重超过 4 千克的宝宝

早产儿

早产儿的特征

早产儿是指宝宝在妈妈子宫内存在的时间少于 37 周的情况。由于未达到足够的月份就分娩出来，宝宝身体的各个器官都处于未成熟状态。怀孕时期越短，宝宝状况越严重。宝宝不能进行基本的体温调节，心脏和肺还未发育完全，呼吸很困难。大脑和身体未发育成熟，宝宝甚至无法做咬和吞咽动作，消化功能非常差。无法从妈妈体内吸收充分的营养，容易出现铁、钙、锌、维生素等营养元素缺乏。另外，宝宝的肝、心脏、眼睛、血液等几乎所有的器官都未发育成熟，需要接受专门的看护。大部分早产儿会在重症诊室中度过，加上怀孕时间总计 37 周后才能出院。即使宝宝出院后，也有很多地方需要注意。

照顾早产儿的方法

母乳是早产儿的最爱

对于早产儿，没有什么比母乳还要好的食物了。妈妈母乳内的营养成分特别有益于早产儿消化，促进宝宝健康成长。此外，一定要让宝宝喝含有免疫成分的初乳。刚出生时，早产儿不能自己喝奶，需要通过管道输送营养，将母乳掺入营养液中，一同输送给宝宝。之后再慢慢地让宝宝自己喝奶或者用奶瓶喂奶。不能喝母乳的情况下，可在住院期间让宝宝喝专门的奶粉，出院后再喝普通奶粉。

喂奶时要少量、慢慢地喂

早产儿咬和吞咽的能力较差，一边呼吸一边吃东西，经常会呕吐。因此，一次不要喂过多的奶，要慢慢地喂。

一般每隔3小时喂一次奶。喂奶量按照宝宝的体重来计算，每1千克体重，每天喂150～180毫升。

喂奶期间，让宝宝打一两次嗝。喂奶后，让宝宝上半身竖直20～30分钟，诱导宝宝打嗝，促进消化。

4～6个月后再让宝宝吃断奶食品

矫正年龄是指宝宝出生的时间减去宝宝本应该在妈妈子宫内多存活的时间。例如，宝宝提前3个月出生了，现在已经出生5个月，那么宝宝的矫正年龄就是出生2个月。早产儿由于存在矫正年龄这一说法，出生5～6个月时，体重才6～7千克，至少等到宝宝的脖子能支撑头部后，再开始让宝宝吃断奶食品。相比于正常宝宝，早产儿发育比较迟缓，待宝宝能稳定站着、对大人食物感兴趣时，再让宝宝吃断奶食品。

和正常宝宝相比睡眠时间更长

新生儿一天一般睡15～22小时，早产儿的睡眠时间更长。这是由于宝宝无法进入深度睡眠，经常处于轻度睡眠状态导致的。出院后，宝宝几乎整天都在睡觉。这时不要担心，有规律地叫醒宝宝喂奶即可。一般等到6～8个月后，宝宝就能进入深度睡眠，拥有和正常宝宝一样的睡眠习惯。

要以矫正年龄为准判断宝宝的发育状况

早产儿的发育状况要以矫正年龄为准，而不是以出生年龄为准。例如，宝宝在怀孕7个月时出生，这时已经5个月了，那么宝宝的矫正年龄就是2个月。这种情况下，宝宝的发育状况不是以5个月，而是以2个月为准。一般在1～2年后，宝宝就与正常宝宝一样了。

以出生时间为准接种疫苗

大多数情况下，早产儿都是使用矫正年龄来计算的，但在接种疫苗时要和正常宝宝一样，以出生时间为准。例如，怀孕8个月出生的宝宝，在接种后2个月所需接种的疫苗时，不是要往后推2个月即出生后4个月时接种，而是和正常宝宝一样，在出生后2个月接种。但是，宝宝的体重低于2千克时，乙型肝炎疫苗的成功率非常低，需要等待宝宝体重增加后再接种。

早产儿疾病

慢性肺部疾病

早产儿出生后，肺部还没有完全发育完成，需要采用氧气治疗和人工呼吸器。这种情况持续较长，肺部会持续受损，引起慢性肺部疾病。这样，宝宝出院后，喂奶时也会出现呼吸困难或者感冒，进而引起肺炎。妈妈要特别注意。

脑内出血

早产儿头部内的血管容易破裂，经常出现脑出血的现象。宝宝出生时体重越低，怀孕时间越短，越容易出现此症状。轻微出血时，会慢慢被吸收，情况严重者，可能会出现水肿、痉挛、脑部麻痹等并发症。因此，在宝宝出生后，要接受多次大脑超声波检查，确定宝宝大脑状况。

早产儿视网膜疾病

早产儿眼睛的后半部会出现不规则的血管，这会导致视网膜上的视神经出现问题，进而引发视网膜疾病，主要是因为早产儿出生时氧气供给不足导致的。症状严重时，会影响宝宝视力，需要接受持续的治疗。宝宝出生时未满36周、体重不到2千克或者体重不到1千克，在出生后4～8周期间一定要接受眼科检查。之后根据需要，每隔2～3周接受定期检查。

缺铁性贫血

早产儿无法从妈妈体内获得充足的铁，出生之后容易患有贫血症状。因此出生后，等宝宝体重增加一倍时，便可开始给宝宝补铁。需咨询医生后，确定其用量和时间。

传染性疾病

早产儿无法从妈妈那里获取充足的抗体，出生后免疫力存在缺陷。因此，容易患有肺炎、脑膜炎、肠炎、尿道感染等各种疾病。出院后接触到外部环境时，被感染的概率更大。和正常宝宝相比，需要更加注意早产儿的卫生状况。

低体重儿

与怀孕时间无关，而是宝宝在子宫内发育缓慢，出生时宝宝体重低于2.5千克的现象。2/3的低体重儿属于早产儿，1/3是由于妈妈的胎盘或者胎儿出现问题，导致体重降低。

第二种情况主要是由于胎儿在子宫内发育缓慢导致的。妈妈营养不良、贫血、患有妊娠期高血压、产前调理不良、药物中毒、患有慢性疾病等症状，都会导致出现低体重儿。宝宝患有染色体异常、肝炎、先天性畸形或者胎盘异常，也会出现低体重儿。一般能在定期检查时发现征兆，通过治疗能恢复正常。若宝宝的休重一直不增加，就要进行诱导分娩。低体重儿出生后会出现各种问题，例如，呼吸困难、低血糖症、红细胞增多症、低体温症等，需要做相应治疗。

和早产儿相比，低体重儿出现呼吸障碍的情况较少，宝宝能更快适应外部环境。除了疾病之外，还有很多问题会使胎儿在子宫内发育迟缓，导致低体重儿出现。

过熟儿

指怀孕时间超过42周的情况。一般多产妇或者患有糖尿病的孕妇容易出现过熟儿。其特征是没有胎毛、胎脂较少、手指甲和脚趾甲较长、皮肤呈苍白色。超出时期，胎盘内的血液流动减少，宝宝发育迟缓，出现缺氧或羊水吸入等问题。因此，超过正常怀孕期间2～4周后，建议诱导分娩或者剖宫产。过熟儿可以当作正常宝宝来看待。

Chapter 2

照顾宝宝的基础知识

Step 01

抱宝宝

双手环抱宝宝，感受宝宝的心跳，这对妈妈而言是一种无与伦比的幸福。初次生娃的妈妈很可能不知道怎么正确抱宝宝，也会害怕自己照顾不好宝宝。没有关系，下面一起来学习最安全、最专业的宝宝抱法。

双手抱

宝宝刚出生时，脖子还不能支撑住头部，单手抱会非常危险。妈妈应该用一只手固定宝宝脖子，防止头部摇动；另一只手托住宝宝的臀部。防止宝宝的头部往后倾斜，宝宝的手臂要和背部垂直。抱起宝宝时，妈妈要保证宝宝的腰部伸展开，确保宝宝身体呈水平状态。

抱宝宝最基本的方法就是一只手托住宝宝的头部，一只手托住宝宝的臀部。不要让宝宝的身体朝一侧倾斜。这种姿势，随时能看到宝宝的表情，和宝宝眼神交流。宝宝趴着时，妈妈可以一只手托住宝宝的胸部，另一只手托住宝宝的臀部慢慢抱起来。注意不要让宝宝的头部向下。

竖直抱法

出生 3 ~ 4 个月前，宝宝的脖子还不能支撑头部，这个时候最好不要竖直抱着宝宝。此时宝宝的内脏也没有完全移动到正确的位置上，因此不要竖直抱着宝宝，也不要长时间背宝宝。妈妈可以先用一只手托住宝宝的臀部，另一只手托住宝宝的头部和脖子，托起宝宝后，让宝宝依靠在妈妈的肩膀或者脸部。这也是喂奶后让宝宝打嗝的姿势。

单手抱法

等宝宝脖子可以支撑住头部后，再尝试单手抱。单手抱时，要让宝宝跨坐在妈妈的腰部，用手托住宝宝的腰部或胸部。

1 托住宝宝的脖子和臀部（如图1）。　　3 将宝宝依靠在胸部上（如图3）。

2 慢慢抱起宝宝（如图2）。

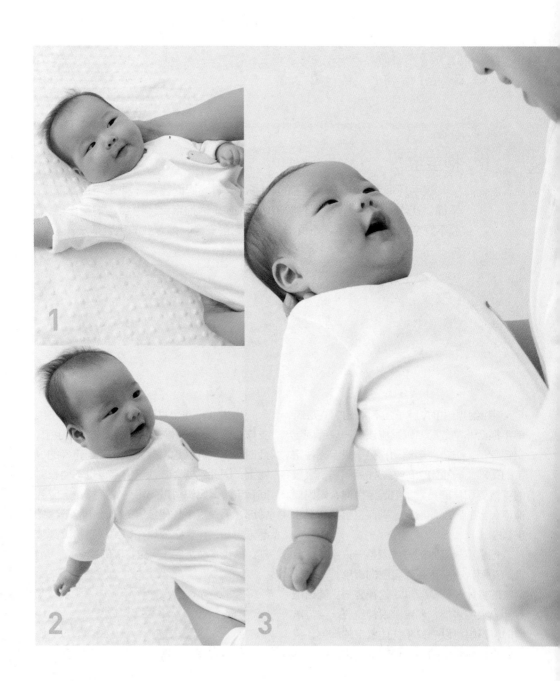

从背面抱宝宝的方法

1 双手托住宝宝的脖子和腹部（如图1）。

2 慢慢抱起宝宝，同时转动宝宝（如图2）。

3 再双手抱住宝宝（如图3）。

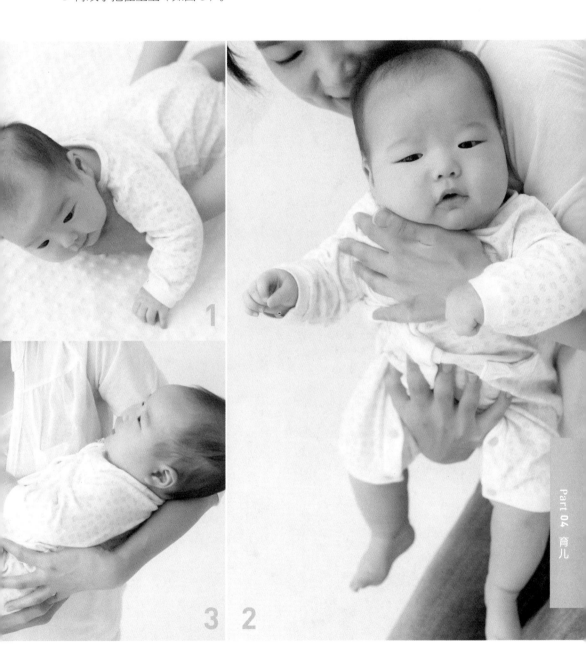

Part 04 育儿

放下宝宝的方法

1 展开手，托住宝宝的脖子和臀部（如图1）。

2 慢慢放下宝宝（如图2）。

3 松开手（如图3）。

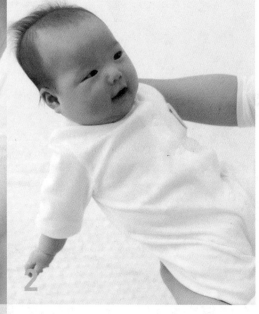

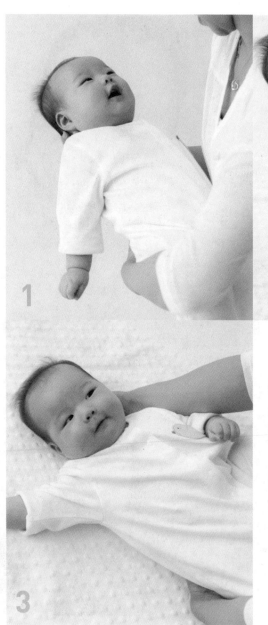

放下宝宝的要领

　　放下宝宝与抱起宝宝一样，一定要非常小心。让宝宝依靠在妈妈的肩膀处，一只手托住宝宝的脖子和头部，另一只手托住宝宝的臀部，慢慢放下宝宝。放下时，先让臀部着床，再慢慢松手。然后用这只手去扶宝宝的头部，另一只手慢慢松开，避免碰到宝宝的头。

使用婴儿背带

使用婴儿背带最大的优点是能将妈妈的心跳传递给宝宝，以稳定宝宝的情绪，促进宝宝的情感发育。还能解放妈妈的双手，轻松喂宝宝喝奶。妈妈可以一边抱宝宝一边干家务。

把宝宝抱在前面，让宝宝双腿跨在妈妈腹部上。这样会挡住妈妈视线，看不见脚下的路，特别是上下楼梯时，需要多加小心。如果宝宝的脖子不能支撑住头部，记得使用保护板支撑宝宝的脖子，调整宽度确保宝宝舒适。若宝宝的脖子能支撑住头部，应取下保护板，再重新调整宽度。

用背带背宝宝时，先让宝宝躺下，将宝宝的双腿穿过座位，调整好宽度和高度。之后系好肩部的安全带，确定宝宝的手脚是否都露出在外面，再用双手托起宝宝。将宝宝放在妈妈胸部以上的位置，然后再次确定宝宝肩部处的安全带是否系好。位置太低或者带子太松，会加重妈妈腰部的负担。

使用襁褓

外出时，会使用这种物品。它能完全包裹住宝宝的背部，妈妈的体温能传递给宝宝，有利于稳定宝宝的情绪。襁褓是棉质材料，通过简单的手洗就能清洗干净。对于那些脖子不能支撑住头部的宝宝，会非常危险，不建议使用襁褓背宝宝。如果宝宝头部被包裹住，会导致宝宝呼吸困难，妈妈一定要注意。另外，不要长时间背宝宝，防止宝宝腿部发麻。

婴儿背带使用法

1 给宝宝套上背带（如图1）。

2 确定宝宝姿势，系好肩膀处的安全带（如图2）。

3 系好固定器（如图3）。

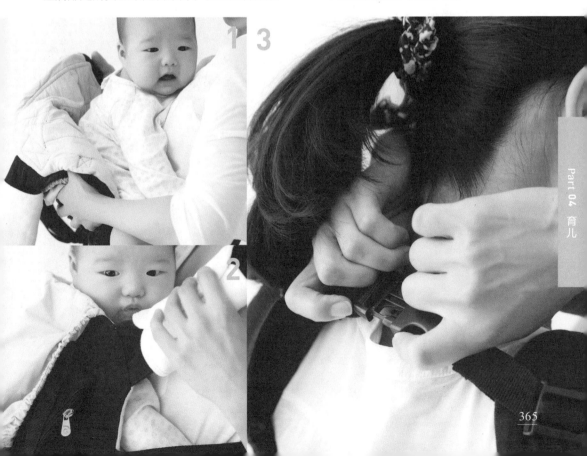

襁褓使用方法

1 托住宝宝的背部和头部，背起宝宝（如图1）。

2 包裹上襁褓（如图2）。

3 将襁褓托住宝宝的臀部（如图3）。

4 系好襁褓（如图4）。

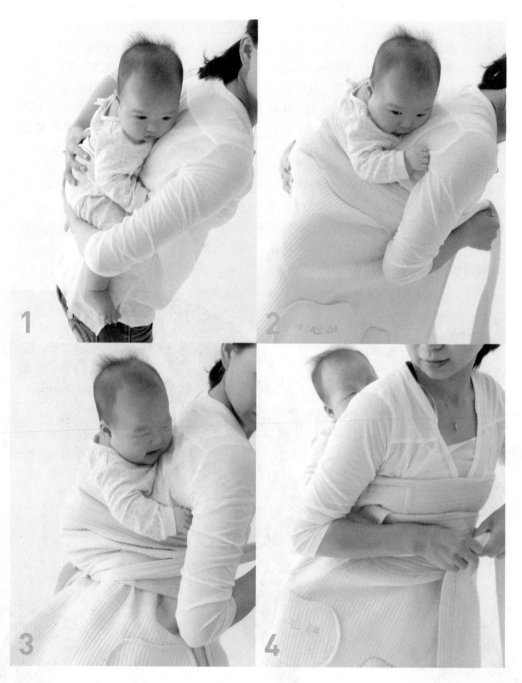

Step 02 换尿布

一般一天换 15 ～ 20 次尿布。湿湿的尿布会导致宝宝臀部皮肤发生炎症，所以尿布湿后要立即更换。怎样挑选尿布和清洁尿布呢？

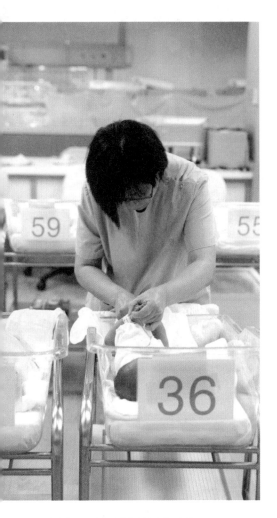

方便、吸水性好的纸尿布

相比于布质尿布，纸尿布的吸水性更好，宝宝小便后也不需要随时更换。如果妈妈因纸尿布吸水性好而长时间不换尿布，也会导致宝宝的臀部皮肤发生炎症。选择尿布时，妈妈可以先买多种款式让宝宝尝试，或者咨询有经验人士寻求建议。如果宝宝常出斑疹，有可能是尿布的问题，应该及时更换。

纸尿布的种类

纸尿布主要有一字形尿布和纸尿裤，其中纸尿裤又分为粘贴型和穿戴型。一字形尿布相比于纸尿裤价格更便宜，适合活动量小、尿量少的宝宝。对于活动量大、尿量大的宝宝，建议选择粘贴式的纸尿裤。购买时要仔细检查尿布的粘贴力、透气性和腰部的弹力。这种类型的尿布建议在宝宝学习走路时再使用。

使用纸尿布时的注意事项

市面上所售的尿布虽然都是小型的，但是各个品牌之间会存在差异。在脐带还没有脱落之前，不要挤压宝宝的肚脐，尽量将带子系在肚脐以下，腰带也不要系得太紧。穿尿布时，要确定背部是否贴紧，防止小便流出。另外穿尿布时，要保证宝宝坐下时尿布上升到宝宝肚脐以上，站起时要给宝宝的双腿留有空间。

大便后，要分开处理纸尿布和宝宝的大便。可以利用尿布两侧的带子，将尿布绑成圆形，减小体积。

Part 04 育儿

穿纸尿布的方法

1 摊开尿布，放在宝宝臀部下方（如图1）。

2 将尿布前侧贴在宝宝两腿间（如图2）。

3 粘贴好尿布的两侧（如图3）。

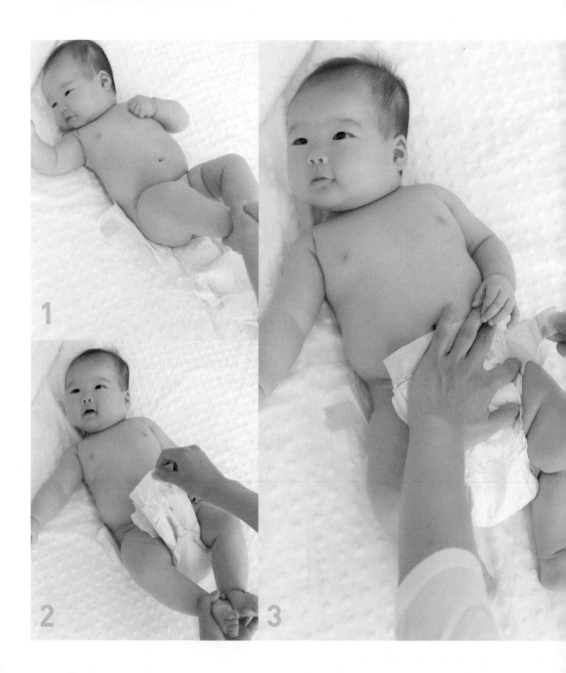

脱纸尿布的方法

1 撕开两侧的胶带（如图 1 ）。

2 清洁大便（如图 2 ）。

3 取下纸尿布（如图 3 ）。

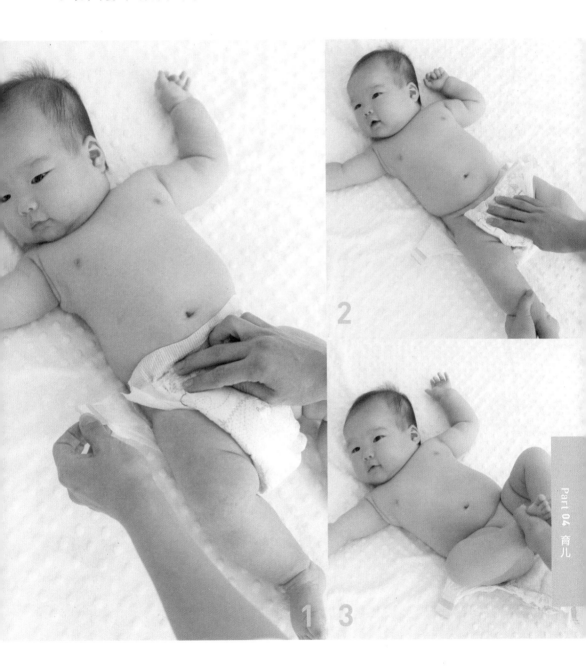

透气性良好的布质尿布

宝宝的皮肤比较脆弱,建议使用布质的尿布。与纸尿布相比,布质尿布的透气性更好,不会让宝宝的臀部皮肤发炎。另外使用布质尿布,大小便弄湿尿布后,宝宝会大哭,这是宝宝发出要换尿布的信号。这种尿布还能降低汗渍造成皮肤问题的概率。清洗布质尿布时,要用热水煮沸消毒。布质尿布的吸水性较差。

根据宝宝的发育情况,大小便的次数和量都存在差异。因此,要根据宝宝的生长情况,准备大小不同的尿布。出生2~3个月前,宝宝大小便的量比较少,但是次数较多,建议准备15~20张小的尿布。等到宝宝大小便规律、量增多后,可以交替使用大小尿布。

穿布质尿布的方法

1 展开尿布,放在宝宝的臀部下(如图1)。

2 系上尿布两侧的带子(如图2)。

3 套上尿布的盖子(如图3)。

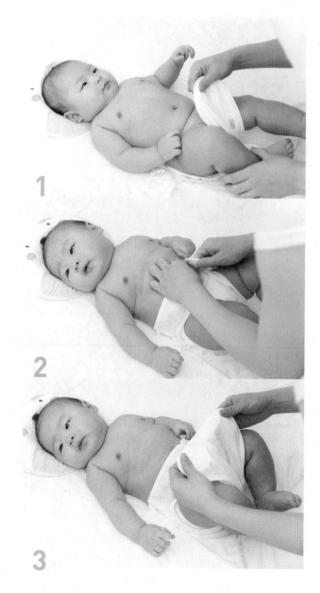

脱布质尿布的方法

1 朝前侧打开尿布（如图 1）。

2 小心解开尿布两侧的带子（如图 2）。

3 取下尿布（如图 3）。

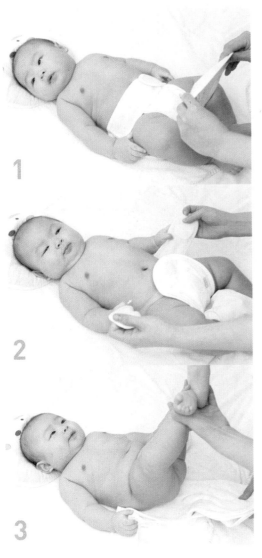

如何根据性别选择尿布

换尿布并没那么简单。如果尿布的穿戴方法出错，宝宝的大小便会流出，导致皮肤发炎。穿尿布之前，要保证宝宝臀部和生殖器周围干净、干燥，降低皮肤出现疾病的概率。穿尿布时，

先用手抬起宝宝的臀部，将尿布铺展在宝宝的臀部下面。抓住宝宝的脚踝铺尿布时，容易导致关节脱臼，一定要注意。确保宝宝双腿舒适，向上盖好尿布的前部分，穿上尿布。穿纸质尿布时，宝宝的小便会刺激皮肤，不要将尿布盖超过肚脐，防止刺激肚脐。

给男宝宝换尿布的方法

帮男宝宝换尿布时，经常会出现宝宝拉尿的情况，应该先脱尿布的后部分。清洁臀部时，先清洁宝宝的肛门，再仔细清洁生殖器以及腹股沟部位。穿尿布时，尿布的前部分要厚一些，并且要包裹住阴囊，这样可以提高小便的吸收率。

给女宝宝换尿布的方法

女宝宝大小便后，要仔细清洁女宝宝的生殖器、尿道、肛门，才能防止阴道和尿道感染。尿道处容易被细菌感染，要仔细清洁尿道的前后侧。清洁时，不用清洗生殖器的内侧，大阴唇内侧即使出现白色分泌物也不需要清洁。新生儿会像生理期一样，在尿布上留下血液和分泌物，这是由于妈妈激素影响导致的，无须担心。

清洗布质尿布的方法

不要尿布一湿就去清洗，可以积累到一定数量后再一次性清洗，一天洗 2～3 次。那些沾有大便的尿布，如果就那样放着会发出臭味，会导致细菌繁殖，应该先在马桶内将大便清洗干净，再堆放起来。把尿布长时间放在水里浸泡，会引起细菌增殖，导致宝宝臀部出现斑疹和炎症。建议妈妈不要将尿布放在水里浸泡 5 小时以上。

洗好后，要用沸水消毒。如果嫌沸水消毒太麻烦，也可以将尿布晒在阳光下消毒杀菌。尿布上有汗渍或者斑渍时，可用漂白剂或者柔顺剂清洗，减少对宝宝皮肤的刺激。在阳光好的夏天和秋天，尽量将

尿布晒在有阳光的地方。在冬天或者梅雨季节等阳光不好的时候，可以使用熨斗，给尿布干燥和杀菌。

洗布质尿布的方法
1 初洗（如图1）。
2 放入洗涤液（如图2）。
3 用手揉搓（如图3）。
4 漂洗几次（如图4）。

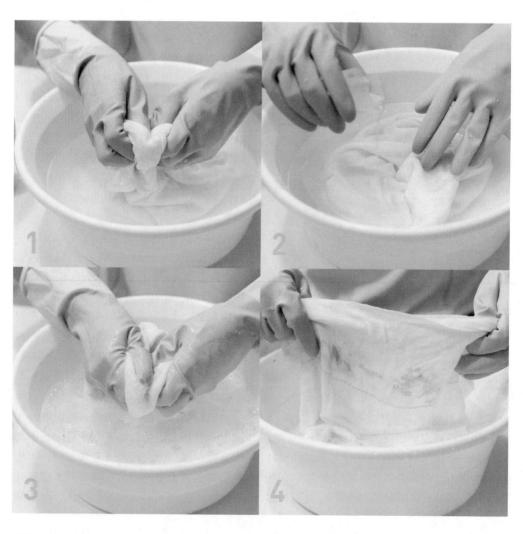

洗澡

　　洗澡不仅能清洁身体，也能缓解宝宝的紧张和烦躁情绪，促进身体血液循环、调整情绪，有助于睡眠。不是每个妈妈天生就会给宝宝洗澡，尤其没有生娃经验的初产妇更不知如何给宝宝洗澡。其实了解一下给宝宝洗澡的方法，这事就变得简单轻松了。

给宝宝洗澡时的注意事项

一周洗澡 2 ~ 3 次

　　即使宝宝没有特别脏，一周也要洗澡2 ~ 3次。对于那些容易出汗或者经常吐奶的宝宝，洗澡次数要增加1 ~ 2次，并不意味着每天都要洗。给讨厌水的宝宝洗澡很困难，妈妈可以每天用温水给宝宝擦拭身体，去除宝宝皮肤的油分，保持皮肤干燥。如果宝宝呕吐或者严重感冒，暂时不要洗澡。

浴室保持温暖

　　可以在阳光较强烈的早晨10点到下午2点之间给宝宝洗澡。夏天沐浴水温维持在38℃，秋天沐浴水温维持在40℃。给宝宝洗澡之前，妈妈用手测试一下水温。浴室的温度也非常重要。夏天没什么问题，其他季节尽量将室内温度调高一些，保持在24 ~ 26℃之间。给宝宝洗澡时，要关紧门窗，防止进风，提前准备好沐浴时所需要的物品。每天在固定的时间给宝宝洗澡，让宝宝养成规律的生活习惯。洗澡时间尽量保持在5 ~ 19分钟，防止宝宝感冒。宝宝出生2个月之前，尽量不要使用肥皂。另外，不要使用沐浴毛巾，妈妈用双手给宝宝洗澡按摩即可。

穿好衣服后，再给宝宝肚脐消毒

　　宝宝的脐带在出生1 ~ 2周后会脱落，最晚也会在1个月后脱落。脐带脱落之前，最好不要给宝宝洗全身浴，沐浴之后一定要给肚脐消毒。如果在宝宝裸体情况下给肚脐消毒，可能会降低宝宝体温，建议先给宝宝穿好衣服再进行消毒。

跟着做，洗澡会变得非常简单

　　脐带脱落前后，给宝宝洗澡的方法也不同。应该用毛巾蘸取热水，擦拭宝宝身体。脱落之后，再洗全身浴。洗澡之前，妈妈要准备好所需物品。

非全身浴

　　在脐带脱落之前，细菌会进入宝宝肚脐，引起细菌感染。因此，不建议此时给宝宝洗全身浴。

　　1 让宝宝穿着上衣或者用毛巾包裹住宝宝腹部，防止肚脐沾到水。

　　2 用手掌或者毛巾，蘸水后给宝宝洗脸。在2个月之前，如果宝宝不是非常脏，不要使用肥皂，防止刺激眼睛。

　　3 将宝宝竖直抱住，用手蘸水后清洗宝

宝头部，然后用毛巾擦干。

4 慢慢脱下宝宝衣服，从双臂到双腿到手指和脚趾，用毛巾仔细擦拭宝宝的身体。

5 让宝宝躺在毛巾上，擦干宝宝身上的水。仔细擦干腋下等部位的水。

6 取下宝宝的尿布，清洁宝宝臀部、生殖器、双腿等部位，擦干水后，帮宝宝换上尿布。

全身浴

洗澡之前，用体温计测量宝宝体温。如果宝宝体温超过 37.5℃，出现咳嗽或者流鼻涕症状，或者情绪不佳时，不要给宝宝洗澡。另外，在喂奶前后 30 分钟到 1 小时期间，宝宝的身体状况不好，避免全身浴。若洗澡时间过长，宝宝可能会感冒，洗澡时间尽量控制在 5 ~ 10 分钟。

1 在浴槽内放一半的水，用手测试水温。若用温度计测量，水温应该在 38 ~ 40℃之间。脱下宝宝衣服，用毛巾包裹住除头部之外的身体部分。

2 将宝宝放入浴槽之前，先用毛巾擦拭宝宝的眉毛、眼睛、鼻子、颧骨、下巴、脖子等部位。用纱布清洁宝宝嘴巴内的母乳或牛奶。

3 用一只手固定住宝宝的身体，将宝宝头部稍微后倾，开始清洁宝宝的头部，防止肥皂进入宝宝眼睛内。用扶宝宝脖子的手的拇指和中指堵住宝宝的耳朵，防止水进入。由于宝宝的体温容易下降，清洗完头部后，要尽快放入浴槽中。

4 慢慢将宝宝放入浴槽中，用毛巾依次清洁宝宝的脖子、腋下、胸部和腹部、手脚、脚掌、背部。宝宝皮肤多处会出现褶皱，一定要仔细清洗这些部位，特别是脖子、腋下、手指和脚趾、腹股沟等部位。记得清洁男宝宝的睾丸和女宝宝的阴唇。

5 旋转宝宝的身体，用手托住宝宝的胸部，固定住宝宝，再开始清洁臀部和背部。

最后用温水，重新擦拭一遍。

6 将宝宝抱出浴槽，放在毛巾上，擦干宝宝身上水分。仔细擦干宝宝身体有褶皱的部位，防止皮肤发炎。用乳液或者精油等保湿剂涂在宝宝身上，最后给宝宝穿上尿布和衣服。

使用布质毛巾的非全身浴

1 清洗脸部（如图 1）。
2 清洗胸部和手臂（如图 2）。
3 用毛巾擦干水（如图 3）。
4 脱下上衣，清洗背部（如图 4）。
5 清洁腿部（如图 5）。

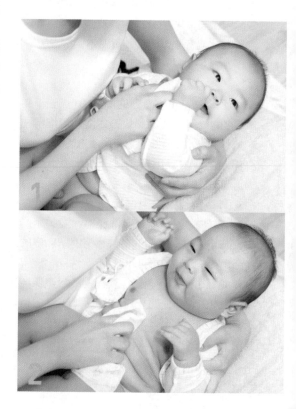

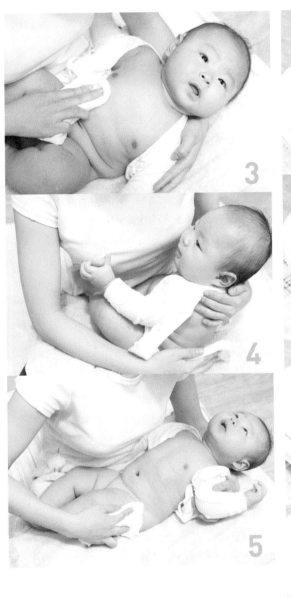

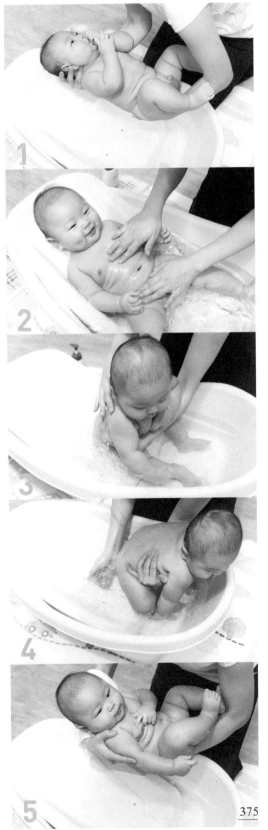

全身浴

1 将宝宝放入浴槽（如右图1）。

2 清洁脖子、腋下、手脚等部位（如右图2）。

3 清洁背部（如右图3）。

4 清洗腰部和臀部（如右图4）。

5 将宝宝抱出浴槽（如右图5`

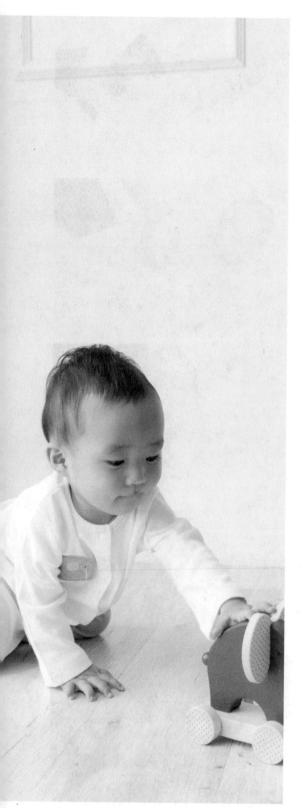

洗澡后

涂抹保湿剂

洗澡后，用毛巾擦干宝宝身上的水分，然后用宝宝精油按摩全身。宝宝精油能防止皮肤流逝水分，减少外部的刺激，起到保护皮肤的作用。也可以用乳液按摩宝宝全身。

清洁耳朵和鼻子

给宝宝穿好衣服之后，用毛巾小心地清洁宝宝耳朵和鼻子内的水分和异物。耳朵内的异物一般会自然地流出耳外，可以不清洁。若非常脏，用棉签清洁宝宝的耳朵。宝宝鼻子内的异物，洗澡时也会自然地流出，不需要特意去清洁。情况稍微严重者，可以用湿毛巾或者棉签，小心地清洁宝宝鼻孔周围。

剪手指甲和脚趾甲

宝宝睡觉时或者洗澡后，是最适合帮宝宝剪手指甲和脚趾甲的时间。一般一周要剪1~2次手指甲，一个月剪1~2次脚趾甲。平稳握住宝宝的手指或脚趾，然后开始剪。注意手指甲和脚趾甲不要剪得太深，否则会引起炎症哦。

喝母乳或者温水

洗澡后，身体会流逝水分，宝宝会口渴，可以提前准备好母乳或者温水给宝宝喝。这样能够维持宝宝的体温，稳定宝宝的情绪。

穿衣服

宝宝自我调节温度的能力还不完善，妈妈需要根据环境温度，给宝宝穿合适的衣服。秋天要选择保温较好的材料，夏天要选择吸汗性能较好的棉料。尽量选择前开式的衣服，方便更换。

给宝宝洗澡时的注意事项

大部分宝宝衣服的标记都贴在衣服外面，如果贴在衣服里面，妈妈要提前剪掉，因为化纤料标记会刺激宝宝皮肤，引起各种皮肤问题。清洗新衣服时，直接用水清洗即可。换衣服时，要保持室内温暖，换衣服的速度要快。内衣和外衣要选择方便的款式。

根据宝宝的出生月份选择衣服

0 ~ 3 个月，简单的婴儿衣

刚出生的宝宝大部分时间都待在温暖的房间内或躺在被子里，只需穿简单的婴儿衣就足够了，也可以给宝宝穿婴儿连衣裙。夏天可以给宝宝穿一件上衣，再裹一条毛巾。

早晨、晚上或者喂奶时，宝宝可能会吹到风，这时要根据季节，给宝宝穿上合适的外衣。外出时，一定要给宝宝穿袜子。1 个月大时，宝宝比较活泼，建议穿那种连体的衣服。提前准备宝宝宇宙服，待宝宝 6 个月大时再穿。

4 ~ 6 个月，宇宙服

这段时间，宝宝醒来会舞动手脚，非常活泼。给宝宝穿上宇宙服，防止他（她）在活动过程中露出肚脐等身体部位。根据需要选择腰部有纽扣的款式，方便连接上下衣服。早晨、晚上或者外出时，妈妈要根据温度调整宝宝的外衣厚度。

7 ~ 12 个月，选择易于更换、活动方便的款式

此时宝宝更加活跃。不只夏天，在凉爽的季节里，由于宝宝经常活动，也会流许多汗。因此，要选择吸汗性能好、易于更换的款式。上下衣独立的款式就非常不错，汗水浸湿上衣或者小便浸湿下衣时，可以单独更换。可以根据季节选择纯棉或者纯羊毛的材料。夏天不用穿内衣，穿一件上衣即可。早晨或者晚上温度较低，一定要穿好内衣，让宝宝维持体温。

上衣穿法

1 将衣服铺在被子或者床上，将宝宝放在衣服上。一只手拿着衣服袖口，一只手抓住宝宝的手，将宝宝的手插入袖口，再从外侧抽出。

2 从上到下系好衣服的纽扣。这种款式的衣服虽然比较方便，但要小心宝宝趴着时，会不会伤到宝宝。衣服稍微宽松一点。

3 宇宙服，要从裤裆处朝两侧开始系纽扣。

纽扣衣服的穿法

1 将宝宝手臂插入袖口（如图1）。

2 系好上身的纽扣（如图2）。

3 系好下身的纽扣（如图3）。

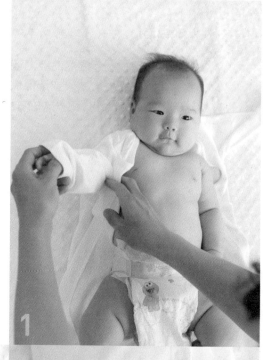

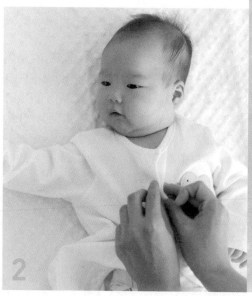

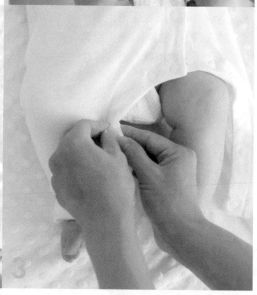

长袖衬衣的穿法

1 将双手伸入衣服的领口，撑大后从宝宝头部套入。套的过程中不要弄伤宝宝的鼻子和耳朵。

2 将一只手伸入袖口，另一只手抓住宝宝的手臂，将宝宝的手从袖口中拉出。调整领口。

3 最后整理衣服。

穿衬衣的方法

1 从宝宝头部套入衣服（如图1）。

2 将宝宝双手穿过袖口（如图2）。

3 整理衣服（如图3）。

穿裤子的方法

1 一只手抓住宝宝的腿，一只手抓住裤裆处，将宝宝的腿部穿入裤子。

2 两腿穿好后，慢慢提升到臀部，一直到腰部以上。裤子的腰带会导致宝宝的皮肤出现炎症，因此要将上衣放在裤子内。

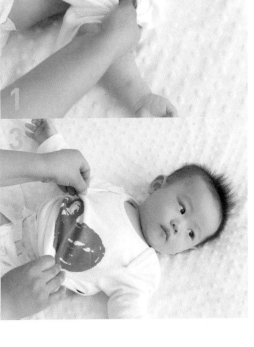

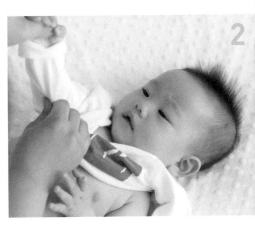

脱上衣的方法

1 慢慢地抽出宝宝的一只手（如下图1）。

2 抽出另一只手（如下图2）。

3 向上脱下上衣（如下图3）。

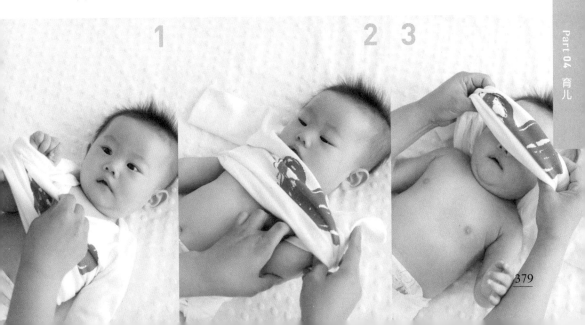

舒适的睡觉环境

刚出生的宝宝一天要睡 18 ~ 20 个小时，给宝宝提供一个舒适的睡眠环境非常重要。睡觉期间，宝宝的身体会慢慢发育，头部也会左右摆动。如何给宝宝提供一个舒适的睡眠环境？一起来了解一下。

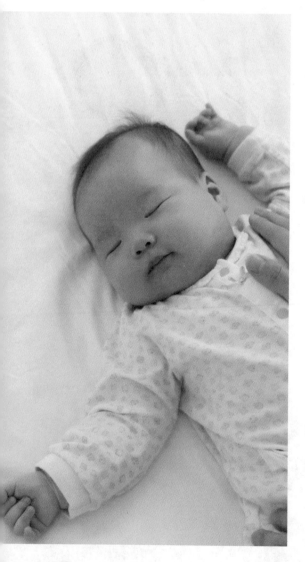

妈妈陪伴是宝宝最好的睡眠环境

宝宝最好的睡觉场所就是妈妈陪在身边。睡觉时，妈妈可以将宝宝放在身边，给宝宝提供一个舒适的环境。别让宝宝睡在窗户边上或者墙边，这些地方容易进入冷空气，影响宝宝的健康。若睡在墙边时，宝宝转动时容易碰撞到墙壁，一定要保证宝宝睡觉时有足够的空间。

不要把电视、收音机等会发出强烈声音或者光线的电器放在宝宝旁边，这些因素都会影响宝宝睡觉。若妈妈有睡觉不关灯的习惯，尽量让光线照射到宝宝的侧面或者腿部，不要照射到脸部，并且光线要调得暗一些。日常生活中的电器，都会散发出对人体有害的电磁波，宝宝睡觉时要尽量远离这些电器。

睡眠时的温度和湿度

太热或者太冷，宝宝都无法入睡，需要调节好宝宝睡觉时的室内温度和湿度。无论是什么季节，将室内温度维持在 20 ~ 25℃ 之间是最理想的温度。室内温度是指宝宝主要活动空间内的温度。即使是冬天，也不需要将室内温度调得非常高，尽量保证室内外温差不超过 5℃。

无论是在什么季节，最合适的湿度是

50% ～ 60%。若一直使用加湿器，会增加室内灰尘的含量，引起皮肤过敏、鼻炎等症状。在使用加湿器时，一定要经常检查湿度是否已经合适。使用加湿器保证室内湿度很平常，如果觉得清洗加湿器很麻烦，可以把衣服晒在室内，增加湿度。睡眠时使用空调或者加湿器，一定要注意不要将风直接对着宝宝吹。

宝宝躺下的方法

平躺

传统习惯是让宝宝平躺在床上。宝宝平躺时，妈妈能随时观察宝宝状况，一旦出现问题，能立即做出相应反应。宝宝醒来后也能立刻找到妈妈，能有效稳定宝宝的情绪。躺着时，宝宝的下巴呈半月状发育，能给牙齿生长提供充足的空间。

在宝宝脖子能支撑住头部之前，若头部一直保持一个方向，会导致宝宝的后脑勺变得扁平。睡觉时偶尔更换方向，能避免这种情况发生。

趴着

有些爸爸妈妈为了让宝宝的脸型更好看，会让宝宝趴着睡。由于人体的心脏在前侧，趴着睡，有助于血液流入心脏，促进血液循环。宝宝之前在妈妈肚子里一直蜷缩着，出生后让宝宝这样睡，有利于宝宝睡眠。宝宝的生长速度也比较快，一般在出生后2个月，脖子就能支撑住头部。睡觉时宝宝也不会踢被子，可以降低宝宝感冒和腹泻的概率。

在宝宝脖子还不能支撑住头部时，趴着睡容易堵塞宝宝鼻孔，甚至导致宝宝死亡。因此，爸爸妈妈要经常在旁边守护。

让宝宝躺下的方法

1 让宝宝平躺在身边（如下图）。

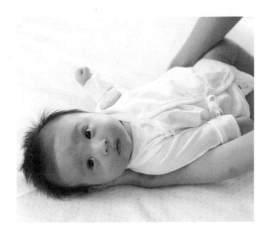

2 盖上毛巾或者毯子（如下图）。

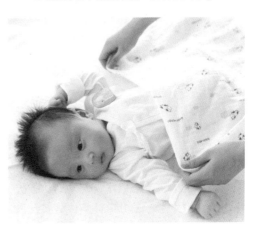

Chapter 3

母乳和奶粉

为什么要母乳喂养？

奶粉再好也比不上母乳，没有什么能比母乳更适合宝宝。或许对母乳不了解的我们会不赞同这种说法，但随着我们对母乳的进一步了解，会发现母乳是妈妈和宝宝最好的选择。下面我们来了解一下，母乳的优点和母乳喂养方法。

对宝宝的好处

易于消化，最有营养

母乳能给宝宝提供水分、乳糖、脂肪、蛋白质、维生素、无机物等多种营养元素，并且易于吸收。母乳的浓度会根据宝宝的喜好自动调节，随着月数增加，其营养成分也会相应发生改变。因此，相比于奶粉，喝母乳的宝宝打嗝比较少，消化好，呕吐比较少。另外，大便的气味比较轻，排便比较通畅。

母乳是宝宝的第一种疫苗

与奶粉相比，喝母乳的宝宝患病次数较低。母乳是宝宝的第一个疫苗，能起到预防疾病的作用。特别是出生后一周内生成的初乳，其中含有丰富的免疫成分，妈妈一定要让宝宝吃。这种免疫效果对早产儿更加重要。相比于母乳，喝奶粉的宝宝患有肠炎、脑膜炎、中耳炎、尿道感染、肺炎的概率要高出

2 ~ 5 倍。

母乳最有利于宝宝大脑发育

喝母乳的宝宝，头脑也更加聪明。母乳中含有宝宝大脑和神经发育所必需的 DHA、氨基酸等元素，可以极大促进宝宝大脑、视网膜以及神经组织的发育。与奶粉中掺有的 DHA 不同，母乳中的 DHA 和其他元素在比率上达到了完美的配合，极大提高吸收率。一般喝母乳的宝宝，都具有较高 IQ 和认知能力。

降低过敏和患糖尿病的概率

母乳是妈妈体内自然形成的东西，和牛奶相比，过敏反应自然会低很多。相比奶粉，喝母乳的宝宝较少出现皮肤炎、气喘等过敏症状。但是要持续喝母乳 6 个月以上，效果才会比较明显。连续喝母乳 2 个月以上，可以降低 50% 糖尿病的发病率。

预防肥胖

出生后 4 个月之前，无论是喝母乳还是喝奶粉，宝宝的体重都会差不多。出生后 4 ~ 12 个月之间，喝奶粉的宝宝在身高上不会出现差异，但是体重会重很多。宝宝每一次都会把奶瓶内的牛奶全部喝完，这样容易造成过食，提高肥胖的概率。母乳中含有一类叫做脂联素的蛋白质，能促进脂肪分解，这样一来，即使宝宝长大了也能预防肥胖。喝母乳需要花费宝宝更大的力气，有效控制了宝宝的喝奶量。

稳定情绪，增进妈妈和宝宝的感情

刚出生的宝宝非常不安，这时将宝宝抱在怀里，听着妈妈的心跳声，喝着母乳，让宝宝感受与子宫内一样的环境，能有效稳定宝宝的情绪。母乳喂养可以和宝宝有充分的身体接触和情感交流，有助于宝宝感情的发育。在这个过程中，妈妈能够获得自信，增进和宝宝之间的感情。

对妈妈的好处

加快产后恢复

喂宝宝喝母乳，会促进妈妈体内分泌催乳素，促进母乳分泌，有助于子宫收缩和产后止血。另外，喂奶时分泌的脂联素能诱发妈妈的母爱，缓解妈妈的压力，预防产后抑郁症。怀孕期间增加的体重也能在喂奶期间慢慢减少。喂奶期间需要消耗大量的能量，也可以消耗掉怀孕期间积累的脂肪，有助于产后减肥。

避孕以及预防乳腺癌、卵巢癌

妈妈一直母乳喂养宝宝，在 6 个月之前，能起到 98% 的避孕效果。喂奶能避免调整生理周期的激素出现异常，降低乳腺癌的概率，也能抑制排卵，降低患卵巢癌的概率。

喂母乳的妈妈骨骼也比较坚硬，出现骨质疏松的情况也比较少。

便捷、经济的方法

给宝宝喝奶粉，需要烧水、泡奶粉，还要注意奶瓶的卫生问题，非常麻烦。但是母乳喂养就方便得多，可以不用担心卫生问题。另外相比奶粉，母乳喂养的价格也便宜，并且能减少患疾病的概率，降低医疗费。

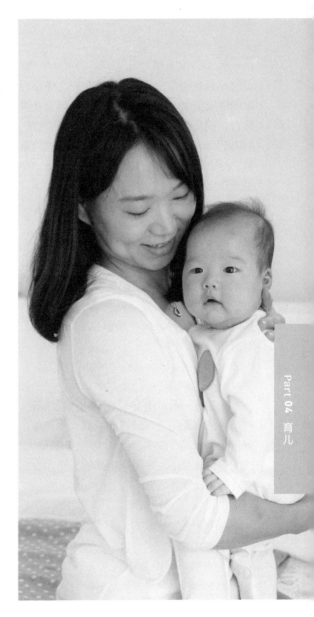

喂母乳的正确方法

喂母乳时需要掌握正确的方法。分娩前，妈妈应该接受相关教育，做好充足准备，宝宝出生后即使出现异常，也能正确地喂宝宝喝母乳。下面一起来看母乳喂养的正确方法吧。

基本原则

尽早给宝宝喂母乳

尽量在宝宝出生后 30 分钟到 1 个小时之间喂宝宝喝母乳。妈妈在产前要接受相关教育，积极寻求医院的帮助。若是剖宫产，妈妈的身体至少要经过 2 ~ 3 天才能恢复正常，这段时间内喂母乳比较困难。因此，尽量选择自然分娩。

宝宝想喝时，就给宝宝喝

出生后 1 ~ 2 个月内，只要宝宝肚子饿，就给宝宝喝母乳。熟睡中突然醒来、手脚乱动或者一直舔嘴唇，这都是宝宝肚子饿的信号，应立刻给宝宝喂母乳，别等到宝宝哭，那就晚了。妈妈应该经常留意宝宝的状况，及时喂母乳。

一天喂奶 8 ~ 12 次

新生儿一般每隔 1 ~ 3 个小时就要喝奶。这是给宝宝提供充足营养的时期，也是促进妈妈分泌母乳的时期。经常喂宝宝喝奶，能促进母乳分泌。一般新生儿睡 4 个小时以上，醒来后就要喂奶。晚上也是如此。

一侧乳房喂奶 10 ~ 15 分钟就足够，交换着喂

一次喂奶只需要让宝宝在一侧乳房喝 10 ~ 15 分钟就足够了，然后换另一侧乳房再喂，同样 10 ~ 15 分钟即可。下一次喂奶，从上一次喂奶的乳房开始，然后交替，保证两侧均匀，这样能促进妈妈分泌母乳。

只给宝宝喝母乳

母乳在宝宝吸吮的时候才会出来，所以前期喂奶的次数非常重要。第一天，初乳可能连 50 毫升都不到，但是 5 ~ 7 天后，会增加到 500 ~ 700 毫升。刚开始时，如果妈妈因母乳比较少而让宝宝喝别的食物，并降低喂奶次数，这样，妈妈会渐渐分泌不出母乳。在宝宝出生后的几天内，即使喝少量的母乳，也能获得足够的营养，因此无须担心。只要不是因为医学上的要求，建议不要给宝宝喝奶粉、水、糖水等食物。

采取混合喂奶，即使妈妈生病了也能喂母乳

在医院或者调养院中可能会喂宝宝喝奶粉，大部分情况下都是喂宝宝喝母乳的。随着喂奶次数增多，妈妈的母乳分泌量也会增加，宝宝也会熟练喝母乳。除了特殊情况外，即使妈妈患有疾病、在服用药物，也要给宝宝喂母乳。如果出现 HIV 感染、早期 CMV 感染、早期 HBV 感染、败血症、活动性结核、肠伤寒、乳腺癌、疟疾等症状时，要停止喂母乳。在不清楚病情的情况下，妈妈不要人为停止喂母乳，应该咨询医生后再做决定。

喂母乳时的注意事项

不要挤出母乳给宝宝喝

由于医学上的原因，导致无法直接喂奶的情况，可在短时间内挤奶给宝宝喝。挤奶，不会促进母乳分泌。如果没有挤干净，随着时间流逝，母乳分泌反而会变得非常困难，最后可能会导致无法喂奶。因此，除非有特殊原因，否则不要挤奶给宝宝喝。

不要给宝宝吃五谷粉或者糖水

一般禁止给宝宝吃五谷粉。出生4个月前，给宝宝吃谷物，会导致宝宝消化出现问题，甚至会过敏。另外也不要给宝宝喝糖水，开始吃断奶食品之前，不要给宝宝喝大麦茶。

出现黄疸后要停止喂母乳

大部分新生儿都会出现黄疸症状，继续喝母乳，黄疸的数值会一直升高，并且保持很长时间。黄疸不严重时会自然好转，若症状严重，要中断喂母乳2～3天，找出发病原因。这时一定按照医生的嘱咐，停止喂母乳。同时也要想办法保证母乳不减少。

即使腹泻也不要中断喂奶

即使宝宝患有肠炎，出现腹泻，也不要中断喂奶。反而要保持正常的喂奶量，预防脱水，必要时前往医院接受治疗。

妈妈携带乙型肝炎病毒也能喂奶

即使妈妈是乙型肝炎病毒的携带者，无论是阴性还是阳性，等宝宝接种疫苗之后，也能喂奶，不会出现问题。只要在医院接受正常的治疗，妈妈即使是乙型肝炎病毒的携带者，喂奶也没有关系。

即使母乳不足，晚上也不要喂宝宝喝奶粉

产后调理，在夜晚妈妈休息时间，很多人经常会给宝宝喝奶粉。如果夜晚不让宝宝喝母乳，无法促进母乳分泌，可能会引起乳房淤血，因此即使很辛苦也不要放弃喂母乳。另外，母乳不足或者体重降低时，也不要轻易给宝宝喝奶粉。万一母乳真的不足，应该尝试多种方法促进母乳分泌，必要时咨询医生。一旦提前放弃喂母乳，就难以改变宝宝的习惯。

喂母乳的正确姿势和方法

喂母乳的姿势

摇篮式

这是最普通的喂奶方式，大部分妈妈都采用。用手肘内侧托住宝宝的头部，将乳头放入宝宝的嘴中。托住宝宝头部的同时，要托住宝宝的背部，另一只手托住宝宝的臀部。抱宝宝时，保持宝宝的脸部、肩膀、臀部呈水平位。

抱橄榄球的姿势

这种姿势适用于剖宫产后腹部疼痛的妈妈，也适用于乳房较大的妈妈。将宝宝置于妈妈的腋下，用整个手臂包裹住宝宝。将宝宝的脸部转向乳头方向，身体紧贴妈妈的身体。用手支撑住宝宝的头、脖子和肩膀，手肘托住宝宝的臀部，保证宝宝身体呈水平状态。

平躺式

妈妈累时或者晚上喂奶时，可以采用这种姿势。妈妈躺在宝宝旁边，用手托住宝宝的背部，将宝宝贴近乳头。同时，用枕头支撑住宝宝的背部。

交叉摇篮式

吃奶困难的宝宝、脖子支撑不住头部的

宝宝，以及妈妈还不熟练托住宝宝头部的情况，可以采用这种姿势。用另一侧的手臂支撑住宝宝的身体，保证头、脖子、肩膀呈水平位。将宝宝的身体靠在妈妈的身体上，将乳头放入宝宝嘴中。另一只手托住乳房，帮助宝宝吸奶。

喂奶的顺序

1 在妈妈的手臂上垫上毛巾。

2 喂奶。妈妈的手在乳房下方形成 C 字形，方便宝宝吸奶。将乳头贴在宝宝的嘴唇上，让宝宝自己咬住乳头，或者妈妈对宝宝说"啊"，让宝宝张开嘴，然后将乳头推入宝宝的嘴中，让宝宝的舌头包裹着乳晕。在宝宝吸奶时，可以压着乳房，让宝宝的下巴完全张开，同时保证宝宝的鼻子在乳房之上。如果位置不正确，无法保证乳头在宝宝的舌头上，导致喂奶不畅，使得宝宝一直咬乳头的根部，会造成伤口、出现疼痛。

3 结束喂奶。宝宝在吸奶时，口腔内的环境类似于真空。这时妈妈可用手指推开宝宝嘴巴的最上端，让空气进入，之后从侧面移开宝宝的头部。待宝宝吸奶吸到一定量，移开乳头时，宝宝会反射性地咬住乳头，容易产生伤口，一定要注意。

4 让宝宝打嗝。宝宝在吸奶的时候也会吸入空气，喂完奶后让宝宝打嗝，可促进宝宝消化，减少呕吐。让宝宝直立后，用肩膀托住宝宝的头部，轻轻拍宝宝的背部。或者让宝宝坐在腿上，一只手支撑住宝宝的头部，另一只手轻轻拍宝宝的背部。如果这样做宝宝还是没能打嗝，不要勉强。可以让宝宝吸另一侧的乳房，喂饱宝宝。

5 挤出剩下的乳汁。宝宝吃饱后，应该挤出剩下的乳汁。如果有乳汁剩下，会影响新乳汁的形成，可能造成乳房淤血和乳腺炎。

6 清洁胸部。喂奶后用温水清洁胸部，擦干水。给乳头消毒，防止污染。

喂奶（如下图）

1 将宝宝的脸颊贴在胸部上，做好喂奶的准备。

2 和宝宝对视。

3 确定宝宝是否在吸奶。

4 拔出乳头，喂奶结束。

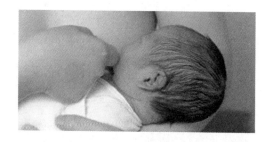

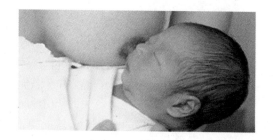

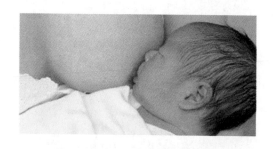

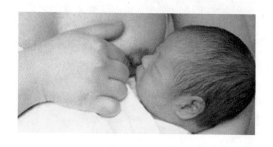

挤奶器的正确使用方法

当母乳不足时，使用挤奶器能增加母乳分泌的量。此外，职场妈妈重返职场时可以使用挤奶器，保证持续喂奶。下面来了解一些挤奶器的正确使用方法吧。

提高母乳量

喂宝宝喝奶时，若出现母乳不足，可以使用挤奶器，促进母乳分泌。宝宝喝完奶后，要用挤奶器挤出剩下的母乳，清空乳房，促进母乳分泌。使用同时能挤两侧乳房的挤奶器，效果更好。宝宝喝完奶之后，挤奶时间应该保持在 10 ~ 15 分钟。如果是双胞胎，妈妈需要给两个宝宝喂奶，而挤奶器可以挤出两人份的量。购买时，相比于市面上的挤奶器，医院内的挤奶器更加适合妈妈。

上班期间如何使用挤奶器

宝宝出生后 1 个月内直接喂奶

宝宝出生后的 1 个月内，妈妈几乎整天都和宝宝待在一起，一定要坚持给宝宝喂奶。尽量不要给宝宝喝奶粉，一天要喂奶 8 ~ 12 次。这样一来，母乳的分泌会增加，宝宝也会熟悉喝母乳，即使和妈妈分开，宝宝也能熟练地喝母乳。

上班前，熟悉挤奶器的使用方法

如果要使用电动式挤奶器，至少要在上班前 2 个星期内，渐渐增加使用次数，练习使用挤奶器挤出母乳。将挤出的母乳放入冰箱，准备好上班后几周内的量。在上班之前，预估能挤奶的时间，之前的几天就在固定的时段内挤奶，同时练习上班前和下班后直接喂奶的方法。妈妈开始上班后，在最初的 2 ~ 3 周会非常疲惫，若不熟练使用挤奶器，可以慢慢再练习。

让宝宝喝挤出的母乳

上班前的 2 周内，可以将挤出的母乳装入奶瓶内让宝宝喝。由于宝宝习惯了咬妈妈的乳头，一开始会讨厌奶瓶。建议在宝宝高兴时，尝试让宝宝喝少量的母乳；宝宝不开心时，也要尝试让宝宝喝，但不要超过 10 分钟。慢慢地，宝宝喝母乳的量会增加，次数也会变多，在最后几天，即使妈妈不在，也能用奶瓶喂宝宝喝奶。

保存好挤出的母乳

从上班 2 周前开始，妈妈应该挤出母乳保存好，以应对妈妈母乳突然减少或者上班后无法挤奶的情况。将挤出的母乳装入保鲜膜中，标记好时间、容量之后立即放入冰箱。母乳在冷冻室中能保存 3 ~ 4 个月，在冷藏室中能保存 24 小时，在室温下能保存 8 ~ 10 小时。冷藏或者冷冻保存的母乳，要用温水将母乳的温度提升到和体温差不多时，再给宝宝喝。不要将喝剩下的母乳，再放入冰箱内保存。冷冻后的母乳融化后，母乳内的脂肪会发生分解，导致母乳看起来像混有异物一样，这并没有问题，稍微摇晃后就能给宝宝食用。

建议使用电动式挤奶器。首先阅读使用说明书，将强度调到适中后再使用。使用前，乳头和挤奶器的入口成一直线，并保持水平。建议两侧的乳房同时挤，持续 10 ~ 15 分钟，保证不剩下母乳。结束后，用手再挤一下，确定没有剩余。如果使用挤奶器时出现疼痛，可能是挤奶器的性能不好或者挤奶器的压力过大导致的。另外，挤奶器的入口和乳房大小不匹配或者使用时间较长，也会导致疼痛。

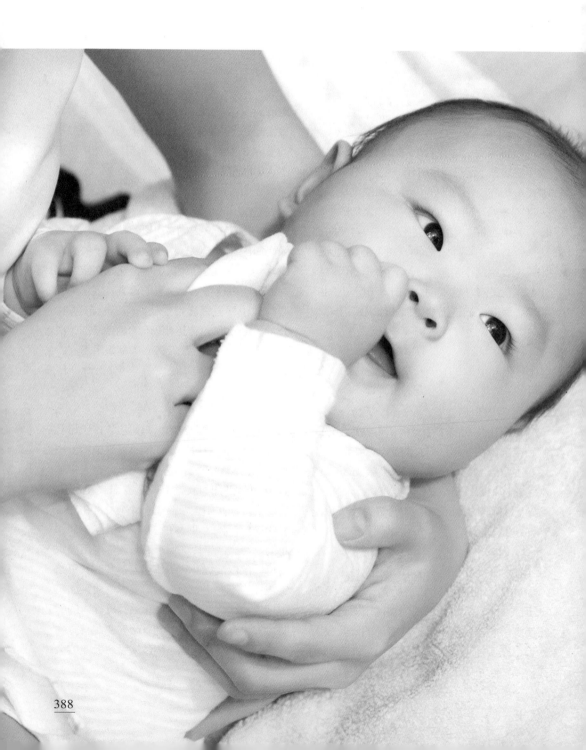

喂奶过程中可能出现的问题

在喂母乳的过程中，妈妈可能会出现乳房疼痛、母乳不够等问题；宝宝也可能出现吸奶障碍、体重不增加等各种问题。为了避免喂奶失败，一起来看看这些问题所出现的原因和解决方法。

妈妈的问题

乳房淤血

在新生儿期，妈妈会因乳腺炎而疼痛。在宝宝出生后的第1周内，妈妈乳房内会形成很多母乳，如果不完全挤干净，会导致乳房肿胀疼痛。剩余的母乳随时会引发肿胀和疼痛。淤血形成后，疼痛更严重，乳房肿得更大，导致宝宝吸奶困难。若喂奶不顺畅，淤血会更严重，几天后母乳分泌会降低，导致乳腺炎。

乳房出现淤血时，最有效的治疗方法就是常喂宝宝喝奶。需要确定喂奶姿势是否正确，是否挤干净了母乳。乳晕部位水肿时无法喂奶，可用手或者挤奶器挤出母乳，再用手指挤压乳晕周围，喂宝宝喝奶。喂奶之前，妈妈可先洗个热水澡，促进母乳流动；喂完奶之后用冷毛巾敷在乳房上，缓解疼痛和肿胀。如果疼痛非常严重，可以服用止痛剂或者前往医院治疗。

酵母菌感染引起疼痛

酵母菌感染是由于霉菌感染妈妈乳房引起的疾病，喂奶后会剧烈疼痛。从外表看不出任何问题，乳头呈现白色或者红色，出现开裂、脱皮现象。喂奶前不会出现异常，一开始喂奶就会疼痛，喂奶结束会疼痛剧烈，且持续几分钟或者几个小时，让妈妈备受煎熬。

正在接受抗生素治疗、错误使用挤奶器或者乳头有伤口等情况者，很容易出现酵母菌感染。出现疑似症状，妈妈一定要及时就医，可在乳头和乳晕周围涂抹抗菌剂，一天至少涂抹4次，坚持2周以上。

喂奶时，可以不清除抗菌剂软膏，宝宝吃了也不会有问题。如果宝宝嘴中出现鹅口疮，应立即带宝宝前往儿科治疗。即使治疗期间妈妈也要坚持给宝宝喂奶，一旦确诊被感染，就不能把挤出的母乳再冷冻保存。那些霉菌即使被冷冻了也不会死亡，等治疗结束后宝宝食用会再次感染。引起酵母菌感染的霉菌喜欢母乳这种潮湿的环境，因此每次喂完奶之后都应该清洁、擦干乳房。另外，对于那些玩具、奶瓶和妈妈的胸罩等可能进入宝宝口中的物品，都要仔细清洁、杀菌。

乳腺炎

乳腺炎是由于乳汁残留在乳房内，导致细菌感染的炎症。乳房淤血和乳腺炎这种疾病一般在近亲之间比较常见。乳汁残留在乳房中的现象被称为淤血，乳房出现炎症的现象被称为乳腺炎。症状表现为妈妈乳房突然疼痛，高烧38.5℃以上等。

患有乳腺炎的部位会变成红色，同时会发热、出现肿胀和疼痛。突然减少喂奶次数、没有挤干净乳房内的母乳、乳头有伤口、乳房淤血没有得到治疗等情况，都容易引起乳腺炎。另外，胸罩太紧，挤压乳房，导致乳腺管堵塞，也会出现炎症。患了乳腺炎之后，最好让宝宝经常吸有炎症的一侧乳房。

患上乳腺炎之后，乳房内的乳汁带有一些咸味，导致宝宝不喜欢喝。坚持几天后，味道会恢复原样。妈妈要保证充足的睡眠，经常按摩乳房，洗热水澡。若发热，一定要前往医院治疗，服用抗生素。一般需要坚持服用抗生素10～14天，即使症状好了，没达到规定时间，也不要停止服用抗生素。妈妈无须担心药物会影响宝宝健康。

乳头凹陷

是指喂奶时，乳头不突出的情况。真正的乳头凹陷症状非常少见。即使乳头凹陷，通过一定的努力也能正常喂奶。虽然一开始宝宝喝奶会比较困难，但只要宝宝喝奶时咬的是乳晕，就不会出现问题。过去分娩前会使用乳头矫正器或者刺激乳头的方法，来治疗乳头凹陷，现在不建议这么做。若一定要使用乳头矫正器，也要等到分娩后。

母乳分泌过多

一喂奶，乳房好似听到命令，就如已设置好的程序一般，自动启动母乳分泌，每次挤奶，母乳会增多，这就是母乳分泌过多现象。母乳一次分泌过多，导致宝宝喝奶时呼吸困难，也会导致宝宝只喝含有水分和乳糖的前乳，而喝不到含有脂肪和热量的后乳。这种情况会让宝宝大便次数增加，体重不增。可以让宝宝吃一侧的乳房，但不要挤出剩余的母乳，等1～2小时后，宝宝饿了再让宝宝继续吃这一侧乳房，保证前乳和后乳摄入均衡。另一侧的乳房可能会因母乳过多，出现淤血。可以挤出一部分母乳，缓解疼痛，之后的母乳量会变少。

母乳过少

喂奶时间超过30分钟、吃完后宝宝不久就饿、宝宝体重不增加、小便量减少等都是母乳过少的现象。一定要事前确认喂奶方法和姿势是否正确、宝宝是否只咬乳头。若不是喂奶姿势错误，可以通过按摩乳房促进母乳分泌。若妈妈尝试各种方法后，其乳母的量还是未增加，应及时前往医院治疗。

宝宝的问题

宝宝体重不增加

月数增加，宝宝的体重却没有增加，就要考虑是否是由于母乳不足导致的。即便如此，也不要立刻终止喂奶或者采取混合哺乳的方式，应该先咨询医生后再决定。确定喂奶方法和姿势是否正确、母乳量是否不足、宝宝是否只喝了前乳、宝宝是否患有疾病等问题。根据原因寻找解决方法。

喝奶不顺畅

出现宝宝喝奶时间超过30分钟、喝奶时脸颊鼓起、经常停止喝奶等现象时，表示宝宝喝奶不顺畅了。若宝宝一天小便次数不到6次、大便次数不到3次，就要检查原因。如果妈妈没有问题，就要检查宝宝舌头是否过短导致无法顺畅喝奶。使用奶瓶喝奶时，宝宝不适应吸吮妈妈乳头也会出现类似的问题。为了防止出现这种现象，在宝宝出生后1～2个月内，最好只给宝宝喝母乳。

宝宝贫血

宝宝出生前就会在妈妈体内积累出生后6个月内所需要的铁。相比奶粉，母乳的含铁量较少，但其吸收率较高，宝宝基本不会贫血。母乳中的铁会渐渐减少，在出生6个月后，需要通过断奶食品补充。正常情况下，宝宝不会贫血。一旦宝宝的脸色变得苍白、变得烦躁、食欲大幅下降、晚上睡不着，就有可能贫血了，需要做血液检查。必要时需要服用补铁剂。

Step 05

断奶的方法

掌握正确的喂奶方法非常重要，但也不能忽视断奶的方法。断奶时，要让妈妈和宝宝都处于自然状态，避免产生压力。如何正确地给宝宝断奶呢？

断奶时期

一般在宝宝 1 周岁左右，特殊情况也能让宝宝吃到 2 周岁。考虑到母乳的营养和免疫价值，1 周岁之前一定要喂宝宝喝母乳，之后可根据宝宝喜好，慢慢停止喂母乳。对于那些喜欢吃断奶食品的宝宝，可以从 1 周岁开始，让宝宝接触多种食物，渐渐减少喂奶次数。

断奶方法

在 1 个月内慢慢减少喂奶次数

断奶至少要持续 1 个月以上，缓慢进行，让宝宝逐渐适应这个过程，减少宝宝的不安，也能预防妈妈乳房淤血，减轻压力。在宝宝出生 6 个月之后，妈妈可以减少晚上的喂奶次数，慢慢断奶。如果突然不给宝宝喝母乳，会引起宝宝对其他食物的排斥。当宝宝对其他食物产生兴趣时，妈妈就不要主动给宝宝喝奶，等宝宝想喝时再喂。

如果在 1 周岁之前不得不停止喂奶，可让宝宝练习用杯子或者奶瓶喝奶。在 1 周岁之前，一般通过奶粉来补充宝宝营养。1 周岁之后，宝宝对其他食物开始感兴趣，可以通过其他方法降低宝宝对母乳的注意力，减少喂奶次数。

第一周，每天将喂奶次数减少一次；第

二周每天减少 2 次，第三周每天减少 3 次，期间可以用零食代替母乳。通过这种延长喂奶间隔的方法，宝宝能完全断掉奶了。

断奶注意事项

1　如果妈妈乳房内乳汁过多，出现疼痛，可以挤出少量的母乳，预防乳房淤血等症状。

2　不要挤压乳房。用绷带挤压胸部，挤出乳汁是错误的，反而会堵塞乳腺管，引起乳腺炎。

3　无须控制水分的摄入量。减少水分摄入量是一种错误做法，渴了照常喝水就行。

4　不建议吃断奶药。

5　要多关心宝宝。断奶期间宝宝非常不安，会欲求不满。妈妈需要多关心宝宝，多和宝宝身体接触。爸爸也要多抱抱宝宝，多跟宝宝玩耍。

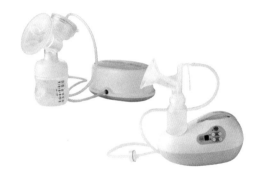

Step 06 奶粉哺乳的基本常识

如果妈妈或者宝宝出现异常，可能需要采用混合哺乳方式，或者采用奶粉哺乳方式。一些妈妈认为豆奶制品可能更适合宝宝，其实在不能喂母乳的情况下，奶粉是最好的选择。来一起了解下奶粉哺乳的基本常识吧。

月数	喂奶次数	喂奶量
1 个月	8 ~ 12 次	60 ~ 120 毫升
1 ~ 3 个月	5 ~ 6 次	120 ~ 180 毫升
3 ~ 7 个月	4 ~ 5 次	150 ~ 210 毫升
7 ~ 9 个月	4 次	180 ~ 210 毫升
9 ~ 12 个月	3 次	210 ~ 240 毫升

奶粉哺乳的基本常识

奶粉的成分

奶粉是在牛的乳汁中加入铁、维生素等营养元素，是一种最类似母乳的婴儿食品。市面上所出售的奶粉制作方法基本相同，都加入了大量的铁，无论价格怎么样，对宝宝生长发育都不会产生较大差别的影响。但是山羊奶粉的主要成分是羊奶，豆奶的主要成分是豆子，它们和一般的奶粉是有区别的。

1 周岁之前宝宝喝奶粉的次数和量

宝宝出生后 1 个月内，根据体重不同，每 1 千克需要 180 毫升的奶粉。应按需喂养，宝宝想喝时就给宝宝喝。之后喂奶的间隔会渐渐固定，次数会慢慢减少，每次吃的量会

增加。

待水变温后再泡奶粉

将清水煮沸 1 ~ 5 分钟，等温度降低之后再泡奶粉。如果使用饮水机内的水或者矿泉水，一定要煮沸后再使用。有些人会用大麦茶、玉竹茶、决明子茶、海带汤的水泡奶粉，其实这些都是错误的方法。不到 4 个月大的宝宝，喝这些水泡出来的牛奶容易出现过敏反应，并且里面含有咖啡因，会给宝宝带来不好的影响。

一定要在宝宝喝时泡

奶粉中富含脂肪和蛋白质，泡好后若长时间放置，会影响奶粉的营养价值。泡好的奶在常温下只能保存 1 个小时，所以要在宝宝喝时再泡。特殊情况下，可以放在冰箱中，能保存 48 小时，但不建议这么做。另外，沾在宝宝嘴角的牛奶不要再放入嘴中了，应直接擦掉。

在 1 周岁前给宝宝喝奶粉

宝宝 1 周岁之前可以喝奶粉，但鲜牛奶要 1 周岁之后才能喝。奶粉中的热量较高，和婴儿食品一起搭配，易引起肥胖。另外，

长时间使用奶瓶，会导致宝宝使用手指或者杯子的能力下降，无法养成正确的饮食习惯，也会损害宝宝的牙齿。从出生后 6 个月开始，就可以将牛奶装在杯子里给宝宝喝，逐渐减少奶瓶的使用次数。

奶粉品牌统一

市面上出售的奶粉都含有相同的成分，无论选择哪一种都不会出现问题，建议让宝宝一直喝同一种类型的奶粉。让宝宝喝更好的奶粉只是妈妈的想法罢了，更换奶粉会给宝宝带来影响。将几种奶粉混合在一起，也是错误的做法，反而会增加奶粉被细菌污染的概率。此外，不建议将羊奶或者豆奶掺在奶粉里。

一定要做好奶瓶的消毒工作

宝宝的免疫力比较差，装牛奶的所有容器都要进行消毒。待宝宝 4 个月之后，就无须每次消毒，但是要周期性地清洁奶瓶，保持干净。

泡奶粉和奶瓶卫生

泡奶粉

1 将纯净水烧至 50℃，慢慢冷却后，在奶瓶中倒入一半的水（如图 1）。

2 用勺子将适量的奶粉倒入奶瓶。一般一勺奶粉需要 20 毫升水（如图 2）。

3 摇晃奶瓶。上下摇晃奶瓶，会出现泡沫，如果融化完全，可以用双手抓住奶瓶摇晃。等奶粉溶解到一定程度后，再加入剩余的水（如图 3）。

4 检查温度。滴几滴牛奶在手臂上，如果感觉温度刚刚好就可以饮用了（如图 4）。

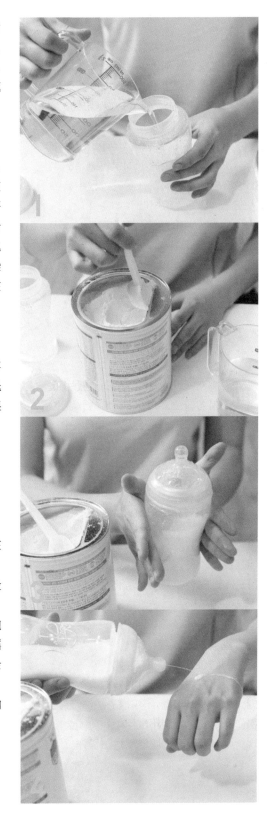

喂奶

1 与喂宝宝喝母乳的姿势相同，将宝宝抱在胸部附近。保持喂母乳的心情，慢慢地喂宝宝喝（如图1）。

2 将奶瓶倾斜40度，奶嘴放在宝宝的舌头上（如图2）。

3 喝完后，当只有奶嘴处还有牛奶时，即可取出奶瓶。如果将剩余的牛奶也挤出让宝宝喝，在喝的过程中会掺入空气，导致宝宝呕吐（如图3）。

4 将宝宝的头部靠在肩膀上，轻轻抚摸宝宝的背部，让宝宝打嗝（如图4）。

奶瓶的消毒方法

开水消毒

用沸水消毒奶瓶的方法，费用低廉且杀菌力较强。每次消毒都要烧水，注意沸水和蒸汽可能会导致手部受伤。如果奶瓶是塑料材质，消毒次数过多会导致污染，注意及时更换。

电动消毒器

它是一种用烧水时的热和蒸汽，给奶瓶杀菌消毒的方法。方法虽然简单，但是费用较高，一次能够消毒的奶瓶数目是固定的。如果不经常清洁仪器，会引起细菌感染。

微波炉消毒

通过使用微波炉产生水蒸气给奶瓶消毒的方法。一般将奶瓶放入微波炉内3分钟就能消毒，不用担心加热奶瓶，操作非常简单。使用过程中有可能会出现污染，要严格按照使用方法操作。

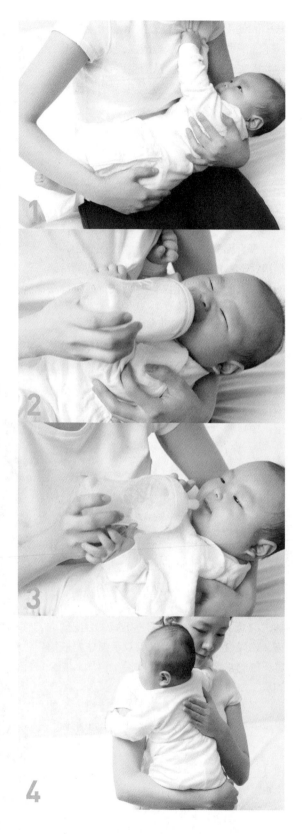

清洗奶瓶细菌的专用洗涤剂。不用加热奶瓶，可以防止奶瓶表面涂层脱落，避免污染，还能够延长奶瓶的使用寿命，加入洗涤剂后，用水清洗即可。如果妈妈感觉不放心，可以再用热水消毒一次。

奶瓶消毒

1 分离开奶瓶和奶嘴，放入水中，加入洗涤剂后，仔细清洗奶瓶和奶嘴（如图1）。

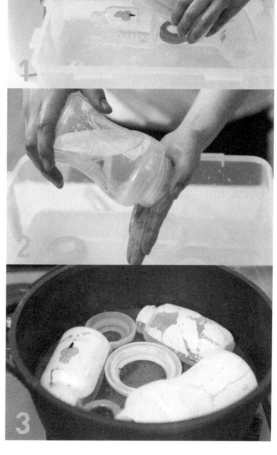

2 因为奶粉中含有脂肪，要用温水清洗（如图2）。

3 用沸水给奶瓶消毒（如图3）。

特殊奶粉和奶瓶、奶嘴的挑选

特殊奶粉是在宝宝出现异常时食用的奶粉。下面来了解一下，什么时候宝宝需要喝特殊奶粉？特殊奶粉有哪些种类，分别有哪些效果，以及挑选奶嘴的方法，都是每位妈妈必须知道的知识。

特殊奶粉

特殊奶粉的效果

特殊奶粉是指宝宝腹泻严重或者腹泻持续很长时间，以及宝宝对普通奶粉过敏时，专门给宝宝食用的含有特殊成分的奶粉。与普通奶粉相比，其乳糖含量较低，蛋白质经过了特殊加工，更加利于消化。市面上有防腹泻奶粉、防过敏奶粉、掺豆类的奶粉等。这些特殊奶粉，并不是妈妈自己决定给宝宝喝的，需要得到医生的许可。

防腹泻奶粉

它也被称为腹泻奶粉，乳糖含量较低，蛋白质经过特殊加工，同时含有维生素和矿物质等营养元素。宝宝长时间腹泻，会导致肠黏膜受损，乳糖分解能力降低。因此，这种奶粉中的乳糖含量较低，而且易于吸收，可以预防腹泻症状加重，缓解营养不足。实际上宝宝开始吃防腹泻奶粉之后，几天内腹泻的次数就会显著降低。

如果宝宝患有急性肠炎，则不需要食用防腹泻奶粉，只要按照医生的吩咐进行治疗，1～2周内，腹泻症状就会好转。若肠炎症状持续2周以上，每天腹泻次数超过3次，这就表明肠子已经受到损伤，乳糖的分解能

力降低了。这种情况需要食用防腹泻奶粉。另外，药物治疗没有效果时，也可以食用防腹泻奶粉。腹泻症状消失后的2～3天内，也要坚持食用防腹泻奶粉，或者混合一些普通奶粉给宝宝喝，之后再渐渐恢复成普通奶粉。与普通奶粉相比，防腹泻奶粉中的营养元素不足，如果持续食用2周以上，会出现问题。

防过敏奶粉

有些宝宝对牛奶或者豆奶内的蛋白质过敏，将这种蛋白质经过特殊加工，专门制成的防止过敏的一种特殊奶粉，称为防过敏奶粉。主要适用于对乳蛋白过敏的宝宝，有时也能让消化吸收障碍的宝宝食用。由肠炎引起的腹泻的宝宝，不建议食用。要根据医生的医嘱再食用。

豆奶粉

不是用牛奶蛋白质，而是用豆类的蛋白质制作而成的特殊牛奶。适用于乳糖吸收障碍以及牛奶过敏的宝宝食用。有些妈妈认为豆奶要比牛奶好，这是错误的观点。相比豆奶这种植物性食品，牛奶这种动物类食品含有宝宝生长发育所需要的多种营养元素，并且其含有的钙和矿物质更容易被吸收。从各

个方面来看，牛奶都要比豆奶更适合宝宝。如果宝宝分解吸收乳糖的能力出现障碍或者存在先天性代谢异常，就不得不喝豆奶了。

挑选奶瓶

选择 PES 或者 PPSU 的玻璃制品

PES 奶瓶重量较轻，即使用开水消毒也不会出现污染。PPSU 奶瓶用开水消毒也不会出现污染。玻璃奶瓶不用担心污染问题，但是相对比较重，而且容易打碎。

便于宝宝抓取和洗涤的款式

宝宝稍微长大后，就会自己抓着奶瓶喝奶，所以要尽量选择适合宝宝抓取的外形，同时保证重量不会太重。宝宝拿奶瓶时，很容易掉下，要选择安全款式。此外，要选择易于清洗、透明的款式。

根据宝宝的月份选择大小合适的奶瓶

刚出生的宝宝可以使用 120 ~ 150 毫升的小奶瓶，3 个月大的宝宝要使用 250 毫升的中型奶瓶。宝宝的食量较大时，就要选择更大的奶瓶。一般要准备小奶瓶 2 ~ 3 个，中型奶瓶 5 ~ 6 个。

挑选奶嘴

根据月份分为三个阶段

刚出生到 3 个月是第一阶段，3 ~ 6 个月是第二阶段，6 ~ 12 个月是第三阶段，分别使用婴儿奶嘴、哺乳奶嘴、断奶奶嘴。长时间使用同一个奶嘴会导致掉色、穿孔，建议每 3 个月要更换一次。

选择奶嘴外形

一般的圆形奶嘴和妈妈的乳头相似，但略小一些，非常适合宝宝。努克型奶嘴在喝奶时会发生变形，下部比较柔软。喷嘴型奶嘴是在喝饮料时使用的，可以用于练习摘下奶嘴。

选择奶嘴的开口

O 字形开口的奶嘴主要在喂牛奶的时候使用，可根据宝宝的生长发育需要调整开口的大小和数量。使用十字形开口的奶嘴时，宝宝吸奶需要用更大的力，一般在断奶期使用。一字形开口的奶嘴可以根据宝宝的用力调整吸入量，一般在喝果汁的时候使用。Y字形开口的奶嘴在哺乳期和断奶期使用。

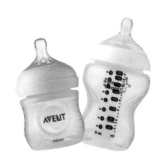

喂奶粉

Q 羊奶比普通牛奶要好?

A 很多妈妈认为价格更高的羊奶要比普通牛奶要好。从科学角度来看,羊奶并不比普通牛奶要好,羊奶和牛奶一样,也不会降低过敏反应。如果宝宝不喝母乳,最好喝奶粉。

Q 国外奶粉要比国内的好?

A 一般存在国外奶粉更高端的偏见。其实奶粉的成分都是差不多的,即使国外的奶粉也不例外。国内外的奶粉并没有很大的差异。最好的还是母乳。

Q 喝冷牛奶会增强肠功能吗?

A 不会。冷牛奶只是方便了妈妈而已,不会给宝宝带来什么好处。刚出生的宝宝喝冷牛奶,会导致宝宝体温降低,引起消化问题,还会让宝宝患感冒或者出现腹泻,导致宝宝抵抗力下降。

Q 腹泻的宝宝,奶粉要泡得稀一点吗?

A 奶粉的浓度是依照母乳的成分,经过多年的研究而制定的。泡得稀一点或者浓一点都不好。在急性肠炎早期,若症状严重,

可以停止喝奶粉,进行输液治疗或者改喝液体的营养剂。如果症状好转,要重新给宝宝喝奶粉,促进肠黏膜恢复。

Q 可以将食物掺在牛奶中吗?

A 建议不要将牛奶和食物掺在一起给宝宝吃。这时要让宝宝熟悉断奶食品的味道,防止因为奶粉味而产生排斥感。另外,这段时间也是宝宝练习咀嚼食物的时期。如果将食物放在奶瓶中给宝宝吃,之后不用奶瓶,宝宝就难以进食。

Q 喝奶粉会不会出现便秘?

A 和母乳不同,奶粉中的蛋白质主要以酪蛋白为主,在胃中不容易消化,凝结力比较强,会引起大便干燥。如果这时开始断奶,吃一些固体食物,可能会出现类似便秘的现象。一般情况,随着肠道逐渐适应食物的变化,症状会慢慢好转。如果便秘症状比较严重或者持续时间长,应及时前往医院就医。

Q 喂奶粉要分阶段吗?

A 虽然有些公司的奶粉会因宝宝月份存在差别,但是大部分情况都不需要这么做。

奶粉的营养成分不会随着月份不同而出现很大区别，只是钙和热量稍微增多而已。因此，没有必要根据月份购买奶粉。

Q 更换奶粉种类，宝宝会感到不适吗？

A 市面上的奶粉营养成分基本相同，但是味道却不一样，突然更换奶粉，宝宝会排斥或者食量减少。因此，妈妈在更换奶粉时，可以在新奶粉中加入一些之前的奶粉，防止味道变化过大，引起宝宝拒食。过几天后再慢慢更换。另外，对于一些敏感的宝宝，更换奶粉后可能出现大便异常等症状。

Q 可以在牛奶中加入药物吗？

A 宝宝生病后，很多妈妈会把药物放在牛奶中让宝宝喝。但是，一些敏感的宝宝在之后可能会排斥牛奶，一定要注意。一般药物用水喝效果会比较好，和牛奶一起喝时可能会有副作用。

Q 可以用微波炉加热牛奶吗？

A 一般泡好奶粉就及时给宝宝喝。冷冻后的牛奶可用温水泡过后再给宝宝喝，建议不要使用微波炉，因为奶瓶的材质可能会引起污染。

Q 宝宝出现腹痛或者呕吐时，要喝特定的奶粉吗？

A 这种奶粉不是特殊奶粉，只是降低了乳糖含量，经过特殊加工后，用于缓解宝宝特殊症状时使用的奶粉。针对腹痛严重或者经常呕吐的宝宝，以及排便有问题的宝宝，都有特定的奶粉。但不能 100% 解决问题，只能起到辅助作用。

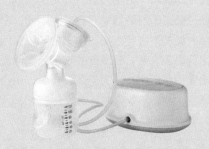

Chapter 4

育儿的基本常识

Step 01 通过大便可以检测宝宝是否健康

宝宝的排便方式和大便状态与大人有很大的区别，妈妈难以分辨正常与不正常。根据宝宝的月份、饮食和身体状况不同，大便都有差异。下面一起来学学怎么判断大便是否正常。

宝宝大便的颜色

黄色

大便呈黄色，表示是正常、健康的。绿色的胆汁经过十二指肠、小肠、大肠之后会变成黄色，导致大便成黄色。

绿色

事实上，出现绿色大便主要是由于一部分食物导致胆汁分泌过多、肠运动加快、食物通过肠子的时间缩短导致的。因此，出现绿色大便并不是什么病。喝奶粉的宝宝经常会出现绿色大便，喝母乳的宝宝只喝前乳也会出现绿色大便。宝宝患有肠炎时，也会出现绿色大便，不仅是颜色会发生变化，大便的次数等也都会发生变化，伴随着发热。

红色

确定大便中是否掺有血液。如果大便中混有血液，妈妈就要担心宝宝是否患有细菌性肠炎。宝宝拉完大便后出现鲜红色的血液，可能是由于便秘导致肛门受损。如果大便呈现番茄酱状态，需要注意宝宝是否患有肠套叠症。

炸酱面一样黑色的大便

胃或者十二指肠等上部消化器官出血时，会出现这种大便。注意一定要和正常的大便区别开，应带上尿布及时前往医院查明原因。但是，有些情况即使出现这种大便也不会给宝宝带来影响。在接受贫血治疗期间，妈妈或者宝宝服用补铁药剂时，宝宝的大便也会变成黑色，这种情况就无须担心。

白色

并不是大便上有些白色的小点，而是大便整体呈现白色。这种症状极少发生。由于一些原因导致胆汁无法进入大便中时，会出现这种情况。如果宝宝大便呈白色，应及时前往医院治疗。

宝宝大便的模样

带有白点

宝宝的大便像豆腐一样混有一些白点，主要是母乳或者奶粉中的脂肪混在大便中导致的。这种情况很容易被认为是宝宝的消化出现了问题，事实上并不是如此。即使大便正常，其中也会出现一些白点。宝宝出现这种症状时，并不表示出现了异常。如果宝宝患有肠炎或者感冒，肠道的运动降低，奶粉在肠道中的停留时间减少，吸收率降低，会导致大便中出现白点。

混有蔬菜

宝宝开始断奶时，在大便中出现胡萝卜等较为僵硬的蔬菜。这不是宝宝身体异常的信号，妈妈应该将蔬菜做得更软一些。胡萝卜、玉米、紫菜和各种水果都有可能会出现在宝宝的大便中。

黏土状

这时候大便会黏附在宝宝的尿布上。虽然很少出现这种症状，但是妈妈也要仔细观察宝宝大便的状况，检查是否存在异常。只要宝宝身体正常，症状会慢慢消失。

散发腐烂味道

有时候宝宝大便的气味会特别重。有可能是宝宝的消化出现异常，大部分情况都是没有问题的。

如果只是大便气味比较重，没有其他症状，妈妈无须担心。

大便较硬

宝宝便秘，大便会变得比较坚硬，可能会伤到肛门。出现这种症状主要是由于进食量太少或者食物中缺乏膳食纤维导致的。处于断奶的宝宝要多喝水、多吃水果和蔬菜。如果症状持续时间较长，要前往医院查明原因。

大便较稀

宝宝患有霍乱或者假性霍乱时，大便会变得比较稀。一般情况下宝宝是不会患上霍乱的，因此无须担心。假性霍乱是由病毒引起的肠炎，虽然和霍乱比较相似，但不会给宝宝带来很大伤害，之后会慢慢变好。一旦腹泻变严重，应及时前往医院治疗。

宝宝的排便次数

喝母乳的宝宝正常排便次数

宝宝喝母乳，大

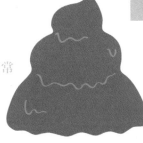

便会比较稀，排便次数较多。一般一天 3 ~ 8 次，也可能出现 10 次以上的情况。大便中混有气泡。

喝奶粉的宝宝正常排便次数

大便比较黏稠，像黄土一样。一般一天 2 ~ 4 次，也可能出现更少次数的情况。

断奶期的正常排便次数

开始断奶后，起初宝宝的大便会变得异常坚硬，等宝宝肠道适应后，大便会变稀，次数也会减少。根据宝宝所吃的食物不同，大便的外貌和排便次数都会发生变化。一般一天 1 ~ 5 次，也会出现 2 ~ 3 天排便一次的现象。之后，宝宝的大便规律渐渐与大人一致。

腹泻和便秘

腹泻

是指宝宝的大便变得比平时更稀，排便次数增加的现象。如果只是大便变稀，排便次数没有变化、宝宝状况良好，就不是腹泻症状。出现腹泻时，要让宝宝多喝水，避免出现脱水现象，喂奶次数不要减少。可选择易于消化的食品。

便秘

宝宝的大便变得比平时硬，排便次数减少、间隔延长的现象称为便秘。如果宝宝 2 ~ 3 天都不排便，但是状态很好，食量正常，不是便秘。不过，即使排便间隔固定，但是宝宝的肚子疼痛、食欲降低、排便困难、肛门经常受伤，就是便秘了。这时要让宝宝多吃一些含有膳食纤维的蔬菜和水果，避免刺激肛门。

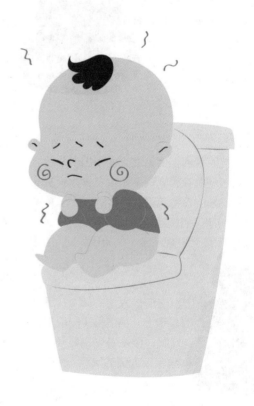

正确的睡眠法

宝宝睡眠的质量直接影响身体健康。宝宝在睡觉时经常醒来，或者经常晚睡、睡觉时找人现象严重等，都会给宝宝带来很大压力。怎么样引导宝宝正确睡眠呢？还得看妈妈。

宝宝所需要的睡眠时间

出生后 1 个月内，宝宝的大部分时间都在睡觉。从 2 个月大到 1 周岁之间，宝宝一般每天睡 15 小时，2 周岁后睡觉时间会减少到 13 小时。即使宝宝少睡 2 ~ 3 个小时，只要宝宝身体状况良好就不会有问题。

宝宝睡觉的基本原则

2 个月大开始能分辨白天和黑夜

宝宝刚出生时，无法分辨白天和黑夜，饿了就吃，吃饱了就睡，不过这种睡眠方式不会持续很长时间。从 2 个月大开始，妈妈就要引导宝宝在晚上睡觉，等到 4 个月大时，宝宝晚上会自然睡觉。为了让宝宝区分白天和黑夜，白天要让宝宝多吃一些、多玩一会儿，晚上应减少其吃饭的次数。

减少夜间喂奶次数

出生 2 个月后，宝宝能连续睡 4 ~ 5 个小时不需要喝奶。白天喂奶时，每次都要喂饱宝宝，逐渐提高宝宝的食量，延长喂奶间隔。4 个月大时，宝宝在晚上能睡上 7 个小时，只需要喂奶 1 ~ 2 次。6 个月大时，宝宝能睡上 9 ~ 10 个小时，期间不需要喂奶，此时晚上可以停止喂奶了。晚上喂奶次数，直接影响到宝宝的睡眠质量。宝宝晚上

醒来哭闹时，并不都是因为肚子饿了，妈妈要仔细观察宝宝的状态，确定宝宝是不是想要喝奶。如果每次宝宝醒来都喂，宝宝以后会难以分辨喝奶和睡觉时间，也会出现不喝奶睡不着的现象。

不要让宝宝边喝奶边睡

从 2 个月大开始，避免晚上边喂宝宝喝奶边哄宝宝睡觉，应让宝宝躺在床上自然睡着。边喂奶边哄宝宝睡觉会导致宝宝更加依赖妈妈。事实上宝宝醒来后并不会肚子饿，也不会想喝奶。一定要让宝宝区分开喂奶和睡觉时间。

引导宝宝自己睡觉

4 个月大的宝宝，即使晚上醒来哭闹，也不要立即理他（她），等待几分钟让宝宝自己睡，让宝宝养成自己睡觉的习惯。因为宝宝晚上醒来，会自己慢慢睡着。妈妈只需在一旁抚摸宝宝，但是不要陪宝宝玩耍。要让宝宝知道晚上起来玩没有意思，并且妈妈的反应也不要有太大变化。宝宝哭上 10 分钟后，会自然停止哭泣、开始睡觉。当然，在 4 个月大之前，要立即去护理宝宝，不要让宝宝长时间哭泣，要及时安抚宝宝。

营造睡觉环境

固定宝宝的睡觉房间、床，保证房内黑暗、没有噪声。尽量保持睡觉的环境固定。

可以在宝宝的身边读一些童话故事书。

在晚上 8 点前后。洗澡后给宝宝按摩，休息 1 ~ 2 小时后，再让宝宝睡觉。

有助于宝宝睡眠的生活习惯

白天多玩耍

宝宝能爬动或者走路后，让宝宝多多活动吧。增加运动量，有助于晚上睡眠。无法爬行的宝宝，可以在床上和宝宝玩耍，或者抱宝宝出去散步。

晚上洗澡促进睡眠

洗澡时间太晚，不利于宝宝睡眠。洗澡时间应该在晚饭后 1 ~ 2 小时进行，尽量

保持生活规律

出生 3 ~ 4 个月之后，宝宝能分辨白天和黑夜，应该让宝宝养成规律的生活习惯，早睡早起。固定起床时间，避免晚起错过早晨喂奶或吃饭时间。

吃饭的时间要固定，白天睡觉的时间也要固定，一般睡 1 ~ 2 小时即可。睡眠时间在晚上 8 ~ 9 点，最晚也要在 10 点前入睡。如果爸爸妈妈有晚起习惯，宝宝也会难以早起，因此爸爸妈妈要尽量早起。

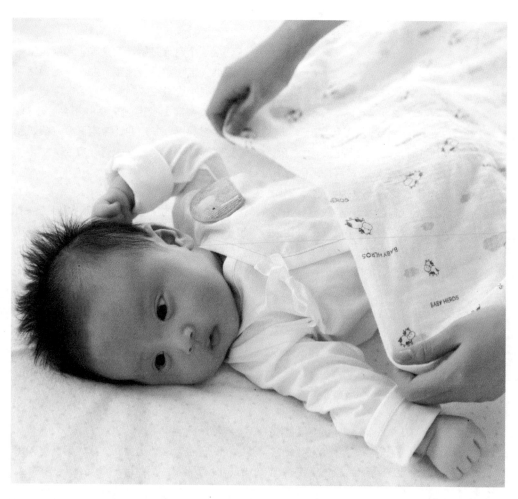

教导宝宝分开大小便

宝宝能够分开大小便的时间存在个体差异，有的快，有的慢。到了一定年龄，宝宝自然而然就会了。很多妈妈会担心宝宝什么时候能分开大小便，太晚或太早会不会出现问题。别担心，一起来学学怎么教导宝宝分开大小便吧！

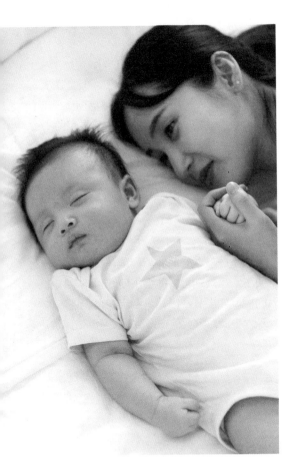

开始教宝宝分开大小便

出生后 18 ～ 24 个月之间

出生后 18 ～ 24 个月之间，宝宝能意识到大小便，能够用语言表达出来。但此时宝还不具备足够的条件，如果现在教宝宝分开大小便，只会给宝宝增加压力，最后引起便秘和夜尿症。

宝宝准备好后再开始

待宝宝的身体发育完全之后，再开始教宝宝分开大小便。宝宝能自己走路，自己脱裤子，表示宝宝的神经和肌肉已经发育完全了。另外，宝宝能听懂说话，能表达出简单意思，妈妈问宝宝"想拉尿吗"，宝宝理解后回答"嗯"的时候，或者宝宝主动说时，再开始教导。如果宝宝2周岁后，还未做好准备，就得一直延后了。

不要着急

分开大小便与宝宝的智力和运动神经没有直接联系。事实上这个过程只是训练控制大小便的肌肉和神经罢了。在教的过程中，妈妈一定不要着急。宝宝早一天学会分开大小便，仅仅只是意味着妈妈能早一天从洗尿布的烦恼中摆脱出来。妈妈一直努力教导宝宝，宝宝为了让妈妈高兴，也会努力学习，不要过分强求，否则会给宝宝带来很大压力。要保持平和心态，待宝宝做好准备后，再慢慢教宝宝。

教宝宝分开大小便的实战方法

固定大小便时的用语

可以用"嘘"之类的拟声词，也可以用"大便、小便"这类词语。固定好用语再经常练习，确保能和宝宝沟通。此时宝宝经常会用手摸大小便，妈妈应该制止宝宝，但不要让宝宝对大小便本身产生排斥感。

给宝宝示范

让宝宝看其他宝宝大小便的姿势，但要注意性别，避免产生混乱。给宝宝看年龄大一点的宝宝或者大人的姿势，都没有关系。

准备婴儿马桶

在宝宝练习使用马桶之前，先让宝宝熟悉马桶的使用方法。起初让宝宝坐在马桶上，吃一些零食或者玩耍，让宝宝对马桶感兴趣。另外，称赞宝宝时，让宝宝坐在马桶上，也可以将宝宝的名字贴在马桶上。

给宝宝说明马桶的用途

这段时间，宝宝能听懂大部分简单话语，妈妈要经常告诉宝宝马桶是大小便的地方。一开始可以让宝宝看到妈妈把尿布上的大便丢到马桶里的情景。利用模仿行为，让宝宝看别人用马桶的样子，之后宝宝会逐渐知道马桶的用途，便自然而然地坐在马桶上大小便了。

分开大小便的时间

一开始，宝宝大小便之后才会告诉妈妈。这时应该告诉宝宝，要在大小便之前跟妈妈说，这样宝宝在大小便之前就会跟妈妈说。另外，妈妈要注意宝宝大小便结束的信号，结束后让宝宝在马桶上坐几分钟。一开始宝宝可能会不喜欢坐在马桶上，或者坐在马桶上拉不出大小便，经过反复练习就会变得顺利了。

尽量不要强制宝宝坐在马桶上，如果几分钟后宝宝还未拉出大小便，先放弃之后再尝试，不要批评宝宝或者表现出失望的样子。在练习初期，宝宝坐在马桶上，一旦马桶内流出水，宝宝会害怕。宝宝适应后，再教宝宝大小便后要冲水，并给宝宝示范。

白天让宝宝穿裤子

等宝宝熟悉使用马桶之后，白天就能让宝宝穿裤子而不用穿尿布了。开始时宝宝会不适应，会拉出大小便，甚至经常会弄脏衣服和地板，这时妈妈千万不要生气。

晚上给宝宝穿尿布

即使宝宝白天很喜欢穿裤子，但是晚上睡觉，还是要给宝宝穿上尿布。睡觉前 1 ~ 2 小时，不要让宝宝喝很多水，养成睡觉前小便的习惯。宝宝夜间起来小便，会影响睡眠质量。等到宝宝一整晚都不小便后，再慢慢给宝宝穿裤子。即便宝宝经常在被子里小便，这也是正常现象，不要向宝宝发火。

5 岁之前要一直教宝宝

宝宝一般在 3 ~ 4 岁时就能完全分开大小便了。虽然晚上有时会小便，也不是什么大问题。如果 5 岁以后，宝宝在夜晚还不能分开大小便，就要前往医院接受治疗。

给宝宝按摩

给宝宝按摩时，妈妈可以用眼神与宝宝交流，让宝宝感受到妈妈的爱，缓解身体疲劳。一起来学一些给宝宝按摩的方法吧！

给宝宝按摩的效果

稳定宝宝的情绪，增进与妈妈的感情

按摩时，妈妈的手直接接触宝宝的皮肤，这是一种很好的身体接触方法，能稳定宝宝情绪。宝宝能通过皮肤感受到妈妈的爱，增进与妈妈的感情，对之后的身体和心理发育都有好处。

促进宝宝健康

按摩可以刺激宝宝皮肤，缓解肌肉紧张，减轻压力，有助于宝宝内心平和、促进宝宝睡眠。按摩胸部，能促进血液循环和呼吸；按摩腹部，能促进消化吸收，有助于排便顺畅；按摩宝宝手脚，能促进手脚的血液循环，进而促进大脑发育。宝宝学走路时按摩宝宝大腿，能缓解疲劳，促进肌肉和骨骼的发育；按摩背部，能有效缓解全身肌肉紧张，促进脊椎生长。

促进大脑发育

宝宝看到的、听到的、皮肤感觉到的，起初都是独立的感觉。通过这种身体接触，能将这些感觉综合起来，促进宝宝大脑的发育。

给宝宝按摩的注意事项

- 选择宝宝高兴的时候，且尽量固定时间。
- 从按摩头部或者背部开始，渐渐扩大按摩的部位。
- 宝宝不喜欢时，不要强求，等宝宝安定后再尝试。
- 即使按摩几分钟，也要每天坚持。
- 妈妈的手保持干净，手指甲要剪短，戒指要取下。
- 调节温度，避免太冷，可以涂抹按摩油。
- 避免按摩油进入宝宝眼睛和嘴巴。
- 宝宝疼痛、吃饭前后、突然醒来、皮肤出现炎症、接种疫苗时，不要给宝宝按摩。
- 按摩后用毛巾擦拭身体，给宝宝喝水。

按摩的实战方法

1 妈妈手指涂抹宝宝精油（如图1）。
2 按摩宝宝脚掌和脚趾（如图2）。
3 从脚踝慢慢上移到腹股沟处（如图3）。
4 摊开宝宝双手，露出胸部（如图4）。
5 沿着锁骨慢慢按摩（如图5）。

6 上移到胸部中央，按摩胸部（如图6）。

7 像弹钢琴一样，从右到左按摩腹部（如图7）。

8 抓住宝宝手臂，从腋下朝手腕按摩（如图8）。

9 手指指腹一边画圆一边按摩宝宝脸部。双手沿着耳朵后方朝下巴慢慢按摩（如图9）。

10 用食指按摩鼻子周围和嘴唇周围（如图10）。

11 按摩手指，从大拇指依次按摩到小拇指（如图11）。

12 按摩后脑勺（如图12）。

13 按摩肩膀，然后沿竖直方向按摩背部，再按摩臀部、大腿后侧等部位，最后用手指指腹从上往下按摩背部（如图13）。

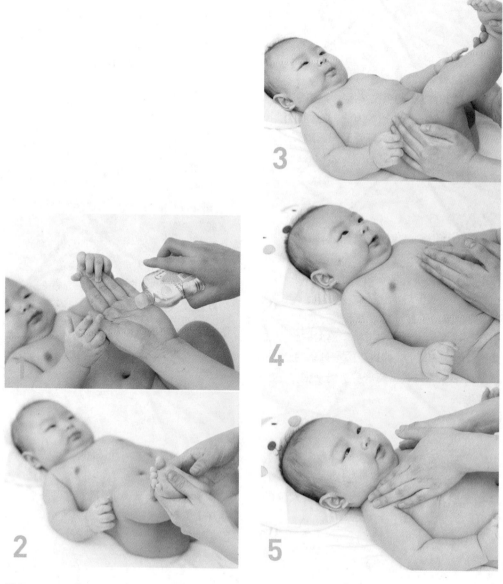

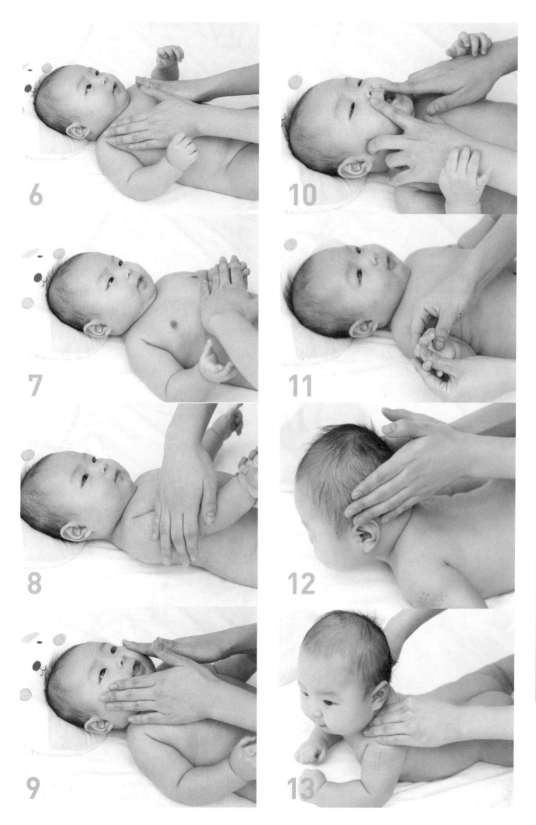

准备外出

第一次带宝宝外出时，可能会因为未准备好所需要物品而遭遇各种问题。为了避免各种问题的出现，妈妈带宝宝出门究竟要注意哪些问题，又要做什么样的准备呢？来吧，一起学学。

带宝宝外出时的安全常识

2个月之前，不要背宝宝

在宝宝脖子能支撑住头部之前，不要背宝宝。背在背上的宝宝，妈妈难以看到，更难以发现宝宝脖子状况，容易出现危险。即使不方便，在出生2个月之前，也要用双手抱宝宝。特殊情况时，可以使用背带将宝宝背在前方，托住宝宝头部。待4个月大时，

宝宝的脖子能支撑住头部了，妈妈就能背宝宝了。

6个月之前，不要让光线直射宝宝

这时宝宝的皮肤比较脆弱，如果经常暴露在紫外线下，待其长大后容易患上皮肤癌和白内障。宝宝需要维生素D，因此可以让宝宝晒日光浴，但要注意时间与日光强度。如果不让宝宝接触阳光，需要给宝宝补充维

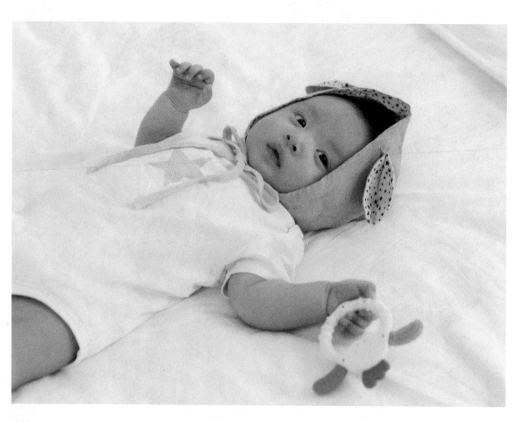

生素 D。尽量避免在紫外线强烈的 10 点到 16 点之间照射阳光。日光浴一周 2 次，每次 15 分钟即可。宝宝 6 个月之后，外出时可以涂抹防晒霜，或者戴上帽子和太阳镜。

乘车外出时的注意事项

使用挡光板隔离太阳光，或者给宝宝戴帽子、涂抹防晒霜。在车内放几个玩具，避免宝宝无聊，也可以放宝宝喜欢的音乐。不要让宝宝独自待在车内。车内的空调不要调得太低，保证内外温差在 5℃ 以内，避免宝宝患上感冒或者空调病。

宝宝外出时的准备

制订外出时间和所需物品清单

根据外出时间，制订所需物品清单。还要准备宝宝食物、尿布、衣服、手绢等物品。有经验之后，可以参考之前的情况，确定哪些东西是需要的，哪些东西是不需要的，以减轻行李重量。

外出时的喂奶

外出时间在 1 ~ 2 小时之内，建议妈妈在外出前 30 分钟给宝宝喂奶。喂奶后，不要立即出发，等宝宝消化后再出发，避免宝宝呕吐。在外面时，尽量选择安静场所给宝宝喂奶。喂奶前，用手绢清洁宝宝的嘴巴和手，预防疾病。

外出时的穿衣

一定要戴帽子避免阳光照射，根据天气选择衣服，尽量穿几件薄的衣服，而不是穿一件厚衣服。建议穿方便换尿布的衣服。宝宝的衣服容易弄脏，建议准备 1 ~ 2 件更换的衣服。即使宝宝不会走路，也要给宝宝穿袜子，保护腿部神经，避免感冒。

回家后给宝宝洗手洗脸

即使身上不脏，回家后也要给宝宝洗手洗脸。给宝宝洗澡不仅能保持干净，也能缓解宝宝疲劳。妈妈自己要先洗手哦。

宝宝 1 周岁前外出时的物品清单（3 ~ 4 小时为基准）

- 一次性尿布 3 ~ 5 张。
- 奶粉 1 ~ 3 次的量。
- 保温瓶、奶瓶 1 ~ 2 个，奶嘴 1 ~ 3 个。
- 1 次量的断奶食品，1 瓶果汁，饼干等。
- 衣服 1 ~ 2 件。
- 纱布手绢 5 ~ 8 块，围嘴 1 ~ 2 个。
- 湿巾。
- 玩具 1 ~ 2 个。

表扬和批评

宝宝已能按照自己的意识行动，妈妈要一直教导宝宝辨别事物的对错，通过适当的表扬诱导宝宝做正确的事情。什么时候表扬？什么时候批评？妈妈心里都得有数。

聪明的批评方法

制定原则

教导宝宝辨别事情的对错，要给宝宝一个清晰、简单的原则，当宝宝违反这个原则就要接受批评。刚开始时，制定 3 ~ 4 个原则让宝宝遵守。一次性制定太多原则，宝宝会记不住，导致宝宝经常不遵守。待宝宝熟悉制定的原则后，再添加新的。

原则要具体并保持不变

宝宝的认知能力还比较差，太抽象的原则宝宝理解不了。例如，将"少看电视"换成"一天只能看 1 个小时"会更加具体。遵守原则的过程中，即使场所、情况、人发生变化，也要保持一致，避免宝宝混乱或者不重视。不仅妈妈，和宝宝一起生活的家人也要积极参与。

制定奖励和惩罚

宝宝遵守原则时，妈妈要表扬、鼓励宝宝，让宝宝继续遵守。宝宝不遵守时，应该发火或者大声批评宝宝，让宝宝知道错误。例如，宝宝违反了一天只能看电视 1 小时的原则，在第二天就不要让宝宝看电视。保证惩罚和原则有关联。不宜严重地惩罚宝宝，这时宝宝还接受不了。

宝宝 2 周岁前，说"不行"非常有效果

宝宝 2 周岁之前，认知能力有限，对一些批评还理解不了。这时宝宝即使做了错事，也不会意识到危险。相比教导宝宝错误的理由，更应该重视让宝宝远离危险。当宝宝用手触摸危险物品时，妈妈要摆出严肃表情，立即说"不行"，相当于告诉宝宝摸这个东西会很痛。

批评 2 周岁大的宝宝需要注意的事项

这时候的宝宝变得很固执，如果妈妈一股脑地批评宝宝，会容易引起争执。如果一直批评都没有效果，妈妈会更加生气。因此，对于一些小错误就不要批评宝宝，主要针对几个主要的错误批评。宝宝出错后，要立即批评。如果过后再批评，宝宝难以将自己的行为和批评联系在一起。另外，一次只应该批评一个问题，要是一次性批评多个问题或者将之前的问题合在一起批评，会让宝宝混乱。

批评时，妈妈一定要注意几点

1 不要批评宝宝的失误。宝宝不小心将食物掉到地上，这时妈妈生气，不是教育宝宝，只是为小事发火罢了。

2 教育宝宝时，声音过大，反而会降低效果。应该在安静的场所或者低声教育宝宝。

3 要尊重宝宝人格，不要说一些和宝宝

行为不相关的话语。

4 一直严厉批评宝宝，会导致宝宝失去自信心，变得消极，令宝宝叛逆，更加为所欲为。

表扬

表扬的效果是无限的

经常受到表扬的宝宝，更愿意做正确的事，性格也会变得积极向上。宝宝听到妈妈的表扬，会得到精神上的满足和安慰，并能促进情感和智力发育。表扬也是妈妈的关爱表现，能增进与宝宝之间的感情。

表扬的方法

表扬要具体

宝宝做了一件好事，不能简单地说"做得好"，要直接具体说出宝宝哪个方面做得好。例如：宝宝可以自己刷牙了，玩具收拾得真好。采用这种方式表扬，宝宝便知道重复怎样的行为。

一天至少表扬一次

不要吝啬自己的表扬。即使是小行为，也要找机会表扬宝宝。

真正的表扬是要表扬宝宝的正确行为

表扬宝宝的外貌或宝宝做错事，这都不是真正的表扬。例如："我的宝宝真好看"；在医院看病时，宝宝一直哭，妈妈对宝宝说"我的宝宝，打针这么勇敢，真乖"。这些表扬都不能与正确的行为联系起来。

在人前表扬宝宝

宝宝表现好时，妈妈要给予表扬。若在他人面前表扬宝宝，能增强表扬的效果，提高宝宝的自信心，增加宝宝做好事的动力。

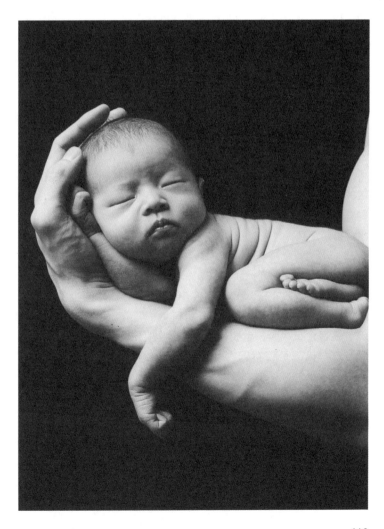

挑选玩具

玩具不只是简单的娱乐用品，还能帮宝宝促进身体、大脑、感觉器官的发育。因此，妈妈在挑选玩具时，要考虑玩具的学习及运动功能，也要考虑安全性。下面来了解一下，如何根据宝宝的发育状况选择玩具吧。

挑选安全的玩具

坚硬

宝宝喜欢拿着玩具到处乱碰，若玩具容易碎裂，会弄伤宝宝。挑选时，要仔细检查玩具的棱角。木质玩具，要检查表皮是否粗糙。塑料玩具，要检查连接部位是否完好，宝宝咬时会不会裂开。

无毒

无论是什么东西，宝宝总喜欢把它们放入嘴里。玩具也是如此，宝宝随时都有可能将玩具放入嘴中，所以一定要确保玩具是无毒的，也要确定玩具外表上的彩色漆是否含有毒性。对于金属玩具，要确定是否含有铅、水银等重金属。

检查布质玩具的材质和做工

确保宝宝咬布质玩具也不会出现问题，最好选择纯棉制品。对于合成纤维玩具，要确定是否会吸灰尘。也要检查玩具的做工，确定玩具内部是否有异物，能否放入宝宝嘴中。

不会夹住手指或头发

玩具的连接部位以及小裂缝可能会夹住宝宝的手指或者头发，应尽量选择无裂缝的玩具。

便于清洁和消毒

宝宝经常会将玩具放入嘴中，所以需要经常给玩具清洁和消毒。尽量避免选择不能用水清洁的玩具，防止出现卫生问题。

注意品质标示

挑选玩具时，仔细检查玩具的制造公司、出售公司、材质、适合年龄等多种信息。特别是电动玩具，一定要注意它的安全标示。选择有安全标示的玩具，更加安全。

挑选合适玩具

适合宝宝的发育状况

根据宝宝的月份大小和发育状况，选择合适的玩具。对于只能区分黑白的新生儿，彩色的玩具没有多大效果。而对于只能爬行的宝宝，买自行车也很不实际。同理，给已经能跑跳的宝宝买拨浪鼓也不合适。

可以刺激五感

宝宝3岁之前，视觉、听觉、触觉、嗅觉、味觉会飞速发育，这时给宝宝玩一些能刺激五感的玩具非常有效。例如，玩具电话的按键颜色多样，且形状不同，能发出多种声音，能刺激宝宝的三种感觉神经。

玩法多样

能够变形、玩法多样的玩具更加适合宝宝。能变形的玩具，能有效促进宝宝发育。例如，可以改变形状的黏土或者能堆叠的积木，更加适合宝宝。

根据宝宝年龄挑选玩具

出生 1 ~ 3 个月
刺激视觉和听觉的玩具

出生 2 个月之前，宝宝只能区分黑白，之后才能分辨多种颜色，这时可以将黑白玩具换成彩色的。宝宝的听觉也得到了发育，会将头转向声音方向，给宝宝风铃等可以发出声音的玩具，让宝宝听到多种声音。当宝宝能够抓住玩具后，给宝宝棉质人偶，刺激宝宝触觉。

出生 4 ~ 6 个月
刺激听觉和触觉的玩具

宝宝对声音变得敏感，能够翻滚，能够将一只手上的玩具送到另一只手上。这时建议给宝宝能够用手抓的玩具，或者用嘴吹时会发出声音的玩具。小鼓、风铃、有轮子的玩具都很适合这个时期的宝宝。如果宝宝喜欢将玩具放入嘴中咬，就要给宝宝安装牙齿发育器了。布质人偶、球都很适合宝宝。

出生 7 ~ 9 个月
变形玩具

这时宝宝不仅能爬动，在没有帮助的情况下也能够坐稳了，双手非常自由。因此，宝宝不再只是用嘴来咬玩具了，开始喜欢用手去晃动玩具。变形的球、玩具电话、喇叭或者鼓等乐器都是宝宝喜欢的玩具。洗澡时也可以让宝宝玩儿玩具。

出生 10 ~ 12 个月
活动手指、有助于走路的玩具

这时宝宝能够扶着周边的物体开始走路了，动作变得丰富起来，喜欢用手去探索物品。此时，可以让宝宝玩一些有助于走路的玩具，让宝宝牵着有轮子的玩具到处走动或者把球给宝宝玩，让宝宝多活动身体。积木、简单的拼图、玩具电话等玩具都能活动宝宝的手指，提高宝宝记忆力。让宝宝自己折纸也是一种很好的方式。一般情况下，这个时期的宝宝开始学讲话了，可以给宝宝读一些书，教宝宝一些简单的单词。

出生 13 ~ 18 个月
有助于说话的玩具

宝宝的语言能力开始发育，可以让宝宝看一些实物卡片或者给宝宝读一些童话书。玩具鼓所发出的各种声音能促进宝宝的语言发育。另外，宝宝的想象力和对事物的认知力开始出现，妈妈和宝宝可以一起做一些相关的游戏，促进宝宝思考能力和语言能力的发育。

出生 19 ~ 24 个月
技能玩具、能刺激感官的玩具

这个时期的宝宝喜欢模仿大人的动作，适合选择一些技能玩具让宝宝玩耍。例如：病院游戏、厨房游戏等。彩色黏土、拼图、弹珠等游戏可以刺激宝宝感官，积木这类游戏能提高宝宝的创造力和想象力。

提高IQ和EQ的感官游戏

在宝宝的一生之中，从出生到1周岁的这段时间是最活泼、发育最快的时期。宝宝身体的感觉系统直接和外部环境相联系，而感觉系统又直接关系到宝宝的大脑发育。下面给妈妈介绍一些最大程度刺激感官神经细胞发育的游戏方法，来帮助宝宝提高 IQ 和 EQ。

促进视觉发育的游戏

0 ~ 3 个月
移动视线

将黑白或者色彩鲜艳的人偶放在宝宝面前，然后上下左右慢慢移动。风铃这类发出声音的玩具效果会更好。新生儿的视野只有20 ~ 30 厘米，会出现轻微的斜视症状。宝宝长大后，视距会慢慢增加。刚开始时要水平移动玩具，保证宝宝视力发育正常。

3 ~ 6 个月
集中视线

托住宝宝腋下，面对面坐下，然后让宝宝慢慢地远离妈妈。在 30 厘米距离内，妈妈慢慢地左右移动脸部，让宝宝的眼睛跟着妈妈慢慢地移动。如果妈妈移动得太快，宝宝的视线会跟不上。这种方法能让宝宝熟悉周围的环境，培养宝宝的集中力。

6 个月以后
浏览家里环境

当宝宝的脖子可以支撑住头部时，可以抱着宝宝看看家里的环境。给宝宝说明家里的装饰物、家具以及家电。相比于照片，实物更有效果。待宝宝稍微长大，可以带宝宝多去室外，感受外界环境。

促进听觉发育的游戏

0 ~ 3 个月
声音从哪里来？

在宝宝躺着的耳旁晃动风铃，等宝宝转过头后，再换到另一边让风铃晃动。等宝宝熟悉风铃声音后，可以多换几个角度，刺激宝宝听觉。

3 ~ 6 个月
听不同的声音

经常反复地听不同声音能促进宝宝听觉神经细胞发育，也能刺激脑细胞发育。玩具声音、妈妈声音、水滴声、电话声，这些声音可以经常让宝宝听，以便帮助宝宝渐渐熟悉这些声音。另外，可以轻敲家里的物品，让宝宝听听这些物品的声音。在听声音的过程中，宝宝能明白是在什么地方出现了什么声音。

7 ~ 12 个月
打鼓

轻轻敲动木质积木、塑料碗碟、木琴、手鼓等物品，让宝宝听不同的声音，提高宝宝对声音的辨别力，让宝宝明白力度大小可以改变声音的强弱，还能促进宝宝手部肌肉和听觉发育，培养节奏感。

促进触觉发育的游戏

3 个月后
触摸

让宝宝触摸不同触感的布。在盒子中放入不同触感的布，让宝宝一个个地抽出。这样宝宝可以接触到不同质感的布，刺激宝宝触感的发育。把银箔纸、报纸、玻璃纸等不同触感的纸剪成小块后，让宝宝摸。摸糖果或者饼干的包装纸时，会发出"沙沙"的声音，有利于提高宝宝的兴趣。

6 个月以后
挠痒痒

促进宝宝触觉发育最好的方法就是身体接触。换衣服时或者睡觉前，妈妈用手给宝宝挠痒痒。挠宝宝的脚掌时，宝宝的脚趾会动。不仅可以用手，也可以用毛笔、布、木质积木等不同质感的物品挠宝宝的脚掌。物品不同，宝宝脚掌神经的感觉也会不同。

促进宝宝协调力和记忆力发育的游戏

4 ~ 6 个月
抓运动的物体

让宝宝抓运动中的玩具，培养宝宝的预测能力。预测能力是指宝宝根据物体运动的情况，提前判断出移动位置的能力。通过反复的练习，宝宝可以预测之后要发生的事情，根据情况做出最好的判断。把球、玩具车等物体，在宝宝眼前移动，诱导宝宝去抓这些物体。通过这种游戏，促进宝宝智力、创造力、思考能力的提高。

7 ~ 12 个月
找玩具

在宝宝玩儿玩具时，突然将玩具藏起来，让宝宝体验寻找的感觉，有助于宝宝记忆力和想象力的发育。刚开始时，可以用手绢盖住宝宝正在玩的玩具，等宝宝拿开手绢，发现玩具时要表扬宝宝，这样能够让宝宝体会寻找到玩具的喜悦。等宝宝熟悉之后，将玩具藏在被子里或者玩具箱内让宝宝寻找。

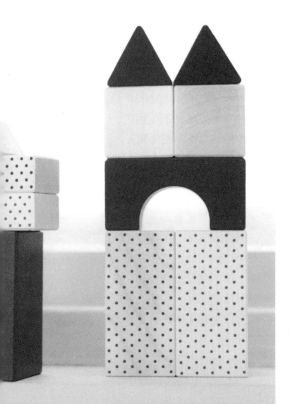

Chapter 5

健康地断奶

Step 01 断奶的基本原则

断奶除了要保证宝宝获得充足营养之外，也要注意方法。方式不同对宝宝的饮食习惯和身体健康的影响也不同。就让妈妈一起来学习如何根据宝宝的发育状况断奶和给宝宝断奶时需要注意什么，又要遵守哪些基本原则吧。

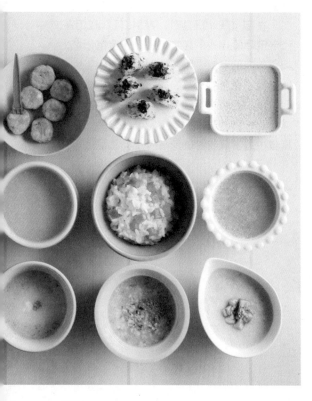

为什么要断奶？

1 出生 6 个月之后，只通过母乳和奶粉是无法给宝宝提供充足营养的。特别是那些只喝母乳的宝宝，在 6 个月大之后，容易缺铁，需要通过肉类来补充铁。

2 宝宝练习吃固体食物的必经过程。从宝宝断奶到开始吃米饭的期间内，一步步让宝宝练习食用软食物和硬食物。

3 促进大脑发育。宝宝抓起食物、放入嘴中咀嚼的动作和大脑发育有着密切的联系。

4 健康饮食。这段时间有助于宝宝味觉发育，要让宝宝均衡地食用蔬菜、肉类、水果等食物，帮助宝宝养成健康的饮食习惯。另外，在断奶期间可以让宝宝养成肚子饿了能自己吃饭、饱了会停止吃饭的习惯。

5 学习饭桌礼节，和家人共同吃饭。让宝宝养成吃饭不乱走动、不看电视的习惯，此外，与家人一起吃饭，能增进家人间的感情。

断奶的基本原则

断奶从出生后 4 ~ 6 个月后开始

断奶应该在宝宝出生后 4 ~ 6 个月再开始，最晚也要在出生后 26 周开始。过去一般认为早点开始断奶比较好，出生后 2 个月时就给宝宝喝果汁，其实这是错误的观点。宝宝在 4 个月大之前，肠道还未发育成熟，免疫系统很脆弱，不能吸收断奶的食品，这样做反而会令宝宝过敏。一般宝宝 4 个月大，体重达到 6 ~ 7 千克时，会对母乳和奶粉之外的食物感兴趣，也能够消化固体食物了。如果宝宝患有皮肤炎等过敏性疾病，最好等到 6 个月大后再开始断奶。

自己制作断奶食品

不建议购买市面上的食品来代替断奶食品。妈妈在家中自己制作的断奶食品将是宝宝最喜欢的食物。很多妈妈认为制作这种食物非常困难，其实只要掌握秘诀后，就能简单地制作出营养丰富的断奶食品。妈妈亲手制作断奶食物不仅有助于宝宝的大脑和味觉发育，也能稳定宝宝情绪。

从米糊开始

大米中不含谷胶蛋白质，一般不会引起过敏，非常适合作为断奶初期宝宝的食物。米糊的味道很清淡且制作简单，可以根据宝宝喜好添加蔬菜或者肉类。刚开始时，可以将米糊做成汤一样，米和水的比例是 1：10，每 10 克米中加入 100 毫升的水。如果一开始时就给宝宝喝果汁，会让宝宝喜欢上甜味，从而排斥清淡食物。

一次添加一种新食材，每隔 2 ~ 7 天添加一次

在米糊中添加新食材，一般一次只建议添加一种。开始时要隔一周添加一种新食材，这样做能检测新加入食材会不会引起宝宝过敏，也能让宝宝更好地适应新食物。如果宝宝吃了新食物，出现斑疹、呕吐、腹泻大便中混有血迹等症状，妈妈就要担心宝宝是不是过敏了。症状严重时，及时送往医院。出现过敏反应后，在 3 个月之内不要让宝宝再吃断奶食品，3 个月后再重新开始。这段时间出现的异常反应，一般在 1 ~ 2 岁的时候会自然消失。

让宝宝坐着使用勺子吃

一定要让宝宝用勺子吃饭，这也是宝宝学习使用勺子的过程，等到了 8 个月大时，宝宝就能熟练使用勺子了。不要将食物放在奶瓶里让宝宝躺着吃，躺着吃可能会堵塞气管，引起危险。刚开始，妈妈一定抱着宝宝坐着吃饭。等到宝宝 6 ~ 7 个月大时，再让宝宝坐在婴儿椅子上吃饭。

不要加调味料

宝宝 2 岁之前，不要在食物中加入盐、酱油、辣椒酱等调味料。这时宝宝的心脏还未发育成熟，吸收过多的盐分会影响身体健康。因此，大人们吃的泡菜、汤等食物，不能给宝宝吃。大蒜、葱等食材要等到宝宝 9 个月大时，再添加到食物中。

出生 6 个月之前，不要喝果汁

宝宝出生 4 ~ 6 个月之间就能喝果汁了，但是建议妈妈不要在 6 个月前给宝宝喝果汁。这里的果汁指市面上出售的果汁而不是妈妈在家中自己榨的果汁。果汁中糖含量高、热量也高，营养少，经常饮用会引起腹

泻。在 6 ~ 7 个月大之间，一天不要喝超过 50 毫升，2 岁之前一天不要喝超过 120 毫升。橙汁要等到宝宝 9 个月大之后才能喝。市面上出售的果汁一定要选择 100% 且不含糖的，避免饮用混合果汁或者添加有糖浆的果汁。

采用蒸和煮的方法

相比于炒和炸，蒸和煮的方式更有利于宝宝的身体健康。宝宝所需的脂肪通过母乳或者奶粉获取，暂时不要给宝宝吃油性食物。

什么时候吃，怎么吃？

喂奶之前吃

宝宝开心，就能给宝宝吃。一般在早上 10 点左右，喂奶之前给宝宝吃一些食物，然后再开始喂奶。若宝宝比较抵触，也可以在喂一定量的奶之后，给宝宝吃。起初宝宝会排斥这些食物，所以妈妈一定要有耐心，多尝试几次，直到宝宝接受为止。排斥比较严重，待过几天后再尝试。

一天 1 ~ 3 次，慢慢增加

4 ~ 6 个月大时，保持一天喂食一次断奶食物；待 6 ~ 8 个月大时，一天两次；9 个月大之后，能像大人一样，保持一天三次了。期间每次的饭量也可以慢慢增加，2 岁时，宝宝一次能吃一碗（0.63 千焦）。从断奶中期开始，在吃饭间隔期间给宝宝吃一些零食。

逐渐将宝宝食物替换成硬的

断奶食物的浓度和硬度要随着宝宝的生长发育慢慢变化，至少要在 7 个月大时，开始让宝宝吃一些块状食物。开始时，应该将食物剁碎，弄柔软；中期，可以把食物做成像豆腐一样，让宝宝用舌头和上颚去咀嚼食物，米饭也不要完全搅碎，维持一定的米粒状；后期，可以将食物做成块状。

不同食材的添加时期

初期，添加蔬菜

卷心菜、南瓜、西蓝花、豌豆、红薯、土豆等蔬菜可以在初期添加到米糊中。红薯、土豆也能掺入做成米饭。而白菜、胡萝卜、菠菜、甜菜中含有较多的硝酸盐，要等到宝宝 6 个月大之后才能食用，如果宝宝在 6 个月大之前食用，可能引发贫血。

6 个月大时，再开始吃肉

宝宝 6 个月大之后，就要开始补铁了，这时必须开始吃肉。鸡肉和牛肉中的瘦肉含有丰富的铁并且容易被人体吸收，非常适合这段时期内的宝宝食用。挑选瘦肉、除去肉筋，充分剁碎煮熟后再给宝宝吃。刚开始时，肉要完全剁碎，等到 7 个月大时，肉中可掺入小块状肉粒。煮肉留下的汤，可以作为其他食物的汤料。

4 ~ 6 个月期间开始吃水果

苹果、梨、李子、杏子等水果在断奶初期就开始给宝宝食用，橘子要等到 9 个月大再食用。草莓和西红柿很容易引起过敏反应，至少要在宝宝 2 岁之后才能食用。断奶中期之前，要去除水果的籽和果壳，再给宝宝吃。一开始要将水果切碎，之后可以慢慢地切成块状。待宝宝 6 个月大之后才能开始喝果汁。

蛋黄 7 个月大之后、蛋白 1 周岁后再开始食用

宝宝 7 个月大之后能吃蛋黄，但是蛋白要等到 1 周岁之后才能吃。开始时摄入量要控制得少一些，之后再慢慢增加，即使宝宝 1 周岁后每周也只能吃 3 个鸡蛋。蛋黄中含有大量的胆固醇，食用过多对身体不好。要是宝宝对鸡蛋过敏，2 岁之前不要给宝宝吃鸡蛋。

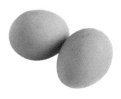

鱼类和贝壳类要等到 1 周岁之后

鱼类和贝壳类食物很容易引起过敏反应，1 周岁后再给宝宝吃。虽然一些人认为宝宝 9 个月大就能开始食用在清水中长大的鱼类，但是为了安全，尽量在 1 周岁后再给宝宝食用。特别要避免食用一些在污染水域里长大的鱼类和贝壳类，另外金枪鱼等鱼类也有被污染的风险。吃鱼时不要放盐，即使宝宝 1 周岁后也要少吃黄鱼干等咸鱼片。

生牛奶要在 1 周岁之后，乳制品在出生 8 ~ 9 个月之后食用

宝宝 1 周岁前喝生牛奶，会引起过敏反应、肠道内会出现出血，导致贫血。1 周岁之后，一天可以喝 400 ~ 500 毫升。芝士在宝宝 9 个月大之后才能食用。市面上出售的芝士大多数是咸的，应该挑选适合宝宝食用的含盐较少的芝士，避免让宝宝吃咸芝士。

7 个月大之前可以在断奶食物中添加少量面粉

在宝宝 7 个月大之前，制作食物时可以添加少量面粉，这样有助于减轻面粉过敏症和糖尿病的发病概率。这段时间将煮软后的面条添加到食物中给宝宝食用，等宝宝 9 个月大之后，就能够适应吃面食了。

坚果类的食物待宝宝 1 周岁之后开始食用

花生、核桃、松子等坚果类食物不利于消化并且很容易引起过敏反应，在 1 周岁之前不要让宝宝食用。其中特别要注意的就是板栗。很多人认为板栗不属于坚果类，可以提前添加到食物之中。其实板栗也属于坚果类，同样容易引起过敏反应。另外，花生容易堵塞气管，导致窒息，为了宝宝安全，要在 2 岁之后再食用。不能提早吃坚果类食物的另一个原因是因为其中含有大量的脂肪、香味较重，很容易引起偏食。

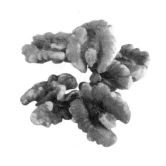

教宝宝使用杯子、勺子和叉子

妈妈喂饭会让宝宝感觉舒适自在，但"授人以鱼不如授人以渔"，妈妈要教会宝宝自主吃饭的技能，在宝宝1周岁时就要开始教宝宝自己吃饭。虽然宝宝自己吃饭，容易将食物掉到地上，带来清洁负担，但这个过程可以让宝宝养成正确的饮食习惯。如何教导宝宝使用杯子、勺子和叉子的方法？来，一起看看专家级的"妈妈经"！

用杯子

6个月大，让宝宝开始使用杯子

开始时，妈妈将少量的母乳或者牛奶装入杯子里，让宝宝知道牛奶不仅能用奶瓶喝，还可以用杯子喝，之后在断奶时让宝宝脱离奶瓶会更加容易。有吸管的杯子，更适合宝宝练习，但是这种杯子和奶瓶非常像，无法达到练习使用杯子的效果，建议选择有手柄的普通杯子比较好。

12个月大，正式开始练习使用杯子

有吸管的杯子即使倾斜了，里面的液体也不会流出，十分便利。但建议1周岁后，就不要再让宝宝使用了。如果宝宝拿起杯子时摇晃比较严重，妈妈可以在一旁帮忙，经过几次练习后，宝宝会变得熟练。

18个月大，让宝宝独自使用杯子

这时宝宝已经可以拿起装有半杯水的杯子自己喝水。虽然杯子拿着还是会晃动，但是宝宝可以用两只手抓住杯子喝水了。等慢慢熟练后，就能使用一个手柄的杯子，也会拿起没有手柄的杯子。

用勺子

12个月后，让宝宝开始练习握勺子

这时宝宝喜欢握住勺子，并把它当作玩具一样晃动。喂宝宝吃饭时，让宝宝握住勺子，然后妈妈抓住宝宝的手，慢慢给宝宝喂饭。

18个月大，能独自使用勺子

这时宝宝可以独自使用勺子吃饭了。如果宝宝使用勺子时晃动剧烈，无法将食物放入嘴中，妈妈可以抓住宝宝的手帮助宝宝，之后再放开手，让宝宝再次尝试。等宝宝熟练之后，就能自己将食物放入嘴中，即使有些晃动，妈妈也不要帮忙。

24个月大，能熟练使用勺子

宝宝能熟练使用勺子了，食物掉落的量和需要帮助的次数不断减少。这时要矫正宝宝握勺子的姿势，让宝宝的动作更加稳定。要注意将弯曲较大的小勺子换成弯曲较小的大勺子。

用叉子

12 个月大，让宝宝开始练习握叉子

这时的宝宝对叉子很感兴趣，喜欢拿着叉子当玩具一样玩耍。吃饭的时候，可以让宝宝握住叉子，然后妈妈抓住宝宝的手，慢慢给宝宝喂饭。即使做得不好，也要不断反复练习。

18 个月大，可以独自使用叉子

如果宝宝使用叉子比较困难，妈妈可以准备或制作一些宝宝易于叉起的食物。另外，现在宝宝使用叉子的动作还比较不熟练，要使用顶端比较柔软的叉子，避免发生危险。

24 个月大，可以用叉子吃饭

这时宝宝能熟练使用叉子吃饭了，还能用叉子吃面条。刚开始可以选用较粗的面条让宝宝练习。等宝宝熟练使用叉子之后，将叉子换成顶端更硬的种类。

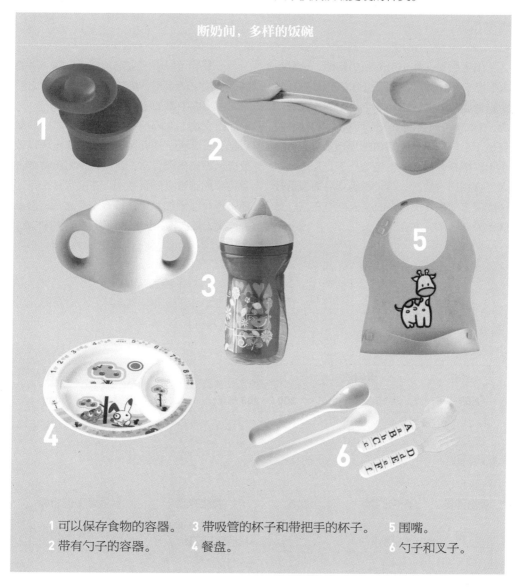

断奶间，多样的饭碗

1 可以保存食物的容器。　　3 带吸管的杯子和带把手的杯子。　　5 围嘴。
2 带有勺子的容器。　　　　4 餐盘。　　　　　　　　　　　6 勺子和叉子。

出生后4~6个月，断奶初期

断奶初期，给宝宝制作一些利于消化、液体类的食物，待宝宝适应之后，再逐渐增加食物的黏稠度。所有的食材要煮熟后再给宝宝食用，除了要注意营养，这段时间更要注意宝宝适应性。下面来了解一些断奶初期的基本常识。

吃多少？

出生后 4 ~ 6 个月的断奶初期，一般一天喂奶 5 ~ 6 次，一次喝 150 ~ 210 毫升。断奶食品在出生后 4 ~ 5 个月之间一天吃一次，6 ~ 7 个月之间一天吃两次。刚开始时，只是 1 小勺的量，之后再慢慢增加到 2 ~ 3 小勺。待 6 个月大时，宝宝一天能吃 3 ~ 4 大勺食物。当然，一些对断奶食品适应得较快的宝宝，在 6 个月大时一天能吃三次，每次 120 毫升的食物。

怎么吃？

一开始可以喂宝宝吃米糊，每隔一周要减少食物中的水量，增加黏稠度，一周之后可以在米糊中添加蔬菜或者谷物。第一个月，添加新食物的间隔控制在一周左右，之后缩短到 2 ~ 3 天，期间要确保宝宝未出现过敏反应。若未出现异常，可以开始将蔬菜或者谷物添加到宝宝的食物中。在宝宝 6 个月之前，也可以添加水果；待 6 个月之后，再添加肉类。每次吃完饭后，可以给宝宝喝些水。

| 断奶初期每天所需的热量和营养元素

热量	蛋白质	钙	铁	维生素 A
2.09 千焦	15 ~ 20 克	200 ~ 300 毫克	2 ~ 6 毫克	350ug

| 断奶初期所需的食物以及其食用量和次数

食物种类	一勺的量	次数	食物来源	尽量避免的食物
谷物	5 ~ 15 克 （1~3小勺）	1 次	大米、糯米、燕麦、土豆、红薯	之外的食物

蔬菜类	5 ~ 10克 （1 ~ 2小勺）	1 ~ 2次 （掺在米糊中）	卷心菜、南瓜、 西蓝花、豌豆	香味重、膳食纤维多的 蔬菜，如菠菜、竹笋、 牛蒡、芝麻叶
水果类	10 ~ 20克 （2 ~ 4小勺）	1 ~ 2次 （掺在米糊中， 或者榨汁）	苹果、梨、西瓜、 李子、杏子	桃子、草莓、猕猴桃、 橘子、柠檬、樱桃、芒果、 菠萝

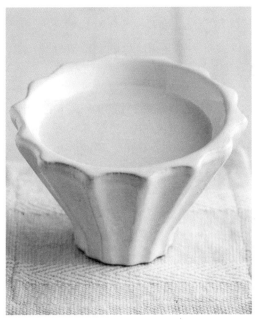

米糊

材料：米2/3大勺，水1杯。

1 将米和1/3的水混合搅拌。

2 倒入锅中，加入剩下的水，开大火煮沸。

3 一沸腾，换成小火，直至米糊变软。初期要将米糊过滤一次。

胡萝卜米糊

材料：米2/3大勺，胡萝卜10克，水1杯。

1 将米和1/3的水混合搅拌。

2 胡萝卜洗净去皮切碎。

3 将做法1中的米和剩下的水倒入锅中，大火加热。

4 待其沸腾时，换成小火，待米变软后加入切碎的胡萝卜，1 ~ 2分钟后关火。初期过滤一次。

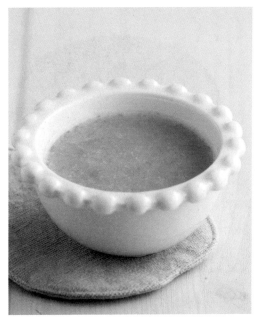

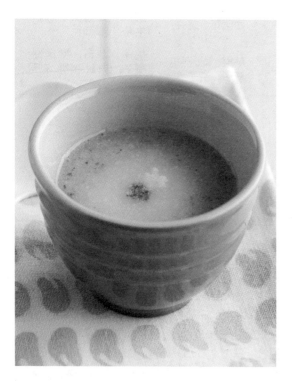

土豆西蓝花米糊

材料：米 2/3 大勺，土豆 10 克，西蓝花 5 克，水 1 杯。

做法：

1 将米和 1/3 的水混合搅拌。

2 土豆去皮煮软，切碎。

3 西蓝花用水煮熟。

4 将做法 1 中的米和剩下的水倒入锅中，大火加热。

5 待其沸腾时，换成小火，米变软后加入做法 2 和做法 3 中的土豆与西蓝花，1～2 分钟后关火。

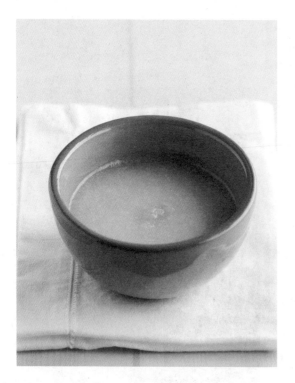

苹果米糊

材料：米 2/3 大勺，苹果 10 克，水 1 杯。

做法：

1 将米和 1/3 的水混合搅拌。

2 苹果洗净去皮切碎，放入蒸笼中，蒸至透明。

3 将做法 1 中的米和剩下的水倒入锅中，大火加热。

4 待其沸腾时，换成小火，米变软后加入做法 2 中的苹果，1 分钟后关火。

南瓜米糊

材料：米 2/3 大勺，南瓜 10 克，水 1 杯。

做法：

1 将米和 1/3 的水混合搅拌。

2 南瓜去皮后放入蒸笼，蒸熟后用勺子搅碎。

3 将做法 1 中的米和剩下的水倒入锅中，大火加热。

4 待其沸腾时，换成小火，米变软后加入做法 2 中的南瓜，1 ~ 2 分钟后关火。

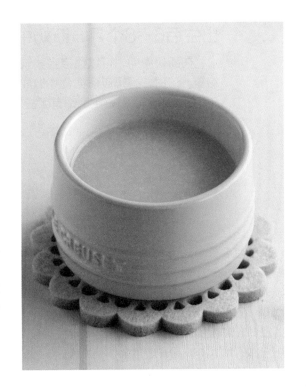

红薯糯米糊

材料：糯米 2/3 大勺，红薯 10 克，水 1 杯。

做法：

1 将糯米和 1/3 的水混合搅拌。

2 红薯去皮后放入蒸笼，蒸熟后用勺子搅碎。

3 将做法 1 中的糯米和剩下的水倒入锅中，大火加热。

4 待其沸腾时，换成小火，米变软后加入做法 2 中的红薯，1 ~ 2 分钟后关火。

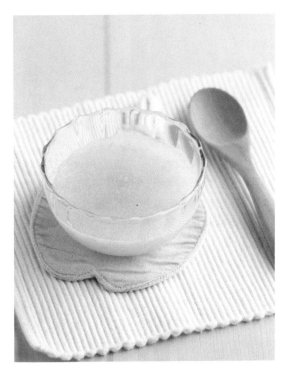

出生后6～8个月，断奶中期

在断奶中期，可以让宝宝尝试多种食物，品尝多种味道，确保营养均衡。这时，妈妈应该把食物做成如豆腐般柔软，这样有助于宝宝用舌头和牙龈嚼碎。断奶中期都有哪些基本常识，作为妈妈的你了解吗？

吃多少？

出生6～8个月之间，每天需要进食4～5次，一次150～180毫升。断奶中期，一天应该吃两次断奶食品，在6个月大时每次50毫升，8个月大时每次100毫升。一些发育较快的宝宝，在6个月大时一天可以吃三次，每次120毫升。宝宝8个月大时，一天所需总热量的30%是通过断奶食品获得的。

怎么吃？

食物做成宝宝能嚼碎的程度

断奶中期，食物应该做成粥状，像豆腐一般柔软，便于宝宝嚼碎。6～7个月大时，就可以不用切碎食物了；从8个月大开始，就能让宝宝吃那些需要用牙龈嚼碎的食物。如果宝宝每次都能吃掉一半以上，坚持每天让宝宝吃两顿。宝宝适应较好的情况下，可以尝试一天吃三顿。

选择食物

宝宝出生6个月后，就能吃肉食了。先给宝宝喝肉汤，也可以给宝宝吃瘦肉，同时在其断奶食物中要均衡地添加蔬菜、肉类、水果，但是不要添加鱼类、贝壳类、坚果类、油等食物。一旦宝宝喜欢上这种香味重的食物，再也不吃其他食物了，而且吃这些食物时若宝宝呛着了，脂肪有可能会进入肺部，造成危险。因此在断奶后期之前，不要给宝宝吃。也不要在食物中加盐或者给宝宝吃汤饭这类大人的食物。

教宝宝正确的饮食习惯

练习使用杯子和勺子。虽然这时还不能用勺子吃饭，但是经常练习握勺子，能让宝宝慢慢熟悉起来。让宝宝坐在婴儿专用椅子上吃饭，防止宝宝到处走动，养成良好的饮食习惯。吃饭的间隔内可以让宝宝自己用手抓住一些水果、西红柿、饼干等食物当零食吃。

| 断奶中期每天所需的热量和营养元素 |

热量	蛋白质	钙	铁	维生素 A
3.14 千焦	20 克	300 毫克	8 毫克	350ug

食物种类	一天的量	次数	食物来源	尽量避免的食物
谷物	15克（3小勺）	2次	大米、糯米、燕麦、土豆、红薯	坚硬的杂粮（大麦、糙米等）
肉类	10～20克（2～4小勺）	1～2次	牛肉（里脊、牛臀）、鸡肉（鸡胸肉）	猪肉
蛋类	10～20克（2～4小勺）	1次（加入食物中，或者当零食）	蛋黄半个	蛋白
豆类	豆腐10～20克（2～4小勺）豆子3粒		豆腐、大部分豆类	豆奶
牛奶及乳制品	婴儿专用芝士半块			生牛奶
蔬菜类	10～20克（2～4小勺）	2～3次（加入食物中，或者当零食）	菠菜、胡萝卜、南瓜、西蓝花、卷心菜等	香味重、膳食纤维多的蔬菜（竹笋、牛蒡、芝麻叶）
水果类	20～30克（4～6小勺）	1～2次（加入食物中，或者当零食）	苹果、梨、西瓜、李子、柿子	西红柿、葡萄、桃子、草莓、橘子、柠檬、樱桃、芒果、菠萝

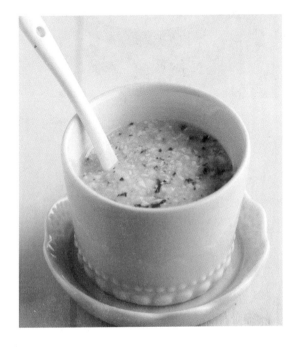

鸡肉青菜芝士粥

材料：米1大勺，鸡胸肉10克，青菜5克，芝士1/4块，水5/4杯。

做法：

1 将米用石臼或者搅碎机，搅碎成小米大小。
2 在锅中加入鸡肉和水，鸡肉煮熟后加入青菜。
3 用勺子搅碎鸡肉和青菜。
4 加入做法1中的米，调成小火后继续煮。
5 待米变软后，加入芝士，1～2分钟后关火。

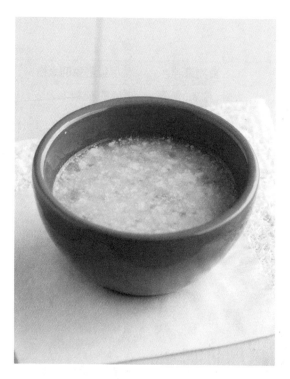

青菜豆腐粥

材料：米 1 大勺，豆腐 20 克，胡萝卜、南瓜各 5 克，海带汤 1 杯（水 5/4 杯，海带 2 厘米 1 片）。

做法：

1 将米用石臼或者搅碎机搅碎成小米大小。
2 在锅中加入海带和水，冒泡后加入胡萝卜和南瓜，煮熟后搅碎。留作汤用。
3 将豆腐放入热水中，搅碎。
4 在锅中加入做法 1 中的米以及做法 2 中的海带汤，等煮沸后换小火。
5 待米变软后，加入 3 中的豆腐，1 分钟后关火。

燕麦苹果粥

材料：燕麦 2 大勺，苹果 30 克（1/8 个），水 1 杯，牛奶 1/4 杯。

做法：

1 将燕麦倒入适量的水中。
2 切碎苹果。
3 在锅中加入燕麦，待煮软后，加入苹果和牛奶，1 分钟后关火。

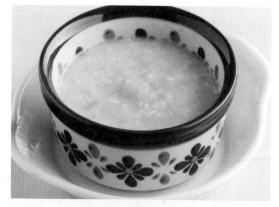

豆腐鸡蛋羹

材料：豆腐 2 大勺，蛋黄 1 个，南瓜 5 克，海带汤 2 大勺。

做法：

1 豆腐放入热水中搅碎。
2 南瓜放入蒸笼中，蒸好后搅碎。
3 将豆腐、蛋黄、南瓜、海带汤混合在一起，过滤后放入蒸笼，用小火蒸熟。

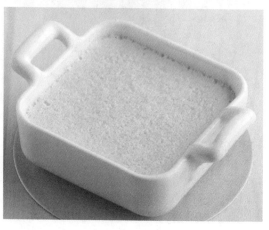

西蓝花糜子粥

材料：米 2/3 大勺，糜子 1 小勺，胡萝卜、西蓝花各 10 克，海带汤 1 杯。

做法：

1 将米用石臼或者搅碎机搅碎成小米大小。
2 用石臼将糜子碾碎。
3 西蓝花放入海带汤中，煮熟后搅碎。
4 在锅中放入做法 1 中的米和做法 2 中的糜子，煮沸后换成小火。
5 米变软后，加入做法 3 中的西蓝花，1 分钟后关火。

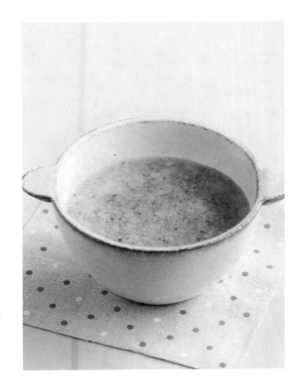

红薯胡萝卜粥

材料：米 1 大勺，红薯、胡萝卜 10 克，海带汤 1 杯。

做法：

1 将米用石臼或者搅碎机搅碎成小米大小。
2 将红薯放入蒸笼中，蒸好后搅碎；将胡萝卜煮软后搅碎。
3 在锅中放入做法 1 中的米和海带汤，煮沸后换成小火。
4 米变软后，加入做法 2 中的红薯和胡萝卜，1 分钟后关火。

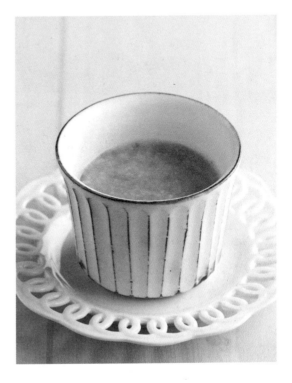

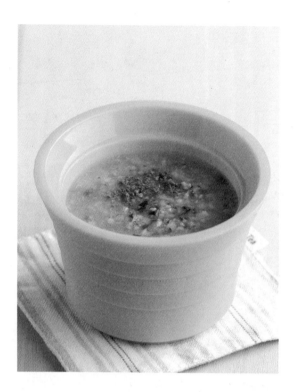

牛肉蘑菇粥

材料：米 1 大勺，熟牛肉 10 克，蘑菇 15 克，芝士 1/4 块，水 5/4 杯。

做法：

1 米用石臼或者搅碎机搅碎成小米大小。

2 在锅中加入牛肉和水，煮熟后用勺子搅碎。

3 将蘑菇搅碎。

4 在锅中加入做法 1 中的米、做法 2 中的牛肉以及做法 3 中的蘑菇，煮沸后转小火，待米变软后关火。

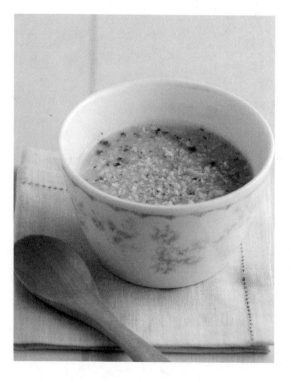

菠菜凤尾鱼粥

材料：米 1 大勺，小凤尾鱼 4 克，菠菜 1 根，海带汤 1 杯。

做法：

1 米用石臼或者搅碎机搅碎成小米大小。

2 用清水清洗小凤尾鱼 15 分钟，去除咸味；沥干水分后搅碎。

3 用热水余烫菠菜，沥干水后搅碎。

4 在锅中放入做法 1 中的米和做法 2 中的小凤尾鱼，待煮沸后开小火。

5 米变软后，加入做法 3 中的菠菜，1 分钟后关火。

出生后9~11个月，断奶后期

在断奶后期，先给宝宝食用柔软的但需要用牙龈咀嚼的食物，最后一个月再给宝宝吃普通米饭。保持一天三次，食物的种类要保持在 5 种左右。这时期的断奶食品比母乳更重要，妈妈快来学学怎么在断奶后期让你的宝宝吃得更健康、营养。

吃多少？

断奶后期，减少喂奶次数，一般每天喂 3 次，每次 150 ~ 200 毫升，母乳或者奶粉一天的总摄入量是 500 ~ 600 毫升。此时宝宝每天所需要的营养并不能完全从断奶食品中获得，因此不能大幅降低喂奶量。断奶食品比母乳或奶粉要提供更多的热量，应该慢慢地增加断奶食品的比重，一天给宝宝吃三次，间隔内让宝宝吃两次零食。一次食用的断奶食品控制在 100 ~ 120 克。吃完后立刻喂宝宝喝奶。

怎么吃？

断奶后期，先给宝宝喝粥，然后再慢慢给宝宝吃米饭。蔬菜和肉类要切成 5 ~ 7 毫米的小块，方便宝宝咀嚼。继续让宝宝练习使用勺子，一些食物可以让宝宝用手拿着吃。饭后给宝宝吃水果或者芝士。宝宝快到 1 周岁时，不要急于让宝宝吃大人的食物，不要加盐。鱼类要待宝宝 1 周岁之后再给其食用，但能让宝宝吃一些肉呈白色的鱼类。可以加入少量的橄榄油等植物油，过多会导致宝宝摄入脂肪过多，一定要注意。这段时间，宝宝即使晚上不吃饭也能睡着，因此在晚上不要喂奶。

| 断奶后期每天所需的热量和营养元素 | | | | |

热量	蛋白质	钙	铁	维生素 A
3.14 千焦	20 克	300 毫克	8 毫克	350ug

食物种类	一天的量	次数	食物来源	尽量避免的食物
谷物	软饭40～50克 或米饭20～30克（4～6小勺）	3次	大米、糯米、燕麦、糜子、土豆、红薯等	坚硬的杂粮（大麦、糙米）
肉类	15～25克（3～5小勺）	2～3次	牛肉（里脊、牛臀）鸡肉（鸡胸肉）	猪肉
鱼类	15～25克（3～5小勺）		肉呈白色的鱼类（尽量1周岁以后）	背部青色的鱼、鱿鱼、贝壳类
蛋类	蛋黄1个		蛋黄	蛋白
豆类	豆腐20～30克（2～4小勺）豆子3～5粒		豆腐、大部分豆类	豆奶
牛奶及乳制品	芝士1块	1次（加入食物中，或者当零食）		生牛奶、奶酪
蔬菜类	20～30克（4～6小勺）	3～4次（加入食物中，或者当零食）	菠菜、胡萝卜、南瓜、西蓝花、卷心菜等	香味重、膳食纤维多的蔬菜（竹笋、牛蒡、芝麻叶）
水果类	20～40克（4～8小勺）	1～2次（加入食物中，或者当零食）	苹果、梨、西瓜、橘子、李子、柿子、柠檬	西红柿、桃子、草莓、樱桃、芒果、菠萝
油脂类	2.5克（半小勺）	2～3次	芝麻油、橄榄油	花生及坚果类，动物油

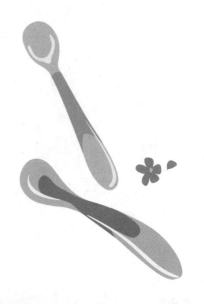

红薯煎蛋饼

材料：蛋黄 1 个，红薯 20 克，牛奶 1 大勺，葡萄籽油少许。

做法：

1 打蛋，过滤后留下蛋黄。
2 红薯去皮后放入蒸笼，蒸好后搅碎。
3 将蛋黄放入牛奶中搅拌。
4 在锅中加入少许葡萄籽油，将做法 3 中的鸡蛋倒入，用筷子摊开后，开小火煮熟。
5 将做法 4 中的鸡蛋翻面，熟后搅碎，加入红薯，煮熟后，趁热固定外形。

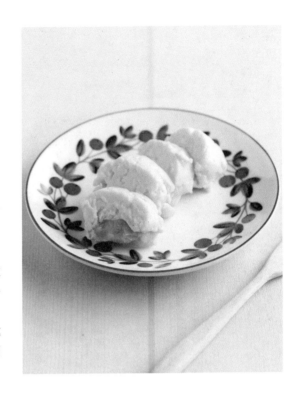

牛肉蘑菇汤饭

材料：软饭（米 1/4 杯，水 5 大勺），牛肉、白菜叶、洋葱各 20 克，芝麻油少许，水 1/2 杯。

做法：

1 在锅中加入米和水，煮熟。
2 搅碎牛肉、白菜叶、洋葱。
3 在锅中加入少许芝麻油，放入做法 2 中的牛肉、白菜叶、洋葱翻炒后，加入水，煮熟。
4 软饭盛入碗中，倒上做法 3 中的汤料。

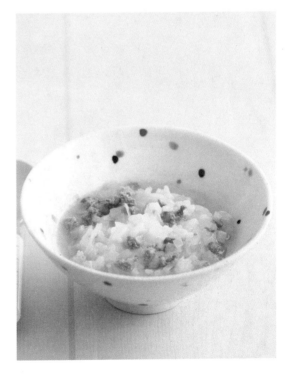

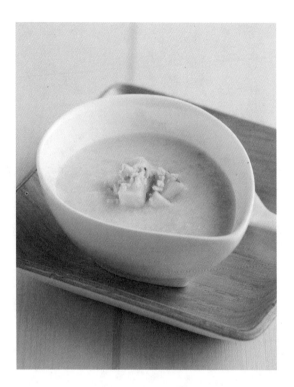

豌豆汤

材料：豌豆 30 克，软饭（米 1/4 杯，水 5 大勺）、牛奶各 2 大勺，水 1/2 杯，香蕉 1 大勺。

做法：

1 在锅中加入米和水，煮熟。
2 豌豆煮熟后搅碎。
3 过滤一次软饭，将香蕉剪碎。
4 在锅中加入软饭、豌豆、水后，开始煮。
5 之后加入牛奶和香蕉，煮熟后关火。

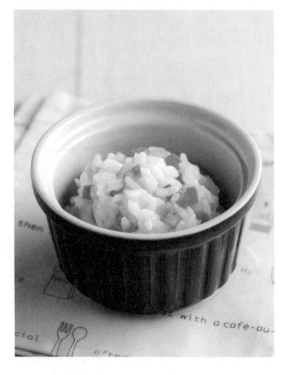

胡萝卜南瓜饭

材料：软饭（米 1/4 杯、水 5 大勺）3 大勺，胡萝卜、南瓜各 10 克，海带汤 1/2 杯。

做法：

1 在锅中加入米和水，煮熟。
2 将胡萝卜和南瓜切成 0.5 厘米大小。
3 在锅中加入胡萝卜、南瓜、海带汤开始煮。
4 胡萝卜和南瓜变软后，加入米饭，煮熟。

土豆菠菜饭团

材料：软饭 3 大勺，土豆、菠菜各 10 克，海苔少许。

做法：
1 在锅中加入米和水，煮熟。
2 土豆去皮后放入蒸笼，蒸好后搅碎，菠菜剪碎。
3 将土豆、菠菜、饭混在一起做成饭团，然后裹上海苔。

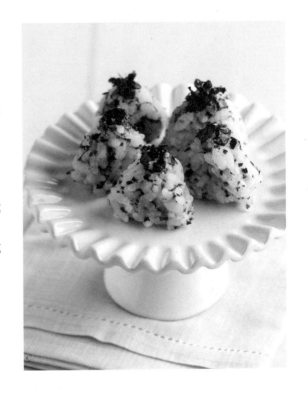

西红柿牛肉喜面

材料：面条 20 克，牛肉 20 克，西红柿 20 克（1/8 个），洋葱 10 克，海带汤 1 杯。

做法：
1 煮熟面条后，用冷水冷却，再去除水分。
2 洋葱、西红柿洗净去皮切碎，牛肉洗净切碎。
3 在锅中倒入海带汤、洋葱、牛肉、西红柿，开始煮。
4 待牛肉和蔬菜煮熟之后，加入面条，煮沸后关火。

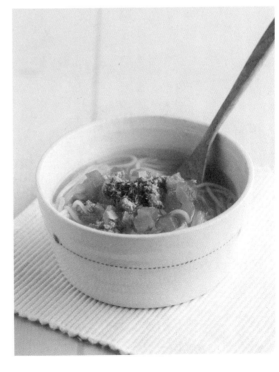

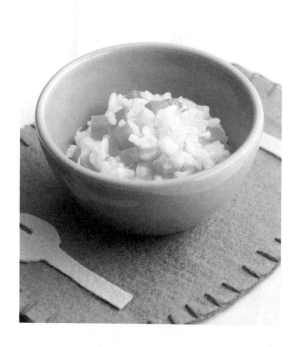

玉米南瓜饭

材料：软饭 3 大勺，玉米、南瓜各 10 克，海带汤 1 杯。

做法：

1 在锅中加入米和水，煮熟。
2 南瓜切成 0.5 厘米大小，玉米粒剥下后煮熟搅碎。
3 玉米、南瓜、海带汤倒入锅中开始煮。
4 南瓜变软后，加入米饭，煮熟。

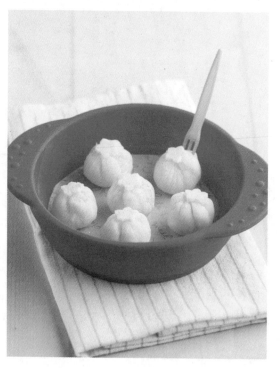

芝士土豆泥

材料：土豆 1/2 个，母乳或者牛奶 2 大勺，芝士 1/3 块，水 1 杯。

做法：

1 土豆洗净去皮，切成豆粒大小，放入锅中煮熟。
2 将煮熟的土豆盛入碗中。
3 芝士搅碎。
4 将芝士和牛奶倒入做法 2 中的土豆，搅拌均匀，固定外形。

出生后12~15个月，断奶后期

此时的宝宝已经长出了多颗牙齿，可以食用固体食物，也能够吃大人的食物了，但妈妈仍然要把食物做得小一些、软一些。一起来看看宝宝在这段时期的饮食事宜。

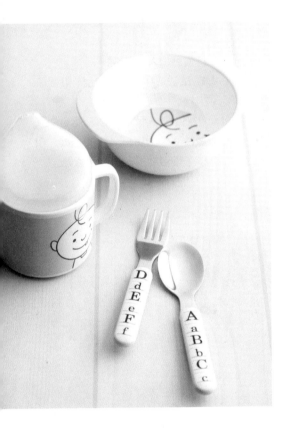

吃多少？

宝宝1周岁后，相比于母乳或者牛奶，一天三餐的食物以及零食已经成为主要食物。宝宝一天所需营养的三分之二来源于断奶食品，而剩下的三分之一来自母乳或者牛奶。母乳或者牛奶一天的摄入量大约在500毫升。从1周岁开始就可以不喝母乳了，让宝宝每天喝400~500毫升的生牛奶。一餐饭的进食量保持在100~150克，可以和大人一样就着菜吃饭。但是宝宝的胃并没有发育完全，一天三餐的量若不够，可以在正餐的间隔内让宝宝吃一些零食。

怎么吃？

宝宝1周岁之后，能吃咸的食物，也能吃猪肉、牛奶、蛋白、鱼类、坚果类、猕猴桃等食物。但不要一次性让宝宝吃太多新食物，为了观察宝宝对新食物的反应，建议每隔2~3天给宝宝吃一种新食物，味道尽量清淡一些，控制好糖分。即便宝宝能吃很多种食物，也要避免让宝宝吃那些对健康有害的食物。速溶食品以及咸味、甜味较重的食物，会让宝宝产生依赖，导致宝宝养成不好的饮食习惯，尽量不要给宝宝吃。

另外，1周岁之前宝宝的食物经常使用煮和蒸的方法，而现在可以尝试多种烹饪方法了。宝宝对食物会产生偏好，对于那些宝宝不喜欢的食物，妈妈可以尝试改变烹饪方法，避免宝宝偏食。也要坚持教宝宝吃饭礼节，让宝宝养成漱口习惯。

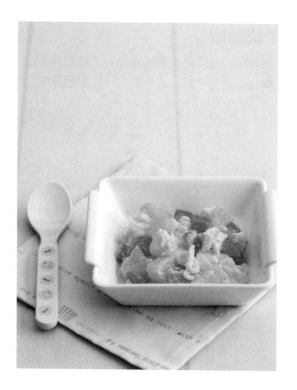

西红柿炒鸡蛋

材料：西红柿 1/4 个，鸡蛋 1 个，橘子 2 瓣，牛奶 2 大勺，葡萄籽油少许。

做法：

1 将西红柿和橘子切成 1 厘米大小。
2 打蛋后加入牛奶搅拌。
3 在做法 2 中加入西红柿和橘子搅拌。
4 在锅中加入葡萄籽油，然后加入做法 3 中的材料，调成小火，用筷子慢慢地搅动，直至煮熟。

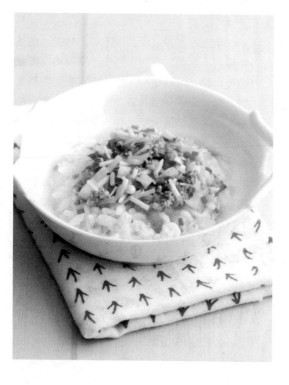

牛肉蔬菜盖饭

材料：饭 50 克，牛肉 20 克，胡萝卜、青菜各 5 克，豆芽、蘑菇各 10 克，海带汤 1/2 杯，芝麻油少许，水淀粉 1 小勺。

做法：

1 将牛肉、胡萝卜、青菜剁碎，蘑菇和豆芽切成 1 厘米大小。
2 在锅中加入芝麻油，然后依次放入胡萝卜、牛肉翻炒。
3 在做法 2 中加入海带汤煮沸，待胡萝卜和牛肉熟后，加入豆芽、蘑菇和青菜。
4 最后加入水淀粉，调整浓度后关火，将其浇在饭上。

芝士鱼肉饭

材料：饭 3 大勺，鱼肉 20 克，西蓝花 10 克，芝士 1/3 块、海带汤 1/4 杯。

做法：

1 去除鱼骨后，剁碎。
2 将芝士切成 0.5 厘米大小，西蓝花煮熟后剁碎。
3 在锅中加入海带汤，放入做法 1 中的鱼肉和做法 2 中的西蓝花，开始煮。
4 倒入米饭，调成小火，至水烧干即可。

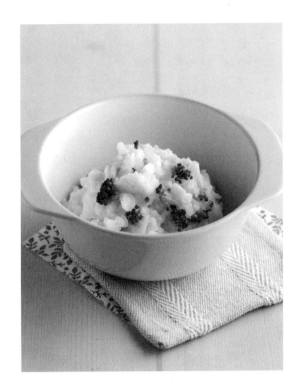

蔬菜南瓜饼

材料：南瓜 40 克，豆腐 10 克，胡萝卜、西蓝花各 5 克，鸡蛋 1 个，面粉、葡萄籽油各少许。

做法：

1 将南瓜去皮后放入蒸笼，蒸好后切碎；豆腐去水后切碎；将胡萝卜、西蓝花剁碎。
2 将做法 1 中的材料放入容器中，捏成扁圆形。
3 依次将面粉、鸡蛋涂在做法 2 的表面，放入装有油的锅中煎熟。

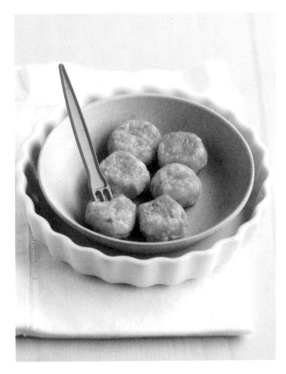

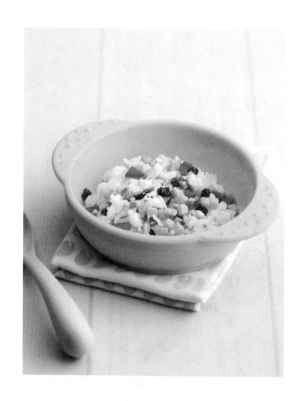

坚果蔬菜鸡蛋炒饭

材料：饭3大勺，鸡蛋1个，核桃、腰果、葡萄干若干，红柿子椒、南瓜各10克，葡萄籽油少许。

做法：

1 打蛋，并将核桃、腰果、葡萄干搅碎。
2 南瓜和红柿子椒切成0.5厘米大小。
3 在锅中加入葡萄籽油，然后放入切好的南瓜和红柿子椒翻炒。
4 在做法3中加入坚果翻炒后，加入做法1中的鸡蛋。
5 最后加入米饭，翻炒。

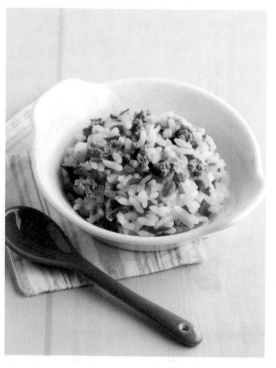

牛肉海带核桃饭

材料：饭3大勺，牛肉20克，海菜、卷心菜10克，核桃3粒，海带汤1/4杯。

做法：

1 牛肉剁碎。
2 将海菜切成0.5厘米大小，核桃用料理机打碎。
3 在锅中加入海带汤、牛肉、卷心菜，开始煮。
4 放入核桃和米饭，调成小火，煮至水烧干即可。

1周岁前，禁止吃的食物

宝宝在1周岁之前食用某些食物，容易引发过敏，妈妈一定要注意哦。妈妈可以在本子上记录下这些食物，在制作食物的过程中避免添加这些食材。只有妈妈足够了解宝宝的饮食禁忌，才能让宝宝吃得健康，吃得放心。

橘子

宝宝1周岁之前吃橘子很容易感染肉毒杆菌，引发肉毒杆菌中毒，妈妈一定要注意。这是食物中毒的一种症状，会导致宝宝喝奶困难，情况严重，还会导致宝宝停止呼吸。此外即使用热水煮熟橘子，也不安全。

鸡蛋

宝宝6个月大之后，才能吃蛋黄，而蛋白要等到1周岁之后才能食用，蛋白中含有诱发过敏的成分。蛋黄酱、面包、冰淇淋、饼干等大部分含有鸡蛋成分的加工食品中都含有蛋白，一定要注意。如果宝宝因此而过敏，要等到2周岁之后才能再吃蛋白。

生牛奶

虽然奶粉的主要原料也是牛的乳汁，但它经过了多种加工程序，有利于宝宝消化和吸收。而生牛奶只经过了杀菌，如果在宝宝1周岁前喝，会引起过敏反应，导致呕吐、腹泻。1周岁后，建议每天的摄入量控制在400～500毫升。

猪肉

猪肉是肉类中最后才能吃的食物，因为其油脂较多，而且不利于消化。宝宝1周岁后，也只能吃瘦肉部分，并且要充分煮熟。

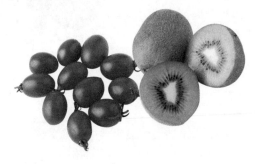

鱼类和贝壳类

宝宝 9 个月大之后可以食用白色肉质的鱼类，1 周岁之后才能食用别的鱼类以及甲壳类、贝壳类食物。特别是金枪鱼和鲨鱼这种大型鱼类以及污染水域生长的鱼类、贝壳、虾、蟹、龙虾等海鲜在 1 周岁之前禁止食用，更不能吃生鱼片。对于那些容易过敏的宝宝，3 岁之后才能食用鱼类。

草莓、猕猴桃、桃子、西红柿

草莓、猕猴桃、桃子、西红柿容易引起过敏，应该等宝宝 1 周岁后再食用。一开始可以让宝宝吃少量，如果没有出现异常，再增加量。过敏反应一般体现在宝宝吃完这些水果或者接触到果皮后，出现嘴巴周围变红肿等症状。

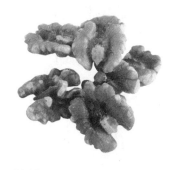

花生、核桃、松子、板栗等坚果

坚果类食物容易引起过敏，并且含有大量脂肪，在宝宝 1 周岁前禁止食用。特别是花生，它比较坚硬，经过食道时，有可能会进入气管，等到宝宝 2 周岁之后再食用比较安全。一开始吃花生时，应该用料理机打碎后再给宝宝吃。此外也要多加注意含有坚果的食物。

Chapter 6

家庭医生

接种疫苗

    每位妈妈都不希望看到宝宝因为患疾病而备受煎熬，为了宝宝的健康，妈妈必须要有一定的医学常识。下面来了解一下接种疫苗的基本常识和注意事项，一些必须接种的和选择性接种的项目，参照后再给宝宝接种疫苗吧。

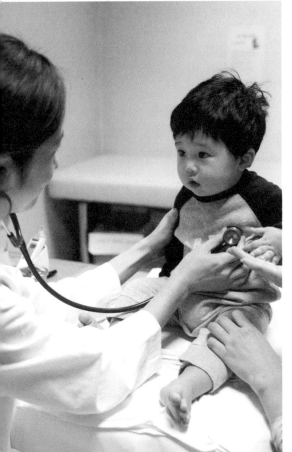

接种疫苗的基本常识

必须接种的项目和选择性接种的项目

    必须接种项目是针对一些发病率高或者感染后危险性高的疾病，规定必须要接种疫苗，在医院都是免费接种。一部分人因担心副作用而不去接种，这样一来不仅会影响宝宝健康，一旦感染也容易导致这种疾病在整个社会蔓延。BCG、乙型肝炎、DPT、小儿麻痹、水痘、MMR、肺炎、脑膜炎、乙型脑炎等都属于必须接种项目。选择性接种项目是指必须接种项目以外，危险性比较低的疾病，例如甲型肝炎、流感、肠炎等疾病就属于这一类。

在规定时间内接种

    在规定时间内接种疫苗效果会更好。如果出现了一些特殊情况或者宝宝健康状况不好，推迟几天也不会造成影响。宝宝患疾病时，妈妈应该和医生商量再确定合适的接种时间。若无特殊情况，尽量不要推迟，一旦错过接种时间，应前往医院接种。

随身携带育儿手册

从宝宝出生到 12 周岁之间，都要接种疫苗。因此，每次去医院时都要携带育儿手册或者疫苗手册，仔细记录有关接种疫苗的信息。由于接种疫苗的种类较多，且次数也不同，如果不仔细记录，容易错过接种时间或者忘记之前接种时出现的问题。即使更换医院，也要记录在同一个手册中。

活疫苗和死疫苗

预防接种中的疫苗分为活疫苗和死疫苗。活疫苗是将活的病原体降低致病性后，少量注射到人体中，可以起到和患病一样的效果，即产生免疫力。一般注射一次就能长时间拥有免疫力。死疫苗是指利用死的病原体或者没有致病性的细菌、蛋白抗原，诱导免疫反应的发生。注射的抗原比较少，副作用比较低，但是免疫力的持续时间不长，需要反复注射。

同时接种多种疫苗效果更好

大部分疫苗同时注射时能提高效果，也不会出现异常反应，可以同时在各个部位注射。有些人认为同时注射，宝宝会很疼，也会产生副作用，事实上并非如此。相反，单独接种要经常前往医院，反而会增加宝宝负担，延长接种时间。

早产儿接种疫苗情况

早产儿应该和正常宝宝一样接种疫苗且不需要降低接种量。另外，不要因为宝宝体重过低而推迟接种。有人认为宝宝体重不到 5 千克，要推迟 DPT 的第一次接种时间，这是错误观点。接种乙型肝炎疫苗在宝宝体重达到 2 千克以上时，才能发挥好的效果，所以应待宝宝体重达标后再接种乙型肝炎疫苗。

接种疫苗时的注意事项

接种前的注意事项

· 早晨测量宝宝体温，确定是否发热。若发热，建议推迟几天。

· 尽量在早晨接种。若出现异常，下午能及时治疗。

· 携带育儿手册。记录疫苗种类、接种日期、接种部位、有无异常反应以及下次接种时间。

· 接种前一天洗澡。接种当天宝宝可能会发热或者接种部位红肿，应避免洗澡。

· 妈妈亲自带宝宝去。若不能，也要将宝宝详细的状况以及接种疫苗种类告诉监护人，避免接种错误。

· 咨询医生后再接种。告诉医生宝宝的状况、病例、过敏情况、接种时的异常反应等。

接种疫苗后的注意事项

· 稍微抚摸接种部位。

· 观察接种后宝宝的状况。接种后要在医院停留 15 ~ 20 分钟，观察是否出现异常，回家后的 3 小时内，也要仔细留意宝宝状况。

· 接种部位可能出现红肿。接种后，接种部位可能出现发红、水肿、发热症状。可以用冷水敷一会儿，若情况严重，可在医生指导下服用泰诺林。

· 接种后若发热或出现痉挛症状，应及时治疗。发热可能并不是因接种引起的。晚上发热，可以先服用退烧药，待第二天早晨再前往医院。一般在接种后 1 ~ 2 天会发热，MMR 接种后 7 ~ 12 天会发热。一旦出现痉挛，要立即前往医院。

必须接种项目

BCG（结核）

- 预防疾病：结核。
- 接种时期：出生后4周内。

BCG 是最基本的接种项目。宝宝患有结核之后，容易引起脑膜炎等严重疾病。因此，在出生后4周内，一定要接种 BCG，错过时间，要尽快接种。接种3～4周后，注射部位会出现化脓的症状，这是正常现象，无须消毒。疤痕在7～8年后会逐渐变浅。

乙型肝炎

- 预防疾病：乙型肝炎。
- 接种时期：出生后0、1、6个月（3次）。

乙型肝炎会引发肝癌，一定要及时接种。出生后24小时内接种第一次，1个月后接种第二次，6个月时接种第三次。如果妈妈是肝炎病毒携带者，宝宝出生后的第一天就要接种乙型肝炎的免疫球蛋白。3次接种之后，在9个月大时要做血液检查，确定是否产生抗体。乙型肝炎接种时即使药的种类发生变化也没有关系。

DPT（白喉、百日咳、破伤风）

- 预防疾病：白喉（D）、百日咳（P）、破伤风（T）。
- 接种时期：出生后2、4、6个月第1～3次；出生后15～18个月第4次，4～6岁第5次。

可以一次性预防白喉、百日咳和破伤风。一共要接种5次，出生后2个月、4个月、6个月分别接种一次，15～18个月以及4～6岁时再各接种一次。接种之后可能会发热和出现注射部位红肿，情况严重时，会出现40℃以上的高烧和休克、痉挛等症状，需要格外注意。在近一年内出现过热性痉挛或者存在免疫缺陷疾病的人，在接种前要告诉医生。DPT 接种后经常会出现注射部位肿，随着接种次数增多，会变严重。这并不是什么副作用，只是疫苗和身体发生反应所造成的。现在 DPT 和小儿麻痹疫苗已结合在一起，可以一次性接种两种疫苗。

小儿麻痹

- 预防疾病：小儿麻痹。
- 接种时期：出生后2、4、6个月各接种一次，4～6岁再接种一次。

过去经常有人会患小儿麻痹，现在这种病已经很少见了。小儿麻痹一般在出生后2个月开始接种，之后间隔2个月接种一次，总共3次，最后在4～6岁时接种第四次。过去主要使用口服药，现在都换成了注射。

脑膜炎

- 预防疾病：Hib 型脑膜炎。
- 接种时期：出生后2、4、6个月各接种一次，15个月再接种一次。

脑膜炎预防接种是为了预防 Hib 型病毒引起的脑膜炎。这种疾病虽然少见，但是一旦感染就是致命性的，危险性非常高。一般在出生后2、4、6个月各接种一次，15个月时再接种一次。可以和 DPT、小儿麻痹、肺炎等疫苗一起接种。

肺炎双球菌

> · 预防疾病：败血症、脑膜炎、中耳炎、肺炎等。
>
> · 接种时期：出生后2、4、6个月各接种一次，15个月再接种一次。

婴儿时期85%的败血症、50%的脑膜炎、65%的肺炎、40%的中耳炎都是由于肺炎双球菌引起的。因此，接种这种疫苗不仅能预防一些常见的疾病，也能预防败血症、脑膜炎、肺炎等致命性的疾病。从出生2个月后开始接种，每隔2个月接种一次，共3次，之后在15个月时接种第四次。接种后会出现发热以及注射部位红肿、疼痛症状。

水痘

> · 预防疾病：水痘。
>
> · 接种时期：出生后12个月接种一次。

水痘是由于空气接触皮肤而感染的疾病，传染性非常高，接种后可以降低80%～90%的发病概率。它虽然不是致命性疾病，但会令人全身长满水泡且持续1～2周，若严重瘙痒，会让宝宝异常难受。有时可能会引起并发症留下疤痕，一定要接种。如果之前发过水痘，就没有必要接种了。出生后12个月时，接种一次即可，与水痘患者接触2～3天后接种也没有问题。在美国，宝宝4～6岁时会再接种一次。如果当时水痘比较流行，可以考虑再接种一次。

MMR（麻疹、痄腮、风疹）

> · 预防疾病：麻疹（M）、痄腮（M）、风疹（R）。
>
> · 接种时期：出生后12个月第1次，4～6岁第2次。

MMR是麻疹、痄腮、风疹的综合疫苗，在出生后12～15个月之间接种一次，4～6岁时再接种一次。如果当时麻疹比较流行，可以在6个月大时接种一次。MMR属于活疫苗，一般和水痘疫苗同时接种。之后需要再接种其他疫苗，应该间隔4周以上。接种后，会出现发热或者关节痛症状，不会产生严重的副作用。最近有人认为MMR疫苗会引起自闭症，其实并没有依据，可以放心接种。

乙型脑炎

> · 预防疾病：乙型脑炎。
>
> · 接种时期：
>
> **死疫苗**：12个月时一周一次，共2次；1年后第3次；6岁时第4次；12岁时第5次。
>
> **活疫苗**：12个月第1次，1年后第2次。

乙型脑炎通过携带乙型脑炎病毒的蚊子传播。会出现头痛、发热等症状，严重时会出现大脑麻痹、痉挛、智力及语言障碍、性格障碍等后遗症，20%～30%概率会导致人死亡，属于致命性疾病。一般在宝宝1周岁后开始接种乙型脑炎疫苗，接种死疫苗一般在出生 12 ～ 24 个月内每隔 1 ～ 2 周接种一次，共 2 次，1 年后接种第三次，6 岁和 12 岁时再各接种一次，总共 5 次；而接种活疫苗一般在 12 个月时接种一次，1 年后接种第二次就可以了。如果出现发热、疼痛或者一年内出现过痉挛，要咨询医生后再接种。

选择接种项目

轮状病毒：肠炎

· 预防疾病：轮状病毒引起的肠炎。

· 接种时期：出生后 2、4（或 6）个月 2（或 3）次。

在婴儿时期，肠炎是一种常发生的疾病，就像感冒一样。其中轮状病毒引起的肠炎在初期表现为发热、呕吐，之后会发展成出现腹泻、脱水等症状，需要住院治疗。从出生 5 个月后开始，发病率会慢慢提高，一定要尽快接种。接种的种类有两种，分两次接种的疫苗一般在出生 2 个月时接种一次，4 个月时接种一次；而分三次接种的疫苗一般在出生 2、4、6 个月各接种一次。

流感

· 预防疾病：流感。

· 接种时期：出生 6 个月之后，每年的 9 ～ 12 月接种一次。

流感是由流感病毒引起的疾病，它和感冒完全不同，接种流感疫苗之后，并不意味着不会感冒。流感分为好几种，有些会引起

死亡，建议每年接种一次。流感接种一般在出生 6 个月后开始。在第一年中，隔 4 周接种一次，共 2 次，之后每年接种一次。流感一般在 12 月到 3 月之间流行。一般接种 2 周后就会产生抗体，建议在每年 9 ～ 12 月之间接种。

甲型肝炎

· 预防疾病：甲型肝炎

· 接种时期：出生 12 个月后，间隔 6 ～ 12 个月接种一次，共 2 次。

宝宝感染甲型肝炎后只会出现类似感冒症状，不会引起大问题，但是待宝宝长大，会留下严重后遗症。这种疾病的发生和卫生状况密切相关。因此，建议在宝宝小时候就接种甲型肝炎疫苗。一般在出生 12 个月后，开始接种。第一次接种后，经过 6 ～ 12 个月后再接种一次。

必须接种项目

传染病	疫苗种类	0个月	1个月	2个月	4个月	6个月	12个月	15个月	18个月	24个月	36个月	满4岁	满6岁	满11岁	满12岁
结核1	BCG	1次													
乙型肝炎2	HepB	1次	2次												
白喉、破伤风、百日咳	DTaP3			1次	2次	3次			4次			5次			
	Td/Tdap4												4次	6次	
脊髓灰质炎	IPV			1次	2次	3次							4次		
b型嗜血杆菌、流感病毒6	PRP-T/HbOC			1次	2次	3次	4次								
肺炎球菌	PCV（蛋白缺陷）7			1次	2次	3次	4次								
	PPSV（多糖质）8											针对高危人群	2次		
麻疹、流行性耳下腺炎、风疹	MMR						1次					2次			
水痘	Var							1次							
甲型肝炎	HepA								1～3次						
乙型脑炎	JE（死疫苗）11								1～3次				4次		
	JE（活疫苗）12								1～3次						
	Flu（死疫苗）13										每年接种				
流感病毒	Flu（活疫苗）14										每年接种				

传染病	疫苗种类	0个月	1个月	2个月	4个月	6个月	12个月	15个月	18个月	24个月	36个月	满4岁	满6岁	满11岁	满12岁
结核1	BCG	1次													
乙型肝炎2	RV1（rotarix）			1次	2次										
白喉、破伤风、百日咳	RV5（rotatec）			1次	2次	3次									
	HPV4（gadacil）/HPV2（cervarix）													1～3次	

宝宝的相关疾病

在婴儿时期，宝宝的身体非常脆弱，情绪也常处于不安的状态。父母要细心观测宝宝的身体状况，发现问题及时治疗。下面来了解一下婴儿时期宝宝常出现的疾病以及其特征和治疗方法吧。

婴儿黄疸

特征

眼睛和皮肤变成黄色。之后从脸部蔓延到下半身，最终整个身体都会变黄色。生理性黄疸一般会在 10 天后自然消失。

原因和症状

宝宝出生 1 周左右，皮肤和眼睛变成黄色的现象被称为婴儿黄疸。这时由于受胆红素的作用，初期症状比较轻微，若情况严重，应前往医院治疗。正常宝宝出现黄疸症状被称为"生理性黄疸"，一般在出生 3 ~ 5 天内出现，7 ~ 10 天时自然消失。引起黄疸的胆红素主要由血液中的红细胞分泌而成，在婴儿时期宝宝的红细胞比较脆弱，会分泌出大量的胆红素。虽然胆红素能在肝中得到分解，但此时宝宝的肝功能还未发育完全，即使身体健康，也会出现黄疸症状。如果是由于肝炎、败血症、内出血、感染而引发的黄疸疾病，一定要及时治疗。

治疗及预防方法

喝母乳的宝宝所出现的黄疸症状，一般会持续 10 天以上，有时会比较严重。这种情况下，可以停止给宝宝喂养母乳 1 ~ 2 天，来确定是否是因母乳所致的。停止喝母乳之后，黄疸症状好转，就能判断是"母乳黄疸"了。宝宝所喝的母乳在肝中会分泌出阻碍胆红素分解的脂肪酸。并不是所有的宝宝出现黄疸症状后都会自然痊愈。黄疸一般在出生后 24 小时内出现，持续 10 天左右，症状变得严重，可能会导致病变，应该及时前往儿科，确定症状严重程度，接受相应的治疗。光线治疗和输血治疗都可以治愈黄疸。

脐带肉芽肿大

特征

肚脐处长出小的息肉，流出汁水或化脓。需要做手术切除。

原因和症状

剪断的脐带长时间附在肚脐上，或肚脐处长出小的息肉的现象被称为脐带肉芽肿。

肚脐处长出小的息肉，化脓，流出分泌物。情况严重，会出血，引起二次细菌感染，也有可能出现败血症。一般情况只是在肚脐周围出现小炎症。

治疗和预防方法

为了预防脐带肉芽肿，妈妈需要细心护理宝宝肚脐。脐带掉落之前，不要给宝宝洗澡，防止水进入肚脐，每天用酒精给肚脐消毒两次。脐带掉落后 10 天之内，继续给肚脐消毒，确定有没有分泌物流出；仔细消毒肚脐内部，消毒后用纱布包裹住肚脐，防止出现炎症。脐带一般会在宝宝出生 7 ~ 10 天后脱落，一旦出现脐带肉芽肿，需要做手术切除。用硝酸银在宝宝肉芽肿部位反复擦拭 1 ~ 3 次，也可去除肉芽肿。这种方式非常简单，在儿科就能操作，如果去除不了，就需要外科手术。

肚脐脱肠

特征

肠子的一部分露在肚脐外的情况，一般情况下一年内会好转。

原因和症状

宝宝出生 7 ~ 10 天后，脐带脱落，肚脐恢复到正常位置上。若宝宝肚脐周围肌肉无力，无法完全吸附在肚脐周围，那么在其皮肤底部肌肉周围可能出现小孔，导致肠子一部分露在肚脐外面，这就是肚脐脱肠。症状是宝宝肚脐周围的皮肤上出现硬币大小的空洞，宝宝腹部用力时会呈圆形裂开。一般会持续 6 个月到 1 年之久，之后空洞会慢慢消失，症状也会慢慢好转。

治疗和预防方法

大部分情况都会自动慢慢好转。若脱肠部位比较大或者变大的速度比较快、持续了 1 年以上，应该前往医院治疗。出现脐带脱肠症状后，先咨询医生，然后做定期检查。

婴儿中毒性红斑

特征

脸部和身体就像被虫子咬了一样，出现红色斑疹。

原因和症状

30% ~ 70% 的宝宝都会出现这种症状，非常常见，与胎热一样。宝宝出生 2 ~ 3 天后，脸部、脖子、身体、臀部等部位就如被虫子咬了一样，出现红色斑疹和脓包。一般会持续一周左右，之后会自然消失。

治疗及预防方法

这种症状会自然消失，无须担心。如果宝宝发热严重，则应及时采取降温措施。

婴儿脱水热

特征

没有特别症状，宝宝一般会高烧，不停哭闹。

原因和症状

宝宝出生后，在没患有任何疾病的情况下出现 38 ~ 39℃高烧的现象，这就是婴儿脱水热或者婴儿临时热。此时，宝宝无法自己调节体温，受外部温度影响比较大。特别是在婴儿时期，宝宝一直躺在被子里，水分供给不足即喂奶量不足，容易发热。

一般症状是体重降低，宝宝哭闹次数增多，发热。喂奶多，水分供给充足，很快会退烧。如果不立即补水，宝宝脸色会变苍白，失去意识，导致痉挛。严重时，还会导致脑部损伤或突然死亡。

治疗及预防方法

保持室内温度在 24 ~ 26℃之间，尽量给宝宝穿薄一些的衣服。体温升高时，可以用毛巾蘸温水擦拭宝宝身体。保证喂奶充足，大部分情况都会快速好转。如果宝宝无法用嘴进食，应该及时采取静脉注射方法，给宝宝补充水分。如果还未恢复，可能不是临时热，而是感染性疾病，应尽快去医院治疗。

先天性喉喘鸣

特征

宝宝吸气时发出喉鸣的现象，有时会呼吸困难。

原因和症状

先天性喉喘鸣一般只发生在婴儿身上。由于声带异常或者喉软骨较弱，导致气管变窄而引起的症状。吸气时会发出喉鸣，有时会呼吸困难。

治疗及预防方法

婴儿常见病症，大部分情况会随着时间慢慢好转，无须担心。一旦确定为先天性喉喘鸣，应该根据宝宝症状持续观察。让宝宝趴着，吸气会轻松，喉鸣现象会减少。咨询医生后，再采取治疗方法。

低钙血症

特征

钙、磷的比例失衡，导致血液中钙的浓度降低的现象。经常出现痉挛。

原因和症状

一般在宝宝出生3天后出现，被称为"早期低钙血症"。早产儿、低体重儿、妈妈患有糖尿病等情况下会出现此症。另外，喂奶量不足、宝宝的副甲状腺功能低下也会引起

这种症状。若在出生5～10天内出现则被称为"后期低钙血症"，一般出现在喝奶粉的正常宝宝身上。虽然奶粉中钙和锌的含量逐渐向母乳接近，但是，与只喝母乳的宝宝相比，喝奶粉的宝宝磷的摄入量相对较多，由于宝宝的心脏机能还不完善，锌的排出受阻，导致钙的浓度降低。主要症状是全身反复出现轻微痉挛。此外，宝宝的皮肤会逐渐变蓝，无法呼气，情况严重时，宝宝的手脚会发抖，喂奶变困难，经常呕吐。

治疗及预防方法

宝宝由于低钙血症出现痉挛时，立即前往医院，通过注射给宝宝补充钙质。还需要给宝宝挑选高钙质、低磷的奶粉。及时治疗，以免留下后遗症。若未及时治疗，痉挛会导致脑部受损、营养不足。

低血糖症

特征

宝宝意识低下，出现痉挛。

原因和症状

早产儿和低体重儿是由于体内储存的糖原不足才出现低血糖症。妈妈患有糖尿病，宝宝血液内分解糖分的胰岛素增多，也会导致血糖降低。一般这种症状从出生后几小时一直持续到出生后一周左右。宝宝全身会打哆嗦、脸色苍白、呼吸不稳定。另外，宝宝哭声变弱，气色不好，经常呕吐。宝宝一出现全身痉挛，应及时前往医院。

治疗及预防方法

低血糖发病率较高的宝宝，在其出生后1小时内要检测体内血糖含量，提前开始喂奶。出现低血糖，要及时治疗，必要时需要注射葡萄糖。在家中出现疑似症状，仔细记

录症状出现时间，然后前往医院治疗。

胃食管反流症

特征

宝宝在喝牛奶的过程中或者喝完后，吐出大部分牛奶。

原因和症状

食物通过食道到达贲门（连接食道和胃的部位被称为贲门）时，贲门会自动打开，让食物进入胃中。1周岁前，大部分宝宝贲门附近的括约肌还不发达，贲门容易被打开。在无特殊疾病的情况下，由于贲门括约肌不发达，导致宝宝在喂奶期间或喂完奶，吐出食物的现象，这就是胃食管反流症。

治疗及预防方法

宝宝呕吐严重或者体重一直不增，需要做上部胃管照明检测或者超声波检测，确定是否患有胃食管反流症。症状严重时需要药物治疗，但大部分情况下随着宝宝长大，症状会好转，需要持续观察。喂完奶 30 ~ 60 分钟内，抱直宝宝保持上身挺直。这样做让喂食的母乳或者牛奶更好地进入到胃部，减少反流现象。如果这时宝宝的脖子还无法支撑住头部，需要特别注意。

肥厚性幽门狭窄

特征

每次喝奶时，都会像喷水一样喷出牛奶。

原因和症状

从胃部到十二指肠的通路称为幽门。如果幽门处的肌肉发育不正常，变得肥大，会导致幽门变窄或者堵塞，胃内部的食物无法进入十二指肠。这种情况下，吃下去的食物大部分会被吐出来，这种现象称为肥大性幽门狭窄。相比女宝宝，男宝宝更容易出现这种症状。这种疾病在出生后 7 天内几乎没有症状，待 2 ~ 3 周后才会慢慢显露出来。

初期，会吐出少量的母乳或者牛奶，待幽门完全堵塞之后，喝奶后会像喷泉一样将牛奶吐出，甚至会吐出少量血。这种状态下，宝宝一直会感觉到饿，吐完后，会立即想要喝奶。

治疗及预防方法

出现这种症状后前往医院，做相应检查。抚摸宝宝上腹部时，感觉幽门部位像一个小疙瘩一样，这种情况需要接受超声波检查，采取手术治疗。住院后要给宝宝注射葡萄糖，防止脱水，等身体变好后再手术。手术后，要增加喂奶量。

先天性胆道闭锁

特征

黄疸症状持续 2 周以上，大便呈白色或者骆驼色。

原因和症状

先天性胆道闭锁是由于先天性原因，导致胆道没有形成或者呈闭锁状态，胆汁无法进入肠道，积累后损伤肝脏，引起长时间黄疸症状以及大便呈白色的疾病。如果不及时治疗，会导致肝硬化，最后引起宝宝死亡。一般症状是宝宝的眼睛和皮肤出现黄疸，且持续时间长，小便呈黄色。另外，由于大便中没有胆汁，会变成白色或者骆驼色。长时间下去，会引起消化障碍，导致肝功能下降。

治疗及预防方法

这种疾病不早治疗，会导致黄疸恶化，

增加危险，建议出生后 6 个月内做手术。宝宝的大便呈白色时，立即前往医院检查。

先天性巨结肠

特征

宝宝胎便排出的时间延后，腹部鼓起，然后便秘。

原因和症状

肛门上侧直肠到结肠部位存在副交感神经，它能控制胃肠运动。先天性巨结肠是指由于先天性原因导致结肠一部分的副交感神经缺失，让大便无法移动到肛门处，积累在原位置的现象。最初症状是宝宝的胎便排出缓慢。喝奶时，宝宝不会排便，腹部突起。一旦宝宝一直喝奶却不排便，妈妈就要担心宝宝是否患有这种疾病。

治疗及预防方法

先天性巨结肠和一般的便秘不同，是由于肠道内存在先天性缺陷，简单通过水分和营养供给，无法起到治疗效果。必须手术切开没有副交感神经的部位，将有副交感神经的部位互相连接一起才行。宝宝一出现便秘或者腹部突起症状，应该前往医院检查，确定是否患有先天性巨结肠。

鹅口疮

特征

口腔内出现牛奶状的白色斑点，这是一种霉菌感染所致。

原因和症状

鹅口疮是由霉菌感染引起的一种疾病，在口腔内出现白色斑点。一般早产儿或身体虚弱、免疫低下的宝宝容易出现这种症状。宝宝的口腔不清洁，奶瓶、奶嘴未消毒，也会引起这种症状。一般症状是口腔内出现牛奶状的白色斑点，疼痛，脱落时会流血；口腔中的霉菌进入肠道，会引起 腹泻。

治疗及预防方法

首先要分辨出是不是牛奶残渣。用纱布擦拭这些斑点，脱落后出血，基本能断定是鹅口疮了。经医生确定后，购买相关药物涂抹在宝宝口腔中或者服用抗真菌剂治疗。

在家中洗澡时，要用纱布蘸水清洁宝宝的口腔，平时应该仔细给奶瓶和奶嘴消毒，妈妈的手也要经常保持干净。体重不增加、经常生病的宝宝容易生鹅口疮，建议去医院检测是否是免疫系统出了问题。

婴儿肠痛

特征

白天尽情地玩，午夜拼命地哭。

原因和症状

宝宝 3 ～ 4 个月大之前，经常会出现婴儿肠痛症状，具体原因仍然不明，一般认为跟宝宝肠道内含有大量气泡无法排出有关。一般症状的宝宝平时吃喝玩没问题，一到午夜突然醒来拼命地哭，双腿蜷缩、双手握拳、腹部用力。症状会持续 1 小时左右，有时会持续更长。

治疗及预防方法

宝宝一哭要抱起来，安抚宝宝。妈妈和爸爸不要慌张，让宝宝看到父母平和的样子，有助于稳定宝宝情绪。如果宝宝哭闹厉害，用温毛巾敷在宝宝腹部上，喝完奶，让宝宝打嗝。也可以抱着宝宝在房间里四处走动，打开窗户，让宝宝呼吸外面的空气。

婴儿败血症

特征

细菌进入到血液中造成全身感染，导致高烧、出现痉挛等症状。

原因和症状

由于某些原因，导致细菌进入血液，之后遍布整个身体，进而摧毁各个内脏。全身感染后，会出现 38 ~ 40℃以上的高烧，也会出现痉挛。严重时，反而会出现低体温。宝宝的意识会变模糊，全身发麻。头部的前囟膨胀或者裂开。皮肤和隔膜出现斑疹，会出现出血症，也会引起脑膜炎和尿道感染。

治疗及预防方法

3 个月大之前，宝宝出现 38℃以上的高烧，要及时前往医院，确定是否患有败血症。败血症的治疗时间依宝宝的状况和细菌的种类而定，需要 10 ~ 14 天的抗生素注射治疗，才能好转。严重时需要 2 ~ 3 周。经过抗生素治疗痊愈后，基本不会复发。但在治疗后，要定期检查，确定有无后遗症。

牛奶过敏

特征

宝宝没患过过敏性鼻炎、湿疹、哮喘、荨麻疹等过敏性疾病，也没有其他疾病，却出现腹泻或呕吐的症状，有可能是牛奶过敏，即蛋白质过敏。

原因和症状

喝奶粉的宝宝如果对牛奶中蛋白质过敏，会在胃中引起过敏性疾病。这是由于牛奶中的蛋白质损伤胃黏膜，导致消化出现问题而引发的现象。牛奶中的蛋白质会导致胃出现问题，引起腹泻等症状，有时也会与哮喘、过敏性鼻炎等疾病出现。腹泻后，会引起腹部疼痛、腹胀，也会呕吐、反胃。

治疗及预防方法

想确定宝宝是否是牛奶过敏，在 2 ~ 3 周内，不让宝宝吃乳制品，观察症状。停止吃奶粉后症状消失，重新开始吃后 48 小时内症状出现，这样反复 3 次，就能判断是牛奶过敏了。确诊后要根据医生指导，选择豆奶或者 HA 奶粉这一类的特殊奶粉。

Step 03 宝宝的常见病

出生 6 个月之后免疫力变弱，大部分宝宝可能会成为儿科的常客。即使是常见疾病，也会出现不同症状，需要妈妈多留心。宝宝的常见病以及相应的预防方法和治疗方法有哪些？妈妈们，看过来！

感冒

特征

早晚温差较大的换季期间，宝宝容易感冒。一些免疫力较弱的宝宝若出现中耳炎、支气管炎、鼻窦炎、肺炎等并发症，需要尽快就医。

原因和症状

感冒是呼吸器官的代表疾病，又被称为

鼻咽喉炎。主要是由于病毒导致鼻子和咽喉出现炎症而引起的。一般感冒后，会出现发热、脖子肿大、流鼻涕、咳嗽等症状。

婴儿的感冒除了呼吸器官的疾病之外，还会引起腹泻、腹痛等消化系统问题。

治疗及预防方法

宝宝体温超过38℃时，妈妈用毛巾蘸温水擦拭宝宝身体，给他（她）散热。情况严重时，服用退烧药。如果鼻塞严重，可用加湿器将室内湿度调节到50%～60%，促使宝宝流鼻涕。要注意不要用棉签或者鼻子呼吸器疏通宝宝鼻子，这样会损伤鼻内黏膜，造成危险。另外，咳嗽可以将身体内部的病菌排出体外，不要随意服用止咳药。一旦咳嗽严重，可能会导致水分不足，多让宝宝喝一些温水补充水分。出现腹泻或者呕吐等消化问题时，给宝宝喝一些粥，促进消化，也能补充水分。若排汗多，要及时擦干汗渍，更换衣服。

治疗感冒主要的方法还是预防。让宝宝多穿几件薄衣服，维持体温。外出回来后，清洗手脚，刷牙。室内要经常换气，保持干净。室内温度保持在20～24℃，湿度保持在50%～60%。

肠炎

特征

轮状病毒引起的肠炎非常严重，除发热之外，还会引起严重的腹泻和呕吐，需要住院治疗。

原因和症状

肠炎是指肠道内出现炎症的疾病，分为病毒性肠炎和细菌性肠炎。宝宝患上的肠炎大多数属于病毒性肠炎，其中最常见的就是假性霍乱。假性霍乱是由轮状病毒引起的疾病，发病时期主要在初秋，通过携带病毒的衣服、玩具和食物传播。

患有肠炎，一般会出现发热、腹泻、呕吐等症状。严重时会出现腹痛和脱水，需要住院治疗。宝宝起初只是吐出吃下的食物，待情况变严重后，会吃不下饭，甚至吐出黄色胃液。几小时后开始腹泻，宝宝会排泄出白色液体。腹泻会持续2～3天，期间若不及时补水，会脱水。脱水后，宝宝会变得脸部苍白、口干、小便量显著减少，甚至哭时也没有眼泪。

治疗及预防方法

肠炎刚开始时会出现发热症状，妈妈可能会误以为是感冒。发热超过38℃时，需要服用退烧药，将体温降下来。如果宝宝把退烧药吐出来，就要尝试重新服药了。期间需要注意服用量和服用时间间隔。服用退烧药后，发热症状仍然严重，建议用毛巾蘸30℃的温水，擦拭宝宝全身。呕吐和腹泻等症状变严重时，可能会脱水，要经常给宝宝喝水。另外，根据医生嘱咐，给宝宝喝些牛奶、粥等食物，来补充营养。腹泻后，宝宝臀部会很脏，要常清洁宝宝臀部，保持干净。

轮状病毒引起的肠炎拥有很强的传染性，最重要的是预防。平时常洗手，保持室内干净。宝宝腹泻后洗手，尿布用肥皂清洗干净。仔细清洗宝宝手和脸部，勤换衣服。

拉肚子

特征

夏天最常见的胃肠疾病，会腹痛和腹泻，导致消化不良。

原因和症状

夏天天气炎热，因贪凉吃冰冷食物而拉肚子。宝宝晚上睡觉动作较大，经常踢被子，也容易着凉而拉肚子。宝宝腹部鼓鼓的，又疼痛，情况严重时，将会引起腹泻和呕吐。另外，吃变质食物，也会拉肚子。一些食物即使煮熟了，也不能完全消除毒性，容易引起食物中毒。食物中毒后，会发热、呕吐、腹泻，但不会像轮状病毒所引起的肠炎一样，持续时间长。

治疗及预防方法

妈妈平时只需稍微注意就能预防宝宝拉肚子。常吃寒凉食物、喜欢的食物一次性吃太多、吃不利于消化的食物、睡觉时踢被子等情况都会引起宝宝拉肚子，妈妈一定要注意。夏天气温很高，宝宝的胃肠功能会降低，妈妈需要小心照顾宝宝。宝宝拉肚子，应该给宝宝喝水或喂粥，继续喝母乳也没有问题。另外，怀疑食物中毒时，不要擅自给宝宝吃止泻药，先给宝宝喝些水，然后带宝宝去医院，注射抗生素，若情况严重需要输液。

中耳炎

特征

中耳炎是感冒最具代表性的并发症。会出现 39℃以上的高烧，宝宝会经常摸耳朵、哭泣。

原因和症状

大部分中耳炎属于感冒的并发症。患有过敏性鼻炎或者周围环境存在污染，也会出现中耳炎。据统计，3 岁之前，80% 的宝宝会患有中耳炎，与其他并发症相比，发病次数更多。发病主要原因是由于宝宝耳朵内的耳管比大人更短、更宽，容易被感染。受到感冒、过敏、香烟等刺激时，耳管会肿大，在鼓膜周围出现炎症，引起中耳炎。

宝宝患中耳炎时，会出现 39℃以上的高烧，夜间会烦躁、喝奶时会呕吐。摸其耳朵时，会哭泣。有时宝宝患有中耳炎后不会发热、耳朵疼痛，这主要是由于感冒时间过长导致的。此外，鼓膜破裂或者中耳炎持续时间较长，会导致耳朵内流出脓和听力下降，应及时治疗。

治疗及预防方法

急性中耳炎，需要及时治疗，一般使用抗生素和消炎药治疗。坚持治疗 1 ~ 2 周以上。若发热和疼痛症状消失后便立即停止治疗，残有的炎症会再次恶化或引起慢性中耳炎，严重时会影响听力。另外，中耳炎复发的概率非常高，宝宝感冒一定要及时治疗。

扁桃体炎

特征

感冒引起的一种并发症，扁桃体处出现炎症，引起发热、脖子肿大、进食困难等症状。

原因和症状

急性扁桃体炎是感冒所引起的二次感染，或是由于细菌造成的直接感染。患有急性扁桃体炎，会出现脖子肿大、疼痛、进食困难、全身无力、发热等症状。宝宝若患有先天性扁桃体肥大，容易出现扁桃体炎。扁桃体增殖腺肥大会造成鼻子堵塞，这时宝宝会用嘴巴呼吸，从而导致睡眠时无法呼吸。这种情况，会令宝宝睡眠质量变差，白天容易疲劳，情况严重，会导致宝宝发育迟缓。

治疗及预防方法

出现扁桃体炎症时，要注意让宝宝休息，补充水分，食用较软的食物；出现发热或者肌肉痛时，及时接受抗生素治疗；出现扁桃体或增殖腺肿大时，容易引发扁桃体炎、中耳炎以及鼻窦炎，而且不易痊愈，影响宝宝的生长发育。若宝宝的注意力、学习能力下降，可以考虑扁桃体切除手术。随着宝宝年龄增长，扁桃体会慢慢变小，在 3～4 岁之前尽量不要做切除手术。

支气管炎

特征

支气管出现炎症，一般发生在感冒之后，导致咳嗽变严重。

原因和症状

宝宝感冒后容易出现支气管炎。感冒后 3～4 天开始咳嗽，体温不会升高太多。但咳嗽会引发炎症，喉咙会疼痛，进食困难。每次呼气时，胸部起伏大，喉咙内产生痰，导致呼气困难。

支气管炎主要是由于病毒导致器官和支气管出现炎症。即使服用很多抗生素，病情也不会很快好转，保持充足的休息才是治疗的关键。

治疗及预防方法

妈妈难以通过咳嗽的声音区分支气管炎和感冒。特别是当支气管炎作为感冒的并发症出现时，会认为咳嗽是感冒导致的。这种情况，不仅宝宝会饱受疼痛，之后的治疗也会变得困难。咳嗽一严重，要及时前往医院治疗。

治疗支气管炎的过程中，保持充足的休息、补充水分、调节湿度是痊愈的关键。注意室内经常换气，保持空气清洁。调节湿度合适、经常为宝宝补充水分，能有效去除淤痰。平时服用市面上出售的药能够缓解咳嗽和淤痰，严重时应及时治疗。若不及时治疗，会引起肺炎或者慢性咳嗽等疾病。

肺炎

特征

大部分情况是由于感冒的二次感染引起的，会出现发热、咳嗽、呼吸困难等症状。

原因和症状

肺炎是指肺部出现炎症，是呼吸器官疾病中比较严重的一种疾病。肺炎一般是由病毒引起的，支原体、肺炎球菌等细菌也会引起肺炎。一般在宝宝 2 岁前容易出现肺炎，待其长大后若得感冒、麻疹、百日咳等疾病，也会导致第二次感染。发热、咳嗽是肺炎主要的症状，和感冒比较相似，但是肺炎会引起高烧，导致呼吸困难。此时的主要特征是宝宝呼吸变快，呼吸次数达到 1 分钟 50 次以上，每次呼吸时，鼻子一扁一扁的。另外，脸部、嘴唇、手指尖和脚趾尖会变成浅蓝色，之后会变成苍白色。有些宝宝会呕吐、腹泻、出现痉挛，导致气色变差，食欲下降。

肺炎初期的症状比较轻微，容易被认为是感冒。诊断过程中，一旦怀疑是肺炎，应该立即拍摄胸部 X 线片，接受抗生素治疗。严重时，需要住院治疗。

治疗及预防方法

宝宝患肺炎后，大部分妈妈认为需要住院治疗，其实并不是所有的情况都需要住院。肺炎的种类很多，症状也不同，需要咨询医生后再做相应治疗。有些情况下，可以服用抗生素治疗，治疗必须根据处方，按时服药。症状好转后，不要立刻停止治疗，一定要坚持到治疗期限为止，才能有效。

大部分病毒性肺炎可以在儿科中治疗，情况严重时就需要住院治疗了。一般经过 1～2 周，症状会好转。我们经常所说的肺炎预防接种指的就是肺炎球菌接种。这并不能预防所有种类的肺炎，只能预防肺炎球菌引发的肺炎。这是因为肺炎球菌引发的肺炎非常严重，需要住院接受抗生素治疗。没有什么方法能完美地预防肺炎，勤洗手、保持营养均衡、睡眠充足能有效降低肺炎发病概率。

脑膜炎

特征

多数情况是由于病毒引起的，症状也不是很严重，通过接种疫苗能预防细菌性脑膜炎。

原因和症状

脑膜炎是指包裹住大脑和脊椎的脑膜部位出现炎症的现象，免疫力较差的宝宝容易患上脑膜炎。脑膜炎大致分为细菌性脑膜炎、病毒性脑膜炎、结核性脑膜炎。一般的预防接种能预防细菌性脑膜炎，不能预防病毒性脑膜炎和结核性脑膜炎。病毒性脑膜炎的症状相对较轻，治疗也比较简单，不会留下后遗症。若患上细菌性脑膜炎和结核性脑膜炎又没能在初期得到治疗，会非常危险，即使痊愈后也会给人留下很多后遗症。

情况不同，脑膜炎的症状也存在差异。初期和感冒一样，出现发热、头痛症状，严重时出现呕吐、斑疹等症状。转动脖子时会头痛，之后症状慢慢加重，甚至会导致意识模糊和痉挛。不过对于不满1岁的宝宝，主要症状是高烧、呕吐。在脑膜炎流行期内，宝宝一出现这些症状，应及时前往医院。

治疗及预防方法

出现脑膜炎时，及时前往医院，查明病因。为了查明引起脑膜炎的病菌，需要接受脑压测量和脑脊液检查。有些情况下需要服用抗生素做紧急治疗，如果在发病初期就服用抗生素，会加大区分脑膜炎的难度。通过脑脊液检查，能确定是细菌型脑膜炎还是

结核性脑膜炎，一旦确诊后要接受抗生素或者抗结核素治疗。另外，通过大脑CR或者MRI检查，能确定脑部是否出现损伤。这种情况下需要住院2～3周。相反如果确定是病毒性脑膜炎，用基础的治疗方法就能让病情好转，一般需要1周左右。

宝宝未满1周岁，特别是3个月大之前，很难区别发热以外的症状，一旦出现类似脑膜炎症状，应该接受脑脊液检查。一旦是Hib病菌引起的脑膜炎，致命性较高，并且会留下很多后遗症，应及时治疗。

脑膜炎流行期间避免经常外出，少去人多的地方。外出回来勤洗手。一般患有一次脑膜炎后，就会获得免疫力，不再复发。但在脑膜炎流行的时期，由于存在多种病毒作为致病因，也会导致宝宝患病。

手足口病

特征

它是夏天和秋天常患的一种疾病，传染性非常强。在脖子、口腔、手掌和脚掌会出现红色斑疹。

原因和症状

手足口病主要是由柯萨奇病毒引起的病毒性疾病。一般是由柯萨奇病毒A16引起的，不过肠道病毒71等其他的病毒也会引发手足口病。手足口病通过接触传播，也能通过空气传染，但一般和感冒一样，通过手脚接触，导致病毒入侵身体。

感染柯萨奇病毒4～6天后，会出现症状。初期是轻微的发热、食欲不振、腹部疼痛，之后手掌、脚掌、口腔等部位会出现红色斑疹。到后面除臀部、手臂、大腿、脸部之外，颚、咽喉、牙龈、舌面也会出现斑疹。在斑疹的中央会形成水泡。口腔内的斑疹一般呈4～8

毫米，手脚部位呈 3 ~ 7 毫米。患有手足口病时，会增大胃炎的发病率。这种疾病的症状和荨麻疹、风疹类似，容易搞混，但不会使人咳嗽、流鼻涕。一周后会自然好转。

治疗及预防方法

宝宝出生 6 个月到 4 岁之间容易患上这种疾病，有时妈妈和宝宝会同时患上此病。现在还没有针对这种疾病的疫苗和治疗方法，只有在生活中提前预防。

夏秋之交，疾病多发的时期不要去人多的场所，外出回来后立即洗手。特别是在咽喉部位病毒特别容易增殖，一定要经常漱口。发热时，要服用退烧药；无食欲、肚子疼痛、腹泻时，给宝宝喝一些粥。凉的、软的食物能缓解口腔内的疼痛，也能让宝宝吃一些冰淇淋，不要多吃，吃多会引起腹泻。一周后，症状自然好转时，可以根据宝宝的症状调整饮食。宝宝出现瘙痒时，给宝宝涂抹含有组织胺的软膏缓解瘙痒。要注意如果涂抹含有类固醇的软膏反而会促进病毒增殖。即使症状好转后，一些病毒也会引起脑膜炎、脑炎、神经麻痹等并发症，需要持续观察。

特应性皮肤炎

特征

由于环境污染和速食普及而引起的具代表性的过敏性皮肤病。干性皮肤更容易患上这种疾病。其主要症状是出现角质、皮肤腐烂、瘙痒。

原因和症状

引起特应性皮肤炎的直接原因目前尚不清楚，一般认为是与食物过敏以及家中的灰尘、细菌、霉菌等环境因素有关。2 岁之前，食物是主要的感染源，如牛奶、蛋白、花生、面粉、大豆、橘子等都是感染源。4 ~ 5 岁

之后，环境因素是主要感染源，例如煤烟、灰尘、动物的毛发、花粉、细菌、病毒、真菌都是感染源。

此外，遗传和心理压力也会引起这种疾病。一般症状是出现红色斑点严重瘙痒，之后会发展成湿疹、化脓，导致皮肤干燥、角质增多。宝宝 2 岁之前，主要出现在脖子、大腿、耳朵等部位，之后慢慢朝全身扩展，在 3 ~ 4 岁时，蔓延到手臂内侧、膝关节等部位。

宝宝经常挠痒，会导致二次感染，引起炎症和化脓。这个过程若反复出现，宝宝的皮肤会变厚、变粗糙。在 5 岁时，50% 的症状会好转，在青春期 80% ~ 90% 症状会好转。不过有些情况下，症状会一直持续到成年。

治疗及预防方法

治疗特应性皮肤炎的基本方法是保湿、保持卫生以及减少皮肤刺激。皮肤上的杂质越多，瘙痒就越严重。出汗后要尽快擦干汗渍或洗澡。洗澡不要超过 10 分钟，期间可以使用宝宝专用沐浴液，减少皮肤刺激。另外，沐浴后要在水分干掉之前，涂抹上保湿霜。每天涂抹几次保湿霜，避免皮肤干燥。婴儿时期，尽量给宝宝喝母乳，1 周岁后再让宝宝吃蛋白、面粉等食物，也要注意选择合适的食材。尽量保持室内干净，避免存在诱发特应性皮肤炎的因素。

为了避免螨虫和霉菌的繁殖，建议少用毛毯和窗帘，寝具也要常用热水清洗并且放在阳光下晾晒，衣服要选择刺激较小的棉制品，尽量不要养宠物。患病后要根据医生的处方选择合适的软膏。瘙痒严重，可以涂抹或者服用含有组织胺的药剂。特应性皮肤炎并不是一次性就能治愈的疾病，症状会反复出现，需要坚持皮肤护理并保持室内干净，再辅以药物治疗，才能有效缓解病情。

过敏性鼻炎

特征

换季期间容易出现的一种过敏性疾病。会出现鼻子瘙痒、流鼻涕、打喷嚏、鼻塞等症状。

原因和症状

过敏性鼻炎分为季节性鼻炎和全年性鼻炎。季节性鼻炎最大的特征就是由于各个季节的树木、花粉所引起的；全年性鼻炎主要是由于室内的过敏物质，即灰尘、宠物、霉菌等引起的。特别是在换季期会经常出现这种症状，气温变化较大时，早晨或晚上鼻子和眼睛会瘙痒，也会流鼻涕、打喷嚏等。鼻塞症状严重时，会用嘴呼吸，引起头痛。另外，也会引起中耳炎和鼻窦炎。症状更严重时，会发展成慢性鼻炎，导致感冒症状持续1年之久。

治疗及预防方法

过敏性鼻炎最初和感冒非常相似，建议前往医院接受专业治疗。一般采用组织胺、类固醇等药物治疗。

若宝宝是过敏体质，要避免让宝宝食用牛奶、鸡蛋、鱼、贝壳、豆类等诱发过敏反应的食物。虽然可以通过食用这些食物来确定过敏反应，但是为了安全还是采用过敏检测这种间接检测比较好。建议不要饲养宠物，在家中也要避免使用玩偶、毛毯以及容易脱毛的衣服和被子，另外，家中也不要种植花草。一旦宝宝患有特应性皮肤炎或者出现食物过敏，容易患有鼻炎，一定要特别注意。

Step 04 季节性流行病

季节不同，流行的疾病也不一样。免疫力较弱的宝宝在昼夜温差较大的换季期，容易患上各种疾病。为了应对这些流行病，应该在规定时间内接种疫苗。下面来了解一下季节性流行病以及相应的预防方法。

流感

特征

由流感病毒引起的上呼吸道感染，主要会出现恶寒、发热、肌肉痛等症状。

原因和症状

流感是由流感病毒引起的上呼吸道感染，与感冒完全不同。10月到4月之间，发病率较高。其中A型流感病毒引发的症状非常严重，而且传染性特别强。每次流行时，病毒都会发生变异。通过患者打喷嚏时排出的唾液传播，在人群较多的地方传播速度比较快。

流感一般经过 1 ~ 4 天（平均 2 天）的潜伏期，会突然发病。开始出现的症状有发热、恶寒、头痛、肌肉痛、疲劳、食欲不振等。患病宝宝会经常出现痉挛、头痛等症状。这些症状一般会持续 3 天。患上流感后，宝宝体温可能突然上升到 38 ~ 40℃，且不容易退烧。在婴儿时期难以与感冒区分开来，会诱发肺炎等多种并发症。

治疗及预防方法

流感的主要症状是高烧、疲劳，患病后要保证充足的休息。避免带宝宝外出，待在家中休息比较好。经常让宝宝喝些温水、果汁等，利用加湿器调高室内的湿度。在流感出现前的 9 ~ 10 月间接种疫苗，能降低 80% 的发病率，每年坚持按时接种，因为流感病毒容易发生变异，去年接种的疫苗可能到今年就失效了。若接种死疫苗，6 个月之后抗体就会消失。接种流感疫苗要从宝宝出生 6 个月后开始，第一年中要每间隔 4 周接种一次，共 2 次，之后每年接种一次。

乙型脑炎

特征

出现高烧、痉挛等症状，陷入昏睡状态。接种疫苗是最好的预防方法。

原因和症状

主要通过蚊子传播，症状一般从蚊子叮咬后 7 ~ 12 天内开始出现。之前活泼的宝宝突然容易犯困，出现疼痛等症状。同时伴有 39 ~ 41℃的高烧，出现呕吐、痉挛等症状，陷入昏睡状态。宝宝低头时会疼痛、哭闹，妈妈就要担心宝宝是否患有这种疾病，若情况严重会致死，即使接受治疗，也会造成脑

损伤，留下痉挛和局部身体麻痹等严重的后遗症。

治疗及预防方法

这种疾病会危及宝宝生命，一旦出现类似症状应立即前往医院。脑炎可能会导致智力和运动能力出现障碍，接种疫苗是最好的预防方法。一旦出现乙型脑炎流行趋势，适宜接种的宝宝要尽快接种疫苗。接种死疫苗，要从出生后 12 ~ 24 个月开始，每隔一周接种一次，共 2 次，1 年后再接种一次。待宝宝 6 岁和 12 岁时再各接种一次。接种活疫苗，在宝宝 1 周岁时接种一次，1 年后再接种一次。

流行性结膜炎

特征

占据夏季眼睛疾病发病率的 90%，出现眼睛充血以及眼屎增多的症状。

原因和症状

常被称为阿波罗眼病，春天和夏天，游泳池和浴场等是发病率较高的场所，主要是由于腺病毒 8 型和 19 型引起的。传染性极强，一般在一周后出现症状，家中若有患者，在出现症状之前，所有家人已经被感染了。症状一般是眼睛充血、眼泪增多、眼睛瘙痒和疼痛，眼分泌物也会变多。就像眼睛里进了沙子一样，经常眨眼。在阳光和火光前，睁不开眼睛。宝宝患有这种疾病时，会出现流鼻涕、咳嗽、发热、腹泻等和感冒相似的症状。

治疗及预防方法

发热严重时，首先要服用退烧药，多休息，降低体温，然后前往眼科治疗。为了防止 2 次细菌感染，需要接受抗生素治疗。治疗一般需要持续两周以上。

相比于治疗，预防才是最重要的。这种疾病传染性极强，直接接触和间接接触都会导致感染。病毒经常是通过手传染到眼睛，所以不要总是用手摸眼睛。一旦手摸过带有病毒的门把手、手绢等物品后再摸眼睛，立即会被感染。

疟疾

特征

主要通过蚊子传播，出现发热、头痛、肌肉痛等症状。

原因和症状

被携带疟疾病毒的蚊子叮咬后，就会感染这种疾病。初期难以被发现，出现头痛、浑身无力、肌肉痛、发热等症状。

治疗及预防方法

出现疑似症状时，立即前往医院。平时应安装防虫网，防止蚊子进入，特别是在晚上，要关紧门窗，禁止蚊子进入。要仔细消毒垃圾桶和排水口等容易有蚊子繁殖的地方，定期使用杀虫剂清理。如果要去疟疾流行的地区，应该在出发前1周到回来后4周内坚持服用预防药物。

细菌性痢疾

特征

它是一种传染性极强的群体性疾病，会出现发热、腹痛、腹泻等症状，有时腹泻会带血。

原因和症状

卫生状况不好会引起这种细菌性痢疾，传染性非常强。即使细菌的数目非常少，也会很快被感染，免疫力较弱的宝宝要特别小心。痢疾的主要症状是腹泻，但腹泻并不一定是痢疾。如果腹痛和腹泻症状一直持续，会出现脱水症状，情况严重时，还会发热、头痛、呕吐等。大便中有可能会掺有血迹。

治疗及预防方法

妈妈难以通过症状来判断宝宝是否患有痢疾。出现高烧、腹痛、腹泻时，立即前往医院检查。若宝宝患上痢疾，要住院治疗。给宝宝补充水分，腹泻时要用温水清洗臀部，勤换衣服。保持生活环境干净是预防痢疾最好的方法。建议日常中要保持健康的生活习惯、环境干净，便后以及外出回来要洗手。尽量少去人多的地方和卫生条件差的地方，一定要将食物煮熟后再吃。

病毒性脑膜炎

特征

主要出现在春天和晚秋，伴随着发热、头痛、呕吐等症状。

原因和症状

导致病毒性脑膜炎的原因有很多种，其中肠病毒是最常见的原因。病毒性脑膜炎在一年中都会发生，等到晚秋气温变低之后，会渐渐消失。1～9岁的宝宝容易患这种疾病，男宝宝的发病率比女宝宝高一倍。患上病毒性脑膜炎，初期会出现脖子疼痛、咳嗽、流鼻涕等症状；之后会食欲不振、呕吐、大便变稀、全身出现斑疹；也会发热和头痛，严重时会导致痉挛。而1周岁前的宝宝不会出现神经性症状，因此难以诊断。

治疗及预防方法

由于肠病毒引起的脑膜炎诊断起来非常困难，一定要前往医院做详细检查。最普遍的治疗方法就是保持身心安宁，服用退烧止痛剂，缓解发热和头痛症状。避免食用牛奶等乳制品以及含糖较高的食物，选择一些利于消化的食物。症状变严重时，需要住院做脑脊液检查和输液治疗，降低颅压，防止脱水。

目前还没有从根本上预防病毒性脑膜炎的方法。在疾病流行期间，避免去人多的地方，勤换干净衣服、勤洗手，将食物煮熟后再吃，这些方法能在一定程度上预防疾病。

肠伤寒

特征

通过不卫生的食物传播的一种疾病，会引起很多严重的并发症。

原因和症状

引起肠伤寒的沙门氏菌可以在大便中存活 60 小时、水中存活 5 ~ 15 天，冰中存活 3 个月，冰淇淋中存活 2 年，牛奶中存活 2 ~ 3 天，存活时间相对比较长。一般通过不干净的食物进行传播，传染性较强。潜伏期在 3 ~ 30 天，非常久。症状有发热、食欲不振、肌肉痛、头痛、腹痛、腹泻等。症状出现后一周，会引起肠出血、肠穿孔、心肌炎、脑血栓等严重的并发症。初期会出现高烧、恶寒、头痛等症状，之后会腹痛、腹泻、便秘。

治疗及预防方法

若发热症状一直持续，应尽快前往医院治疗。患上肠伤寒后，要接受抗生素治疗。肠伤寒的传染性非常强，一旦确诊后要隔离治疗。在肠伤寒流行季节，不要食用不卫生的食物，避免频繁外出。注意洗手，保持个人卫生。

霍乱

特征

通过受污染的水和食物传播，会出现严重的腹泻和脱水症状。

原因和症状

通过被霍乱病毒感染的水、食物、水果、蔬菜等传播。特别要注意不要食用河边的鱼、贝类食物。患上霍乱后，在初期基本不会腹痛，而是突然间腹泻。症状严重时，会伴随呕吐、发热、腹痛等症状；腹泻严重时，会导致脱水，不及时治疗，会有生命危险。

治疗及预防方法

感染霍乱之后，绝对不要随便接触他人。根据脱水症状，补充水分和电解质。按照医生嘱咐服用药物，慎重选择抗生素。预防霍乱最有效的方法就是不要喝受污染的水或食用被污染的食物。水一定要烧开后再喝，所有食物要煮熟后再吃。另外，妈妈在做饭前要洗手。

应对事故安全的方法

宝宝能自由活动后，一不留神就会离开妈妈视线，这也意味着容易出现事故。突发事情难以避免，妈妈应提前了解一下突发事故时的紧急应对方法，以应对宝宝的各种突发状况。

手指甲断了

此时宝宝的手指甲很尖、很脆弱，经受外部小的冲击就会折断。手指甲折断一半以上，要立即前往医院。即使手指甲没断，如果流血不止，也要前往医院接受治疗。止血后，3～4天内手指甲会再次长出。

紧急应对方法

伤口出血了，要用经过消毒的纱布止血。给指甲脱落的部位消毒后再用创可贴包裹住手指受伤的部位。

手指头断了

手指头断裂的情况较少发生，如果宝宝将手指头伸入电风扇，导致手指头损伤或者断开，应立即呼叫救护车，前往医院。手指断开需要立即手术；若手指损伤，要立即缝合。

紧急应对方法

用力按住手断开的部位进行止血，用干净的纱布包裹住伤口，敷上冰块。不要洗断下的指头，用纱布包裹后放入冰块中，携

带去医院。

手指被夹

手指被夹后，无法活动或者抚摸时出现疼痛、手指头不自然弯曲，有可能是手指骨折了。这时不要移动手指，固定后立即前往医院。如果手指被夹后当天没事，几天后出现肿大、变青，可能是骨头或者筋脉受损，应该及时前往医院。

紧急应对方法

手指被夹后，如果伤口没有开裂，可以用流动的水给伤口做冷却。伤口不大，冷却后一段时间会自然恢复。但是，当伤口肿大或者疼痛、无法活动时，应该用筷子固定后，立即前往医院。宝宝的手指太小无法用木板固定时，可以用湿的纱布包裹住手指。

摔倒后出现淤青

宝宝摔倒后没有出现外伤，只是手脚上有淤青，无须特别担心，2～3天之后，淤青会自然消失。若摔伤部位凹陷或出现疼痛，

应及时前往医院治疗。

紧急应对方法

宝宝摔伤时，首先要将摔伤部位抬高，用水或者硼酸水给伤口冷却。水肿或者疼痛现象严重时，可以用冰块或者用毛巾沾冷水后敷在伤口上。水肿消退后，停止冰敷，再观察状态。水肿消失、出现淤青时，应该先观察2～3天，再做决定。

撞到墙角出现伤口

宝宝皮肤被撕伤或被抓伤，会流血和黏液。若放任不管，会引起炎症、化脓，导致治疗变困难，留下疤痕。即使是小伤口，一旦伤口长7毫米，就应及时前往医院治疗。

紧急应对方法

伤口上沾有土或很脏，先要用流动的水清洗伤口，然后用双氧水进行消毒，再止血。用干净的纱布包裹住伤口，按住几分钟后会自然止血。止血后，能涂抹上含有抗生素的软膏，用纱布包裹上，贴上创可贴。撕开的伤口在6～7毫米以上时，也能贴创可贴，一般在一周后会自然愈合。

触电时

宝宝触电休克时，要立即呼叫救护车，并且要做心脏复苏术。皮肤变黑、出现腐烂等火烧痕迹时，立即送往医院。触电时的火烧症状会伤到深层皮肤，容易留下疤痕。如果宝宝大声哭泣，且未有火烧痕迹，1～2小时后会恢复正常，无须担心。

紧急应对方法

受伤部位像被火烧一样会变黑或腐烂，很可能会感染，不要触碰受伤部位。用冷水给受伤部位降温，用纱布包裹防止宝宝抓挠，立即送往医院。

流鼻血

宝宝摔倒时经常会伤到鼻子。鼻孔的前端有很多毛细血管，宝宝抠鼻孔或者感冒时，经常会流鼻血。宝宝摔倒后流鼻血了，妈妈不要慌张，及时帮宝宝止血即可。毛细血管出血，只要止血，症状马上会消失。如果采取止血措施后，出血仍然持续30分钟以上，有可能损伤到大血管了，应立即去医院。另外，若宝宝连续三天流鼻血，也要前往医院接受检查。

紧急应对方法

让宝宝坐好，头部稍微往前低下，按住鼻子上部5～20分钟，同时用棉签或手纸堵住鼻孔。如果让宝宝头部后仰，会导致鼻血流入气管，引发危险，也会将鼻血积累在鼻孔内侧，起不到任何效果。

摔倒时伤到牙齿或口腔

宝宝经常会因摔倒导致牙齿掉落、口腔撕裂。口腔受伤时，虽然会流很多血，但很快会痊愈。筷子等尖锐物体也会伤到宝宝口腔，引起严重事故，一定要小心。宝宝摔倒后，牙龈或者嘴唇撕裂严重，用消毒的纱布止血，再送往医院。嘴唇因摔伤或者撕裂出现红肿时，妈妈无须特别担心。如果疼痛一直持续或宝宝无法进食，要前往医院接受检查。伤到牙齿后建议去牙科检查一下。

紧急应对方法

口腔内进入沙土或异物，用纱布蘸水后清洗出来，还要给口腔清洁。口腔内的伤口出血，用纱布包裹住或者按住出血部位止血。伤口较轻时，止血后观察伤口状况，在痊愈之前，不要吃热的、刺激性强的食物。

滑倒后磕到头

宝宝头部受到轻微磕碰时，先安抚宝宝，再观察伤口，不出现异常无须担心。若头部受到磕碰后，宝宝不哭闹，出现失去意识、脸色苍白、耳朵和鼻子出血、呕吐、痉挛、头痛等症状时，立即呼叫救护车，前往医院的脑神经科治疗。即使没有出现这些症状，一旦宝宝头部被碰撞，也要避免当天洗澡和剧烈运动。要仔细观察宝宝的脸色和状态，脸色变难看、出现呕吐时，及时送往医院。期间不要乱吃药，以免影响医生诊断。

紧急应对方法

头部出现伤口和流血，用干净的纱布或者手绢包裹住伤口。应让宝宝躺下，并将头部转向一侧，防止呕吐物堵塞气管。若失去意识，要让宝宝平躺，将头部稍微后倾，确保气管通畅。同时要解开宝宝的衣服，呼吸微弱时要做人工呼吸。

碰撞到胸部或腹部

碰撞严重，可能会导致暂时性休克。出现意识模糊、呼吸困难、脉搏微弱、脸色变蓝等症状，立即呼叫救护车。特别是碰撞到胸部后，且每次呼吸和咳嗽都会引起疼痛，需要做细致检查，确定肋骨是否骨折。宝宝的腹部或者胸部被严重碰撞，无论是否有外伤，都要前往医院做检查。

紧急应对方法

首先解开宝宝的衣服，保证呼吸顺畅，

检查是否有外伤。然后让宝宝睡觉，观察是否有异常。碰撞的胸部稍微向上挺直，帮助宝宝呼吸。

掉入浴缸

宝宝突然掉入浴缸，即使喝了几口水，也不会有很大的影响。宝宝意识清醒，并能大声哭泣。说明无大问题，若宝宝意识变得模糊，拍打也无反应，脸色苍白，应及时送往医院。

紧急应对方法

呛水后，应该让宝宝趴在妈妈腿上，轻轻拍打宝宝背部，让宝宝将水吐出。待恢复精神后，再送往医院。若宝宝失去意识，妈妈要用手指抠宝宝喉咙，让宝宝将水吐出来，立即做人工呼吸。脉搏微弱，在前往医院的途中要一直做心肺复苏术。

被热水烫

宝宝的皮肤颜色变得通红属于一级烫伤；出现水泡属于二级烫伤；皮肤下肌肉变白属于三级烫伤。一级烫伤或者小范围的二级烫伤，经过应急处理，就能痊愈，不会留下疤痕。如果出现大范围二级烫伤或者三级烫伤，不要做任何应急措施，应该立即呼叫救护车，前往医院。

紧急应对方法

烧伤时，首先用冷水冲洗伤口。将自来水调小后，冲洗伤口是最好的方法。用冷水敷在伤口，降低伤口温度。不要弄破水泡避免引起感染即可，水泡之后会自然消失。一级烧伤和轻微的二级烧伤，只需用纱布包裹住伤口，不用涂抹任何药膏，之后会自然痊愈。若水泡破裂，流出液体，可能会引起感染，需要涂抹抗生素软膏消毒。

吸吮或者吞下干电池

闹钟等物品内的干电池，容易被宝宝放入嘴中。宝宝吸吮干电池不会出现大危险，如果已吞下去，会很危险。特别是纽扣状的锂电池，容易堵塞宝宝食道，绝对不能放在宝宝能够到的地方。怀疑宝宝吞下干电池时，及时前往医院，拍摄 X 线片，确定宝宝胃中是否有干电池，若有，需要通过手术取出。

紧急应对方法

宝宝吸吮了干电池，首先要观察宝宝状况，若无异常，妈妈大可放心。若已吞下干电池，立即前往医院检查。

糖、硬币等异物卡在喉咙

宝宝脸部突然变红或发青、眼睛翻白、呼吸困难，立即检查宝宝喉咙内是否存在异物，确定宝宝喉咙内的异物后要立即采取措施。

紧急应对方法

糖或者硬币等异物堵塞气管时，立即拍打宝宝背部或用手指抠宝宝喉咙，让宝宝吐出异物。用拇指和中指沿着口腔内一直伸入喉咙内侧，让宝宝吐出异物。尝试几次后，宝宝仍然没有吐出来，立即前往医院。

吞下异物

宝宝吃下普通纸、塑料纸、1 厘米以下的塑料时，不会造成大危险，一般会随着大便排出体外。若吃下金属、大的异物或顶端较尖的异物时，需要去医院做手术将其取出。宝宝喝下药物或者洗涤液等液体时，在家中不要采取任何措施，建议立即前往医院检查。

无论宝宝吃下什么异物，只要出现以下症状立即前往医院：呼吸停止，吃下洗涤液、燃料、无法取出的异物或取出后呼吸依然不畅通。

紧急应对方法

宝宝吃下烟头、药、洗涤液等东西时，先让宝宝喝牛奶或水，再用手指抠宝宝喉咙，让宝宝吐出异物。量过多或症状严重时，需要前往洗胃。一般情况下让宝宝吐出异物就行。

毒性强的异物

宝宝吃下苯、油漆、杀虫剂、冰醋酸、水银、指甲油、染色剂、烫发剂、烧碱等毒性强的物质时，让宝宝呕吐反而会损伤食道。不能让宝宝呕吐。另外，宝宝喝下牛奶或水，会导致这些毒性物质进入血液，危害更大，一定要先去医院。

樟脑丸

宝宝吃下樟脑丸时，不要让宝宝喝牛奶。这些物质在胃中会和牛奶发生反应。建议给

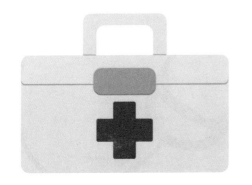

宝宝喝盐水，再让宝宝呕吐。

动宝宝身体，尽量少触碰疼痛部位，及时送往医院。

摔倒后受伤

伤口上沾有泥土或者异物时，用流动水清洗伤口，再涂抹上消炎药、贴上创可贴。一般按住伤口 10 分钟左右，血就会止住。伤口较深，或插入木刺后放任不管，会感染破伤风、细菌等其他各种细菌，应该仔细消毒，如果担心出现炎症，可以涂抹抗生素软膏。

伤口流血不止

一般的伤口，在几分钟之内就会止血。如果伤口较深或者流血过多，不容易止血，需要特殊处理。最简单的方法就是用消毒纱布包裹伤口。手脚出血时，可以将受伤部位抬高到心脏以上位置，加快止血。血液呈喷状，有可能伤到了动脉，用绷带包裹后紧紧按住，然后用手指按住靠近心脏的动脉。若经过 10 分钟流血仍不止，需要去医院接受手术缝合。

扭伤或骨折

宝宝即使骨折了也难以表现出来。一旦宝宝摔倒后，受伤部位出现水肿、变色，宝宝无法活动、疼痛，极有可能骨折了，经过简单应急处理后，及时前往医院。

紧急应对方法
用木板固定住受伤部位。固定时要注意松紧程度，在不清楚疼痛部位的情况下，应该用木板固定住疼痛的四肢，用冰块敷在受伤部位，这样能暂时缓解疼痛。但不要随意移

从高处摔落

宝宝从高处掉下后，2 ～ 3 天内未出现异常，妈妈无须担心。如果宝宝发生骨折、呕吐、痉挛等症状，立即呼叫救护车，送往医院。另外，不要在没有咨询医生的情况下给宝宝吃任何药物。

紧急应对方法
头部出血，用干净的纱布包裹住止血。不要让宝宝立即躺下或晃动宝宝身体，应该尽快送往医院。宝宝失去意识、出现呕吐、痉挛等症状时，可能是脑出血，立即送往急诊室。手脚若无法弯曲，可能骨折了，先用木板固定住受伤部位，之后立即送往医院。

被钉子或尖锐物体刺伤

被针、玻璃、钉子等物体刺伤时，从外表上看无异常，但是这会引起破伤风，需要及时处理。伤口严重，妈妈自己不要帮宝宝拔出异物，也不要晃动受伤部位，固定后及时前往医院。

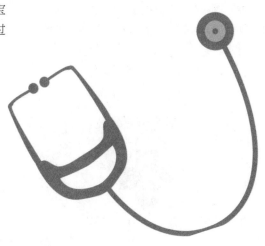

紧急应对方法

被针刺伤时，一定要用消过毒的镊子拔出，防止感染。如果刺入手指甲，一定要根据医生嘱咐处理。出现伤口时，采取简单的止血措施后带宝宝前往医院。

异物进入眼睛

异物刺入眼球造成伤口，或者眼球及眼睑被异物划伤时，需要立即采取合适的应急措施。如果异物进入眼睛较深，最好不要采取任何处理措施，闭上眼睛，用绷带包裹后，直接前往医院为好。

紧急应对方法

异物进入眼睛时，首先要让宝宝眨眼睛，让异物排出去。然后，撑开上眼睑确定异物是否依然留在眼睛内。若依然存在，可以用干净的棉签去除。想要确定眼睑内是否有异物，可以用棉签撑着眼睑上侧，睁开眼睑，若存在异物，顺手用棉签去除。

掉入水中

当宝宝掉入水中，先要让宝宝吐出吸入的水，保证能呼吸。这个紧急措施一定要在事故发生 10 分钟内进行。用手指抠宝宝的喉咙，让宝宝呕吐。对于年龄较大的宝宝，可以让他（她）趴在腿上，然后拍打背部。若没有呼吸，立即实施人工呼吸。在前往医院的途中，要一直做心肺复苏。

紧急应对方法

人工呼吸法

1 让宝宝平躺，抬起宝宝下巴，让气管保持通畅，将枕头垫在宝宝脖子后面。

2 一只手撑开宝宝的嘴，另一只手捏住鼻子，用纱布去除口中异物。

3 深吸气后，朝宝宝的口中吹气，同时覆盖住宝宝的嘴巴和鼻子。

4 松开嘴，松开捏住宝宝鼻子的手。每 3 秒一次。

心肺复苏法

按住左右乳头的中间部位。两个手掌用力下压。保持一分钟 80 ~ 100 次，即快速持续地下压。

被蚊虫叮咬

被蜜蜂、蚊子等虫子叮咬后，叮咬的部位会肿大、瘙痒。不抓挠，几个小时后会消失，最长 2 ~ 3 天内会消失。如果抓挠，可能会出现炎症、产生水泡、化脓等症状。与大人相比，宝宝更容易出现水泡、红肿、脓包等症状。

紧急应对方法

叮咬部位变得肿大、出现瘙痒，用冷水或冰块冷敷，缓解症状。如果炎症变严重或者抓挠后引发炎症，应前往医院治疗，涂抹抗生素软膏。

中暑

中暑后，体温会上升到 38℃，脸部变得苍白，出现头晕、恶心、呕吐症状。另外，脉搏跳动变快，肌肉出现痉挛。其实宝宝经过剧烈运动后，体温也会上升到 38℃，但这并不是中暑，而是暂时性症状，不久后会恢复正常。在中暑症状变严重之前，做紧急处理，就毫无危险了。

紧急应对方法

宝宝一旦中暑，先将宝宝的衣服脱下，抬高宝宝的双腿，让其躺在阴凉地方，然后用毛巾蘸温水擦拭宝宝全身。若在室内，要打开窗户保持室内清凉。在 1 升水中加入一勺盐，让宝宝喝下。每隔 30 分钟测量一次宝宝的体温，确定体温是否下降。

热症

长时间暴晒在烈日下，会损害身体的体温调节系统，引起热症。特别是婴儿对太阳的热度还不适应时，容易中暑和出现热症。患上热症后，汗腺机能受阻，出现 40℃左右的高烧，并且不会出汗，皮肤变干燥、发烫。然后脉搏跳动变快，意识渐渐模糊。

紧急应对方法

一旦出现类似热症症状，先脱去宝宝衣服，让其躺在阴凉地方。用冰块敷在宝宝额头上，让宝宝多喝冷水，然后用毛巾蘸温水按摩宝宝全身。随时测量宝宝体温，如果体温一直不下降，立即呼叫救护车送往附近医院。

太阳光灼伤

防止被太阳光灼伤，可以让宝宝穿薄而宽松的长袖衣服，在脸部和脖子处涂抹防晒霜，并戴上帽子。选用防紫外线指数在 10 ～ 15 之间的产品，鼻子和嘴唇上也要涂抹防晒霜。游泳时不要让宝宝长时间待在水里，每隔 10 分钟让皮肤接触太阳光。游泳结束后，再次涂抹防晒霜。中午到下午 2 ～ 3 点之间是紫外线最强烈的时候，尽量避免外出。

紧急应对方法

被太阳光灼伤之后，宝宝皮肤会变红，摸时会疼痛。情况严重时会出现水泡、瘙痒、脱皮等症状。治疗时首先涂抹保湿剂，瘙痒严重时，涂抹一些软膏缓解症状。

在室内时要脱下衣服，让伤口接触空气；在室外时要用衣服盖住伤口。另外要注意 48 小时内不要让宝宝接受阳光直射。一旦皮肤出现水泡、发烫，宝宝的状态会变差，应及时前往医院。

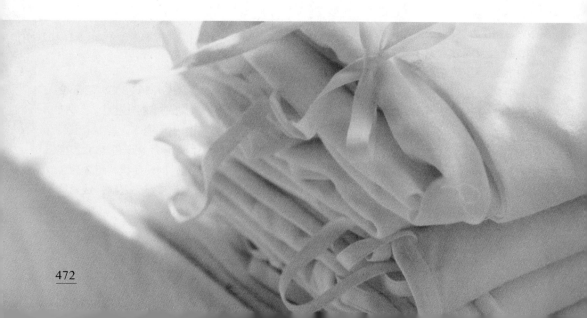

发热

宝宝突然发热，妈妈会变得非常慌张。宝宝发热后，要测量体温是否超过38℃，并采取降温措施。下面介绍一些引起发热的原因和应对方法，让妈妈能轻松应对发热难题。

发热是什么？

体温随着年龄和测量部位不同，存在少许差异。年龄越小，体温越高。肛门和口腔内的温度比腋下和耳朵内的温度要高。通常用于测量的部位是鼓膜和腋下，其温度在37.5～38℃之间，超过38℃，表明发热了。当身体出现异常，为了维持体内平衡，就会发热。发热本身并不是疾病，多数指的是引起发热的疾病。发热对于治疗疾病也是有帮助的。宝宝发热后不仅会饱受疼痛，也会出现热性痉挛症状，有时这也是一些严重疾病出现的信号，妈妈需格外注意。

发热时，出现以下情况要立即前往医院

· 出生未满3个月体温超过38℃

这种情况可能是感冒，也有可能患上了败血症、脑膜炎、尿道感染等严重的疾病，需要做相关检查。另外，这段时间宝宝的状态可能会突然恶化，一旦发热立即前往医院。

· 发热时出现痉挛

发热和痉挛同时出现，很有可能是热性痉挛，也有可能伴随着脑膜炎等严重性疾病，应立即前往医院。

· 超过40℃的高烧

一般高烧都不是单纯的感冒，需要检查，确定是什么疾病。

· 发热后出现昏迷

· 发热后脱水

基本不进食，小便量明显减少，如果确定是脱水，需要做特殊治疗。

· 发热时头痛严重、脖子僵硬

需要接受脑膜炎检查，及时前往医院。

· 发热持续5天以上

可能已不是单纯的感冒，很有可能是其他疾病引起的，前往医院检查。

发热的原因

一般是由感冒引起的。有些情况下，不会出现咳嗽、流鼻涕症状，仅仅是发热，症状在1～3天内会自然消失。此外，肠炎、中耳炎、支气管炎、扁桃腺炎、肺炎等疾病也会引起发热。除了发热之外，无其他症状，可能是尿道感染，需要做个小便检查。发热

持续 5 天以上，需要做相关检查。一旦发热持续 5 天以上，脖子的淋巴腺变得肿大，眼睛、嘴唇、舌头变红，出现斑疹，有可能是川崎病。这种疾病会导致心脏的冠状动脉出现并发症，一定要特别注意。

退烧的方法

1 尽量穿薄衣服。连衣服全部脱下，包括尿布，能有效退烧。

2 经常换气，保证室内温度凉爽。

3 经常喝水。发热后水分容易流失，导致水分不足。

4 用毛巾蘸温水擦拭宝宝脸部、脖子以及腋下，然后擦拭宝宝全身。身体上的水分蒸发，能有效退烧。因此，毛巾的水分要足一些。

5 服用退烧药。宝宝在 6 个月大之前，主要服用泰诺林退烧药，之后可以服用布洛芬系列的退烧药。无法服用退烧药的情况下，需要采取坐药方式。口服药和坐药时要保持成分一样，否则要服用两倍的剂量，一定要注意。

6 洗半身浴。如果宝宝能独自坐立，可以尝试这种方法。温水只淹没到宝宝的腰部，经过 5 分钟的擦洗能有效退烧。

服用退烧药的方法（应在医生指导下进行）

泰诺林

一次服用 10 ~ 15 毫克 / 千克体重（体重达到 10 千克时，一次服用 3.1 ~ 4.7 毫克），每隔 4 ~ 6 小时服用一次，一天 5 次。宝宝的体重达到 10 千克时，一次最多服用 150 毫克，80 毫克的药片最多服用 2 粒，160 毫克的药片最多服用 1 粒。要根据体重来确定药物的服用量。青霉素坐药和泰诺林含有相同的成分，宝宝的体重达到 10 千克时，一次能服用 125 毫克，每隔 4 ~ 6 小时吃一次，一天 5 次。

布洛芬

布洛芬药剂一次能服用 5 ~ 10 毫克 / 千克体重（宝宝体重达到 10 千克时，一次服用 2.5 ~ 5 毫克），每隔 6 ~ 8 小时服用一次，一天 4 次。布洛芬也是根据体重调整服用量的。布洛芬的坐药在宝宝体重达到 10 千克时，50 毫克的药片一次能服用 1 ~ 2 粒，每隔 6 ~ 8 小时服用一次。

咳嗽

宝宝经常会咳嗽。什么样的咳嗽症状需要前往医院呢？导致咳嗽的原因又是什么呢？出现咳嗽时，在家中又能采取什么应对措施呢？下面一起来学习如何应对宝宝咳嗽问题。

咳嗽是什么？

咳嗽是将进入呼吸器官的异物排出体外，保护身体健康的一种方式。吃饭时，小饭粒进入食道会引起咳嗽；为了排出体内异物或痰，也会引起咳嗽。导致咳嗽的情况有多种，包括痰引起的咳嗽、干咳，以及晚上才出现的咳嗽等多种形式。咳嗽的诱因不同，疾病也存在差异，宝宝咳嗽时，妈妈一定要留意观察。

咳嗽时出现以下情况，一定要前往医院就诊

· 异物进入气管

宝宝吃饭时，突然剧烈咳嗽，脸色变青、呼吸困难，可能是食物进入到气管，这是非常危险的，应立即呼叫救护车。

· 咳嗽恶化，呼吸困难

咳嗽持续几天后，宝宝的呼吸渐渐变困难，胸部下方不断起伏，极有可能患上了肺炎，应立即接受治疗。

· 咳嗽时伴随着高烧、胸部疼痛，痰中混有血液

可能出现肺炎。

· 咳嗽严重，出现类似狗叫声音

患有咽喉炎时，会出现这种症状，晚上咳嗽时会非常剧烈。呼吸会变得困难，需要及时前往医院就诊。

· 出生后 1 个月之内咳嗽

这段时间，宝宝有可能会感冒，咳嗽持续 1 ~ 2 天后，会引起肺炎，应及时前往医院。

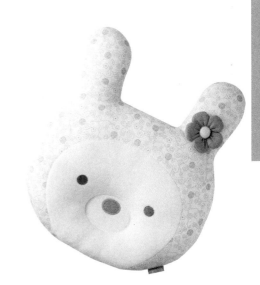

咳嗽时应该这样做

· **接受治疗**

除了在家中做应急处理之外，也要去医院做检查，查明发病原因。

· **让宝宝保持充足的休息**

无论什么疾病，正常进食、保持充足休息是最基本的治疗方法。此外，尽量不要去人多的场所或者空气较差的场所。

· **多喝水**

痰附着在呼吸器官黏膜上，会使得咳嗽变严重，让宝宝多喝水，可以冲淡淤痰。另外，经常咳嗽，会使得身体排出更多的水分，更要注意补水。

· **促进排出淤痰**

宝宝咳嗽时，妈妈可以拍打宝宝后背或者胸部，促进排出淤痰。

· **调高室内的湿度，经常换气**

干燥、污浊的空气会刺激呼吸器官，加重咳嗽，因此要维持室内合适的湿度，可以使用加湿器。同时要经常换气、注意调整温度，避免温差过大。

· **戴口罩，引导宝宝咳嗽时捂住嘴**

咳嗽时，口中的唾沫会飞溅到空气中，将病毒传染给他人。妈妈要教宝宝，咳嗽时用手绢、手纸或者衣袖捂住嘴巴。

咳嗽的原因

引起咳嗽最常见的原因就是感冒。咳嗽时痰较多，出现类似金属碰撞声音，极有可能是支气管炎；出现呼噜声时，可能是毛细支气管炎；出现狗叫声音时，可能是咽喉炎。咳嗽变严重，伴随着发热、呼吸困难、胸痛等症状时，可能是肺炎。若宝宝只在晚上咳嗽，检查是否患有感冒、鼻炎、过敏、鼻窦炎等疾病。如果是无淤痰的干咳，可能只是轻微的感冒，或者是由于空气浑浊刺激呼吸器官引起的。

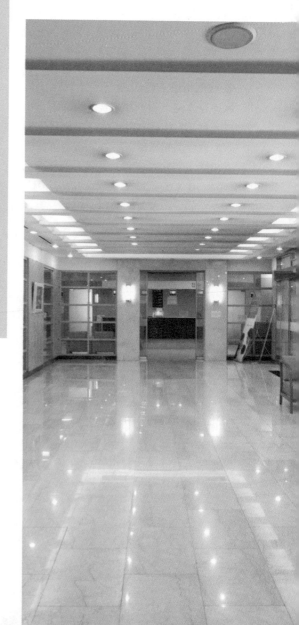

呕吐

某些呕吐症状对宝宝没有影响，但是妈妈得知道哪些呕吐症状会给宝宝带来不利、哪些呕吐症状需要采取特殊应对措施以及宝宝突然呕吐时的注意事项。

呕吐症状

即使宝宝处于正常状态也会呕吐。这是由于宝宝胃部还未发育成熟，抑制食道逆流的肌肉还很脆弱。此时宝宝的呕吐量只有一两口，一般会从宝宝的嘴角旁流出。喂奶时，如果宝宝吸入空气，也会引起呕吐。因此在喂奶过程中或喂奶后，要让宝宝打嗝。即使宝宝经常呕吐，待6个月大后就会慢慢好转，也不会因为呕吐而影响体重增加。如果宝宝长大后，依然呕吐或者体重不增加，有可能是其他原因导致的。

导致呕吐的其他原因

· 胃食管反流

轻微的胃食管反流经常发生，不会造成大影响。如果症状严重或者经常呕吐，就会刺激呼吸器官，引起支气管炎或者肺炎，此时需要药物治疗，甚至动手术。

· 急性肠炎

健康的宝宝，突然间剧烈呕吐，极有可能是肠炎。

· 过食

诱发呕吐。

· 幽门狭窄

每次喂奶后，宝宝都呕吐，这有可能是种疾病。这是先天性疾病，由于十二指肠的幽门部位的肌肉太厚，导致缝隙变窄，食物难以进入胃中而引发呕吐。

· 牛奶过敏

喝奶粉的宝宝，经常剧烈呕吐、腹泻，有可能是牛奶过敏。

· 精神压力

压力会导致呕吐。

· 其他原因

中枢神经异常、心脏异常、先天性代谢异常也会引起呕吐。

宝宝呕吐时的应对措施

· 喝奶时宝宝经常呕吐，妈妈可以采用少量多次的方法喂奶。若仍然呕吐，妈妈可以间隔地喂奶。喂奶后要让宝宝打嗝。

· 若宝宝躺着时呕吐，要注意避免呕吐物进入气管。将宝宝的头部移向一侧，让呕吐物流出，然后让宝宝坐直，并轻轻拍打宝宝后背。

· 由于肠炎引起的呕吐持续时间较长，会导致脱水，所以要经常给宝宝补充水分。

· 呕吐脱水，应立即前往医院。若宝宝8小时以上没有小便，或宝宝脸色变差，意味着脱水了。

需送往急诊室的呕吐症状

· 呕吐物混有血液。

· 呕吐物呈绿色。

· 由于呕吐严重脱水。

· 严重头痛。

· 发热和严重腹痛。

· 呕吐像喷水一样，且持续很长时间。

· 在72小时内，宝宝的头部受过磕碰。

· 吃入异物导致呕吐。

Step 09 腹泻

腹泻是继感冒之后，宝宝最容易患上的疾病。根据疾病种类不同，出现症状也不同，需要妈妈细心观察。一起来学习一些影响宝宝腹泻的因素以及应对方法吧。

腹泻是什么？

腹泻指排便的次数比平时多，且大便中的水分含量增多的现象。腹泻本身不是疾病，而是一些疾病的症状。腹泻时可以将肠道内的异物排出体外，对健康有益处。因此重要的不是尽快治愈腹泻，而是尽快找到腹泻的原因。宝宝腹泻时，妈妈要仔细检查宝宝最近几天吃的食物以及周围的环境。当腹泻引起脱水，要根据医生处方使用止泻药。

腹泻的原因

引起腹泻的原因有多种。受病毒或者细菌感染的急性腹泻、使用抗生素引起的腹泻、感冒引起的腹泻、食物性腹泻、过敏性腹泻等。妈妈一定要仔细观察，找出宝宝腹泻原因。另外，妈妈所认为的腹泻可能会和医生诊断原因不同，所以宝宝腹泻后，先前往医院做检查。去医院时可以带上宝宝换下的尿布或者留取的排泄物，方便医生查明原因。

腹泻时的应对方法

补充水分

腹泻时，会排出身体内大量的水分，脱水的危险性非常高。查明腹泻原因固然重要，也要注意防止宝宝脱水。由于在查明原因之前治愈腹泻是不可能的，因此补充水分是防止脱水的关键。可以给宝宝喝些粥，或者在500毫升水中加入1/4勺食盐和1勺糖，让宝宝喝下。

继续喂奶

大部分情况下都应该继续给宝宝喂奶。特殊情况下，应该听从医嘱，停止喂奶一段时间，待症状好转后再开始喂奶。因此，在腹泻期间并不一定都要停止喂奶。

喝奶粉的宝宝，在无特殊情况的前提下，不需要换成腹泻奶粉。这种腹泻奶粉并不是用于治疗腹泻的奶粉，而是在腹泻时宝宝能食用的奶粉。因此，在得到医生的许可下，可以短期食用这种特殊奶粉，康复后再换回原先的奶粉。

处于断奶，让宝宝吃柔软食物

腹泻严重时，让宝宝食用粥之类的食物，能够有效缓解症状。也可以让宝宝食用之前熟悉的食物。这时重要的是给宝宝吃柔软食物，避免食用油性、冷的以及含糖较高的食物。如果这段时间宝宝已经可以吃肉，要尽快让宝宝重新开始吃肉，含有肉的食物能促进肠运动，缓解腹泻。

前往医院接受相应的治疗

如果不是细菌性感染，但腹泻严重也不能在家中服用止泻药治疗。止泻药只能让腹泻症状消失，不能解决引起腹泻的根源。治疗腹泻的根源和缓解脱水，才是治疗腹泻最好的方法。

在治疗期间，如果宝宝想吃或者能吃，应该让宝宝一边进食一边治疗。如果宝宝无法进食或者脱水严重，需要输液治疗，给宝宝补充水分。即使接受了静脉注射，腹泻也不会立即就好，妈妈需要根据医嘱选择合适的治疗方法。

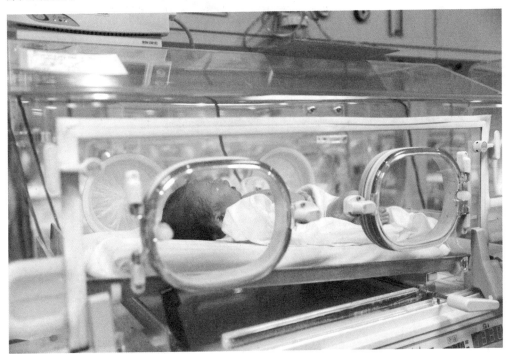

腹痛

　　肚子痛是一种常出现在宝宝身上的疼痛。大部分情况，随着时间流逝症状会好转，有时也需要及时治疗。一起来了解腹痛症状，让宝宝远离腹痛。

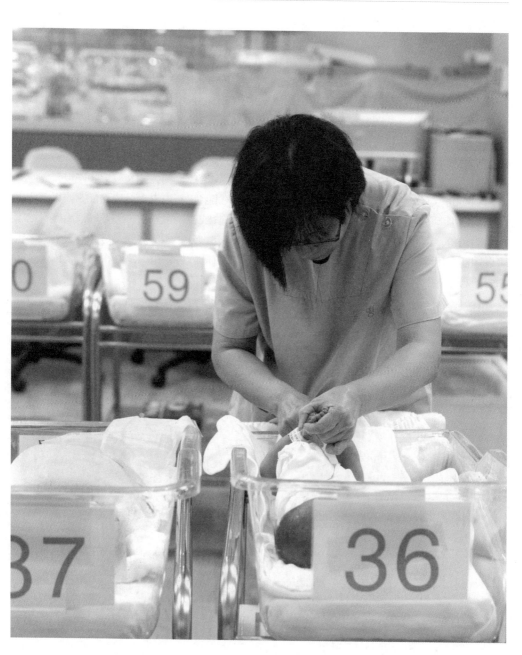

腹痛原因

急性腹痛

出生3个月之内出现的婴儿腹痛就是其中一种。婴儿腹痛是一种突发性的腹痛，症状出现时宝宝会大声哭闹、腹部突起、双腿弯曲。待其体内气体排出后，症状会自然好转，不需要特殊治疗。宝宝出生3个月之后出现急性腹痛，有可能是急性肠炎、肠套叠症、拖肠、肠扭结等疾病。宝宝更大时出现急性腹痛，有可能是便秘、急性胃炎、急性阑尾炎、尿道感染、消化性溃疡、慢性炎症等疾病。宝宝患感冒后，也会腹痛。宝宝感冒症状和大人不同，不仅会影响呼吸器官，也会影响肠功能。

慢性腹痛

慢性腹痛指的是近3个月内反复出现3次以上严重的腹痛症状。大部分慢性腹痛是由于压力过大等原因导致的，百分百会发展成严重的疾病。宝宝慢性腹痛时，要及时前往医院检查。

出现腹痛时的应对方法

在家中不要随便吃药

肚子痛并不是疾病，而是疾病的一种症状，是指这种疾病会引起肚子疼痛。不要随便给宝宝吃药，大部分不严重的腹痛会随着时间流逝慢慢好转，让宝宝好好休息，食用柔软食物即可。如果腹痛持续很长时间，需要前往医院。

出现婴儿腹痛时，要保证宝宝腹部温暖

婴儿腹痛一般会随着时间流逝慢慢好转，症状严重时，及时前往医院。平时喂完奶后，让宝宝坐直、打嗝。宝宝哭闹严重时，用温水或者温毛巾敷在宝宝肚子上，让宝宝的腹部变柔软。如果婴儿腹痛导致宝宝肠道堵塞或者膈膜出现炎症，就会呕吐、出现血便，应立即带宝宝前往医院。

出现肠炎立即前往医院

宝宝腹痛、呕吐、腹泻，有可能是肠炎。肠炎引起腹痛时，不会像呕吐和腹泻一样那么严重，一般大便后会得到缓解。在家中，首先要给宝宝补充水分，防止脱水，以及吃一些利于消化的食物。之后及时前往医院检查。若是食物中毒或者细菌性肠炎，不要随便服用止泻药。

一定要前往医院的腹痛症状

- 1周岁之前宝宝出现剧烈的腹痛。
- 腹痛持续3小时以上。
- 宝宝哭闹1~2分钟，休息10~20分钟后再次哭泣，大便中混有血液。
- 腹痛伴随绿色呕吐物。
- 腹痛时宝宝无法走路或者不能用手触摸肚子。
- 腹部右下方出现剧烈疼痛（盲肠炎）。
- 腹痛时，小便时疼痛（尿道感染）。
- 宝宝之前做过腹部手术，出现腹痛。
- 出现事故或者肚子被碰撞后，出现腹痛。
- 吃入异物后腹痛。

便秘

若长时间没有排便或者大便坚硬，这就是便秘。很多宝宝都因便秘而饱受痛苦。便秘其实不可怕，只要正确了解出现便秘的原因以及应对方法，问题就会变得简单起来。

宝宝的便秘

一般宝宝在一天内会排泄几次大便，有时也会出现 3 ~ 4 天排便一次的情况。只要宝宝身体健康、无异常，即使一周排便一次也是正常的。这种情况下即使宝宝几天才排便一次，但大便比较稀，很少会变得坚硬，这便不属于便秘症状。如果宝宝出生 1 ~ 2 个月时，长时间没有排便、腹部变得突起、体重增加缓慢，有可能是甲状腺机能低下或者是先天性结肠肿大，应及时前往医院治疗。

便秘的原因

膳食纤维摄入不足

摄入很多食物之后，一般会自然排出大便，但并不是吃任何食物都会形成大便的，只有那些可以将大便结成块的食物才能促进大便形成。这些食物一般都含有丰富的膳食纤维。蔬菜、水果、谷物就是最具代表性的食物。宝宝在 1 周岁之后经常便秘的原因就是长期喝牛奶，而牛奶几乎不含膳食纤维。

水分摄入不足

便秘时大便会变坚硬。身体中水分不足，用于排便的水分也会减少，便会导致大便坚硬。此时宝宝还比较小，即使口渴了也不会自己找水喝，所以容易因缺水引起便秘。

运动不足

宝宝活动不足，会导致肠蠕动不顺畅，大便在肠道中停留的时间变长，引起便秘。特别是宝宝感冒时，由于疼痛感，宝宝的食量和活动量都会减少，容易引起便秘。

宝宝不经常排便

有时宝宝会因为环境改变或者压力过大不排便。在家宝宝能顺利排便，一到了陌生环境或者幼儿园就不怎么排便，这种情况一直持续就会引起便秘。待到宝宝排便时，可能会撕裂肛门，导致出血，疼痛严重时宝宝会因为害怕而继续忍住，不再排便。时间拖得越长，大便变得越坚硬，导致一个恶循环。

强制宝宝分开大小便

在宝宝还未做好准备的情况下，强制分开宝宝大小便，宝宝会因精神上的压力，令排便困难。这也会引起便秘。

便秘的应对方法

多吃含有膳食纤维的蔬菜和水果

宝宝摄入充足的蔬菜和水果能有效预防便秘，将蔬菜和水果切成小片喂给宝宝吃，效果会更好。如果榨成汁，会破坏食物中的膳食纤维，对便秘起不到任何作用。摄入谷物中的膳食纤维也很重要。2周岁之后，可以给宝宝吃杂粮饭。

缓解便秘的食物

李子、杏仁、苹果、梨、桃子、大豆、豌豆、菠菜、葡萄干、西蓝花、卷心菜等食物都能缓解便秘；西梅对缓解便秘特别有效，在超市能方便购买到西梅汁和西梅干；苹果中含有丰富的膳食纤维和山梨糖醇，能有效缓解便秘，但如果榨成汁或者做成酱，效果会不明显。便秘时建议食用香蕉。

每天牛奶的摄入量不要超过 500 毫升

宝宝在1周岁后经常喝鲜牛奶，其他食物的摄入量会减少。牛奶中几乎不含膳食纤维，容易引起便秘。因此，在宝宝1周岁后，每天最好只喝2杯牛奶，将米饭作为主食。

多喝水和果汁

经常喝牛奶的宝宝，大部分情况下因水分不足引起便秘，可以让宝宝多喝水。6个月大时，宝宝就能喝果汁了，可以让宝宝多喝一些西梅汁、苹果汁、梨汁、杏仁汁等。

便秘严重、持续时间长，需要接受药物治疗或灌肠

便秘严重、持续时间长，宝宝会因害怕继续忍住不排便，导致便秘严重。这时可以采取坐浴方式，舒缓宝宝肛门处的肌肉。也可以采取灌肠的方法排出坚硬、较大的大便。排便时宝宝会疼痛，经常忍住不排便，可以让宝宝服用药物，促进大便变柔软。

没有特效药

肠胃调理药能缓解便秘，这种说法是毫无根据的。查找便秘原因、调整错误的饮食习惯才是最重要的。

肛门撕裂、出血时采取坐浴方式

出现这种情况时，最好让宝宝采取坐浴方式。坐浴有助于舒缓被撕裂的肛门，一般每天4～5次，每次10分钟以上。宝宝大便时，可以用温水擦拭宝宝臀部，缓解疼痛。如果肛门处反复出血，应及时前往医院，服用药物治疗。灌肠只有在得到医生的许可下才能进行。

刺激宝宝的肛门

用蘸有宝宝精油的棉签，插入宝宝肛门内1厘米，慢慢刺激肛门，这样宝宝还不排便，待30分钟到1小时之后再尝试。

痉挛

宝宝出现痉挛后，妈妈会非常慌张。这种情况下只要妈妈沉着冷静地应对，就不会有危险。一起来学学痉挛的基本常识吧，让宝宝远离危险。

热性痉挛

热性痉挛指中枢神经没有问题，也没有代谢问题的情况下，由于感冒或者其他疾病引起宝宝发热，出现的痉挛症状。从宝宝出生 9 个月到 5 岁之间，都会发生这种疾病。症状表现为体温突然升高，宝宝失去意识、眼珠偏向一侧、手脚绷直。因发热出现的痉挛大部分都是热性痉挛，这种情况不会给宝宝造成影响，之后会慢慢痊愈。一般几分钟，最长也就 15 分钟左右就会消失。热性痉挛不会影响宝宝的大脑，也不会引起癫痫。热性痉挛只是宝宝在小时候出现的暂时性症状。

可能不是热性痉挛的情况

· 痉挛持续 15 分钟以上。
· 一天出现 2 次痉挛。
· 痉挛时，宝宝身体的一侧出现不对称。
· 呼吸停止超过 15 秒。

这可能会给宝宝带来不好影响，需要立即前往医院，接受相关检查，查明痉挛的原因。

非热性痉挛

没有发热却出现痉挛，表明宝宝身体开始异常了。可能是癫痫、脑损伤、电解质不均衡、低血糖等问题引起的痉挛。特别是痉挛症状持续 2 分钟以上、呼吸停止 15 秒以上、头部受碰撞后出现痉挛等情况，要立即前往医院。

一定要前往医院的痉挛症状

· 没有发热却出现痉挛。
· 头部碰撞后出现痉挛。
· 发热后，痉挛现象持续 5 分钟以上。
· 发热，出现痉挛后，呼吸停止 15 秒以上。
· 反复出现多次痉挛。
· 痉挛时，身体的一侧变得不对称。

痉挛时的应对方法

保持身体平躺，张开气管

脱下宝宝衣服，让宝宝平躺，保持身体放松。移动时不要抓住宝宝的手脚，应该托住宝宝的侧面。宝宝呕吐时，让头部转向一侧，防止呕吐物进入气管。这时宝宝不会咬

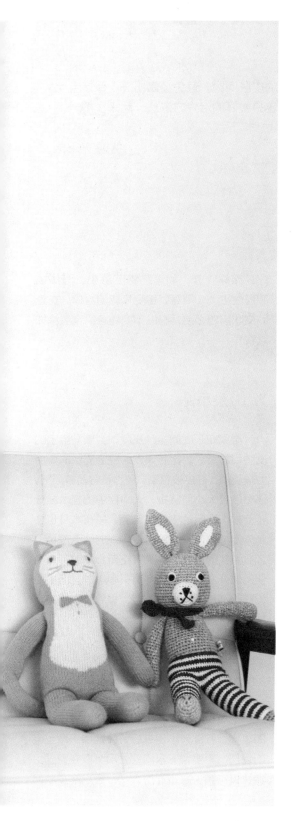

住舌头，在家中也不要用勺子或者手绢伸入宝宝口腔。特别是出现热性痉挛时，可以用毛巾蘸水后，擦拭宝宝的全身，帮助降温。

观察宝宝状况，必要时拨打 120

宝宝痉挛时一定不要慌张，仔细观察宝宝状况。记录下宝宝体温、眼珠的情况、手脚的活动状况以及痉挛时间能帮助查明痉挛的原因。一旦出现上面提到的几种状况，立即拨打 120，前往医院。

经常出现热性痉挛，随时测量宝宝体温，体温不高时可以服用退烧药

宝宝容易出现热性痉挛，在感冒或患有其他容易引起发热的疾病时，妈妈经常要测量宝宝的体温，体温不高时可以服用退烧药。出现热性痉挛后，有 1/3 的概率会复发。因此，宝宝出现一次热性痉挛后，妈妈应该及时了解合适的应对方法，以防下次痉挛的出现。

宝宝经常出现热性痉挛，每次都无事，妈妈会逐渐放松警惕。但是，发热和痉挛同时出现时，可能就不是热性痉挛了，有可能是脑膜炎等疾病导致的。因此，宝宝每次痉挛时妈妈都要格外注意。另外，一旦宝宝出现痉挛，应该及时前往医院，检查是否是热性痉挛。如果热性痉挛反复出现，应该做个脑电波检查，确定是否存在其他疾病，有时还需要服用抗痉挛药来治疗。

Step 13 痱子和斑疹

痱子和斑疹是宝宝经常出现的皮肤问题。避免经常出汗、保持宝宝身体干净是最有效的预防方法，也是最好的治疗方法。一起来了解一下痱子和斑疹。

为什么会出现痱子？

相比大人，宝宝更容易出汗。汗腺被角质堵塞，导致汗液积累、出现炎症，就会出现痱子。一开始是透明的小水泡，没有瘙痒。随着炎症加重，会变成红色痱子，且异常瘙痒。主要出现在脸部、头皮、脖子、腹股沟等出汗比较多的部位。抓挠会引起二次感染，出现化脓症状。

痱子的应对方法

预防方法

保持合适的温度和湿度，不要穿很厚的衣服，避免出太多汗。夏天经常出汗，可以用毛巾蘸温水后，擦拭身体。排汗增多时经常洗澡，会使得皮肤变干燥，反而会引起皮肤问题。

治疗方法

穿着宽松、薄的棉质衣服，促进汗液吸收。涂抹爽身粉会堵塞汗腺，反而会加重炎症，不建议使用。皮肤上有灰尘或者杂质时，会堵塞汗腺，促进痱子出现。可以使用保湿性能较好的肥皂或者保湿霜，保持身体干净。痱子变红，会引起瘙痒。这时要前往医院治疗，涂抹软膏。如果是霉菌感染、湿疹或脂溢性皮炎，则需要接受相应的治疗。在查明皮肤问题之前，妈妈不要随意给宝宝涂抹软膏。

为什么会出现斑疹？

湿尿布长时间接触皮肤，会刺激宝宝的皮肤引起炎症。比起大人，宝宝皮肤的免疫力较脆弱，容易被感染，特别是容易被湿气、尿布以及大小便感染。大小便中的氨水成分还会损伤宝宝的皮肤。另外，尿布本身也会刺激宝宝的皮肤，尿布中残留的洗涤液也会刺激宝宝的皮肤。给宝宝吃新食物时，大小便的成分发生变化，容易引起斑疹。而出现斑疹的部位容易长出霉菌，导致二次感染，加重斑疹症状。

斑疹的应对方法

预防方法

最有效的预防方法就是在尿布湿了后立即更换。宝宝大小便之后，仔细擦干净宝宝的臀部，不要留下水渍，之后可以在臀部上涂抹保湿霜。尿布穿得太紧，会引起皮肤问题，尽量穿得松一些。洗布质尿布时，要充分洗涤，防止残留洗涤液，洗完要放置在太阳下晒干。

治疗方法

经常更换尿布，保持宝宝臀部干净。出现斑疹，可以在1～2小时内不让宝宝穿尿布。经常给宝宝使用乳液能起到保湿效果，但对于治疗斑疹是无效的。症状严重时，应前往医院治疗。如果是霉菌引起的斑疹，治疗的方法会不一样，需要根据医生的处方，涂抹软膏。大部分妈妈喜欢在涂抹软膏后，再给宝宝涂上一层爽身粉。这样做，涂抹的软膏和爽身粉会混在一起，堵塞汗腺，使得斑疹更严重。建议不要涂抹爽身粉。

Step 14

吃药

虽然有些宝宝很愿意吃药，但是大多数情况下，喂宝宝吃药就好像一场战争。下面来了解一下喂宝宝吃药的一些诀窍吧。

喂宝宝吃药的诀窍

想象成美味的食物

喂宝宝吃药时，妈妈的思想和情绪非常重要。如果在喂药时，妈妈表现出一种很有负担的样子，宝宝也会感受到这种情绪，排斥吃药。妈妈在喂药时，可以表现出一副很美味的样子。

不要逼宝宝吃药

一定要尝试多种方法，让宝宝知道吃药是美味、有趣的事情。可以在一般的药中加入糖或者橙汁，再让宝宝喝下，但要注意只有等到1周岁后，才能让其吃橙子。加入糖或者橙汁时，一定不能让宝宝看到。另外，也可以加入牛奶、果汁、芝士等食品，但是这种做法可能会增强药效也可能会降低药效，一定要注意。最好的方法是泡入水中，让宝宝喝下。一旦强制宝宝吃药，下次喂药将会变得更加困难，因此一定要在一开始就让宝宝接受吃药。

改变药的形态

同一种成分的药可以是液体的、颗粒状的或者粉末状的，妈妈应该根据宝宝的喜好改变药的形态。一般情况，建议用勺子喂宝宝吃药，但必要时可以用奶瓶喂宝宝，或采取注射方式。如果液体药过于黏稠，加入水，让药变稀之后再喂宝宝。

分开吃药

液体药和粉末药一起吃，会因为粉末药的苦味，让宝宝拒绝吃液体药。这时可以先让宝宝喝液体药，之后将粉末状药泡入糖水中再给宝宝喝。但是，有些药不能和果汁掺着吃，一定要注意。

慢慢喂宝宝

一次性让宝宝吃下所有的药是非常困难的，可以将吃药的时间延长 10 分钟，慢慢地喂宝宝。若宝宝吃药时经常呕吐，一些可以在饭前服用的药，就在饭前喂宝宝吃，缓解呕吐现象。

将药放在手上喂宝宝

1 周岁之前，妈妈可以把药放在手中喂宝宝吃。当然，在这之前妈妈要清洗干净双手。

药物的保管方法

放入密闭容器中，保存在干燥、阴凉的地方

大部分的药物都不能被阳光照射，应该按照药瓶上的保存方法保存药物。

不要留下剩余的药物

妈妈容易将之前剩余的药保存起来，下次出现类似症状时再使用。这样做很有可能会导致药物变质，宝宝吃下后反而会很危险，丢弃剩余的药物是安全的做法。将退烧药作为常备药保存时，建议购买 30 毫升的小包装。像这种成品的药物，在使用后能保存一段时间。药店中出售的处方药并没有经过完全杀菌，建议在使用后几天内立即丢弃。

不是所有情况都适合冷藏保存

很多妈妈认为，将药物冷藏保存，可以延长保存时间，这样做反而会导致一些药物出现问题。一些液体药被冷藏，水中的药物成分会沉淀出来，导致药效降低。另外，大部分的颗粒状药物和粉末状药物，在冷藏时，会吸收湿气而变质。在保存药物时，一定要按照要求保存。

不要更换保存容器

更换保存药物的容器，不仅会导致药物被污染，也有可能会混淆药物，一定要注意。

不要让宝宝对着药瓶喝药

用勺子无法够到药物时，妈妈有可能会让宝宝对着药瓶喝药，这种做法绝对不可以的。药瓶上沾有口水，药物立刻会被污染。

保存在宝宝够不到的地方

药物最好保存在宝宝不知道的地方，防止宝宝乱吃药。

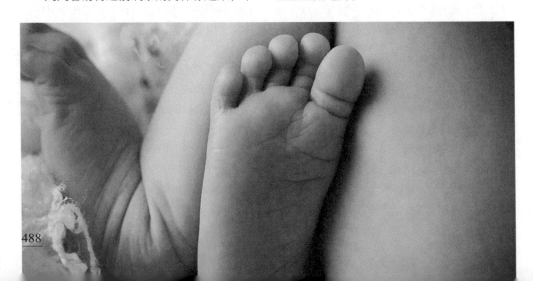